의학의 역사 History of Medicine

HISTORY OF MEDICINE: A Scandalously Short Introduction
by Jacalyn Duffin

의학의 역사 History of Medicine

한 권으로 읽는 서양 의학의 역사   재컬린 더핀 • 신좌섭 옮김

사이언스북스
SCIENCE
BOOKS

과거, 현재, 미래의 내 학생들에게 이 책을 바친다.

"의사 선생님, 귀가 아픈데요."

기원전 2000년 자, 이 약초 뿌리를 드시오.

기원전 1000년 그 뿌리를 먹으면 부정을 타니 이 주문(呪文)을 외우시오.

1850년 주문은 미신이오. 이 물약을 드시오.

1930년 그 물약은 돌팔이 약이오. 이 알약을 드시오.

1970년 그 알약은 효과가 없소. 이 항생제를 드시오.

2000년 그 항생제는 인공 합성물이오. 자, 이 약초 뿌리를 드시오.

— 애넌(Anon)의 '의학의 역사'(1997~1998년 인터넷에 떠돌던 글)

차례

제1장 책을 시작하며: 의학사 속의 영웅과 악인 11

제2장 조립된 인체: 해부학의 역사 23

제3장 생명에 대한 질문: 생리학의 역사 63

제4장 질병의 과학: 병리학의 역사 97

제5장 해만은 끼치지 마라: 약리학의 역사 135

제6장 의사의 역할에 관하여: 의료 서비스의 역사 171

제7장 전염병과 민중: 역사 속의 전염병 203

제8장 혈액이 특별한 이유: 생명액 개념의 변천사 245

제9장 테크놀로지와 질병: 청진기와 신체 진단 281

제10장 손이 하는 일: 외과학의 역사 311

제11장 의학사 속의 여성들: 산과학과 부인과학의 역사 353

제12장 악령과의 싸움: 정신과학의 역사 401

제13장 아동이 없으면 국가도 없다: 소아과학의 역사 441

제14장 만능 의사: 가정 의학의 몰락과 재탄생 489

제15장 의문의 탐구와 과학: 의학사 방법론 519

더 읽을 거리 547

부록A 1901~2005년 노벨 생리·의학상 수상자 597

부록B 의학사 자료 및 연구 도구 605

　　1. 주요 도서관 발행 의학사 도서 목록

　　2. 의학사 관련 출간도서 목록

　　3. 서양 의학의 시대별 주요 연구서

　　4. 비서구 의학 및 대체 의학 연구서

　　5. 대표적인 온라인 의학사 사이트

부록C 이 책을 강의에 사용할 분들을 위한 안내: 각 장의 교육 목표 617

옮긴이 후기 지독할 정도로 짧게 쓴 의학의 역사 625

찾아보기 629

제1장

책을 시작하며 | 의학사 속의 영웅과 악인

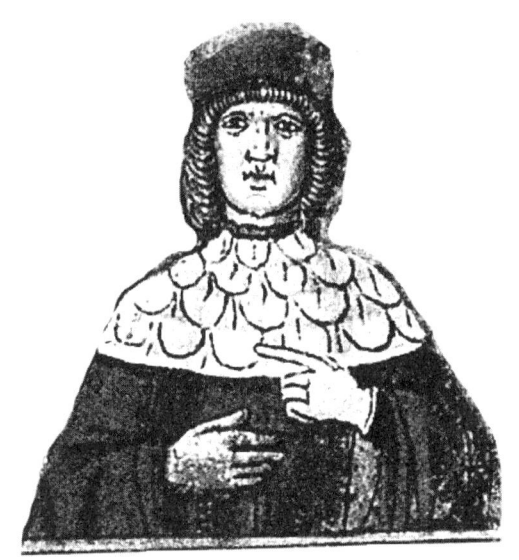

의사는 누가 보기에도 의심할 여지 없이, 그리고 고지식할 정도로 휴머니스트여야 한다고 충고하는 바이다.

—로버트슨 데이비스(Robertson Davies), 「의사는 휴머니스트가 될 수 있는가」(1984)

영웅과 악인 게임

　매년 초가을, 퀸스 대학교에 새로 들어온 의과 대학 신입생들은 '영웅과 악인'이라는 게임을 한다. 파티장의 어색한 분위기를 풀어 주는 이 게임을 통해 학생들은 도서관, 정보 활용법, 그리고 의학의 역사라는 3가지 교육 주제를 접하게 된다. 학생들은 각자 마음에 드는 파트너를 한두 명씩 골라 팀을 구성한 다음, 게임 지시문의 인물 목록(표1.1 참조)에서 한 인물을 선택한다. 그다음 과제는 자기들이 선택한 인물이 직접 남긴 기록(1차 사료)과 그 인물에 대해 다른 사람이 쓴 자료(2차 사료)를 찾아내고, 그 기록들을 통해 그 인물이 영웅인가, 악인인가, 아니면 둘 다인가를 판단하는 것이다. 학생들은 돌아가면서 조사 결과를 발표하고 참고 문헌을 밝힌 짧은 보고서를 제출해야 한다. 우수한 팀은 상을 받는다.

　잠재적인 영웅과 악인 목록은 고대의 의사, 노벨상 수상자, 여성, 그리고 우리 지역에서 추앙받는 의사들로 구성되어 있다. 목록에 어떤 특별한 기준이 있는 것은 아니다. 지역에 따라, 도서관에 구비된 자료의 종류에 따라 목록은 얼마든지 변형될 수 있다. 윌리엄 오슬러(William Osler)가 각 그룹의 목록마다 등장하는 이유는 때마침 그가 상을 탔기 때문이다.

표 1.1 의학사 속의 '영웅'과 '악인' : 게임 지시문.

1. 팀 구성원 간에 일을 분담할 것.
2. 도서관의 전자 카탈로그와 문헌 검색실을 활용하여
   (1) 각 인물이 저술한 최소 1편의 기록과
   (2) 각 인물에 대한 자료를 찾아낼 것.
3. 그 인물이 영웅인가, 악인인가, 아니면 둘 다인가를 판단하고, 그 이유를 밝힐 것.
4. 이 지시문의 하단에 목표를 읽고 참고 문헌을 밝힌 짧은 보고서를 작성할 것.
   보고서는 팀 전체가 함께 작성해도 되고, 팀 내의 그룹 별로 작성해도 됨.

Team 1A	Team 1B
헤로필로스	안드레아스 베살리우스
윌리엄 하비	켈수스
모드 애벗	엘리자베스 스미스 쇼트
게하르트 도마크	윌프레드 T. 그렌펠
로버트 데트 매켄지	알레시 카렐
윌리엄 오슬러	윌리엄 오슬러

Team 2A	Team 2B
이븐 시나	파라켈수스
앙브루아즈 파레	루돌프 피르호
헨리 모겐탈러	J. 로리머 '블루메이' 오스틴
제임스 D. 왓슨	로버트 갤로
헬렌 맥머치	매리 스톱스
윌리엄 오슬러	윌리엄 오슬러

Team 3A	Team 3B
히포크라테스	갈레노스
노먼 베순	미셸 사라쟁
에밀리 스토	클로드 베르나르
라이너스 폴링	플로렌스 나이팅게일
토머스 시드넘	프레더릭 밴팅
윌리엄 오슬러	윌리엄 오슬러

학습 목표
1. 논문의 여러 유형(단독 저술, 편저, 유작집, 번역, 복분 등)을 구분한다.
2. 전자 카탈로그를 효과적으로 검색(저자, 주제, 키워드)한다.
3. 표준 어휘 활용의 기초를 배운다.
4. 1차 자료(OOO에 의한 책)와 2차 자료(OOO에 관한 책)의 의미를 이해한다.
5. 의학의 역사를 포함한 모든 역사는 해석이며, 이 해석은 현재에 의해 영향 받는다는 사실을 깨닫는다.

일명 '보고회'라고 부르는 전체 수업은 보통 다음 날 열리며, 날씨가 좋으면 교정에 모이기도 한다.

"누가 먼저 발표를 할까?" 하고 내가 말문을 열면, 간혹 자발적으로 앞에 나서는 학생이 있는 경우도 있지만 대개는 쥐 죽은 듯 조용하기 마련이다.

그러면 나는 "히포크라테스를 조사한 사람은 누구지?" 하고 묻는다. 학생들은 서로 웅성거리다가 한 팀을 지목하는데, 지목받은 팀은 마땅치 않아 하면서도 은근히 회심의 미소를 띠고 일어나 2500년 전의 의사에 대해 조사한 결과를 발표한다. 발표를 마치면 나는 "히포크라테스는 영웅인가, 악인인가?"를 묻는다.

"물론 영웅이지요."

내가 "왜 그렇게 생각하지?" 하고 물으면 대답은 천차만별이다.

이 순간이 바로 내가 악역을 자처하고 나설 때이다.

"히포크라테스는 낙태뿐만 아니라 모든 수술을 금지했고, 여성은 의술을 배우지도 못하게 했는데 영웅이란 말인가?"

그래도 학생들의 생각에는 대개 흔들림이 없으며, 나도 더 추궁하지 않고 다음 발표로 넘어간다.

이같이 반강제적인 발표를 몇 차례 시키고 나면, 드디어 학생들이 자발적으로 손을 들고 앞으로 나선다. 모든 학생이 발표를 하기에는 수업시간이 모자라므로 나는 발표를 중간에 멈추고 다음으로 넘어가기도 한다(한번은 두 학생이 이븐 시나와 파라켈수스의 대역을 맡아 책을 불태울 필요성에 대해 논쟁하는 장면을 상징적으로 재연하기도 했다.).

시간이 흐를수록 나는 아무도 상을 타지 못하고 이틀간의 노력이 공염불로 돌아갈까 싶어 초조해지기 시작한다. 내가 끊임없이 역사적 인물들의 어두운 측면을 들춰내지만, 학생들은 고집스럽게 주장을 굽히지 않는다. 그래도 나는 '영웅인가, 악인인가'를 집요하게 묻고, 마침내는 누군가가 '그것은 어떻게 보는가에 달려 있다.'는 대답을 희미하게 중얼거린다.

"뭐라고 했지? 좀 더 크게 말해 줄래?" 그리고 나서 나는 학생들에게 "누가 뭐라고 했지?" 하고 다시 묻는다. 학생들은 입을 모아 그 학생의 대답을 큰 소리로 외친다. 갑자기 박수와 환호가 이어지고 어쩔 줄 몰라 당황한 그 학생은 상품으로 준비된 오슬러의 책을 받아 들고 나서야 만면의 미소를 띠고 즐거워한다.

오랜 경험에서 나는 의과 대학 학생들이 역사 속의 선배들을 거의 종교적 신념에 가까울 정도로 맹신한다는 것을 알고 있다. "물론 히포크라테스는 어떤 경우에도 칼을 들지 말라고 했지요. 그러나 그는 질병에는 자연적 동인(動因)이 존재한다는 것을 밝혀낸 영웅입니다……", "예, 알렉시 카렐은 나치 동조자였지요. 그러나 그는 장기 이식(臟器 移植)의 길을 열었기 때문에 영웅이라고 할 수 있습니다."가 으레 그들의 결론이다. '영웅인가, 악인인가는 어떻게 보는가에 달렸다.'고 말한 학생이 상을 받는 것을 보고도 대부분의 학생들은 각자 조사한 인물을 영웅으로 평가하면서 발표를 마친다. 10여 년간 이 게임을 계속해 왔지만, 자신이 조사한 인물을 악인이라고 평가한 학생은 아직까지 단 한 명도 없었다. 물론 악인이라는 결론을 내려도 상은 받을 수 없다.

과거에 대한 가치판단의 전제에 대해 의문을 제기하는 학생도 거의 없다. 이런 의문을 제기하는 학생은 '보기에 따라 다르다.'고 대답하는 학생과 마찬가지로 상을 받게 될 것이다. 충분히 이해할 수 있는 일이지만, 1학년 학생들은 과거 속에서 영웅을 찾고 싶어 한다. 치열한 경쟁을 뚫고 의과 대학에 들어왔다는 안도감을 즐기는 한편 선택받은 전문직으로서의 40여 년의 삶을 낙관주의와 이상주의로 바라보고 싶은 것이 그들의 심정이다. 4년 뒤 대학을 졸업할 때에도 대다수의 학생들은 이 첫 1주일간의 수업 때 조사한 인물들을 기억할 것이다. 학생들은 이 게임을 통해 역사 속의 의사 상(像)을 역할 모델로 만나게 될 뿐만 아니라, 의학의 현재와 미래에 대해 관심을 갖게 된다.

  '영웅과 악인' 게임의 배경에 깔려 있는 철학은 이 책의 전제와도 일맥상통한다. 진료 행위나 의학과 마찬가지로 의학의 역사도 질문과 해답, 근거와 해석의 과학이다. 우리는 여러 질문들 중에 더 나은 질문을 채택하며, 여러 자료들 중에 더 신뢰할 만한 자료를 선택하고, 여러 해석들 중에 더 강력한 근거를 가진 해석을 채택한다. 훌륭한 역사가라면 역사적 사실이나 문헌을 해석하는 데 있어서 자신의 욕구나 가치관을 투사하지 않도록 경계해야 한다. 학생들은 역사를 접함으로써 오늘날의 의학이 왜 이런 모습이 되었으며, 또 그것이 어떻게 바뀔 수 있는지에 대해 생각하게 된다. 역사는 학생들로 하여금 앞으로 배우게 될 개념과 '사실'들을 언젠가는 모두 내던져 버려야 할지도 모른다는 것을 깨우쳐 준다. 결과적으로 역사는 '평생 학습(lifelong learning)'이라는 의학 교육의 목표에 부합하는 것이다.

이 책을 읽는 방법

의과 대학 학생에게 왜 의학의 역사를 가르쳐야 하는지, 그리고 어떻게 하면 잘 가르칠 수 있는지에 관한 논문과 저서는 수도 없이 많다. 이 책은 그 수많은 방법론들 중의 하나이다. 퀸스 대학교에서는 '의학의 역사'라는 과목이 별도로 존재하지 않고, 각 교과 과정에 통합하여 가르친다.

퀸스 대학교의 의학사 교육 프로그램의 목표는 아래와 같은데, 이 책의 목표도 이와 동일하다.

1. 역사학을(더 나아가 인문학 전반을) 현재에 대한 이해를 풍요롭게 하는 연구 학문으로 인식하는 것.
2. 의과 대학 교과 과정에서 배우는 '정설(定說)'들에 대해 의문을 품을 수 있는 자세를 키우는 것.

무엇이 중요한가

별로 중요하지 않은 저자가 하찮은 주제에 관해 별로 유명하지 않은 책을 언제 펴냈는가를 암기하는 것은 학생들에게 시간 낭비일 뿐이다. 이보다 훨씬 중요한 것은 특정 시대의 지적 업적의 배경을 이루는 '생각의 흐름'에 친숙해지는 것이다.

— 세실리아 메틀러(Cecilia Mettler), 『의학의 역사』
(Philadelphia and Toronto: Blakiston, 1947), xii

그런데, 이 같은 목표는 실질적이지도 못하며, 너무 소박하지 않느냐는 비판을 받아 왔다. 그러나 우리의 목표는 미래의 의사를 역사가로 만드는 것이 아니며, 그들에게 의학을 공부하는 또 하나의 유용한, 개념적 도구를 제공하려는 것이다. 의과 대학 학생들은 매우 뛰어나다. 고등학교 시절 이후 한 번도 인문학을 접한 적이 없는 학생이라도 역사적 상황과 의혹에 대한 논쟁의 긴장감과 모험에 금방 빠져 든다. 앞에 제시된 소박한 목표를 달성하는 과정에서 학생들은 과거에 대해 무엇인가를 배우게 된다. 그러나 더욱 중요한 것은 그들 자신의 삶과 직업적 목표에 부합하는 어떤 역사적 사건을 채택하게 된다는 점이다. 인물의 이름이나 사건의 연도보다 중요한 것은 사상(idea)이다. 훌륭한 역사 기록에서 세세한 사실들의 정확한 기록이 생명이지만, 그 무엇보다 중요한 것은 생각하는 방법이다.

이 책은 총체적인 역사서도 아니며, 특별히 남다른 구조를 갖고 있지도 않다. 50년 전 세실리아 메틀러가 의학의 주제와 개념들을 중심으로 한 교과서를 펴낸 이후, 더 많은 정보와 도판을 담은 두툼한 저작들이 적지 않게 출판되었다(이 책의 뒤쪽에 있는 「더 읽을 거리」를 보라.). 나는 이 책을 통해 서양 의학의 역사를 개괄하되, 최근의 학문적 연구 결과를 반영하고 현대 의료를 둘러싼 문제들을 다루고자 한다.

각 장의 배열이 연대순은 아니기 때문에, 어느 장부터 읽어도 상관없다. 각 장은 의학의 분야별 역사를 다루고 있으며, 분야를 나열한 순서는 대체로 퀸스 대학교의 교육 과정을 따랐다. 각 장의 내용은 연대순으로 기술했고, 해당 분야의 역사 연구에 영향을 미치는 주제와 질문들을 몇 개씩 다루었다. 중요한 사건은 최근의 연구 결과까지 소개했지만, 어떤 사건은 아예 다루지 않았다. 저자의 환경상 캐나다의 사례들이 자주 소개되고 있는 점은 양해 바란다. 「더 읽을 거리」가 결코 완벽하다고 할 수 없지만 특정한 주제에 흥미를 갖게 된 독자에게 충실한 길잡이가 되게 하려고 노력했다. '영웅과 악인' 게임의 메시지를 살리는 의미에서, 모든 역사적 사실에는 다른 해석이 가해질 수 있으며 역사적 관심이 '위대한 인물'이나 '위대한 발견'에 국한되지 않고 사상, 질병, 환자, 제도, 그리고 중대한 잘못까지도 포함할 수 있다는 것을 보이고자 했다.

마지막 장은 의학사의 의문을 탐구하는 방법을 다루고 있다. 역시 완벽하다고 할 수 없으며, 연구 방법 전반을 포괄하고 있지도 않다. 부록으로는 각 장의 학습 목표를 실었고, 주요 시대, 지역, 사상, 그리고 대체 의료(alternative medicine)에 관한 참고 자료들을 제시했다. 서양 의학 이외의 다른 의학적 신념 체계에 관심을 갖는 학생들이 종종 있는데, 부록 B의 네 번째 항목을 참고하면 도움이 될 것이다.

내가 이 책을 쓰기 시작한 것은 학생들의 권유 때문이었다. 그러나 지식의 한계를 느껴 오랜 세월 동안 주저하다가 거듭되는 요청에 책을 쓰기 시작했다. 나는 학생이나 의학 교육자, 그리고 역사에 흥미를 갖고 있는 의사들에게 유용한 안내서를 쓰고자 했다. 또한 역사학, 철학, 사회학 등 다른 분야의 학생들이 의학의 실체를 파악하는 데도 도움이 되기를 바랐다. 그러나 내 학생들만을 대상으로 구두로 하던 이야기를 글로 옮겨 놓고 보니, (애초 예상했던 바이지만) 학식의 부족과 수많은 논리적 함정에 스스로도 놀랐다. 이리저리 둘러댈 수 있는 각주 등의 학술적 장치를 다 제거하고 나니 마치 낯선 외계에 벌거벗고 선 느낌이었다. 문장 하나하나가 지뢰밭 같고, 단어 하나하나가 곧 터질 폭탄 같다. 아무튼 이 책은 수많은 역사적 의문들을 풀어헤친 선배 역사가들의 훌륭한 저작들이 없었다면 불가능했을 것이며, 원고를 읽고 조언해 주는 수고를 마다하지 않은 학생들과 의사들의 도움도 빠뜨릴 수 없다. 그럼에도 적지 않은 오류가 남아 있을 것이며, 어떤 독자들은 자신이 선호하는 주제를 빠뜨린 것에 불만을 느낄지도 모르겠다. 이 책의 오류를 지적해 주거나 조언을 보내 준다면 개정판에 반영하도록 노력하겠다.

제2장
조립된 인체 I 해부학의 역사

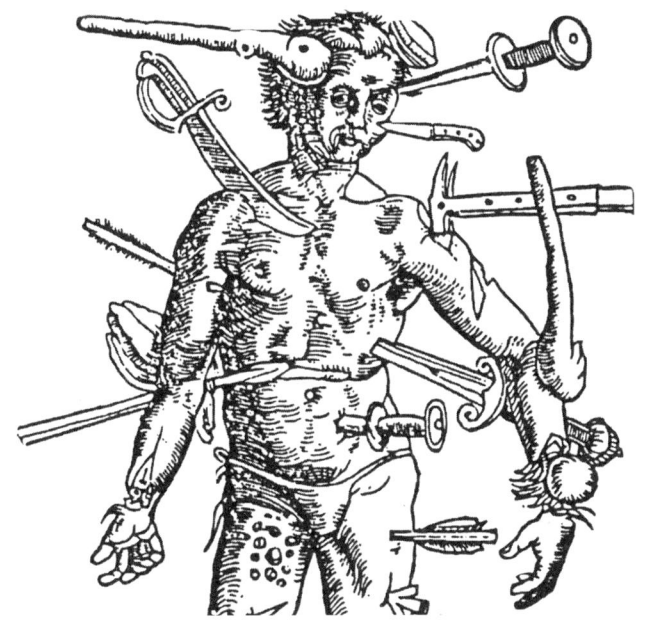

해부학과 생리학의 관계는 지리학과 역사학의 관계와 같다;

후자가 사건을 기록하는 것이라면, 전자는 사건의 무대를 기록하는 것이다.

—장 페르넬(Jean Fernel), 『의학의 천부적 속성에 관하여』(1542) 서문(Sherrington, 1946, 46쪽에서 재인용)

해부학은 인체의 구조를 연구하는 학문이다. 해부학은 오늘날 의학의 핵심 분야로 인정받고 있지만, 전에는 질병에 관한 구조적인 설명(해부학)보다는 기능적인 설명(생리학)이 훨씬 중요하게 여겨졌다. 이 장에서는 바람직하지 못한 행위 — 심지어는 금기 — 로 여겨지던 해부학이 의학 교육을 상징할 정도로 중요한 위치를 획득하게 되는 과정을 살펴보도록 한다.

'해부학(anatomy)'이라는 단어의 어원은 그리스 어 'ανατομη (해체, dissection)'이다. 'ανατομη'은 해체라는 뜻 외에도 구조(형태학) — 즉 모양, 크기, 각 기관 사이의 관계 — 라는 뜻을 가지고 있다. 또 어떤 문제를 분석하는 행위를 은유적으로 표현하는 데에도 쓰인다.

의학은 질병과 그 치료법을 연구하는 학문이다. 의사들은 구조와 기능의 이상(異常)을 통하여 질병을 이해하는데, 이는 상호 보완적 학문이라고 할 수 있는 해부학과 생리학의 연구 대상이다. 이들 두 학문은 오래전부터 의과 대학 교육 시간의 양과 실험 공간의 넓이, 그리고 의료계 내의 학문적 자존심을 놓고 서로 경쟁해 왔다. 물론 구조의 이상과 기능의 이상은 많은 경우에 일치한다. 부러진 다리로는 잘 걸을 수 없고, 중격(中隔)에 구멍이 난 심장은 잘 뛸 수 없다. 그러나 구조가 비정상이라고 해서 반드시 병은 아니다. 예를 들어, 여섯 발가락이나 거대 모반(母斑)과 같은 선천성 기형은 그 자체로는 고통을 주거나 수명을 단축시키지 않는다. 이와 마찬가지로 기능이 비정상인데 건강한 삶을 누리는 경우도 많다. 이형 접합형(異型接合形)의 지중해빈혈(thalassemia) 환자는 정상적인 삶을 살아가는 데 별 지장이 없다.

해부학을 중요하게 여기는 의료 문화는 수세기 전 알렉산드리아에서 절정이었다가 쇠퇴했고, 르네상스 시대에 다시 부활했다가 쇠퇴했으며, 지난 세기에 또다시 절정을 이루었다. 오늘날 해부학은 지난 세기의 번영을 이어받아 의학 교육에서 중요한 위치를 차지하고 있지만, 그 위상은 다시 쇠퇴하고 있는 것으로 보인다.

해부학의 역사를 보면 3가지 주제가 반복적으로 등장하는 것을 알 수 있다.

1. 양면 가치 혹은 '접근-회피 갈등': 인체 해부는 허용되어야 하는가, 금지되어야 하는가? 질병의 실체를 알고자 하는 욕망은 시체를 칼로 절단하는 행위에 대한 종교적 · 문화적 혐오와 종종 갈등을 일으켰다.

2. 의학에 대한 예술의 기여: 해부학적 지식의 표현은 시각 매체에 의존했다.

3. 해부학 발달과 의학 지식 수준의 불일치: 예술이나 과학 분야에서 해부학이 융성했다고 해서 그만큼 의학이 발달한 것은 아니다.

고대의 해부와 해부학적 관념

고대 이집트 인들은 정교한 매장 관습 덕분에 인체의 장기들을 관찰할 기회가 적지 않았을 것이다. 시체 처리사들은 신체의 작은 구멍이나 벌어진 틈을 통하여 내장을 빼내는 일에 도통한 전문가들이었다. 이집트의 시각 예술은 일정하게 양식화되어 있지만, 이집트 조각상을 보면 당시 조각가들이 인체 표면과 하부구조를 상세하게 파악하고 있었다는 것을 알 수 있다. 그러나 시체 처리사나 예술가와 달리 이집트 의사들은 해부를 하지 않은 것으로 보인다.

오늘날 고대 이집트 의학에 대해 알 수 있는 자료는 외과술을 다룬 몇 장의 파피루스뿐이다(제10장 참조). 이집트 인들은 질병을 해석하는 데 주로 생리학적 관념을 동원했는데, 이집트 생리학은 생명의 본질이 호흡에 있다고 보았다. 파피루스에는 혈관도 등장하지만 단지 가설적인 존재였을 뿐이며, 인체 기관 중 그 기능이 파악된 것은 소수에 불과했다. 인체 기관 몇 개는 특정한 신(神)과 관련되었다고 여겨졌으며, 상형 문자에도 사용되었다. 예를 들어, 자궁을 가리키는 상형 문자는 출산의 여신을 나타냈다. 이 문자가 양각(뿔이 2개 달림)이라는 점으로부터 학자들은 그것이 동물의 자궁을 본뜬 것이라고 판단했다. 심장은 영혼을 상징했다.『사자(死者)의 서(書)』에는 죽은 자의 심장과 진실의 깃털을 저울질하는 그림이 등장하는데, 저울이 기울지 않고 평형을 이루면 죽은 자의 영혼이 내세로 갈 수 있다는 것이다.

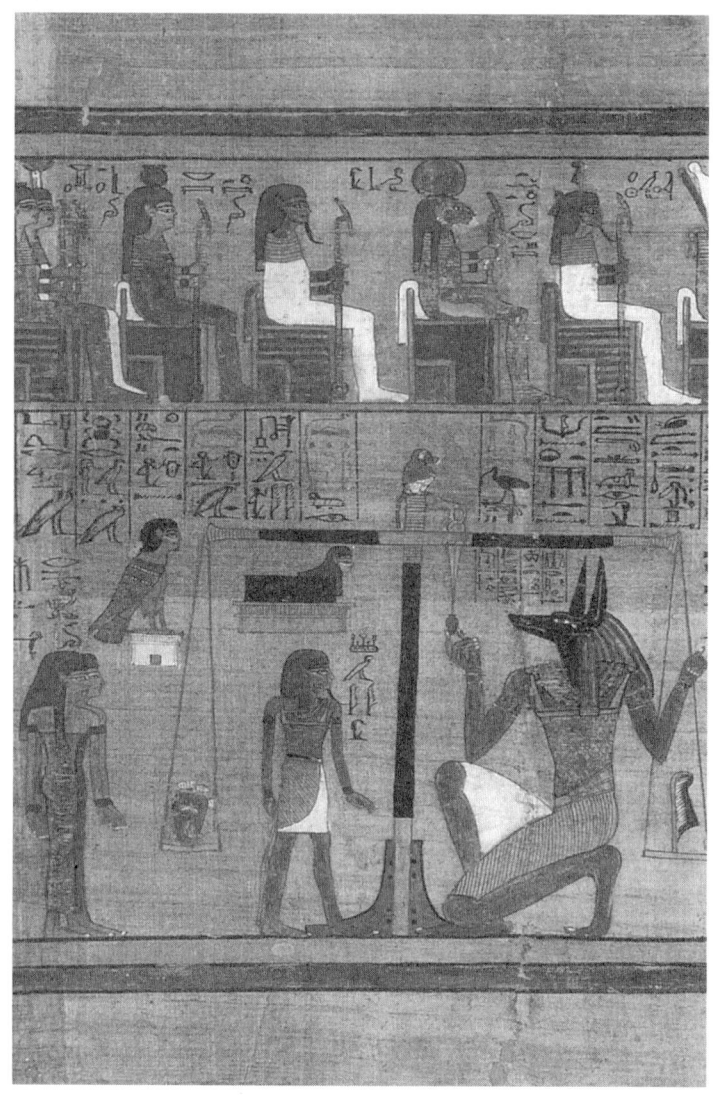

그림 2. 1 심장의 무게를 달다. 고대 이집트 『사자의 서』, 아니의 파피루스(기원전 1420년경). 런던 대영 박물관 소장.

고대 그리스의 조각을 보면 표피 해부 구조와 피부에 가려져 있는 근육과 뼈를 아주 정교하게 묘사하려고 노력했다는 것을 알 수 있다. 당시 환자들은 병이 낫게 해 달라고 기도하면서 진흙이나 돌로 환부를 빚은 제물을 사원에 바쳤는데, 자궁이나 유방, 팔과 다리 외에도 정맥류(靜脈瘤) 같은 해부학적 이상(異常)을 묘사한 조형물이 종종 발견된다.

이 같은 미술의 영향과 직업적 관찰 능력에도 불구하고 그리스 시대의 의사들은 해부에 특별한 관심을 갖지 않았다. 인체 해부는 금지되었으며, 장례는 대부분 화장으로 치러졌다. 구조보다는 기능이 더 중시되었으며, 질병은 4요소(흙, 공기, 불, 물)와 그에 대응하는 4체액(體液)의 작용으로 설명되었다(제3장 참조). 법적 금지와 장례 관습 때문에도 인체 내부 구조를 들여다볼 기회는 거의 없었다. 이례적으로 히포크라테스 전집 중 골절과 탈구에 관한 저작만이 뼈와 관절에 관한 해박한 지식을 보여 주고 있다.

도해는 해부 교육에 필수적인 수단이고, 해부가 짐승에까지 금지된 것은 아니었다. 기원전 4세기의 철학자이자 생물학자였던 아리스토텔레스는 동물 비교 해부학 강의에 커다란 그림을 사용했다는 증거가 있다. 그러나 아쉽게도 그림은 전해지지 않는다.

당시 그리스의 도시였던 알렉산드리아에서는 기원전 300년경부터 살아 있는 죄수나 죽은 죄수의 시체를 해부하는 것이 허용되었다. 죄수의 해부는 해부 교육만이 아니라 공포심을 불러일으킬 목적으로 공공장소에서 시행되었다. 해부가 죄수에 제한되었다는 사실은 자칫 신성모독으로 비칠 수 있는 해부에 대한 사회의 양

헤로필로스에 관한 갈레노스의 기록

헤로필로스는 해부에 의해 밝혀진 지식들을 누구보다도 정확하게 알고 있었는데, 다른 이들이 해부에 관한 지식을 비합리적 동물들에게서 얻은 데 비해 그는 대부분의 지식을 인간에게서 직접 얻었다.

— 갈레노스, 서기 2세기 (von Staden, 1989, 143쪽)

면적 태도를 보여 준다. 알렉산드리아 사람인 헤로필로스(Herophilus)와 에라시스트라토스(Erasistratus)는 유미(乳糜) 림프관, 뇌막, 그리고 정맥동 합류(torcular herophili, 헤로필로스의 이름을 딴 것) 같은 혈관 구조 등의 미세 구조를 기술했다. 이 두 사람의 저술은 남아 있지 않지만, 그들보다 400년 후의 갈레노스(Galenos) 등의 기록을 통해 이런 사실을 확인할 수 있다.

갈레노스는 서기 129년에 오늘날 터키의 에게 해 연안 지역인 페르가몬(Pergamum)에서 태어났으나 일생을 대부분 로마에서 보냈다. 그는 인체 해부를 법으로 금지하는 것은 부당하다고 생각했다. 그의 많은 저작들 중 최소한 3권은 인체 해부에 관한 것인데, 알렉산드리아인들의 해부 지식을 반영하고 있는 것으로 보인다. 갈레노스는 검투사 집단의 주치의로 일했는데, 덕분에 상처를 열고 몸속을 들여다볼 기회가 적지 않았을 것이다. 투철한 실험가였던 그는 동물 시체만이 아니라 살아 있는 동물도 해부했는데, 주로 돼지와 붉은털원숭이를 선호했다고 한다. 그는 동물에서 얻은 지식으로 인체의 구조를 추정하여 해부학적 구조, 혈액의 운동, 생명력의 원천과 유지 등에 관한 정교한 이론을 창안했다. 때문에 동물에서는 정확했지만, 사람에게 적용하면 오류가 되는 관찰들도 있었다. 예를 들어, 그는 사람의 간(肝)이 5엽(葉)으로 구성되어 있고, 사람의 뇌에 괴망(怪網, *rete mirabile*)이라는 혈관망이 있다고 했다.

갈레노스는 목적론적 철학의 소유자였기 때문에 인체의 모든 구조가 어떤 목적을 위해서 창조되었다고 생각했고(제3장 참조), 저작들은 대단히 권위적이고 자신감에 차 있었다. 확신에 가득 찬 그의 세계관은 당시 기독교의 입장과 잘 들어맞았다. 그 결과로 그의 저작들은 1000년이 넘도록 최고 의학 교과서로서의 지위를 누렸다. 아마도 그의 직계 제자들도 인체 해부를 하기는 했을 것으로 추정되지만, 이후 해부는 더 이상 진리를 탐구하는 행위가 아니라 갈레노스의 권위를 과시하기 위해 간혹 행하는 형식적 의례가 되고 말았다.

해부 수업 장면을 묘사하는 것으로 보이는 가장 오래된 그림은 4세기경의 로마 카타콤(비아 라티나에 위치) 벽화로서 1957년에 발견되었다. 그 그림에서 교수는 시체에서 상당히 멀리 떨어져 앉아 있다. 학생들도 시체에 손을 대지는 않고 있으며, 천함을 강조하기라도 하듯이 바닥에 눕혀져 있는 시체를 긴 막대기로 건드리고 있다.

지금까지 전해지는 가장 오래된 인체 해부도는 중세 초기의 것으로서, 고대 그리스 학문을 이어받아 보존하고 다시 중세 유럽에 전달한 페르시아와 아라비아 학자들의 저작들에서 발견되며 정

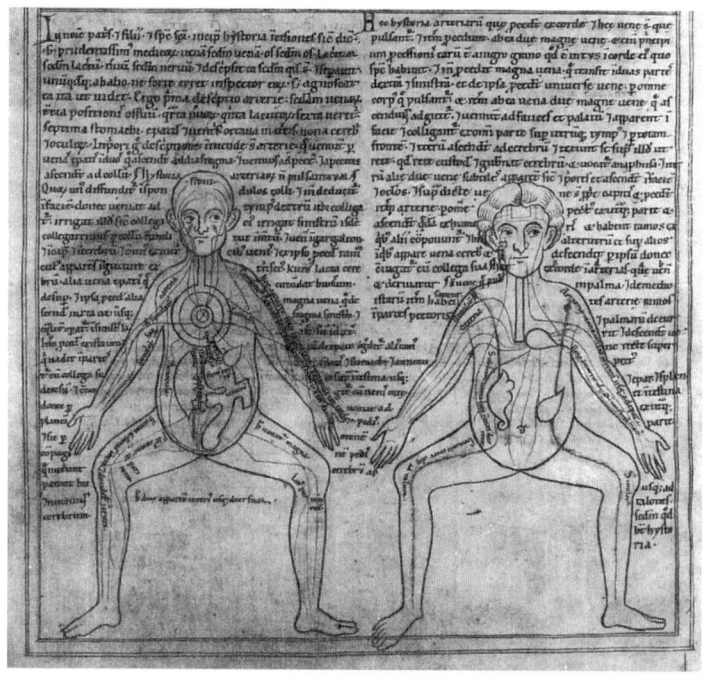

그림 2. 2 12세기 바바리아 필사본에 등장하는 오인도(五人圖). 중세 페르시아와 라틴 문서에 자주 등장하는 전형적 인체도이다. 바이에른 주립 문서 보관소 소장.

형화된 인체 그림들을 담고 있다. 이 그림 속의 도식화된 인물들은 성기와 사지의 내부가 드러나 보이도록 개구리처럼 웅크린 자세를 취하고 있는 것이 특징이며, 그림들은 대개 혈관, 근육, 신경, 내장, 뼈 등 인체의 다섯 혹은 여섯 계통을 순차적으로 묘사하고 있다. 이 같은 관례는 중세 유럽까지 이어졌다. 이 그림들을 연구한 독일의 의학사가 카를 주토프(Karl Sudhoff)에 따르면 이들의 학문적 선조인 아리스토텔레스의 그림들도 이와 같이 다섯이나 여섯

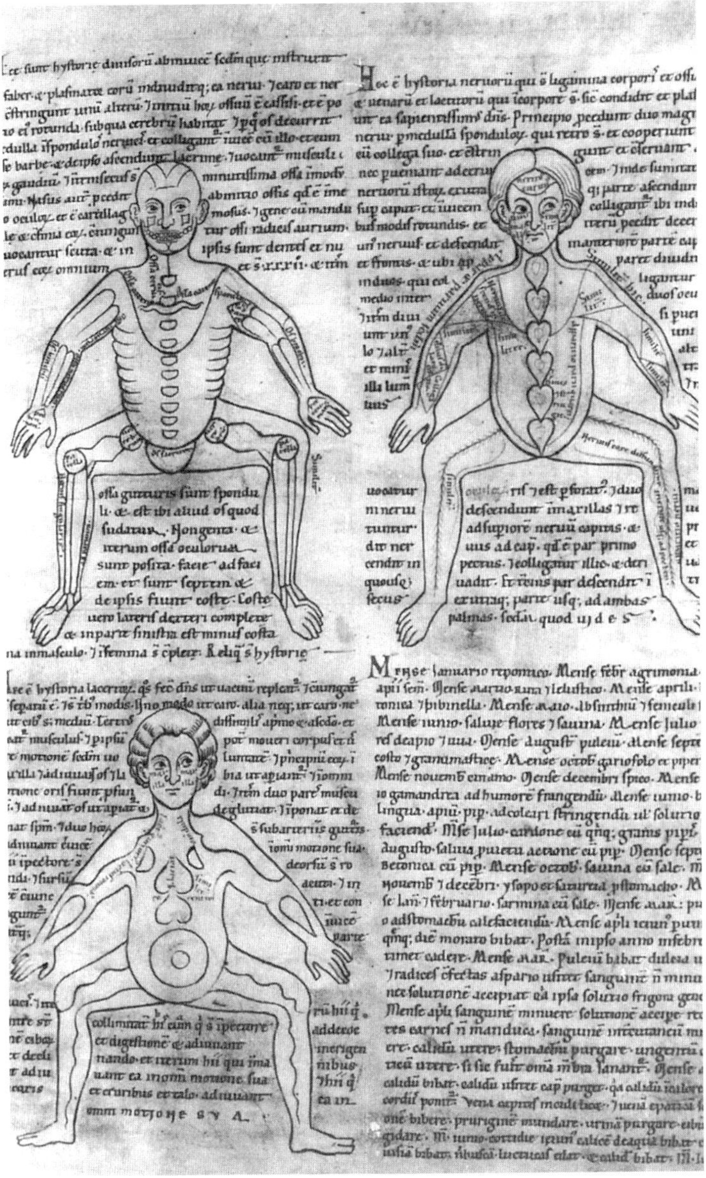

계통이었던 것으로 추정된다.

인체에 관한 중세의 문헌들

13세기와 14세기에 걸쳐 미술과 해부학은 오랜 잠에서 깨어났는데, 여기에는 입법 상의 변화와 종교적 교리의 약화, 그리고 탈법적 폭력과 전염병에 대한 반발 등이 영향을 미쳤다. 지방의 소정부들, 특히 이탈리아의 지방 도시들은 살인이나 의심스러운 죽음에 대해서 해부를 허용하여 사인을 규명하라는 여론의 압력을 받았다(표 2.1 참조).

세속 대학교의 출현도 해부의 확산에 기여했다. 기독교 전통에서 볼 때 육체는 곧 죄악이며, 속세의 덧없는 존재이다. 신체 내부의 작용을 알아내는 일은 불필요할뿐더러 구원(救援)을 위태롭게 하기도 했다. 성서를 문자 그대로 해석하면 온전한 신체에서 영혼이 부활할 것이라고 쓰여 있기 때문이었다. 따라서 교회는 해부를 허용하지 않았다. 중세에 등장하는 해부의 이미지는 해부 행위의 야만성을 강조하고 있다. 남부 프랑스의 몽펠리에에서와 같이 교황이 해부를 특별히 허용한 경우도 있었지만, 해부의 대상은 처형된 죄수의 시체 — 아주 드물게는 생체 해부로 처형할 것을 선고받은 살아 있는 죄수가 대상이 되기도 했다. — 였다. 해부를 갈망하는 대학과 이를 거부하는 교회 사이에 긴장이 심화되었다. 해부를 둘러싼 찬반 양 진영의 분열은 당시 사회 권력 구조의 변화에 따

표 2.1 유럽의 해부 입법, 13~14세기

연도	지역	허용 여부
1207	노르망디	허용
1230	작센	금지
1238	시칠리아, 나폴리,	허용
	살레르노(프리드리히 II 세)	허용 – 5년마다 1차례
1258	볼로냐	허용 – 침략의 희생자
1300	바티칸(보니파키우스 VIII 세)	금지
1302	볼로냐	허용 – 중독이 의심되는 자의 부검
1308	베니스	허용 – 1년에 1차례
1315	파도바	허용 – 몬디노(Mondino)가 대중 앞에서
		공개 해부를 수행
1319	볼로냐	금지 – 해부를 한 학생들 체포
1366	몽펠리에	허용 – 특별한 경우의 해부
1374	몽펠리에	허용 – 1년에 1~2차례
1391	레리다, 스페인	허용 – 3년마다 죄수 1명 해부
1404	빈	허용 – 최초의 공개 해부
1540	잉글랜드(헨리 VIII 세)	허용 – 1년에 4차례
1565	잉글랜드(엘리자베스 I 세)	허용 – 처형된 죄수

른 갈등을 반영했다. 때로 해부 혐의자들이 법정에 기소되었다.

합법적 해부는 자주 없었으며 — 1년에 한두 차례, 심지어 어떤 지역에서는 5년에 단 한 차례 — 일종의 의식처럼 거행되었다. 교수는 라틴 어 판 갈레노스 교과서를 읽으며 강단의 높은 자리에 앉아 있고, 일자무식의 이발사가 시연 조교를 맡아 수업 진도에 맞추어 해부를 시행했다('이발사-외과의'에 대해서는 제10장 참조). 결국 갈레노스의 이론은 한 치의 의심 없이 권위를 유지할 수 있었다. 해부된 시체에서 관찰한 소견과 갈레노스의 이론이 일치하지 않는 경우, 그것은 그 시체(대개는 죄수였다.)의 결함 때문인 것으로 설명되었다.

이 같은 오랜 전통을 깨뜨린 사람 중에 이탈리아의 해부가 몬디노 데이 루치(Mondino dei Luzzi)가 있다. 그는 해부가들이 자기 손으로 직접 해부를 할 필요가 있다고 주장했으나, 정작 그의 교수법은 갈레노스와 거의 다를 바가 없었다. 1316년에 쓰여진 그의 저서 『몬디노 해부학(*Anathomia Mondini*)』은 이후 150여 년간 표준 참고서로 활용되었다. 이 책의 초기 필사본에는 그림이 없으나 이후의 판본에는 도해가 삽입되었다. 그러나 1478년 첫 인쇄본이 출간되었을 때에는 보다 뛰어난 다른 저작들이 이미 나온 뒤였다.

중세 후기 미술의 각성은 14세기의 여러 해부서에 등장하는 인체 묘사에서 확인된다. 헨리 데 몽데비유(Henri de Mondeville)의 『외과전서(*Chirurgia*)』에 나오는 환자/시체의 이미지는 직립 자세이며 뻣뻣하게 굳어 있던 이전의 그림들에 비해 한층 부드러워, 마치 살아 있는 모습을 포착한 것처럼 느껴진다(제10장 참조). 또한 구이도 데 비제바노(Guido de Vigevano)의 1345년 저작(실제로는 몬디노 해부서의 도해판)에는 해부가가 직접 해부를 하는 모습이 등장한다. 그러나 여전히 틀에 박힌 듯 양식화된 그림들은 수세기 전의 오인도(五人圖)를 연상시킨다.

한편 당시의 그림 중에는 신체와 외부 세계의 관계를 설명하고, 치료를 하면 잘 낫는 시기와 장소를 표시하기 위하여 '십이궁인(十二宮人, zodiac man)'이라는 이미지를 동원한 것들이 있다. 이 그림들에는 다량의 정보가 압축되어 있다. 이와 유사한 것으로 여러 종류의 상처와 질병, 그리고 각각에 적합한 치료 장소와 방법을 담은 변형판들이 있는데, '전상인(戰傷人, wounds man)', '질병인(疾病人,

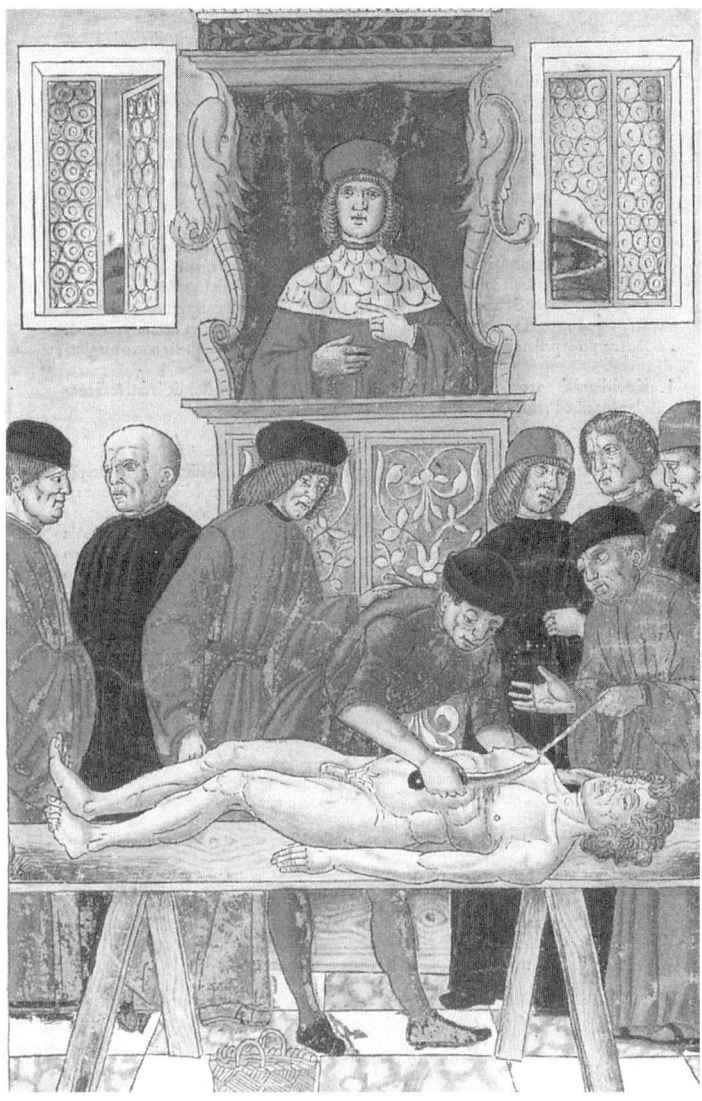

그림 2. 3 15세기의 해부 수업. 교수는 해부하는 사람들의 뒤쪽 높은 곳에 앉아 갈레노스를 읊고 있다. 케탐, 『의학소집성(醫學小集成, *Fasciculo de medicina*)』(1493), 예일 대학교 도서관 소장.

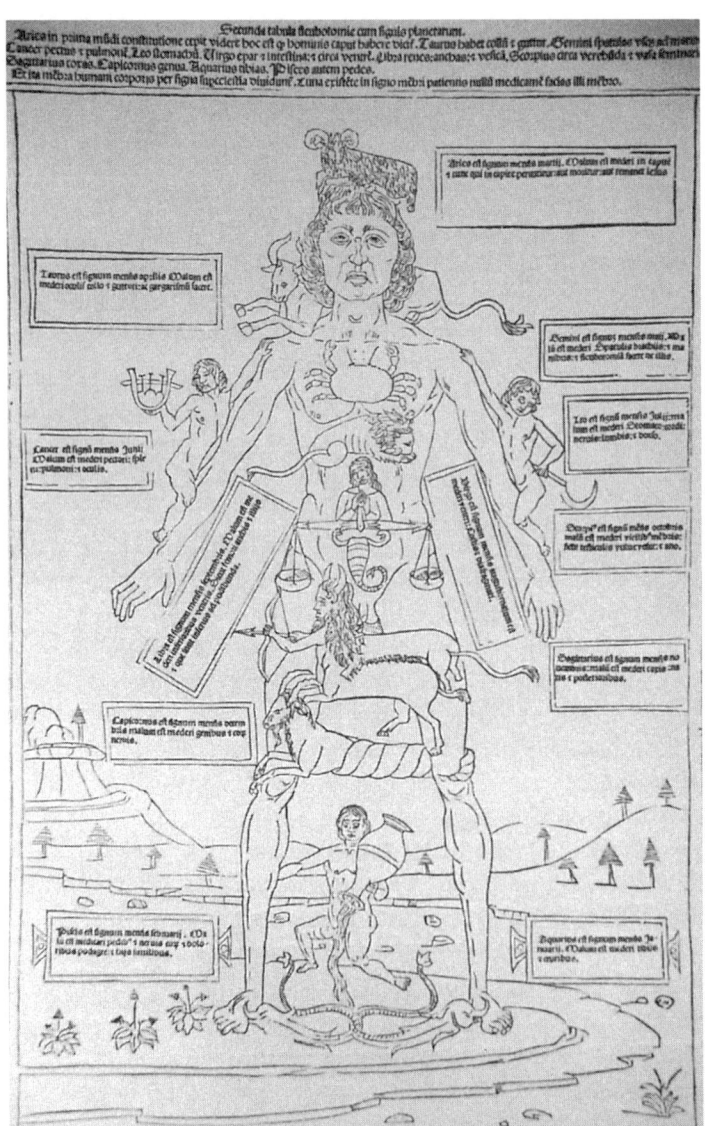

그림 2. 4 십이궁인. 케탐. 『의학소집성』(1491) 사본(寫本), 카를 주도프와 찰스 싱어(1924).

disease man)', '사혈인(瀉血人, bloodletting man)' 같은 것들이다. 케탐(Johannes de Ketham)의 『의학소집성(醫學小集成, Fasciculus medicinae)』(1491년경)에 이런 그림들이 실려 있다. 『의학소집성』은 미술사적으로나 지적으로 새로울 것이 없는 책이지만, '인쇄물'이라는 중요한 혁신적 특징을 가지고 있다. 때문에 이 책은 해부학 르네상스의 시작을 알리는 상징이라고 할 수 있다.

미술과 르네상스 해부학

    르네상스는 서양 역사에서 고대에 대한 재평가와 더불어 예술 및 지성의 각성이 동시적으로 발현된 시기——대략 1400년에서 1600년까지——를 일컫는다. 르네상스가 일어나게 된 요인으로는 많은 것들——경제적, 사회적, 인구 통계적 요인——이 거론될 수 있다. 의학사의 관점에서 볼 때 가장 흥미롭고 논쟁적인 '원인'은 14세기의 페스트이다. 페스트가 유럽의 인구를 격감시켜, 사회 경제 구조가 급격히 변화했다는 것이다(제7장 참조). 페스트는 그 같은 질병을 예측하지 못한 갈레노스에 대해 의심을 품게 만들었으며, 페스트로 인해 '사악한 자'들만이 아니라 '선량한 자'들까지 무차별적으로 죽는 것을 보고 교회의 권위에도 의심을 품게 만들었다. 페스트는 미술에도 영향을 미쳤다. 사람들은 거리에 시체가 널려 있는 광경에 익숙해졌고 인간의 유해(遺骸)에 대한 두려움은 사라져 갔다. 저명 인사들은 자신이 장래에 묻힐 무덤에 소름 끼치는 죽음의 경고 표지로 썩어 가는 자기 시신 —— 메멘토 모리(*memento mori*) —— 을 그려 넣었는데, 교회도 이를 막을 수는 없었다. 이 같은 부활, 혹은 재생(*renaissance*)과 더불어 고대의 학문과 예술, 언어가 재평가되었으며, 인체의 아름다움이 재발견되고 그에 따라 다양한 화법(畵法)이 등장했다. 인체 외면의 아름다움이 찬미되기 시작한 이상, 곧 그 내면으로 관심이 옮아가는 것은 당연한 일이었다.

르네상스의 미술은 해부학에 많은 기여를 했으며, 미술가들은 해부학자였다. 예를 들어 레오나르도 다 빈치 —— 건축가이자 미술가, 공학자, 과학자, 철학자 —— 는 스스로 30명을 해부했다고 주장했다. 그러나 학자들은 그의 해부 경험은 10명 이하일 것이라고 추정하고 있다. 그는 해부서를 저술할 계획이었으며, 인체의 구조를 밝히려면 여러 차례의 '해부' —— 뼈, 근육, 혈관, 신경, 내장 등 각 구조별로 한 차례씩 —— 를 해야 한다고 주장했다. 200쪽에 달하는 그의 해부 스케치와 원고는 영국 윈저 성의 왕립 도서관에 보존되어 있다. 그의 유명한 「비트루비우스의 인체 비례(Vitruvian man)」는 이보다 훨씬 정적(靜的)인 케탐의 그림이 인쇄되던 바로 그해에 그린 것이다. 이 두 그림을 비교해 보면 당시의 의사들보다 예술가들이 해부에 더욱 열중했음을 알 수 있다.

레오나르도는 과학적, 미술적 관심으로 좀 더 세부적 구조에 열중했으나, 당대의 의학은 이런 부분에 무지했을뿐더러 흥미도 없었다. 의사들은 여전히 몬디노 판 갈레노스를 벗어나지 못했다. 레오나르도가 해부 스케치를 그린 해로부터 30년 후 지아코모 베렌가리오 다 카피(Giacomo Berengario da Carpi)가 『몬디노 해부학』의

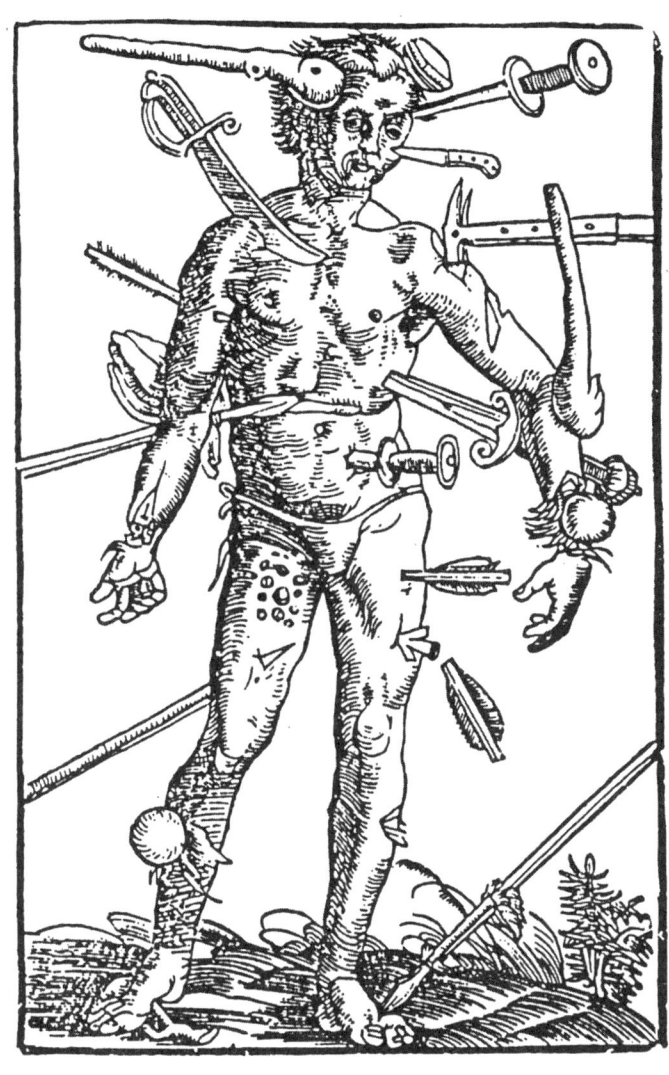

그림 2. 5 전상인. 한스 게르스도르프(Hans Gersdorff), 『외과 교범(*Feldbuch der Wundartznei*)』
(1517) 사본, 과학서적조합(1967), xviii.

또 다른 주해본을 출간했는데, 여기에는 재미있지만 아주 단순화된 스타일의 목판화들, 그리고 간간이 해부를 돕기 위한 실감 나는 동작 그림들이 등장한다.

어째서 당대의 의사들은 오늘날의 의사들과 달리 해부적 지식에 관심이 없었을까? 당시의 의사들이 환자에게 해 줄 수 있는 일은 주관적인 병고(病苦)와 통증, 기능 이상을 다스리는 것뿐이었으며, 신체의 구조적인 이상 중에 골절과 탈구를 제외하고는 치료할 수 있는 것이 없었다. 따라서 환자가 살아 있는 동안 들여다볼 수도 없고 이상이 있더라도 고칠 방법도 없는 몸속 장기들을 질병과 관련지어 파악하는 일은 사실 시간 낭비에 불과했다(제4장 참조). 그들은 지적 탐구가 싫어서 해부를 거부한 것이 아니라, 실제적 효용성이 없다고 생각해 해부를 소홀히 한 것이다.

베살리우스와『파브리카』

안드레아스 베살리우스(Andreas Vesalius)의 방대한 저작『파브리카(De humani corporis fabrica, 인체의 구조)』는 레오나르도가 해부 스케치를 그린 해로부터 50여 년이 지난 1543년에 출간되었다. 1514년 벨기에의 브뤼셀에서 태어난 베살리우스는 인근 루뱅에서 의학을 공부한 후 프랑스로 갔다. 파리에서 그가 만난 스승은 스타일만 르네상스였지 제자들이 아래에서 해부하는 동안 여전히 상단에 앉아 갈레노스의 이론을 가르치는 사람이었다. 후일 베살리우스는 당시 자신이 처형된 죄수의 시체를 교수대에서 훔쳐 해부한 뒤, 물에 삶아 뼈를 추린 후 다시 조립한 일이 있다고 주장했다. 그는 다시 베니스 인근의 파도바로 갔는데, 당시 파도바에서는 파리에서보다 해부학을 의학 연구에 중요한 부분으로 인식하고 있었다. 그는 이곳에 온 지 얼마 되지 않아 의학 박사 학위를 받았다. 종종 인용되는 구전에 따르면, 학위 수여 다음 날 그는 23세의 젊은 나이로 외과 '교수'가 되었다. 이때부터 베살리우스는 열성적으로 해부학 교육을 시작했다.

이곳에서 베살리우스는 직접 해부를 했고, 베니스와 피렌체의 인근 도시에 사는 그의 절친한 미술가들도 여기에 참여했다. 학자들은 이들이 약종상(藥種商)에서 만났을 것이라고 추정하고 있다. 당시 약종상은 의사들이 약을 구하러, 미술가들이 물감을 구하러 드나드는 곳이었다. 이들과의 만남으로 베살리우스는 당대 최고 예술가들의 조언을 들을 수 있었으며, 이는 성공의 발판이 되었다.

1538년 베살리우스는 그의 첫 번째 저작을 펴냈는데, 이 책은 말하자면 5년 뒤에 발표된 필생의 대작을 준비하기 위한 일종의 예고편이었다. 『6매 해부도보(解剖圖譜, Tabulae sex)』라고 불린 이 소책자는 아주 정교한 그림 덕분에 폭발적인 인기를 누렸다. 이 책은 오랜 전통에 따라 6장의 도해와 해설을 담고 있는데, 르네상스의 이념을 반영하여 해설에는 라틴 어, 그리스 어, 히브리어를 병용했다. 도해들을 보면 정교한 미술적 묘사에 큰 공을 들인 것이 분명하지만, 형태나 비율이 정확하지 못한 부분도 발견된다. 예를 들어, 실제보다 척추는 너무 직선이고, 갈비뼈는 짧게 그려졌다. 그러나 이보다 놀라운 것은 갈레노스의 오류들이 여전히 반복되고 있다는 점이다. 간은 5엽으로 그려져 있고 뇌에는 '괴망'이 선명하다! 아마도 베살리우스의 경력으로 볼 때 그는 틀림없이 이런 구조들이 존재하지 않는다는 것을 알고 있었을 것이다. 그렇다면, 왜 그것들을 남겨 놓았을까? 몇몇 역사가들은 이것이 이후 자신의 연구에 대한 반발을 완화하고 선배 교수들의 적대감을 피하기 위한 고육책이었다고 해석한다. 『6매 해부도보』는 불티나게 팔려 나갔으며, 학생들은 해부대 옆에 이 책의 그림들을 붙여 놓고 '철자 하나하나까지' 공부했다. 『6매 해부도보』의 사본은 이 책보다 훨씬 더 방대하고 더 유명한 『파브리카』의 원본보다 희귀하다.

1542년 발간된 『파브리카』의 속표지에는 파도바 대학교의 교수와 학생들에 둘러싸여 있는 베살리우스의 그림이 있다. 그림 속의 베살리우스는 독자들을 똑바로 응시하면서 한 여성의 시체를 해부하고 있다. 그에 따르면 이 시체는 한 수도승의 정부(情婦)였는데, 비탄에 빠진 수도승이 시체를 찾으러 오기 전에 학생들과 함께 신원을 알아볼 수 있는 흔적을 모두 없애 버렸다고 한다. 이 속표지는 상징으로 가득하다. 그림의 아래쪽에는 이발사들이 해부대에 가까이 가지 못한 채 서로 말다툼을 벌이고 있으며, 바깥쪽에는 갈레노스의 해부 재료였으며 오류의 근원이었던 동물들 — 개와 원숭이들 — 이 내동댕이쳐져 있다. 전통적으로 교수가 갈레노스를 암송하던 상단에는 해골이 앉아 있다. 군중 속에는 베살리우스의 학생과 동료들이 있으며, 폐순환을 기술한 베살리우스의 후계자 마테오 레알도 콜롬보(Metteo Realdo Colombo)가 특유의 수염을 하고 서 있다. 또 군중 속에서 뭔가 쓰거나 그리는 것으로 보이는 한 젊은이는 아마도 미술가로 추정된다. 이 그림이 분명 개혁을 강조하고 있음에도 불구하고, 역사가 앤드루 커닝엄(Andrew Cunningham)은 베살리우스가 그림을 통해 고대 해부학자와의 관련성을 암시하는 데에 주목했다. 그는 이 표지 그림만이 아니라 다른 곳에서도 그 고대 해부학자가 갈레노스를 '모사(模寫)'했다는 증거를 발견했다.

그림을 그린 사람은 누구일까? 풍경과 건축물들을 배경으로 한 매너리즘 양식의 유사성을 근거로 그것이 대(大)화가 티치아노(Titian)의 작품이라는 주장도 있다. 그러나 베살리우스의 편지에 따르면, 그의 동료였고 티치아노의 화실에서도 일했던 벨기에 출신의 화가 얀 스테판 반 칼카르(Jan Stefan van Kalkar)일 가능성이 가장 높다. 그리고 이 책이 완성되기 위해서는 원화를 가지고 목판에 새길 정교한 조각가가 필요했을 것이다. 제작된 목판은 인쇄를 위해 알프스 산맥을 넘어서 스위스 바젤에 있는 요하네스 오포리누스(Johannes Oporinus)의 인쇄소로 운반되었다.

『파브리카』는 6장의 그림만 실려 있던 이전의 책들과는 달리 각각 많은 그림들이 담겨진 7권의 책으로 구성되었다. 제1권은 골격에 관한 것이다. 전집 중 가장 인기가 많은 제2권은 근육을 다루고 있다. 이 책에는 몸의 앞면을 보여 주는 근육인(筋肉人, muscle man)의 여덟 장면이 먼저 등장하는데, 널리 알려져 있는 피부만 벗겨낸 '박피상(剝皮像, écorché)'도 그중 하나이다. 주해에는 근육의 기시점(起始點, origin)을 절단한 뒤 부착점(附着點, insertion)에 매달려 있도록 하는 방식 등 이 같은 일련의 연속 이미지를 만들기 위해 어떤 방법을 사용했는지 기록되어 있다. 이 작업 과정은 제법 해학적인 면이 있다. 근육 층을 한 층씩 제거할 때마다 빈약해지는 시체는 점점 버틸 힘을 잃어 처음의 강건하던 모습이 마침내는 밧줄과 내벽으로 지탱하게 된다. 이 같은 시체의 해부적인 붕괴는 그림의 배경에도 반영되어, 첫 장면에서는 여름이던 풍경이 점차 황폐해져 마지막 장면에서는 겨울이 된다. 여덟 장면이 끝나면, 몸의 뒷면을 다룬 여덟 장면이 처음부터 다시 반복된다.

제3권은 정맥과 동맥을 그리고 있는데 1538년에 존재하던 괴망은 보이지 않으며, 제4권은 신경을 다루고 있다. 제5권은 복부 장기를 그리고 있는데, 전에 5엽이던 간은 2엽으로 바뀌어 있다. 제5권에는 당시 학문적 관심사였던 생식기도 등장한다. 부속 기관을 모두 절단해 낸 수도승 정부의 외음부, 질, 자궁이 그려져 있는데, 상동성(相同性, homology)을 암시하려는 듯 남자의 성기와 닮았다. 제6권은 흉부 장기, 그리고 제7권은 뇌를 다루고 있다.

커닝엄은 베살리우스가 ── 갈레노스 해부학의 몇몇 부분을 뒤집기는 했으나, 직접적 탐구와 생체 해부를 강조하는 방법론 때문에 ── '다시 태어난 갈레노스'였으며, 그런 면에서 진정한 르네상스인이었다는 주장을 폈는데, 충분히 수긍할 만하다(Cunningham, 1997, 114쪽).

이 그림들에서는 해부학적으로 부정확한 점들도 발견된다. 예를 들어, 복직근(腹直筋)은 실제보다 길게 그려져 흉곽을 너무 많이 덮고 있다. 그럼에도 불구하고, 그 선대와 후대를 통틀어 베살리우

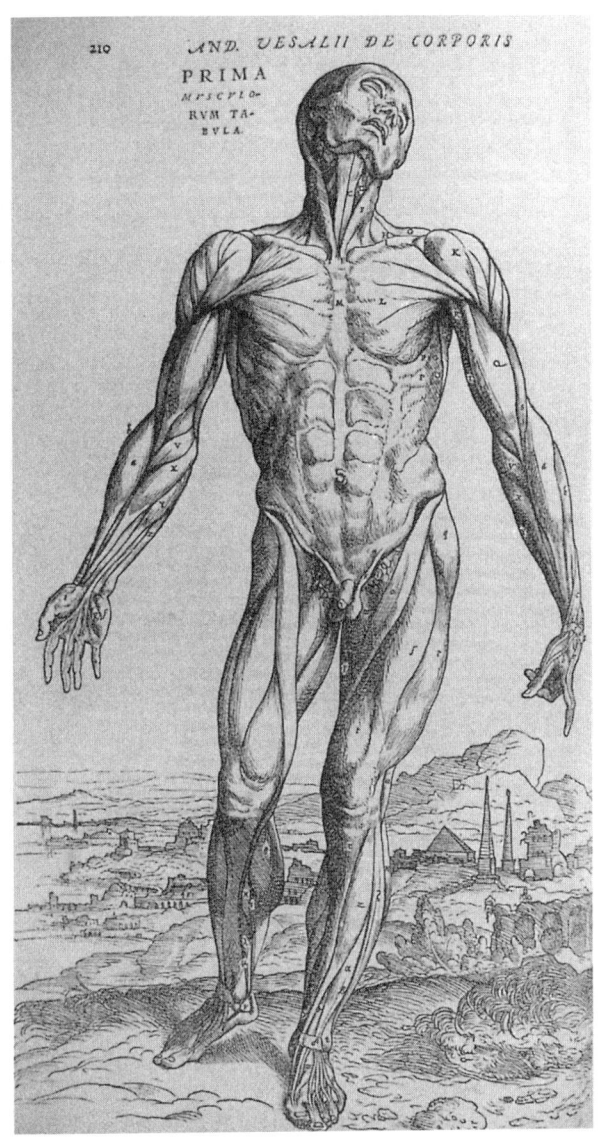

그림 2. 6 박피상. 베살리우스의 『파브리카』에 등장하는 근육인 중 하나 (1543), 제2판 (1555).

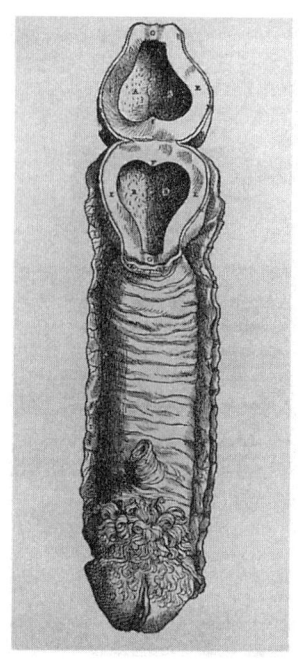

그림 2. 7 베살리우스의 『파브리카』(제2판)에 나오는 질과 외음부. 남성 성기와 닮은 것은 우연이 아니다. 베살리우스는 상동성에 관심이 많았으며, 난관(卵管)은 아직 묘사되지 않았다.

스의 업적은 타의 추종을 불허하는 것이었다. 『파브리카』의 인기는 엄청나서 초판은 찍자마자 동이 났고 잇달아 각개 국어로 번역되었다. 테렌스 카바나(Terence Cavanagh)는 근육도들을 역순으로 이어 붙이면 어느 한 지역의 풍경이 나타난다는 것을 발견했다. 몇몇 학자들이 그곳을 파도바 인근의 에우게니아 언덕이라고 지목하자 이를 확인하기 위해 수많은 의사들이 그곳을 다녀갔다.

　베살리우스는 얼마 지나지 않아 교수직을 버리고, 신성로마제국의 국왕 카를 5세, 스페인의 필리페 2세, 프랑스의 앙리 2세 등 여러 나라 국왕의 시의(侍醫)를 역임했다. 그는 시의를 그만둔 뒤 성지순례를 가던 길에 사망했다. 그가 어디서 어떻게 죽었는지는 불확실하지만, 아마도 지중해의 자킨토스 섬 어딘가에 묻혔을 것으로 추정된다.『파브리카』의 그림을 인쇄하는 데 쓰인 목판은 20세기까지 전해져 1934년 복각본을 인쇄하는 데 사용되었다. 그러나 제2차 세계 대전 중 뮌헨 공습 때 소실되었다.

『파브리카』이후 과학자들은 구조에 더 많은 관심을 기울이기 시작했다. 유사한 저작들이 속속 출간되었는데, 각기 나름의 미술적 성취에 도달한 것들이다. 또한 일군의 뛰어난 해부학자들이 출현하여 그동안 잊혀졌거나 아직 알려지지 않았던 신체 구조들을 발견했다. 1545년 샤를 에(스)티엔느(Charles E(s)tienne)는 신경과 혈관 중심의 해부 도해서를 출간했다. 1561년 가브리엘레 팔로피우스(Gabriele Fallopio(또는 Fallopius))는 내이(內耳)와 뇌신경, 그리고 『파브리카』에 기술되지 않은 난관(卵管, Fallopian tubes)을 기술했다. 바르톨롬메오 유스타키오(Bartolommeo Eustachio(또는 Eustachius))는 부신(副腎)과 대정맥, 교감신경절, 내이, 그리고 자신의 이름을 딴 이관(耳管, 유스타키오 관)을 기술했다. 히에로니무스 파브리키우스(Girolamo Fabrizio da Aquapendente(또는 Hieronymous Fabricius))는 1603년 정맥 내 판막을 기술했으며, 20년 후 아셀리(Gaspare Aselli)는 음식물을 소화시키는 살아 있는 동물을 해부하던 중 유미관(乳糜管)을 발견했다. 1747년 버나드 지그프리트 바이스(Bernard Siegfried Weiss(또는 Albinus))가 펴낸 저명한 해부 도해서는 코뿔소 같은 이국적 짐승이

거니는 울창한 밀림을 배경으로 근육이 붙어 있는 인체와 근육을
떼어 낸 인체 골격 그림을 등장시키는 이색적인 기법을 사용했다.

이 같은 성취에도 불구하고 이때까지의 해부학은 실용 의학과는
거의 무관했다. 16, 17세기 해부학자들의 주된 관심은 정상인, 즉 건
강한 사람의 인체를 발견하고 이를 예술적으로 그려 내는 데 있었
다. 그들은 아직 구조와 질병을 연결시키지 못했다. 그러나 17세기
초 무렵부터 과학자들은 구조에 관한 새로운 지식을 인체 기능의
연구에 적용하기 시작했다. 해부학의 새로운 성과들은 의학에 응
용되기 전에 생리학에 응용되기 시작했다. 예를 들자면, 윌리엄 하
비(Willam Harvey)가 혈액의 순환을 발견할 수 있었던 것은 그의 스승
파브리키우스가 정맥에 판막이 존재한다는 것을 입증한 데에 힘입
은 바가(전적으로는 아니지만) 크다(제3장 참조).

『파브리카』 이후 1세기 반이 흐르도록 15세기의 안토니오 베니
비에니(Antonio Benivieni)와 16세기의 장 페르넬(Jean Fernel)을 제외
하고는 비정상 해부학에 관심을 갖는 학자가 없었다. 테오필 보네
(Théophile Bonet)와 지오반니 바티스타 모르가니(Giovanni Battista
Morgagni)는 질병의 토대로서의 해부학적 병리에 관한 방대한 계
통서를 저술했지만, 여기에 도해는 포함되지 않았다(제4장 참조).

18세기 들어 해부는 보다 어엿한 학문으로 자리 잡았다. 당대의
새로운 지식철학인 감각주의는, 모든 지식은 오감을 통한 관찰에
의해서 얻어진다고 보았다. 관찰은 숭배되었고 이론적 사고는 경
시되었다. 해부학 연구는 이 새로운 사조와 어울리는 면이 있었다.
미술가들은 저명한 해부학자가 학생들에 둘러싸여 해부하는 모

해부학에 대한 의학의 불신

다른 이들은…… 아주 그럴듯한 논리로 으스대면서, 병든 것이든 멀쩡한 것이든 가리지 않고, 시체나 살아 있는 동물들에게서 내장을 끄집어내는 이 기술을 권장했다. …… 그러나 그런 시도가 얼마나 헛된 것이었는지, 그리고 앞으로도 그럴 것인지를 나는 여기서 몇 가지 방법으로 설명하고자 한다. ……

— 토마스 시드넘(Thomas Sydenham), 1668년경(Dewhurst, 1958, 3쪽)

해부학은 육안으로 식별할 수 있는 인체의 부분이나 생명력이 다 빠져나간 죽은 체액을 우리에게 보여 줄 수 있을 뿐인데, 이런 것들을 그토록 공을 들여 찾아도 인간을 만드는 방법은 물론이고 병을 고치는 방법조차 의사는 알 수가 없다. …… 만일 해부학이 대부분 질병의 원인이나 치료 방법을 우리에게 보여 줄 수 없다면, 인류의 고통과 질병을 제거하는 데 아무 도움이 되지 못할 것이다.

— 존 로크(John Locke), 1668년경(Dewhurst, 1958, 3~4쪽)

그리고 1세기 후

해부학은 지극히 정성스럽게 육성되었음에도 불구하고 아직까지 의학에 진정으로 중요한 발견을 하나도 안겨 주지 못했다. 그들이 아무리 꼼꼼하게 시체를 관찰하더라도 생명 유지의 필수 요소를 발견할 수는 없다. …… 해부학은 칼에 찔린 상처를 치료할 수 있지만, 어떤 특정한 장기(瘴氣, miasma)의 눈에 보이지 않는 화살촉이 피부 밑 깊숙이 침투했을 때에는 아무 일도 할 수 없다.

— 루이스 세바스티안 메르시에(Louis Sebastian Mercier),
『혁명 전후의 파리 풍경』(1788), 윌프리드, 에밀리 잭슨(Wilfrid & Emilie Jackson)
옮김(London: Routledge, 1929), 97쪽

습을 그렸는데, 툴프(Tulp) 박사의 수업 장면을 묘사한 렘브란트(Rembrandt)의 유명한 작품이 대표적인 예이다. 어떤 이들은 밀랍(蜜蠟) 모형을 만들었는데, 밀랍은 이후 의학 교육 교재에 널리 활용되었다. 또 사람들은 뛰어난 해부 작품과 밀랍 모형들을 보존하기 위해 박물관을 설립했다. 영국 런던 존 헌터 박물관의 18세기 유물관, 파리 근처 메종 알포르(Maisons Alfort)의 오노레 프라고나르(Honoré Fragonard) 박물관, 필라델피아의 뮤터(Mutter) 박물관이 오늘날까지도 유명하다.

그러나 의학 영역에 있어서 해부학의 효용성은 여전히 불투명했다. 그 이유는 무엇이었을까? 첫째, 인간의 유해에 대한 혐오가 여전했다. 18세기 풍자 화가 윌리엄 호가스(Willam Hogarth)는 해부를 야비한 행위, 아주 적절한 '잔혹 행위에 대한 대가(代價)'라고 조롱했다. 둘째, 해부를 하는 의사들조차도 그것을 어떻게 응용할지 몰랐다. 감각주의는 해부학에 힘을 실어 주었지만, 역으로 의학의 입장에서 해부학을 의심의 눈으로 바라보게 하는 데에도 일조했다. 의사들은 환자가 죽기까지는 체내의 변화를 알 수 없었고, 그것을 고칠 수도 없었다. 질병과 진단은 여전히 증상에 의존하고 있었다(제4장 참조).

의학이 된 해부학

19세기 초 기술이 발전하고 질병 개념이 재정립됨에 따라 해부

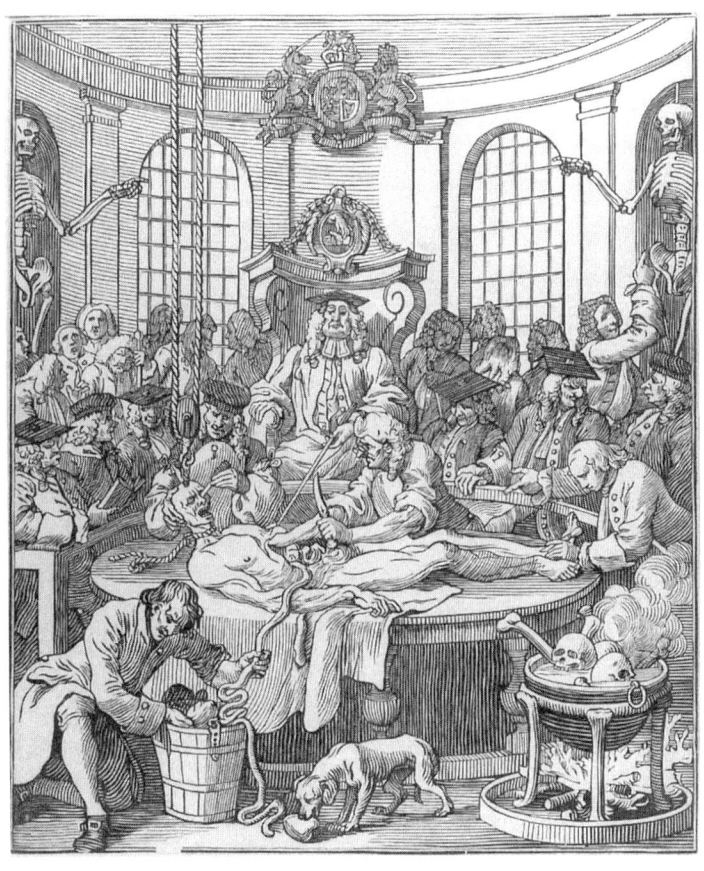

그림 2. 8 존 벨(John Bell)의 판화 「잔혹 행위의 대가」(1750년 이전), 호가스의 그림. 예일 대학교 도서관 소장.

학을 보는 의학계의 자세가 달라졌다. 타진과 청진 같은 진단 기술의 등장으로 흉곽 속 구조 변화를 파악할 수 있게 되었다. 이제까지 각혈, 숨 가쁨과 같이 주관적 증상을 중심으로 표현되던 질병의 이름과 개념은 폐 삼출, 폐 경변, 폐기종과 같이 그에 동반된 해부학적 이상을 표현하는 이름과 개념으로 바뀌었다.

질병이 점차 해부학의 영향 속으로 편입됨에 따라 의학도 같은 길을 걸어갔다. 이제까지는 단지 흥미의 대상이었던 해부학이 갑자기 의학 교육의 필수 영역으로 떠올랐고, 전에는 원하는 학생들만 이수하던 해부학 강좌의 존재 여부가 의학교의 수준을 판단하는 기준이 되었다. 이에 뒤이어 병리 해부가 등장했다. 영국 최초의 병리 해부 교수 자리는 1828년 로버트 카스웰(Robert Carswell)에게 돌아갔고, 장 크뤼베이에(Jean Cruveilhier)는 1835년 프랑스 최초의 병리 해부 교수가 되었다. 1848년에는 약 40개에 달하던 미국 의학교 중 25개교가 해부를 교과목으로 개설했다.

그러나 시체의 공급이 이를 따라가지 못하자 곧바로 새로운 문제가 대두되었다. 학계는 해부를 받아들이기 시작했으나 일반 대중은 사랑하는 가족의 시신이 여러 사람 앞에 공개되고 파헤쳐지는 것을 달가워하지 않았다. 해부 재료를 합법적으로 구할 수 있는 지역은 거의 없었다. 혁명 직후의 파리나 뉴올리언스처럼 대규모 빈민 구호소나 구호 병원이 있는 도시에서는 연고자가 없는 시체들을 의학교에 넘겨주었다. 그 밖의 다른 지역에서는 공동묘지 도굴이나 밀거래를 통해 시체를 구했다.

'시체 발굴업'라는 새로운 직업까지 등장했다. 노래 가사나 민담에 전해지듯이, 이들은 갓 매장된 평민들의 시체로 신선한 시체에 대한 급증하는 수요를 충족시켰다. 이윽고 대중은 무도한 행위에 분노했고, 도굴범의 고객에게도 화살이 돌아갔다. 분노한 군중이 의사들의 집과 의학교를 습격하고 불 지르는 사건이 미국에서도 여러 차례 일어났다. 공동묘지에는 파수꾼이 생겼고, 부자들은 가족을 매장한 후 묘지를 지키기 위해 감시인을 따로 두었다. 1837년 반란에 가담한 혐의로 뉴욕의 로체스터에 망명 중이던, 캐나다 의학교 교수 존 롤프(John Rolph)는 토론토에 사는 옛 제자를 시켜 시체를 위스키 통에 담아 배에 싣고 온타리오 호수를 건너오게 했다. 학생들은 중개 수수료를 아끼기 위해 노련한 도굴범이 되었다. 그중에도 특히 온타리오 주 킹스턴의 학생들은 귀족 묘지 강탈로 명성을 떨쳤다. 의학교가 공동묘지 근처에 있는 경우에는 시체 거래가 더욱 활발했고 인정사정없는 경쟁이 벌어졌다.

예측할 수 있는 결과였지만, 이윽고 시체 판매를 위해 살인을 저지르는 일까지 벌어졌다. 정확한 수치를 알 수 있는 자료는 없지만, 적지 않은 빈민들이 시체 판매용으로 살해되었던 것으로 보인다. 병에 시달린 흔적도 없고, 유난히 덜 부패된 시신들을 보면 학생이나 교수는 그 출처를 충분히 의심할 수 있었을 것이다. 그러나 그들은 깨끗한 시체를 해부해 보고 싶은 욕심과 그것을 문제 삼을 경우 시체 공급이 끊길까 우려해 입을 다물었다. 1823년 세상을 떠들썩하게 했던 한 사건 기록에 따르면 스코틀랜드인 윌리엄 버크(William Burke)와 윌리엄 헤어(William Hare)는 최소한 16명 이상을 살해해 에든버러 지역 일류 의학교의 해부학자인 로버트 녹스

(Robert Knox)에게 그 시신을 팔아넘겼다. 녹스는 시체를 공급받으면 곧바로 머리를 비롯해 신원을 확인할 수 있는 부위들을 모두 제거하는 주도면밀함을 보였다. 살인자 버크와 헤어에게 처음 희생당한 것은 버크의 집에 붙어사는 늙고 가난한 소작인들이었다. 다음 차례는 동네 매춘부였는데, 학생들은 그녀를 익히 알고 있었지만 누구도 토를 달지 않고 즐겁게 그녀를 해부했다. 그러나 그들이 '미친 제이미'로 널리 알려져 있는 제임스 윌슨이라는 정신 지체아를 납치하기에 이르자 사람들은 비로소 의심을 품기 시작했다. 그로부터 며칠 뒤, 실종된 것으로 알려졌던 마저리 도처티라는 건강한 여인의 시체가 해부학자의 실험실에서 발견되었다. 버크와 헤어는 그녀를 살해한 혐의로 법정에 서게 되었다. 헤어는 공범에게 불리한 증언을 한 대가로 풀려났지만, 버크는 교수형에 처해진 뒤 공공장소에서 해부되었고, 유해는 수많은 사람들의 구경거리가 되었다. 그의 최후는 해부가 여전히 무시무시한 '잔혹 행위에 대한 대가'라는 것을 보여 주었고, 그의 이름은 살인의 대명사가 되었다. 녹스 교수와 그의 학생들은 처벌을 면했지만, 녹스의 인생은 이때부터 내리막길로 들어섰다.

이로부터 머지않아, 시체 매매는 금지하되 병원이나 교도소, 빈민 수용소의 연고 없는 시체들을 의학교가 활용할 수 있도록 허용하는 법률이 제정되기 시작했다. 영국에서는 버크와 헤어 사건이 일어난 지 9년 뒤 해부 법령(Anatomy Act)이 통과되었다. 미국에서는 매사추세츠 주가 비슷한 시기에 해부 법령을 선포했으나, 다른 주들은 남북전쟁 이후까지도 관련 법률을 제정하지 않아 이 문제

표 2.2 19세기의 해부 입법

1798년	프랑스
1831년	매사추세츠 주
1832년	영국, 워버턴(Warburton)의 해부법
1843년	캐나다(1859년과 1864년에 개정)
1844년	프러시아
1865년 이후	미국 대부분의 주
1883년	펜실베이니아 주

에 대한 양가감정의 뿌리가 얼마나 깊었는지를 잘 보여 준다. 캐나다의 해부 입법은 화려한 생애를 살아간 의료계의 개척자 '호랑이' 윌리엄 던롭(William Dunlop)의 각별한 노력으로 성사되었다.

해부는 일반인들에게도 점차 받아들여지기 시작했다. 사람들은 해부학 수업 장면에서 잔인하다기보다는 진지한 분위기를 느끼기 시작했고, 해부는 의학의 엄숙성을 상징하게 되었다. 방부 기술과 혈관 주입 기술의 발달로 시체의 보존성과 효용성도 높아졌다. 19세기 말 들어서 여성들이 의학 분야에 진출함에 따라 성(性)이 이슈로 대두했다. 여성은 시체를 대하기에 너무 나약하며, 벌거벗은 남성의 시체를 그것도 살아 있는 남성들 앞에서 관찰하는 것은 옳지 못하다는 것이 많은 대학의 입장이었다. 따라서 여학생들에게는 해부학을 면제해 주거나 남학생과 학급을 분리해 주겠다고 입학 조건을 내세우는 대학도 있었다. 해부 재료의 공급은 여전히 부족했는데, 여기에는 의학도들이 해부용 시체나 해골에 대해 농담을 즐기는 관습이나, 해부 표본을 놓고 장난스러운 포즈로 찍은 기념사진 같은 것들도 영향을 미쳤을 것이다. 그러나 해부학의 오명은 점차 씻겨져 갔고 사람들은 과학을 위해 기꺼이 자신들의

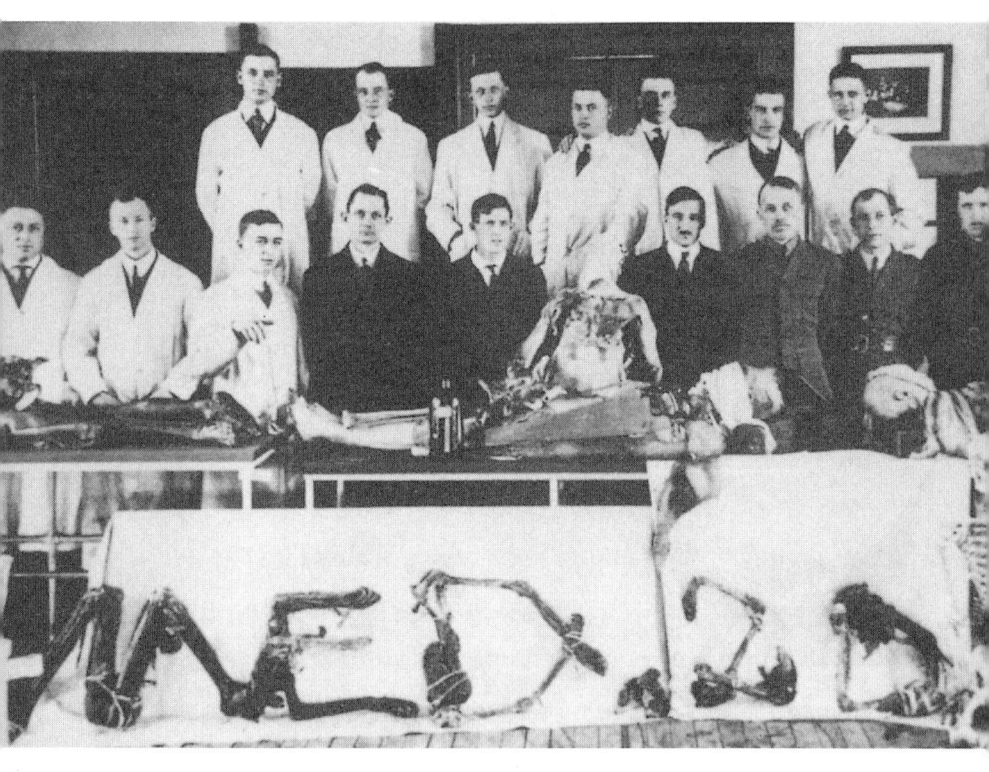

그림 2. 9 해부 시체의 신체 부위들을 늘어놓고 포즈를 취하고 있는 1920년도 퀸스 의학반 학생들. 시체의 팔과 다리를 가지고 'Med 20'이라는 글자를 새겨 놓았다. 프렌드 반데워터 갤러리(Friend-Vandewater Gallery), 보터렐 홀(Botterell Hall), 퀸스 대학교 소장. 퀸스 의학 미술 및 사진실 촬영.

몸을 기증하게 되었다. 대부분의 대학에서 기증자에 대한 감사와 존경의 의식이 연례행사로 치러진다.

오늘날의 해부학: 기초과학인가? 소멸해 가는 의식인가?

의료직에 종사하는 사람이라면 대개 지금까지 살펴본 역사적 과정은 의학 지식과 실천의 발전을 위해 반드시 파헤쳐야 하는 인체에 대한 개방과 관용의 태도에 도달하기 위한 일련의 논리적 진보의 역사라고 생각할 것이다. 그들에게 있어서 인체는 가치중립적이고 누가 봐도 명백한 구조적 '사실들(facts)'의 조합일 뿐이다. 그러나 최근 문화사가들의 연구에 따르면 문제가 그렇게 단순하지는 않다. 문화사가들은 '신체사(身體史)'라고 불리는 새로운 연구 경향을 통해 오로지 발견과 탐구의 대상인 불변하는 실재로서의 인체 관념에 이의를 제기했다. 그들은 시대와 지역에 따라 서로 다르게 나타나는 사회적, 문화적 압력에 의해 신체가 어떻게 달리 '구성(construction)'되는지를 보여 주었다. 이들은 인체의 '구조(fabric)'에 관한 이야기를 추적하는 대신에 인체가 어떻게 '구조화(fabricated)'되었는지에 관심을 갖는다.

예를 들어, 론다 쉬에빙거(Londa Schiebinger)는 18세기 해부학자들이 묘사한 여성의 골반은 실제 크기보다 과장되어 있고 이것은 출산에 있어서 여성의 역할을 강조하고 있다는 점을 지적했다. 또한 토마스 라커(Thomas Laqueur)는 여성다움의 신체 구조적인 표현이 여성에 대한 정치적, 문화적 태도를 표출하는 매체로 기능해 온 역사를 고찰했다. 샌더 길먼(Sander Gilman)과 존 에프론(John Efron)은 반유대주의가 유대 인의 비정상적인 '정상적(normal)' 해부학을 형성하는 데 어떻게 기여했는지 보여 주었다. 정상(normalcy)의 개념은 문화적으로 결정된다. 예를 들어, 과체중이 어떤 문화에서는 부의 상징으로 받아들여지고 어떤 문화에서는 질병의 징후로 받아들여진다. 그 밖에도 키, 두개골 용량, 뇌 크기 등 인체 부위의 크기나 비율의 이상 값[理想値]은 인종적, 문화적, 성적 우열 개념의 영향을 받아 왔다. 데이비드 암스트롱(David Armstrong)은 이 같은 구성적 영향에 해부학도 포함된다는 것을 보여 주었다. 해부학이 의학 사상에 너무나도 깊은 영향력을 끼친 나머지, 병고(illness)와 같은 비물질적인 문제들이 마치 물질적 실재를 가지고 있는 것처럼 '구상화(reify)' 되었다는 것이다(제4장 참조).

해부학의 역사에 대해 이렇게 여러 가지 논란이 있는 것을 보면 그 미래에 대해서도 의문이 제기되는 것은 당연하다. 해부학의 미래는 과연 어떤 모습일까? 그동안 누려 온 의학 교육의 대들보로서의 지위는 계속될 것인가, 아니면 그런 시대는 이미 끝난 것인가? 이제 의학에 있어서 구조보다 기능이 더 중시되는 시대가 다가온 것인가? 사실 해부학이 하나의 연구 학문으로서의 지위를 상실해 가고 있다는 증거는 계속 늘고 있다.

몬디노와 베살리우스가 그토록 어렵게 남긴 전통에도 불구하고 오늘날 직접 해부를 하는 학생들이 거의 없다는 것은 놀랄 만한 일이다. 학생들은 실습 조교들이 미리 준비한 표본을 관찰하는 것으로 실습을 대신한다. 실습 조교 중에는 외과 전공의들도 있는데, 이들은 해부학을 배운 지 너무 오래되어 복습을 위해 조교 역할을 하는 것이다. 왜 이들은 해부학을 다시 배워야 하는가? 일반 의사의 수련이나 진료 과정에서 상세한 해부학 지식을 보충할 기회가 없기 때문이다. 이 같은 현실을 보여 주는 단적인 예로, 혁신적 교육 과정으로 유명한 온타리오 주 해밀턴의 맥매스터 대학교(McMaster University) 의과 대학(1960년대 말에 설립되었다.)은 설립 이래 전통적인 해부 실습 교육을 한 번도 시행한 적이 없다.

지금도 해부학은 많은 의과 대학에서 과목으로서의 지위를 유지하고 있지만, 이미 하나의 연구 학문 분야라고 주장하기는 어렵다. 해부학과 교수들의 저술 중에 육안 구조에 관한 연구는 거의 없으며, 심지어 현미경적 구조에 관한 연구도 찾아보기 어렵다. 그래도 해부학의 영역에 가장 가까운 것은 배아(胚芽), 세포, 유전자, 분자의 초미세 구조, 성장, 기능 등에 관한 것들이고, 해부학과는 전혀 상관이 없는 연구들도 적지 않다. 때문에 학과의 이름도 '세포 생물학' 같은 개념을 포함한 명칭으로 바뀌고 있으며, 한때 유행하던 해부 표본 박물관의 간판도 '학습 센터' 등으로 바뀌고 있다.

그렇다고 해서, 인체 구조에 관한 연구가 의학에서 무용지물이라거나 의학 교육의 입문 과정에서 중요하게 다루어질 가치가 없다는 말은 아니다. 질병은 인체라는 구조 안에서 감지되고 진단되기 때문이다. 그러나 더 이상 활발한 연구 활동이 이루어지지 않는 분야가 독자적인 학문 조직의 형태를 유지할 필요가 있겠는가 하는 의문을 제기할 수는 있다. 해부학은 한때 배제되었던 학문이지만 이제 기성 체제가 되었다. 200여 년에 걸친 전통의 산물인 이 군건한 지식 체계는 비록 시디롬 같은 현대적 형태를 띠고 있기는 하지만, 이제 단순히 암송되기만 하는 갈레노스 식의 완결 해설서로 굳어져 버렸다. 그러나 해부학에 바치는 시간이 줄어들고 있다고 해서 오랜 세월의 투쟁을 통해 얻은, 해부할 수 있는 특권을 쉽게 포기하지는 않을 것이다.

우리의 스승들이 해부를 했듯이 우리도 해부를 하고 우리 학생들도 해부를 해야 한다. 더구나 과거와는 전혀 다르게 오늘날에는 장래의 의사들이 시체를 칼로 파헤치는 것이 바람직하다고 여긴다. 이렇게 사람들은 해부를 묵인하지만, 그러나 의학도가 그 끔찍한 장면을 상세하게 설명할 때면 주변의 친지나 친구들은 '도대체 그런 짓을 어떻게 하니?' 하는 식으로 숨겨져 있던 혐오감을 드러낸다. 해부학은 의사와 의사 아닌 사람들을 구분 짓는다. 해부학은 지적으로도 사회적으로도 근대 의학을 다른 여타 의학과 구분 짓는 경계선이다. 해부학은 그 자체로서 유용한 학문이지만, 오늘날 해부학 교육은 장래의 의사들을 전문직 전통 속으로 사회화하는 상징적 통과의례의 첫 관문 역할을 담당하고 있다.

제3장

생명에 대한 질문 | 생리학의 역사

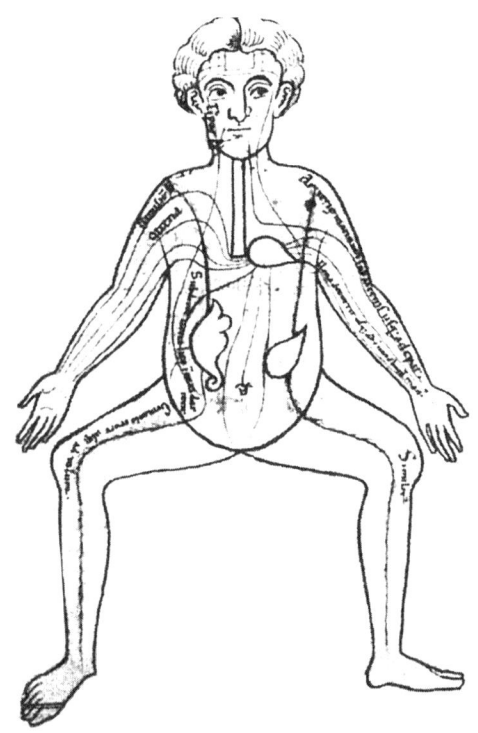

실험은 우리의 생각이 옳다는 것을 입증하기 위해서가 아니라 그것의 오류를 통제하기 위해 하는 것이다.

—칼루데 베르나르(Calude Bernard), 『실험 의학 연구 서설』(1865), 38쪽

생리학의 정의

생리학은 생명체의 기능에 관한 학문이다. 의학적 관점에서 볼 때 생리학은 구조에 관한 학문인 해부학과 동반적 관계이며 동시에 적대적 관계이다. 그리스 어에서 비롯된 'Physiology(생리학)'는 원래 '자연을 탐구하다.'라는 뜻을 담고 있다. 이 용어는 고대에는 갈레노스를 비롯한 몇몇 학자에 의해서만 드물게 사용되었지만, 오늘날에는 독자적인 방법론을 갖추고 있는 학문 분야를 일컫는 용어가 되었다.

반복되는 4가지 주제

생리학은 오랜 역사를 거쳐 오면서 생명을 이루는 근본적인 특질들을 밝혀내고 이를 분류하기 위해 노력해 왔다. 생물체의 기능은 보다 작은 단위의 생명 기능들로 나눌 수 있는데, 이 각각의 기능이 하나의 생리적 과정을 구성한다. 예를 들어, 영양(營養)이라는 생명 기능은 섭취, 저작, 연하(嚥下), 소화, 흡수, 운반, 성장, 보수(補修), 배설의 활동으로 나뉜다. 이와 마찬가지로, 이동이나 생식

(生殖) 같은 다른 기능들도 보다 작은 여러 활동들의 조화로 파악할 수 있다. 여러 가지 조합과 순열로 이루어진 이 같은 특성을 파악하는 것이 생리학이 오랫동안 추구해 온 바였다. 동일한 생명 기능에 대해서도 그것을 구성하는 하부 단위들에 붙여진 명칭이나, 하부 단위들을 분류하는 패턴은 시대에 따라 변화했지만, 뭔가 손에 잡힐 듯한 객체나 존재가 드러날 때까지 생명 기능들을 '구체화'하려고 한 점에는 변함이 없었다.

이번 장에서 다룰 4가지 주제 중 3가지는 이원론적 주제이다. 첫 번째 주제는 기계론(Mechanism)과 생기론(Vitalism)의 이원론으로서 철학 혹은 세계관에 관한 것이다. 기계론은 모든 생명 현상을 물리적, 화학적 힘으로 환원시켜 해석하는 관점이다. 때문에 기계론은 모든 존재를 보고 만질 수 있는 물질적 관점에서 정의하는 유물론과 혼동되기도 한다. 반면에 생기론은 생명체에는 물리적 법칙으로 환원할 수 없는, 생명에만 존재하는 특유의 힘이 있다고 본다. 생기론에서 말하는 생명력은 영(靈)이나 혼(魂)과 같은 종교적 관념과 동일시되기도 하며, 실제로 생기론의 주창자들 중에는 헌신적인 종교인들이 적지 않았다. 그러나 생리학이 말하는 생명력은 성령(聖靈)과는 구분되어야 한다. 기계론이나 생기론 어느 쪽도 생리학의 모든 문제를 만족스럽게 설명해 내지는 못한다. 어느 한 편이 우세한 시대가 있는가 하면 으레 그다음에는 반대편이 우위를 얻는 시대가 뒤따랐다.

두 번째 주제는 목적론과 경험론의 이원론으로서 탐구 방법에 관한 것이다. 목적에 대한 앎을 의미하는 '목적론(teleology)'은 '제일의(또는 최종의) 목적의 원칙'으로 정의된다. 반면에 '경험론'은 이론적 편향이 없이 '순수'한 관찰을 통해서 얻은 지식을 추구한다. 두 방법론 모두 인과관계를 밝히는 것이 목표이다. 그러나 목적론은 어떤 특정한 기능이 세상에 존재하는 궁극적인 이유를 밝혀낼 수 있다고 믿는다. 반면에 경험론은 관찰된 현상과 그것의 직접적인(그리고 마찬가지로 관찰 가능한) 원인만을 문제로 삼는다. 목적론은 고대 생리학에서 커다란 영향력을 발휘했으나 지금으로부터 수세기 전 생명에 대한 실험의 원리를 확립하는 과정에서 경험론적인 탐구와 해석의 방법을 채택한 근대 과학자들에 의해 방법론으로서의 지위를 상실했다. 사실 돌이켜 보면, 생리학의 모든 탐구 주제는 '왜?'라는 형태의 의문문으로 바꿀 수 있다. 그러나 목적을 탐구하는 것이 과학적 실험의 목표라고 드러내 놓고 이야기하는 사람은 이제 없다. 대신에 오늘날의 과학 방법론은 '어떻게'를 밝히는 것을 목표로 하고 있으며, 따라서 자연적 환경이나 조작된 환경에서 일어나는 현상의 관찰에 탐구를 국한한다.

기계론과 생기론, 목적론과 경험론의 이원론적 대립은 세 번째 주제인 사유와 실험의 이원론과도 관련된다. 사유(思惟)적인 생리학을 뜻하는 이른바 '안락의자의 생리학(Armchair physiology)'이라는 말은 근대 이전의 모든 생리학에 적용될 수 있다. 그러나 사유가 더 우위에 있었다고 해서 실험이 배제되었던 것은 아니다. 실험 '방법론'은 비교적 근대의 산물이지만, 생리학적 실험은 2000여 년 전부터 늘 존재해 왔다. 뿐만 아니라 현대의 과학적 탐구에서 사유가 아무런 역할을 하지 않는다고 생각하는 것은 오해이다.

이 장에서 다룰 마지막 주제는 생리학이 독립 학문 분야로 혹은 전문 직종으로 자리 잡는 과정에 관한 사회학적인 주제이다. 생명 현상을 밝히고자 하는 것은 예나 지금이나 인간의 타고난 욕망이다. 그러나 고대에는 주로 철학자들이 생리학을 연구했고, 16세기 이후에는 해부학자나 의사들이 생리학을 연구했다. 독립적인 생리학 강좌와 생리학과가 생겨난 것은 19세기에 들어서면서부터이다. 이후 생리학은 그 자체만을 위한 연구소, 학회, 학술 잡지, 강좌, 학과, 협의회 등을 갖춘 독립 학문 분야가 되었다. 한편으로는 호흡기학, 내분비학, 신경 생리학 등 세부 분야들이 등장함에 따라 일반 생리학은 쇠퇴하고 있다. 또한 정신 의학이 생리학의 영역을 침범하고 있는데, 이 주제에 이르게 되면 이 장의 첫 번째 주제인 생기론과 기계론의 이원론이 다시 대두된다.

생리학의 역사

의학의 역사에서 대부분의 시대에 생리학은 해부학보다 중요한 위치를 차지했다. 구조는 질병 개념과 별 관계를 갖지 못했으며, 인간의 몸이 어떻게 운영되는지를 근본적으로 설명해 주지도 못했다(제2장 참조). 그리스 인들은 생명 현상을 설명하기 위해 검은 담즙, 노란 담즙, 점액, 혈액으로 이루어진 4체액(體液)의 균형이라는 사상을 채택했다. 4체액은 그리스 판 '주기율'이라고 할 수 있는 4원소(元素), 즉 흙, 공기, 불, 물의 각각에 대응하며, 동시에 4원

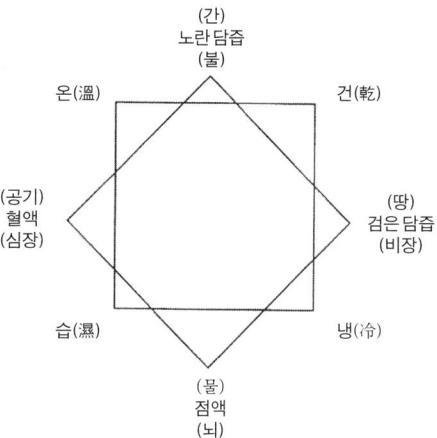

그림 3. 1 그리스 과학의 4체액과 4원소의 특성과 관계를 설명하는 도식. 마크 하워스(Mark Howes). 퀸스 대학교.

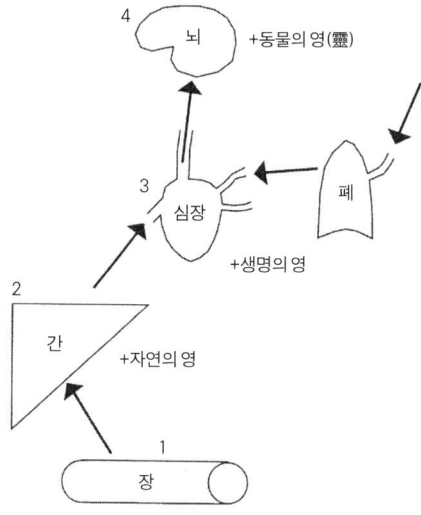

그림 3. 2 갈레노스의 생리학을 설명하는 도식. 마크 하워스. 퀸스 대학교.

68　69

소의 특성을 고루 가지고 있다. 4체액 설의 영향력은 히포크라테스와 갈레노스를 비롯하여 수많은 고대 학자들의 저작에서 확인된다. 이 이론의 뿌리는 고대 인도의 아유르베다에 등장하는 3체액 설에서 찾을 수 있다. 공기(*vayu*), 담즙(*pitta*), 점액(*kapha*)의 3체액은 다른 영양소들과 결합하여 혈액을 비롯한 7가지 기초 조직을 만들어 낸다. 고대 그리스 인들은 4체액 외에도 생명체에 침투하여 생명을 지탱해 주는 '생명의 힘(*enhormonta* 혹은 *pneuma*)'이 중요하다고 생각했다.

영양과 순환에 관한 갈레노스의 이론을 지극히 단순화하면 다음과 같다. 음식은 섭취된 뒤 흡수되고 간으로 가서 자연의 영에 의해 혈액으로 변화된다. 혈액이 폐로 가면 공기 또는 '생명의 영(*pneuma zoticon*)'이 불어넣어진다. 혈액은 다시 심장으로 갔다가 동맥과 정맥을 통해 몸의 각 기관으로 흘러 나가는데, 뇌는 이 혈액을 받아 운동의 근원인 '동물의 영(*pneuma psychicon*)'을 만들어 낸다. 생명체의 건강은 4체액의 균형이 얼마나 조화롭고 생명의 힘이 얼마나 강성한가에 의해 결정된다.

갈레노스는 마치 저수지에서 관개로(灌漑路)로 흘러나오는 물처럼 혈액이 심장에서 끊임없이 밖으로 흘러나온다고 생각했다. 이 개념에 들어맞도록 하기 위해 그는 심장에 작은 구멍들이 존재한다고 생각했다. 갈레노스 같은 사람이 과연 심장의 해부학적 구조와 혈류의 방향을 잘못 알고 있었을까를 의심하는 사람들이 있지만, 갈레노스의 시대에 인체 해부는 금지되었다.

갈레노스는 '안락의자의 생리학자'가 아니었다. 그는 뇌, 심장, 폐, 간 등이 인체에서 차지하는 상대적 중요성을 파악하기 위해 수많은 동물 실험을 했다. 그의 저작을 보면 목적론적인 사고 틀이 명료하게 드러난다. 그는 신체의 각 부분들이 유인, 보존, 변형, 배척 혹은 제거 등 특징적인 재능을 가지고 있다고 묘사하고 있다. 『자연적 재능에 관하여(*On the Natural Faculties*)』라는 그의 저작에서 인용한 아래 글은 요관과 요도를 묶는 동물 실험에서 얻어진 관찰 결과를 설명하고 있는데, 그의 목적론과 생기론이 드러나 있다.

사실 분파의 노예가 된 자들은 지식도 전혀 없을 뿐만 아니라 잠시 멈춰 서서 배우려 하지도 않을 것이다. 그들은 액체가 요관을 통해 방광으로 들어가기는 하지만 그 길을 거꾸로 가지는 못하는 이유에 대해 귀를 기울여야 함에도 불구하고…… 배우려고 하지 않는다. 뿐만 아니라 그들은 콩팥이 다른 기관들과 마찬가지로 본래 '아무런 목적 없이' 만들어졌다고 주장한다.

만일 콩팥에는 특정한 성질을 잡아당기는 재능이 있다는 것을 인정하지 않는다면…… 우리는 아무런 이유를 발견할 수 없을 것이다. 모두가 눈으로 확인할 수 있듯이, 콩팥이 소변을 잡아끌거나 정맥이 소변을 몰아내는 것이다.

갈레노스의 생리학은 기독교 교리와 잘 어울렸다. 생명력에 관한 그의 사상은 기독교의 '영혼'과 융합했으며 그의 교조적 이론은 성서의 권위에 의해 더욱 빛을 얻었다. 그 결과 사람들은 이후 수세기 동안 갈레노스를 암송하고 필사본을 만들고 그의 저서에 주석을 달았다. 의심을 품는 사람도 당연히 있었겠지만 15, 16세기까지는 아무도 입을 열지 않았다(제2장 참조).

갈레노스의 이론은 서서히 무너졌다. 예를 들자면, 베살리우스의 그 위대한 『파브리카』가 출간된 지 10년 뒤인 1553년, 스페인 출신의 의사이자 성직자였던 미카엘 세르베투스(Michael Servetus)는 종교개혁가인 장 칼뱅(Jean Calvin)에 의해 이교도로 탄핵을 받았다. 세르베투스는 혈액이 심장막을 통과하지 않고 오른쪽 심장에서 폐를 거쳐 왼쪽 심장으로 간다고 주장하면서 갈레노스를 비판했다. 그는 일찍이 폐순환을 발견한 것이다. 세르베투스는 투옥되었고 결국 산 채로 화형을 당했다.

기계론의 등장

갈레노스의 권위를 지키기 위해 온갖 가혹한 수단들이 동원되었지만, 결국 갈레노스의 이론은 사면초가에 처하게 되었다. 비판자들은 갈레노스가 효과적으로 활용될 수 있는 치료법들을 금기시하여 해악을 미쳤고, (그의 시대보다 한참 후에 등장한) 흑사병과 매독을 기술하지 못한 오류를 저질렀다는 점을 지적했다(제7장 참조). 그러던 중 1628년 영국인 의사 윌리엄 하비(William Harvey)는 혈액이 폐와 몸을 어떻게 순환하는지를 밝힌 그 유명한 저서『심장의 운동에 관하여(On the Motion of the Heart)』를 펴냈다.

하비의 발견은 우연이 아니었다. 해부학적인 면에서만이 아니라 사상적인 면에서도 그럴 만한 선행조건이 있었다. 첫째, 파도바에서 공부하던 시절 그는 여전히 베살리우스의 영향이 남아 있는 해부학 교수들에게 정맥에 판막이 존재한다고 배웠다. 이는 해부학적으로 볼 때 정맥 속의 피가 심장을 향해 흐른다는 의미였다. 둘째, 맥박 수와 1회 심장 박출량을 곱하는 산술적 계산을 통해, 그는 혈액이 '순환'하지 않는다면 간은 하루에 400갤런(1,800리터)의 혈액을 생산해야 한다고 추론했다. 이것은 사람이 보통 하루에 섭취하는 음식물에서 만들어 내기에는 터무니없는 양이었다. 셋째, 하비는 자연의 '순환 개념'을 중시하는 당대 철학적 조류의 영향을 받았고, 또 당시 등장하기 시작한 기계식 펌프와 화력 엔진도 그의 발견에 영향을 미쳤다.

하비의 동물 실험은 그가 이미 가지고 있던 생각을 확인하는 과정에 불과했다. 그러나 그는 10여 년이 지난 뒤에야 이 혁명적인 이론을 세상에 내놓았다. 그의 저서는 해부학적인 관찰과 수학적 계산으로 일관되었으며, 갈레노스의 저서에서와 같은 추론이나 사유의 흔적은 찾아볼 수 없다. 그의 저서가 근대 생리학의 기원으로 받아들여지는 이유는 바로 이 점 때문이다.

하비의 뒤를 따라 많은 사람들이 생명 기능을 기계론적으로 설명하는 일에 뛰어들었다. 이미 다른 학문 영역에서 유행하고 있던, 현상을 보다 단순하게 설명하는 것을 지상 목표로 하는 '숫자화'의 열정이 의학에도 밀려들었다. 하비와 같은 시대를 살아간 갈릴레오 갈릴레이(Galileo Galilei)의 말이 당대의 분위기를 전형적으로 전해 준다. "측정할 수 있는 모든 것을 측정하라. 그리고 이제까지 한 번도 측정된 적이 없는 것들도 측정 가능하게 하라"(Rothschuh, 1973, 76쪽). 이 새로운 지적 전통 속에서 이탈리아 출신 의사인 베니스와 파도바의 산토리오(Santorio Santorio)는 맥박 수를 재는 진자(振子) 기계를 발명했다. 그는 또 체열을 측정하기 위해 크기가 너무 커서 실제로는 도저히 사용할 수 없는 온도계를 만들었는데, 이것은 2세기 후 임상에서 상용하게 된 소형 체온계의 전신이었다. 그러나 산토리오의 발명품 중 가장 널리 알려진 것은 대사(代謝) 저울 의자인데, 그는 하루 일과 중 상당 시간을 이 의자에 앉아 지냈으며, 심지어 여기에서 먹고 자고 했다. 그는 섭취량과 배설량을 정밀하게 측정하여 하루 평균 1.25킬로그램이 '불감 발한(不感發汗)'으로 소실된다는 것을 알아냈다.

17세기의 프랑스 철학자이자 수학자인 르네 데카르트(René Descartes)는 당대의 철학적 풍토를 반영하여 신의 존재를 부정하지 않으면서도 신체 기능을 기계적 원리로 설명했다. 그는 '감각과 반응'을 설명하기 위해 속이 빈 작은 원통 모양의 신경(神經) 속을 돌아다니는 미세한 입자— '동물의 영(animal spirit)'— 의 개념을 만들었다. '동물의 영'이 한 곳으로 몰려들어 팽만하면 유압의 원리에 의해 근육이 팽창한다는 것이었다. 데카르트는 하비의 이론을 잘 알고 있었지만 혈액이 심장의 펌프질에 의해 순환하는 것이 아니라 심장 속에서 뜨겁게 데워져 부피가 팽창함으로써 심장 밖으로 분사(噴射)되는 것이라고 보았다.

데카르트는 생명력 대신에 '열(熱)'을 생명의 본질로 보았다. 그는 신성한 영혼의 존재를 인정했고 이를 뇌의 송과체(松果體, pineal body)에 자리 잡고 있는 마음과 동일한 것으로 보았다. 그러나 그가 생각하는 영혼은 신체의 각종 작용들과는 완전히 분리된 것이

인간을 시계에 비유한 데카르트

병든 사람도 아주 건강한 사람과 마찬가지로 신의 창조물이다. …… 시계는 톱니바퀴와 평형추로 구성되지만, 잘못 만들어져서 시간을 잘 가리키지 못하는 시계도 그것을 만든 사람의 의도를 충실하게 수행하는 시계와 마찬가지로 자연의 모든 법칙에 순종한다. 인간의 몸 역시 그것 안에 마음이 존재하지 않더라도 뼈, 신경, 근육, 정맥, 피, 피부 등으로 만들어질 수 있는 하나의 기계와 같아서, 의지(意志)의 지시를 받지 않더라도 현재 그가 하고 있는 그대로 모든 방향으로 움직이며 멈추지 않을 것이다.

— 데카르트, 『성찰』(1641), 로렌스 라플루어(Lawrence J. Lafleur) 옮김
(Indianapolis and New York: Boobs Merril, 1960), 138~139쪽

었다. 짐승에게 생명은 있지만 영혼은 없다. 이와 같은 영혼과 신체의 분리 이론을 사람들은 흔히 데카르트가 주창한 것이라고 이야기하며(물론 그가 처음은 아니지만) 데카르트 식 '심신이원론(心身二元論)'이라고 부른다. 마음을 무시하고 몸에 관심을 집중함에 따라 신체를 기계론적으로 해석하는 수많은 저서들이 출간되었다. 심신이원론은 또한 경험과 구조, 병고(病苦)의 관계에 대한 논쟁을 불러일으켰다. 데카르트 이후 오래지 않아 이원론의 부당함을 지적하는 비판이 등장했다. 오늘날의 생물 의학적 연구들은 대부분 이 문제를 무시하고 있지만, 여러 측면에서 볼 때 논쟁은 아직 끝나지 않았다. 의학에서 심신이원론 철학에 대응하는 것을 '의기계론(醫機械論, iatromechanism)'이라고 한다.

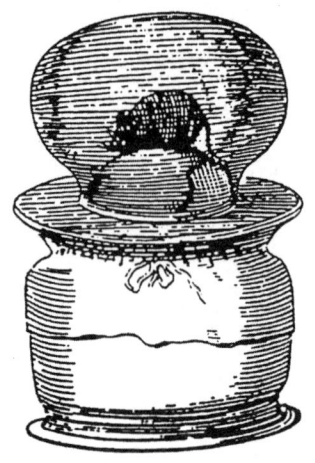

그림 2.2 유리 단지 속의 생쥐. 메이오, 「2가지 성분에 관한 논고(*Tractatus duo quorum*)」(1668). 양피지가 밀려난 정도를 보고 공기의 소모량을 측정했다.

의기계론자들은 펌프, 지렛대, 용수철, 도르래 등 신체 각 부위와 물리적으로 유사한 기능이 있는 기계들을 동원하여 질병을 정의하고 기술했다. 이들 생리학자들은 또한 화학을 동원하면 발효, 연소, 부패와 같은 생명 현상을 모사할 수 있다는 것을 알았다. 신체의 각종 변화가 동일한 용어로 표현될 수 있다는 데 힘입어 의화학(醫化學, iatrochemistry)은 초창기 근대 생리학의 한 전문 분과로 자리 잡았다. 17세기에는 생명 주기율표의 전통적인 4원소에 유황, 수은, 염(鹽)이 추가되었다. 의화학자들은 새로운 원소들과 전통적인 4원소를 활용하여 모든 생명 현상과 질병을 설명했다.

영국의 의화학자인 존 메이오(John Mayow)는 열과 생명을 동일시한 데카르트의 영향을 받아서 생명체가 연소(燃燒)의 단위임을 밝히기 위한 실험을 했다. 촛불이 타는 데 공기가 필요하며 동물이 사는 데에도 공기가 필요하다는 점에 착안한 그는 촛불을 유리 단지에 넣은 뒤 단지를 물 속에서 뒤집은 다음 수면이 상승하는 것을 관찰하여 연소에 들어가는 공기 소모량을 측정했다. 공기의 5분의 1이 소모되었을 때 촛불이 꺼진다는 것을 알게 된 그는 연소에는 공기의 전부가 아니라 일부만이 쓰인다는 결론을 얻었다. 다음에 그는 촛불 대신에 생쥐를 유리 단지에 넣고 똑같은 실험을 했는데, 생쥐 역시 공기의 5분의 1이 소모되었을 때 죽었다. 생명을 유지하는 데에도 공기의 5분의 1만이 쓰이는 것이다. 그렇다면 '숨 쉬는 데 쓰이는 공기'가 '타는 데 쓰이는 공기'와 같은 것일까? 이 의문을 풀기 위해 메이오는 생쥐와 촛불을 함께 유리 단지에 집어 넣었다. 그러자 생쥐와 촛불은 각각을 따로 넣었을 때보다 훨씬 빨리 생명을 잃거나 꺼졌으며, 공기의 소모량은 여전히 5분의 1이었다. 이로부터 메이오는 생명 현상은 연소와 같은 것이라고 믿게 되었다.

17세기 말과 18세기 초 무렵 이 같은 기계론의 득세에 반대하는 생리학자들이 등장했다. 그중 대표적인 인물로는 독일인 게오르크 슈탈(Georg Stahl)과 프랑스 인 의사 쥘리앵 오프루아 드 라메트리(Julien Offroy de La Mettrie)를 들 수 있다. 슈탈은 원래 기계론자였는데, 공기 중 연소에 쓰이는 부분에 '플로지스톤(phlogiston)'이라는 이름을 붙였다. 그에 따르면, 영혼을 신체에서 분리시키는 일은 흥미로울 뿐만 아니라 매우 유용했다고 한다. 그러나 오래지 않아 그는 영혼과 신체를 분리하면 수의운동(隨意運動) 같은 현상은 밝힐 수 없다는 것을 깨닫게 되었다. 슈탈은 의기계론이 물질과학에 경도됨으로써 생명 그 자체로부터 멀어져 가는 경향을 갖게 되었다고 생각했다. 매력적이기는 하지만 단순하기 이를 데 없는 유비(類比) ── 예컨대 심장을 펌프에, 열을 원동력에 비유하는 ── 만을 가지고 도대체 어떻게 심장을 뛰게 하고 열을 생성하는, 저변에 숨어 있는 생명력의 존재를 부정할 수 있다는 말인가? 기계론적 생리학자들은 이 같은 문제들을 너무 쉽게 무시해 버렸다.

슈탈은 생명력이라는 고대적 개념을 되살려서 기체의 성질을 갖고, 당시 아이작 뉴턴(Isaac Newton)에 의해 새로이 발견된, 눈에 보이지 않는 인력(引力)처럼 작용하는 아니마(anima)라는 개념을 만들어 냈다. 슈탈은 생명이 없는 신체는 아주 쉽게 분해되는 화학적 혼합물에 불과하다고 보았다. 이것을 살아 있게 하고 손상을 복구하며 움직이는 것이 아니마였다. 18세기 유럽은 두 진영으로 대립했는데, 이를 생리학적으로 표현하면 기계론과 생기론의 대립이다.

스위스 태생의 의사이자 식물학자인 알브레히트 폰 할러(Albrecht von Haller)는 18세기 생리학자 중 아마도 가장 많은 저작을 남겼을 것이다. 『인체의 생리학적 요소(*Physiological Elements of the Human Body*)』(1757~1766)라는 저서에서 그는 과거부터 알려져 왔던 생명의 2가지 특성, 즉 감각성(sensibility)과 반응성(irritability)을 새롭게 정의했다. 그는 모든 생명체——동물과 식물——는 2가지 특성을 다 가지고 있다고 했다. 요즘 같으면 신경 생리학이라고 불렸을 만한 이 특성들에 대한 연구는 거의 1세기 동안 생명 연구의 중심이 되었다. 폰 할러는 해부학적 관찰에 근거하여 이론을 전개했으며, 동물 실험도 했다. 그와 같은 시대에 활동한 이탈리아 인 라차로 스팔란차니(Lazzaro Spallanzani)도 해부와 동물 실험을 통해 생식을 연구하여, 모든 생명체에는 선조가 있으며 자연 발생은 일어나지 않는다고 주장했다. 그러나 자연 발생설을 둘러싼 논쟁은 1세기 후 루이 파스퇴르(Louis Pasteur)에 의해 종식될 때까지 뜨겁게 계속되었다.

산소는 조제프 프리스틀리(Joseph B. Priestley)와 앙투안 로랑 라부아지에(Antoine Laurent Lavoisier)에 의해 18세기에 발견되었다(제8장 참조). 모든 동물의 생명 유지에 산소가 필요하다는 것은 상식이 되었다. 생명이란 마치 타오르는 불꽃과 같이 산소의 존재 아래 일어나는 탄소의 연소 현상이었다. 이 같은 발견은 생명과 열을 동일시하던 당대의 관념에 잘 들어맞았다.

1780년 이탈리아의 알로이시우스 갈바니(Aloisius Galvani)는 개구리의 다리에 전류를 흘리면 반사운동이 일어난다는 놀라운 관찰을 했다. 이제까지 인력과 생명력만이 가능했던, 운동을 일으키는, 눈에 보이지 않는 강력한 실체의 반열에 전기가 합류했다.

실증주의와 실험 생리학의 등장

18세기 생리학자들이 생명 현상의 근원을 규명하는 데 몰두한 반면, 19세기 생리학자들의 관심은 보다 기초적인 '사실(facts)'의 규명으로 옮아갔다. 19세기에 등장한 실증주의 철학이 여기에 영향을 미쳤는데, 실증주의는 전통적인 감각주의 철학(제2장 참조)을 계승하여 관찰을 중시하는 지식철학이다.

이 새로운 철학 조류에 실증주의(實證主義, positivism)라는 이름을 붙인 사람은 '사회학의 창시자'로 불리는 프랑스 철학자 오귀스트 콩트(Auguste Comte)이다. 물론 콩트가 실증주의를 창시한 것은 아니며, 그가 이름을 붙일 당시에는 과학자들 사이에 실증주의적 사고방식이 이미 암묵적으로 자리 잡고 있었다. 오늘날의 포스트모던(postmodern) 철학은 실증주의에 대해 비판적인데, 특히 불변의 '사실'이 존재한다는 실증주의의 신념에 반대한다. 오늘날 '사실'이란 관찰자의 편견에 의해 좌우되는 구성(construct) 개념으로 간주되기 때문이다(예를 들어 Fleck, 1979). 그럼에도 불구하고 생리학과 의학은 여전히 극단적인 실증주의를 고수하고 있다.

19세기 초의 생리학 연구는 각종 생물학적 과정이 일어나는 장소를 찾아내 그 본질을 밝히는 해부학적 구조 연구가 주류를 이루었다. 때마침 해부학이 의학 교육의 필수 과목이 되어 생리학자들은 상대적으로 유리한 위치를 점할 수도 있었지만, 인체 해부는 시체만을 대상으로 했다. 시체는 생명 현상의 연구에는 적절하지 못

실증주의의 신조

- 모든 지식은 다음의 3단계를 거쳐 점차 정교해지면서 발전한다.

  신학적 단계: 신 또는 초자연적 힘에 근거한 이해.

  형이상학적 단계: 비물질적인 힘에 근거한 이해.

  실증적 단계: 오로지 직접 관찰에 근거한 이해.

  가장 실증적인 지식 체계는 수학과 천문학이고, 가장 덜 실증적인 지식 체계는 생물학과 사회과학이다.

- 원인을 아는 것은 불가능하기 때문에, 사상(事象)의 원인을 알려고 하는 것은 헛된 일이다.

- 실증적 지식은 관찰된 사상 또는 '사실'로부터 나온다.

- 관찰된 것을 기술하는 데에는 수치를 사용해야 하며, 과학을 형이상학이나 신학으로 퇴보시키는 주관적이고 구어적인 은유는 피해야 한다.

- 실증주의는 사실의 상관관계를 통해 법칙을 발견하고자 한다.

— 오귀스트 콩트, 『실증철학 강의』(1830~1842),
프레더릭 퍼(Frederick Ferr) 옮김 (Indianapolis: Hackett, 1988)

하므로 생리학자들은 주로 살아 있는 동물로 실험했고 따라서 연구도 대개는 의과 대학의 울타리 밖에서 행해졌다. 개중에는 산토리오처럼 스스로를 실험 대상으로 삼는 사람도 있었다.

프랑스 리옹 출신의 젊은 천재 마리 프랑수아 샤비에르 비샤(Marie François Xavier Bichat)는 프랑스 혁명 직후의 파리에서 수년간 연구에 몰두한 결과, 생명체에서 관찰되는 것들 중 사망과 더불어 사라지는 것들을 추적함으로써 생명의 고유한 특질을 밝히는 연구에 착수했다. 그의 연구 방법은 해부학적(그는 해부학적 구조로서의 조직 개념을 채택했으며, 외과적 방법을 사용했다.)이며 동시에 철학적(그는 생명 기능을 동물(動物) 유형과 유기(有機) 유형으로 양분했다.)이다. 그해 겨울 내내——이 기간 동안 그는 600여 구의 시체를 해부했고, 최소한 두 강좌를 가르쳤으며, 여러 권의 책을 저술했다——열정적인 연구를 수행하던 비샤는 갑작스럽게 열병을 앓다가 30세의 젊은 나이에 죽고 말았다.

비샤에게서 영감을 얻은 프랑스 인 의사 프랑수아 마장디(François Magendie)는 생명 현상을 규명하기 위해 살아 있는 동물을

표 3.1 전국적 규모로 발간된 최초의 생리학 학술지들

연도	국가	편집인	잡지명
1795	독일	라일(Reil)	*Archiv für Physiologie*
1821	프랑스	마장디(Magendie)	*Journal de physiologie*
1896	영국	포스터(Foster)	*Journal of Physiology*
1898	미국	포터(Porter)	*American Journal of Physiology*
1929	캐나다	컬립(Collip)	*Canadian Journal of Research*
1950	국제 학술지		250종
1990	국제 학술지		수천 종(혹은 거의 없음?)

마취도 하지 않은 채 해부했다. 널리 알려진 잔혹한 실험을 통해서 그는 모든 신경에는 감각 신경 섬유와 운동 신경 섬유가 함께 주행하며, 단 척수 근처의 신경은 예외여서 배 쪽 신경 뿌리는 운동 신경 섬유만으로, 등 쪽 신경 뿌리는 감각 신경 섬유만으로 이루어졌다는 사실을 밝혀냈다. 그는 이 사실을 자신이 최초로 관찰했다고 믿었는데, 이 때문에 역시 운동 기능에 대한 연구를 진행 중이던 영국의 찰스 벨(Charles Bell)과 논쟁을 벌였다. 벨은 뇌 신경, 안면 신경 마비에 대한 연구로 업적을 남겼는데, 안면 신경 마비는 그의 이름을 따서 벨 마비라고도 불린다. 마장디는 순환과 소화 기능, 약물과 '독물'의 효과, 침 속의 공수병 바이러스 등에 관한 연구로 업적을 남겼다(제5장 참조). 그는 생명 현상에 대한 종합적인 결론을 내리지는 못했지만, 이전의 학자들이 주장한 생명력의 존재를 부정할 수는 있었다. 그럼에도 불구하고 생명 현상에 대한 그의 해석에는 생기론의 흔적이 여전히 남아 있다.

마장디는 초창기의 생리학 학술지를 창간했다(표 3.1 참조). 학술잡지가 등장한 이래 생명 기능에 대한 논문들이 무수히 발표되었으며, 생리학 학술지의 창간은 19세기의 시대적 특징이기도 하다.

물질론적인 생명관은 당대 학자들 사이에 큰 반향을 일으켰다. 1828년 베를린의 프리드리히 뵐러(Friedrich Wöhler)는 그때까지 생물체만 만들 수 있는 것으로 인식되었던 요소(尿素)를 합성했다. 사람들은 생기론의 소멸을 이야기하기 시작했다. 요소의 경우에서 볼 수 있듯이 생명 기능에 관계된 모든 물질들이 결국 실험실에서 합성될 수 있을 것이고, 생명 현상은 물질만으로도 설명될 수 있을 것이었다. 독일의 화학자 유스투스 프라이허 폰 리비히(Justus Freiherr von Liebig)와 기센(Giessen) 지역의 동료들은 생명 현상에 대한 화학 연구에 몰두했다. 리비히는 클로로포름을 합성하고 발효 현상을 규명했으며, 아미노산 티로신(1846년)을 발견하고 후대에 큰 영향을 미친 교과서『동물 화학(*Animal Chemistry*)』을 저술했다.

리비히와 마장디가 추구한 경험론적 태도에 당대의 학자들이 모두 동의했던 것은 아니다. 이에 대한 반동으로 등장한 자연철학(*Naturphilosophie*)은 경험보다 직관을 중시했으며 실험을 경멸했다. 대표적 인물인 프리드리히 폰 셸링(Friedrich von Schelling)에 따르면, 자연철학은 생명을 위계와 질서로 파악하는 사유 체계이다. 자연철학의 출발점은 자연은 눈에 보이는 영(spirit)이며, 영은 눈에 보이지 않는 자연이라는 것이다. 한때 식물 형태학을 연구하기도 한 시인 요한 볼프강 폰 괴테(Johann Wolfgang von Goethe)의 영향을 받은 셸링은 자연을 지배하는 우주 질서를 밝히기 위해서는 생명 현상의 유사성들을 탐구해야 한다고 했다. 자연철학은 J. C. 라일

자연철학(Naturphilosophie)의 특징

자연은 다음과 같은 위계로 이루어진다.

오로지 생식을 목적으로 하는 식물이 있고, 그 위에

반응성(irritability)을 특징으로 하는 곤충과 동물이 있으며, 그 위에

감각성(sensibility)을 특징으로 하는 인간이 있다.

(J. C. Reil), F. 블루멘바흐(F. Blumenbach), 요하네스 뮐러(Johannes Müller) 등 당대의 저명한 독일 생리학자들에게 큰 영향을 미쳤다. 뮐러는 그의 생리학 편람에서 당시 실험과학을 통해 입증된 사실들을 자연철학적 사고에 근거하여 종합했다.

많은 역사가들이 셸링의 자연철학은 '진정한' 과학의 발전을 '후퇴'시켰다고 비판한다. 그러나 우리는 왜 당시에 그런 일이 일어났는지 의문을 가져야 한다. 그의 선배 학자들과 마찬가지로 셸링은 정신-신체의 관계 문제에 몰두해 있었다. 사실 당시 그를 비판했던 진영의 학자들조차도 신체 조직을 비물질적인 어떤 힘 ── 생기론적 힘, 영적인 힘, 창조적인 힘 등 ── 의 산물로 보았다. 셸링은 구조든 기능이든 어떤 선행하는 궁극적 이유가 존재하는 것이 당연하다고 생각했으며, 새롭게 등장한 실증주의 실험 이론은 이를 바람직하지 않은 목적론적 사고라고 배척했다. 생명에 대한 사유 체계를 둘러싸고 진지한 논쟁이 시작되었다. 머지않아 노골적인 목적론은 과학적 연구 영역에서 퇴출될 운명이었지만, 당시로서는 어느 쪽이 승리할지 예측할 수 있는 사람이 거의 없었다.

19세기 중엽의 가장 유명한 생리학자로는 프랑스의 클로드 베르나르(Claude Bernard)와 독일의 카를 프리드리히 빌헬름 루트비히(Karl Friedrich Wilhelm Ludwig)를 들 수 있다. 이 두 사람은 현대 실험 생리학 방법론의 기초를 확립했다. 마장디의 제자였던 베르나르는 의학을 공부했으나 평생을 동물 연구에 바쳐, 글리코겐 생체 합성을 비롯한 수많은 업적을 남겼다. 그러나 그의 가장 위대한 업적은 오늘날 우리가 과학적 연구 방법이라고 부르는 실험 방법을 발전시킨 데에 있다. 베르나르는 어떤 현상을 관찰하면, 그것이 일어나는 해부학적 구조를 찾아내고 그 구조에 외과적인 변형을 가한 뒤 일어나는 변화를 관찰했다. 그는 『실험 생리학 서설(*Introduction to Experimental Physiology*)』(1865)을 통해 과학 연구의 철학적, 방법론적 원칙을 제시했다. 베르나르는 실험 연구를 위해서는 탐구하고자 하는 현상 외의 모든 조건을 통제하여 탐구 대상을 고립시켜야 한다고 했다. 그의 방법론은 현상을 이해하기 위해 필요한 모든 것은 엄정한 관찰을 통해서 얻을 수 있다는 경험론 철학에 기초하고 있다. 그러나 그는 생명력의 존재는 부정하지 않았으며, 우리가 관찰할 수 있는 것은 그 존재의 결과일 뿐이라고 보았다.

베르나르는 생명체가 일정하고 항상적(homeostatic)인 내(內) 환경(milieu intérieur)을 유지하기 위해 환경 변화에 반응한다는 사실을 발견했다. 글리코겐 생체 합성이나 당뇨병에 대한 그의 업적에는 이 같은 생각이 배어 있다. 그의 말년 무렵에는 실험 생리학이 약물 시험 영역을 비롯한 다양한 분야에 큰 영향력을 행사했지만, 여전히 시체 연구에 몰두하고 있던 의학 분야에는 여전히 별다른 영향을 미치지 못했다. 베르나르는 평생 의과 대학 교수가 된 적이 없으며 파리의 콜레주 드 프랑스(Collège de France)에 재직했다.

당시 독일 정부는 다른 나라와는 비교가 되지 않을 정도로 교육과 연구소 지원에 많은 투자를 했고, 덕분에 독일은 생리학 학술 잡지, 대학 강좌, 실험 연구소 설립의 선도적 역할을 했다. 뮐러는 뚜렷한 발자취를 남긴 여러 과학자를 배출했는데, 그중에는 스위스의 조직학자인 R. A. 폰 쾰리커(R. A. von Kolliker), 독일의 신경학자인 에밀 하인리히 뒤 부아 레몽(Emil Heinrich Du Bois-Reymond), 그리고 독일 병리학자인 루돌프 피르호(Rudolf Virchow) 등이 있다. 그러나 생리학의 메카로 불린 곳은 라이프치히에 위치한 루트비히의 연구소였다.

루트비히는 물리학과 화학이 생명의 모든 비밀을 밝혀낼 것이라는 확신이 있었다. 그는 정치적으로는 자유주의자였으며 종교적으로는 무신론자였다. 그의 사회관, 철학관은 환원주의적인 과학관과 떼려야 뗄 수 없는 관계였는데 생명의 본질에 관한 논쟁에서 오히려 더 많은 공격의 빌미가 되었다. 그는 콩팥과 심장–혈관계의 생리를 연구하면서 과거에는 측정 불가능했던 것들을 측정하는 장치들을 발명했는데, 그중에는 동태 기록기(kymograph, 1846)와 혈류 측정용 유량계(*Stromuhr*, 1867) 등이 있다. 루트비히의 영향력은 러시아, 이탈리아, 영국, 스칸디나비아, 미국 등 각국에 분포되어 있던 그의 제자 인맥만으로도 짐작할 수 있다.

윌리엄 보몬트(William Beaumont)는 희귀 환자 사례에 관한 생리학적 연구로 세계적인 명성을 얻은 최초의 미국인이다. 1822년 그는 프랑스계 캐나다 인 생 마르탱이라는 환자의 복부 총상을 치료했다. 복부 총상이 나은 후 위 속과 배를 연결하는 누공(瘻孔)이 남아 있자 보몬트는 고깃덩어리를 비롯한 각종 음식물들을 실에 매달아 누공을 통해 생 마르탱의 위 속에 넣었다가 일정 시간이 지난 후 꺼내어 관찰하는 실험을 해 볼 수 있었다. 실험을 계속하고 싶은 열망에 그는 그 후 10여 년간 생 마르탱을 자기 집에 자주 머물게 했는데, 2년 가까이 살게 한 적도 있었다. 그러나 결국 환자가 지쳐서 퀘벡 주 졸리엣의 생 토마스에 있는 자기 집으로 돌아가고 말았다. 그는 78세까지 배에 구멍을 그대로 지닌 채 건강하게 살았으나 나중에는 보몬트가 자기를 상대로 실험했다는 사실을 알아차렸다고 한다. 1880년 그가 사망했을 때 보몬트는 생 마르탱의 가족들에게서 일부러 시신을 늦게 묻을뿐더러 묻을 때에도 아주 깊이 묻을 계획이며, 자기들을 절대로 찾아오지 말라는 경고가 담긴 1통의 전보를 받았다. 생 마르탱의 가족들은 시신을 부패시켜 깊이 매장하면 의사들이 그를 해부해 볼 생각을 단념하리라 기대한 것이다.

20세기의 생리학

오슬러는 생리학이 의학에 통합된 것을 '진리의 발전'이라고 평가했다. 생리학의 발전 상(像)은 국제회의 참석자의 증가 추세만

발견의 우연성에 대하여

> 우연은 준비된 사람의 편을 들어 준다.
> ─파스퇴르가 남겼다고 전해지는 격언, 1854년경
> (Vallery-Radot, 1927, 76~79쪽)

발명가 혹은 발견자들 중에는 그들의 발견을 '우연'이나 '뜻밖의 기회'라고 표현하는 사람이 많다. 그러나 당사자들의 표현이야 어떻든 간에 '우연'은 무대의 주인공이 아니라 조연일 뿐이라는 것이 역사학자나 과학철학자들의 견해이다. 발견되는 것들은 관찰자가 그것이 부족하거나 필요하다는 것을 알고 있을 때에만 발견된다. 물론 전혀 예측할 수 없는 우연에 의해서 뭔가 다른 것을 찾고 있는 관찰자의 눈앞에 어떤 현상이 갑자기 끼어들듯이 관찰되는 경우도 있다. 그러나 이 경우에도 발견은 관찰자가 양자를 서로 연관시킬 수 있는 통찰력이나 특정 지식 ─ '행운의 티켓' ─ 을 갖추고 있을 때에만 가능하다. 어떤 발견이 이루어지기 전에도 그 같은 발견이 이루어질 수 있는, 그러나 '발견' 되지 않은 우연의 기회는 여러 차례 있었을 것이다. 예를 들어 생 마르탱의 총상은 그전에도 많았을 것이다. 그러나 보몬트는 여타 연구들에 관한 사전 지식을 갖추고 있었기 때문에, 누공을 통해 밖으로 연결된 위장을 연구에 활용할 수 있었다. 학문 교류의 양식, 목적의식적인 연구 방법의 개발, 실험실의 존재 ─ 그리고 상대적으로 풍부한 연구 자금 ─ 는 발견에서 '우연'이 하는 역할을 줄여 준다.

보아도 알 수 있다. 1889년 최초의 국제회의에는 18개국의 대표 124명이 참석했으나 1968년에는 51개국에서 4,300명이 참석했다. 생리학이 실험 과학이 되면서 의학에의 유용성은 높아져 갔다. 1901년에 시상한 의학 분야 최초의 노벨상은 생리학자가 받았으며, 이후에도 대체로 노벨 의학상은 생명 현상을 물리화학적 개념으로 환원한 업적에 주어졌다(부록 A 참조). 심장의 수축과 순환은 이제 근육 현상일 뿐만 아니라 전기 현상이기도 하다. 호흡은 단지 허파에서만 일어나는 현상이 아니며 세포, 세포 내 소기관, 분자 수준에서 일어나는 물리화학적 현상이다(제8장 참조). 20세기 초에는 호르몬과 비타민이 분리되었으며 생명 기능에서 효소 역할 ─ 전자는 유기체 스스로 만들어 낸 것, 후자는 다른 유기체가 합성한 외부적인 것 ─ 을 하는 것이 밝혀졌다(제13장 참조). 1944년에는 DNA가 유전 물질이라는 것이 노바스코샤 출신의 오스발트 에이버리(Oswald T. Avery)에 의해 밝혀졌다.

이 중에도 특히 호르몬은 생기론과 기계론을 연결하는 흥미로운 가교이다. '나는 깨어나다.', '나는 흥분하다.'는 뜻의 그리스어 호르몬타(δρμωντα)에서 파생된 호르몬이라는 단어는 히포크라테스에 의해 사용되었으며, 이후 2000여 년 동안 의학자들에 의해 생명력이라는 의미로 사용되었다. 현대 과학적인 의미에서 '호르몬' 개념은 1902년 영국의 생리학자 W. M. 베일리스(W. M. Bayliss)와 E. H. 스탈링(E. H. Starling)이 세크레틴(secretin)의 발견을 보고하면서 처음 사용했다. 달리 말하자면, 근대 들어 호르몬이 처음 알려졌을 때 그것은 생명력의 화학적 표현으로 받아들여졌던 것이다. 가장 최근에 발견된 호르몬 중 하나는 엔도르핀(endorphin, 1970년대 중반 발견)이다. 즐거운 일에 반응하여 분비되는 이 호르몬은 체내 수용기에 결합함으로써 작용하는데, 각종 마약류도 이 수용기에 결합하여 작용한다. 이를 보면 엔도르핀은 그간 발견된 것들 중 정신-신체의 관계에 대한 기계론적 관념에 가장 부합하는 물질이다. 내분비 물질이나 비타민 발견에 대한 인류의 지적인 열정은 노벨상 수상 기록에서도 확인할 수 있다(인슐린에 관해서는 제5장을, 성호르몬에 관해서는 제11장을, 내분비학과 스트레스에 관해서는 제12장을, 비타민에 관해서는 제13장을 참조).

1950년대를 거치면서 인지(認知)와 운동이 측정 가능하고 조작 가능한 기계적 개념으로 전환됨에 따라 심리학과 정신과학도 점차 생리학적인 면모를 갖추게 되었다. 정신 분열증 환자의 증상을 완화시키는 주요 신경 안정제(신경 이완제)와, 조울증(양극성 장애) 증상을 완화시키는 리튬의 등장은 정신에 대한 화학적 해석을 확고부동한 지위에 올려놓는 듯 보였다(제12장 참조). 오늘날 종양학자들은 정신, 사고, 감정, 인성, 신앙, 행동이 암 환자의 예후에 미치는 영향을 연구할 방법을 찾기 위해 노력하고 있다.

실증주의의 지속적인 우세는 우리의 연구 방법이 숫자를 필요로 한다는 것을 의미한다. 예컨대, 삶의 질 지수(Quality of Life Index, 1981), 맥매스터 건강 지수 조사지(McMaster Health Index Questionnaire, 1982)나 이와 유사한 측정 도구들은 질적인 정보를 수량으로 표현하기 위해 개발된 것이다. 오늘날 생기론자로 알려져 있는(때로는 경멸당하는) 슈탈이나 셸링 등을 괴롭힌 정신-신체의 문제가 여기에서도 발견된다. 질을 표현하기 위해 양적인 지수를 이용하는 우리 사회는 '생명은 거의 질적(質的)'이라는 베르나르의 생각을 되새길 필요가 있다. 우리가 숫자를 이용하는 것은 생명에 대한 이해를 촉진시키기 위해서이지, 그것을 일정 틀에 가두기 위해서가 아니다.

서구 사회는 운동, 의지, 생각을 화학과 물리학 용어로 설명한 것이 의학과 생리학의 가장 큰 성취라고 치켜세운다. 우리는 왜 물리화학적인 발견은 큰 명성을 얻고 이보다 덜 환원주의적인 연구 결과는 폄하되는지에 의문을 가질 필요가 있다. 과학자 라이너스 폴링(Linus Pauling)과 핵전쟁 방지 국제 의사회(제6장 참조)에게 노벨 의학상이 아니라 노벨 평화상이 주어진 이유는 무엇일까? 그들의 행동이 전 세계의 파멸은 아니더라도 수백만 명의 죽음을 막을 수 있었는데도 말이다. 의학이 실험 생리학과 (그리고 그 동반자인 실증주의와) 자신을 동일시하는 것 때문에 상대적으로 측정하기가 어려운 사회, 문화, 환경, 경제적인 측면의 건강 결정 요인들과는 거리를 두는 것은 아닐까? 의학이 예방보다는 치료에 중심을 두는 것도 실험 생리학과의 깊은 관계 때문은 아닐까? 의학이 다른 어떤 치료적 접근보다도 생물학적 치료를 선호하는 것도 이 때문은 아닐까?

역사가들은 생물학이 현재와 같은 철학적 입장을 갖게 된 이유를 과학자 개개인의 정치적, 종교적 견해에서 찾아보려고 노력했다. 그 결과 적지 않은 상관관계를 발견했지만, 모두가 공감할 만한 설득력 있는 해석을 찾지는 못했다. 이 문제에 대해 가장 설득력 있는 해석은, 모든 과학에는 생기론과 기계론이 공존하며, 해당 분야의 과학자들이 어느 쪽으로 경도되는가에 따라 경향의 차이가 생긴다는 것이다. 한 역사가는 과학자들의 세계에서 '생기론'이라는 단어는 경멸의 의미가 있다고 지적하면서, 생기론과 기계론의 논쟁을 '오만'과 '겸손'의 투쟁이라고 표현했다(Canguilhem, 1965, 86, 95, 99쪽). 아직 '과학적' 용어로 표현할 수 없는 생명의 문제들을 밝히려고 하는 사람들을 으레 생기론자로 부르는데, 물론 당사자들이 생기론자라고 자처하는 것은 아니다. 생기론자들은 환원론자들의 눈에 지나치게 겸손하게 비쳐 —— 오만(hubris)의 반대인 절제(sophrosyne), 지나친 겸손 —— 환원론자들의 비위를 거스른다(Ingelfinger, 1980 참조). 반대로 환원론자들은 생기론자들의 눈에 오만하게 비칠 뿐만 아니라 연구 조건을 엄격히 통제하려는 태도 때문에 생기론자들의 비위를 건드린다. 환원론자들이 관심을 갖는 태도, 인성, 의지, 가치와 같은 것들은 통제할 수도 없고 측정할 수도 없기 때문이다. 노벨상 수상자 피터 브라이언 메더워(Peter Brian Medawar)는 이제 더 이상 생물학자들은 생명력이라는 개념의 도움을 받지 않아도 되며, 생기론 사상은 '아무도 돌아보지 않는 망각의 세계'로 사라져 버렸다고 말했다(Medawar and Medawar, 1983, 277쪽). 그러나 이른바 생기론자들은 측정할 수 없는 것들에 대한 관심을 전혀 포기하지 않고 있다.

목적론을 생명에 대한 과학적 탐구의 학문 체계로 받아들일 수는 없을지 모르지만, '왜'라는 질문은 과학을 하는 사람들에게는 결코 피할 수 없는 유혹이다(역사를 하는 사람들에게도 마찬가지다!). 사유는 언제까지나 창의적인 과학자들의 정신 속에서 살아 움직일 것이며, 따라서 '생기론'의 낙인이 찍히게 될 부류의 사상은 사라지지 않을 것이다. 환원할 수 없는 복잡한 과정의 개념이 여전히 유용하다는 것은 누구나 알고 있으며, 생기론을 경멸하는 사람들도 이를 부정하지는 못할 것이다. 무엇이 DNA 분자의 이중 나선을 푸는가? 정신이 온전한 사람과 그렇지 않은 사람이 존재하는 이유는 무엇인가? 생명체가 살아 있는 동안에는 왜 부패하지 않는가? 똑같은 물리화학적 복합체인데, 왜 어떤 것에는 생명이 있고 어떤 것에는 생명이 없는가? 노벨상 수상자들 중 상당수가 결국 철학서를 집필하게 되며, 이 책들이 (아직까지는) 실험실에서 연구할 수 없

는 의문들로 가득 차 있다는 것은 매우 흥미로운 일이다(나의 동료이
자 생리학자인 스티븐 이스코(Steven Iscoe)는 이 글을 읽어 본 후 인도주의적인
행적으로 상을 받은 사람들 중에는 이렇게 거꾸로 간 사람들은 거의 없다는 점을
지적해 주었다.).

제4장

질병의 과학 | 병리학의 역사

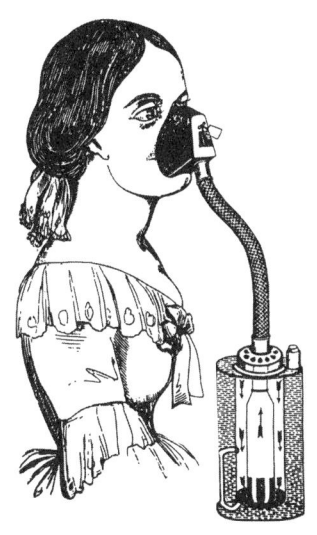

의학 지식 체계로서의 병리학

　의학은 과학이 아니다. 의학은 과학을 폭넓게 활용하는 응용 학문이며 기술이다. 의학이 과학의 성격을 가지고 있다고 주장할 수 있다면 그것은 질병에 관한 학문인 병리학이 존재하기 때문이다. 그리스 어로 '고통'과 '~에 관한 이론'을 의미하는 'pathology'는 문자 그대로 고통에 관한 학문이다. 그러나 오늘날 그 의미는 '질병에 관한 물질적 지식'으로 축소되었다.

　인류는 어느 시대에나 질병과 상처, 죽음에 대해 알고자 노력했다. 바꿔 말하자면 병리학은 이름은 다를지라도 어느 시대에나 있었다. 병리학은 질병에 관한 추론에 사용되는 지식 체계로서 시대에 따라 변천했지만, 어느 시대 어느 지역에서나 당대의 과학과 철학에 근거를 두고 성립했다. 과거의 병리학은 오늘날의 그것과 전혀 다르지만, 당대 '과학'에 근거를 두고 있다.

병리학의 역할

　시대와 장소에 따라 병리학의 내용은 서로 다르지만 그 역할은 같다. 첫째, 병리학은 인간의 고통과 죽음의 원인과 과정을 설명한다. 병든 사람은 '왜 하필이면 내가 아픈지' 궁금해 한다. 질병은 '논리적' 설명을 필요로 하는데, 설명은 원죄나 저주 같은 문화적, 정신적 관념에서 나올 수도 있고, 구조, 기능, 유전, 전염, 위험률같이 보다 물질적이고 '과학적'인 관념에서 나올 수도 있다.

둘째, 병리학은 환자의 질병이 무엇인지를 밝히고 규정하는 역할을 한다. 즉 진단의 과정에 쓰인다. 의사들은 징후(sign) —— 고속도로의 표지판과 같이 —— 를 보고 환자를 진단하며 예후(豫後)를 알아낸다. 뛰어난 임상 기술이란 주관적 증상을 객관적 징후로 전환시키는 기술이다. 여기에 신체 검진을 통해 더 많은 징후를 발견해 낸다. 징후는 단순한 관찰의 결과가 아니며 거기에는 지식이 포함된다. 예를 들어, 쥐어짜는 듯한 가슴의 통증이라는 증상에 의학 지식이 보태지면 심장병의 징후가 된다.

이 같은 병리학의 진단적 역할에서 중요한 사실이 드러난다. 병리학은 무엇이 '비정상(abnormal)'이고 병인지 식별하는 동시에 무엇이 '정상'인지 규정한다는 것이다. 정상과 비정상의 경계는 문화, 종교, 경제, 인종, 계급, 성을 비롯한 사회적, 생물학적 요인들에 의해 결정된다. 과거에 '비정상' 혹은 '질병'으로 인식되었던 현상들 중에는 오늘날 '정상의 이형(異形)'으로 받아들여지는 것들이 있다. 내장하수(內臟下垂, visceroptosis)나 동성애(homo sexuality) 같은 것이 그 예이다(제10장과 제12장 참조). 반대로 오늘날 질병으로 인식되는 것들 중 상당수가 전에는 알지 못하던 것들이다. 각종 정신과적 문제들, 고혈압, 상피내암종(carcinoma *in situ*), 에이즈

(AIDS) 같은 것들이 그 예이다.

셋째, 병리학은 질병의 결과를 예측하는 데 쓰인다. 고대의 일부 문화권에서는 예후를 정확히 아는 능력이 치료 능력만큼이나 중요했다. 아주 미약한 징후를 가지고 개개인의 예후를 예측하여 '당신은 7일 후에 죽을 것'이라고 말하는 일은 무당이 점치는 것과 다를 바가 없다. 오늘날의 병리학에서도 예후는 중요한 역할을 한다. 그러나 이제 그것은 코호트(cohort) 연구를 통해 얻은 통계 수치로 표현되며, 연령, 성, 병명, 상해 정도에 따라 판정된다. 예를 들어, 우리는 5년 생존율, 50퍼센트 사망 지수, 위험률로 예후를 표현한다.

넷째, 병리학은 치료법을 정당화하는 역할을 한다. 제5장에서도 살펴보겠지만, 대부분의 치료법은 추론을 통해서가 아니라 관찰을 통해서 발견된 것들이다(즉 경험적인 것들이다.). 실제 치료법이 도입된 후에 논거가 개발된 예가 적지 않으며, 지금도 마찬가지이다. 병리학적 논거가 효과적인 치료법에 과학적 근거를 접목시킨다. 때로는 특정 약물이 어떻게 작용하는지에 대한 설명이 바뀌었는데도 그 약물이 여전히 특효약으로 사용되는 경우도 있다.

다섯째, 병리학은 질병에 대한 설명이나 진단, 처치 과정이 옳았는지를 밝히는 역할을 하는데 사후 검시(死後檢屍)가 그 대표적인 예이다. 유럽의 경우 진단의 옳고 그름을 밝히기 위한 검시 기록이 간혹 발견되는데, 가장 오래된 것은 13세기 말로 거슬러 올라간다. 법적인 목적이든 의학적인 목적이든 검시는 오늘날 우리의 지식 체계에 대한 결정적인 도전 중 하나이다. 진단은 옳았는가? 어떤 다른 조치를 했어야 하는 것은 아닌가? 검시를 통해서 얻어지는 해부학적인 증거는 1800년 이후 질병과 체내 변화의 관계가 밝혀지고 의료 과오 소송이 증가함에 따라 점차 중요해졌다.

질병과 병고

선사 시대의 인류나 유인원을 괴롭혔던 병들이 오늘날의 인류에게도 여전히 고통을 주고 있다. 병을 앓는 일의 주관적 측면——통증, 고열, 부종, 구토, 설사, 불구, 손상, 체중 감소, 실혈, 기능 장애, 죽음 등——은 달라지지 않았지만, 병에 대한 '의학적 관념'은 크게 변했다. 이 의학적 관념을 질병(疾病, disease)이라 부른다.

우리는 질병과 병고(病苦, illness)를 같은 뜻으로 받아들이고 서로 혼용한다. 그러나 여기서는 철학자들의 정의에 따라 '병고'는 병으로 인한 개개인의 고통을, '질병'은 병고에 대한 관념을 지칭하는 것으로 한다. '병고'는 인간이 느끼는 실제적 고통으로 존재하며, '질병'은 병고와 그 원인, 표적 기관을 설명하기 위해 만들어진 이론으로만 존재한다. 양자의 구분은 의학 지식의 철학 혹은 의학 인식론(epistemology) 즉 '우리가 안다고 생각하는 것을 어떻게 아는지'에 관한 학문에 매우 유용하다.

히포크라테스의 삼각

의술에는 3가지 요소가 있는데, 그것은 질병, 환자, 의사이다. 이 중에 의사는 의술의 봉사자이다. 환자는 질병과의 싸움에서 의사에 협력해야 한다.

— 히포크라테스, 『전염병 I』, 11쪽

의학 지식은 질병을 발견하고 이에 대응하는 능력이다. 따라서 질병의 개념을 구성하고, 인식하며, 질병을 치료하는 것이 핵심이다. 질병 개념은 개개인이 겪는 유사한 고통들을 다수 관찰함으로써 '만들어지는' 개념이다. 질병 개념은 환자, 그들의 고통, 추정되는 원인 등을 고려하여 성립되지만, 이는 관찰자/의사에 의한 영향을 피할 수 없다. 질병에는 특성(증상), 병명(진단), 평균 여명(경과), 예측되는 결과(예후), 권장 치료법 같은 것들이 부여된다. 원인이 밝혀지지 않은 질병일지라도 그 질병을 지칭하기 위해 만들어진 개념에는 모종의 원인을 시사하는 의미를 함축한다.

질병이 다양한 병고에 대한, 실체가 없는 관념이라고 한다면, 모든 질병을 설명하는 단일한 이론 혹은 정의(定義)가 있을 수 있지 않을까? 다시 말해서 모든 질병에 공통적인 무엇이 있지 않을까? 이제까지 모든 질병에 합당하게 적용할 수 있는 단일한 설명이 제시된 적은 없다. 그러나 오늘날 의료계에서 우위를 누리는 하나의 이론이 있기는 하다. 그것은 다름 아닌 유기체 질병 이론 혹은 개체 질병 이론(organismic or individual theory of disease)이다.

유기체 질병 이론은 질병은 나쁘고 불연속적이며, 개체를 침범한다고 본다. 하나의 유기체(개인)의 입장에서 볼 때 이 이론을 거부하기는 쉽지 않다. 의학은 이름에서도 알 수 있듯이 이 이념에 충실하다. 즉 질병은 개체들이 그것에서 벗어나기를 원하므로 나쁜 것임에 틀림이 없다. 의학 교육의 목표는 질병을 인식하고 치료하는 데에 있다. 질병을 다루고 있는 의학 서적이라면, 이 이론을 알지 못하는 저자에 의해 쓰인 경우라도 대부분 이 이론을 충실히 따르고 있다.

이렇게 의학 모델의 기초가 되고 있는 유기체 이론은 질병의 표적 기관의 문제를 당연한 듯이 다루지만 질병을 초래한 실체가 무엇인지에 대해서는 거의 언급하지 않는다. 역사적으로 볼 때, 질병의 원인에 대해서는 2가지 이론이 끊임없이 경합해 왔다. 그 하나는 본체론적 질병 이론(ontological theory)으로서, 질병의 근원은 환자의 외부에서 들어오는 것이며 질병은 각기 서로 다른 존재이고, 환자와 분리되어 존재한다는 것이다. '존재론(ontology)'이라는 단어는 '존재하다(to be)'는 뜻의 그리스 어에서 파생된 것이므로, 이 이론은 독립된 '존재(be-ing)', 혹은 실체로서의 질병을 강조한다.

질병의 근원에 대한 또 하나의 이론은 생리학적 질병 이론(physiological theory)으로서, 질병의 근원이 환자의 내부에서 생성되며 환자는 각기 서로 다른 존재이고, 질병은 환자와 분리되어 존재하지 않는다는 것이다.

이 2가지 질병 이론은 병고와 질병의 모든 측면의 분석에 적용

'천연두는 존재하는가?'

'아니요' —— 세계 보건 기구(WHO)가 천연두를 박멸했다는 사실을 알고 있는 학생은 이렇게 대답했다.

'예' —— 남겨 두었던 천연두 바이러스 보관 용기의 폐기를 또다시 미루었다는 기사를 읽은 다른 학생은 이렇게 대답했다.

'그러나' —— 또 다른 학생이 철학적인 질문을 던졌다. '그 병에 담겨 있는 것은 '천연두'일까 아니면 인간에게 접종하면 우리가 '천연두'라고 부르는 병고(病苦)를 일으키는 바이러스일까?'

천연두는 존재하는 것일까? 그것은 질병인가? 하나의 실체인가? 하나의 병고인가? 하나의 관념인가?

될 수 있다. 본체론적 질병관으로 접근하는 의사는 환자가 '무엇을 가지고 있는지'에 관심을 기울일 것이다. 반대로 생리학적 질병관으로 접근하는 의사는 환자가 '무엇인지', 어떤 사람인지에 관심을 기울일 것이다. 병인에 근거한 이 2가지 이론은 모두 현대 의학에서 통용되고 있으며, 어떤 질병의 설명에는 이 2가지 이론이 뒤섞여 등장하기도 한다. 이 장의 끝 부분에서 우리는 다시 의학의 사고방식에 대한 비판적 견해와 기존 의학 모델에 도전하는 또 다른 이론을 살펴볼 것이다.

병리학의 역사

역사상 질병의 개념 구성은 자연에 대한 영적 설명 방식으로부터, 환자의 증상에 대한 주의 깊은 관찰에 근거한 상세한 기술의 단계를 거쳐, 오늘날 우리가 익히 알고 있는 실험 수치에 근거한 설명으로 변천했다. 이 변화의 과정을 간단히 살펴보도록 한다.

초자연적 병인론

호메로스의 서사시 『일리아드』(기원전 700년 이전)의 서두에서 그리스 인들은 혹독한 역병에 시달리는데, 그 이유를 알 수가 없었다. 여기에 질병에 관한 상세한 기록은 거의 나오지 않는다. 그리스 인들이 예언자를 찾아가자 그는 그리스의 왕이 아폴론을 모시는 사제의 딸을 붙잡아 두고 몸값을 요구하며 돌려주지 않자 사제가 아폴론에게 간청하여 그리스 인들을 역병으로 벌하게 한 것이라고 알려 주었다. 군중이 왕에게 몰려가서 사제의 딸을 돌려보내게 하자 역병은 사라졌다.

『구약성서』의 「욥기」(역시 기원전 8세기 무렵)를 보면 초자연적인 이유를 가진 병의 이야기가 등장한다. 신앙심 깊은 욥은 화목한 가정과 건강, 부를 함께 누리고 있었는데 사탄은 신에게 욥의 신앙심이 깊은 이유는 그가 모든 것을 가졌기 때문이라고 말했다. 이에 신은 욥의 한결같은 신앙심을 확인하기 위해서 사탄과 내기를 걸고 욥의 가정과 건강, 부를 모두 빼앗아 버렸다. 모든 것을 잃은 욥은 온몸에 고름 종기가 퍼지는 고통을 받았으나 그는 끝내 신을 원망하지 않았다. 이에 신은 그가 전에 가지고 있던 모든 것을 돌려주었다.

두 이야기의 줄거리는 유기체 질병관과 본체론적 질병 이론에 들어맞는다. 질병은 나쁜 것이며 개인을 초월한 어떤 힘으로부터 개인을 징벌하거나 시험하기 위해 주어진다. 여기서 공포와 고통은 잘 드러나 있으나 질병의 특징들이 상세하게 기록되지 않은 것을 보면 그리 중요하지 않은 모양이다. 전문 치료사나 사제는 증상에 주의를 기울이는 대신 신이 질병을 내린 이유를 알기 위해 여러 징후들을 종합적으로 검토한다. 질병의 원인에 대한 환자의 주관적인 의견을 집중적으로 검토하고, 질병이 어떤 도덕적, 영적, 교육적 기능을 갖는지 숙고하는 것도 이와 같은 맥락이다. 치료는 본래의 상태를 유지하거나 회복하는 것 ─ 신앙을 지키거나, 잘못을 바로잡는 것 ─ 이다.

초자연적인 질병관은 현대 병리학에서 거의 찾아볼 수 없지만, 환자나 정책 입안자들에게는 여전히 영향을 미치고 있다. 사람들이 벌이라고 믿는 질병으로는 에이즈, 섭식 장애, 흡연과 음주에 관련된 각종 질병 등이 있다. 이런 시각에 따르면, 어떤 사람들은 당연히 걸릴 만한 병에 걸린 것이며, 어떤 사람들은 특별히 '사악한' 행위를 하지 않았는데도 병에 걸린 것에 분노하게 된다. 건강한 사람들은 자신들에게 주어진 행운을 우월성의 증거로 받아들인다. 이와 마찬가지로 관절염이나 다발성 경화증(multiple sclerosis)과 같은 만성 질환은 '시련' ── 인격에 대한 시험 ── 이고, 큰 불평 없이 고통을 감내하면 '욥의 인내'를 가진 사람이라고 불린다.

병상의 병리학

고대 그리스–로마 시대: 질병 = 자연의 불균형

서구 역사 상 최초의 의학 서적이 출현한 것은 기원전 5세기 무렵으로, 이 책에는 질병이 초자연적인 원인에 의해 발생한다는 당대의 신념을 논박하는 내용이 담겨 있다. 그리스–로마 시대는 신들의 전성기이자 풍부한 신화의 세계였지만, 사람들은 자연계를 구성하는 4원소와 인체의 균형을 이루는 4체액을 통해 세계와 인간을 인식하고 있었다(제3장 참조).

히포크라테스 전집에 실려 있는 70편의 글 중에는 의학 철학과 의사의 의무를 규정하는 '선서'와 같은 저술들도 있다. 전집에 등장하는 질병 기록들을 보면 오늘날의 진단 기준으로도 어떤 병인지 감별할 수 있을 정도로 임상적 관찰의 전형을 보여 준다. 또한 환자의 병력(病歷)이나 질병과 부상의 소견, 그리고 경구(警句)들 속에 병리학적 분석도 무수히 나타난다. 여기서 경구란 징후를 교육하기 위해 의학 지식을 요약한 간결한 문구로서 예를 들면 다음과 같은 것들이 있다. '운동선수가 완벽한 상태, 최고 정점에 도달한 상태는 오히려 위험하다.'(『아포리즘』1권, 3쪽), '배고픔을 가장 잘 참는 것은 노인이고 다음이 중년 남자이며, 청년은 배고픔을 잘 참지 못하고 가장 참지 못하는 것은 아이들이다. 특히 활동이 왕성한 아이들은 보통 아이들보다 더 참지 못한다.'(『아포리즘』 I권, 13쪽), '귀에 급성 통증이 있고…… 고열이 있으면…… 나이가 젊은 환자는…… 7일째나 혹은 그 전에 죽는다. 노인은 이보다 늦게 죽는다.'(『예후』, XXII쪽).

히포크라테스의 병리학은 그 시대의 가장 앞선 과학——임상적 관찰과 추론——에 맞추어 질병과 그에 대한 치료법을 예측하고 설명하고 정당화했다. 오늘날의 간질병(癎疾病)을 훌륭하게 기술한 교과서 『신성(神聖)한 병』이 그 단적인 예이다. 신성한 병이라는 이름은 귀신이 들거나 신을 접하면 이 병에 걸린다는 믿음에서 비롯되었다. 그러나 저자는 책 첫머리에서 이 같은 관념을 확실하게 부정한다. "내가 보기에 이 병은 다른 병에 비해 특별히 신성하거나 거룩하지 않으며, 대신에 어떤 자연적인 원인이 있다. 사람들이 이 병에 신성한 원인이 있다고 믿는 것은 이 병이 흔히 경험할 수 없고 워낙 독특한 특성을 보이기 때문이다."(『신성한 병』, I쪽). 그 책에는 갑자기 쓰러지고, 몸을 떨며, 의식을 잃고, 대소변을 지리고, 발작이 다가오는 조짐을 느낀(전조(前兆)) 아이는 엄마에게 달려가 안긴다는 등의 임상 증상이 상세하게 기록되어 있다. 수많은 질병 패턴을 관찰해 쓴 책이지만, 저자는 당대의 과학에 근거하여 뇌 속 점액이 막히는 것이 이 병의 원인이라고 보았다.

많은 질병의 원인이 체액의 불균형——혈액의 과잉이나 부족, 점액의 과잉이나 부족——으로 설명되었다. 또 어떤 병들은 신체의 특정 부위에 원인이 있는 것으로 여겨졌다. 깨진 균형을 바로잡는 방법으로 사혈, 목욕, 훈증(燻蒸), 식이 요법 등이 동원되었다. 외상(外傷)이나 해로운 공기, 해로운 장소 등 외적인 원인은 신체 구조를 통해 해로운 영향을 미치는 것으로 파악되었다. 이것은 질병은 나쁘며 불연속적이고 개체를 침범한다는 유기체 질병 이론에 속한다. 그러나 체액 불균형 이론이 등장하면서부터는 그 전대에 비해 생리학적 질병 이론의 측면이 강화된다. 고대 인도와 중국의 의학 사상에서도 '인체의 자연적 구성 요소 간의 부조화'와 같은 체액 불균형과 유사한 개념이 발견된다.

서기 100년경의 인물인 카파도키아의 아레테우스(Aretaeus)의 책도 뛰어난 증상 기술로 유명하다. 간과 콩팥, 내장 질환 및 당뇨병의 증상에 대한 그의 생생한 기술은 지금까지도 교과서에 자주 인용된다. 2세기경에 쓰인 갈레노스의 방대한 저작에도 환자의 병력이 기록되어 있으며, 질병과 진단, 치료에 관한 논문들, 그리고 고대 의학 저서에 대한 주석들이 실려 있다. 갈레노스의 병리학은 상충되는 지식의 집성이지만, 그래도 이 장의 첫머리에서 이야기한 병리학의 5가지 역할은 확인할 수 있다. 갈레노스의 병리학은 임상가로서 그의 성취를 뒷받침하는 데에 자주 활용되었으며, 그의 책에는 치료에 실패한 사례는 거의 등장하지 않는다. 종종 해부학적인 설명을 하기도 했지만, 사실 인체는 해부하지 않았다(제2장 참조). 또 이와는 상반되게 4체액과 생명력에서 논거를 구하기도 했다. 외상이나 해로운 공기의 경우를 제외한다면 그의 질병관은 히포크라테스의 경우와 마찬가지로 유기체적인 동시에 생리학적이다.

갈레노스의 사상은 근대 초기까지 유럽의 병리학과 생리학(제3장 참조)을 오래도록 지배했다. 중세 철학의 근간은 신의 의지에 대한 복종이다. 병든 자에게 갈레노스의 처방을 시도할 수는 있지만, 병을 낫게 하는 것은 결국 신의 의지였다. 갈레노스가 뭉뚱그려 놓은 병명을 더 세분화하고 다듬어 감별하려는 행위는 건방진 도전으로 받아들여졌다. 갈레노스 주의의 생기론 사상, 잘못된 혈액 순환 이론, 그릇된 치료법이 '의학의 발전을 가로막았다.'고 비판하는 역사가도 있다(Garrison, 1929, 106쪽). 그러나 후계자들의 상상력 결핍을 가지고 갈레노스를 비난하는 것은 옳지 않다. 그의 영향력이 오래 지속된 것은 그의 의도도, 그의 결함 때문도 아니며, 오히려 그 시대를 지배하던 의학적 태도와 의료 행위 때문이다.

질병 = 증상의 유형(질병 분류학)

점차 증상에 따라 질병을 분류하는 이른바 질병 분류학(nosology, '질병'과 '~에 관한 이론'을 뜻하는 그리스 어에서 파생) 서적들이 등장하기 시작했다. 히포크라테스와 갈레노스를 비롯한 고대 의학자들도 피부 발진이 있는 열(熱)과 피부 발진이 없는 열, 하루 단위로 변동하는 열을 구분했다. 9세기에는 페르시아의 의사이자 백과전서 편찬자인 라제스(Rhazes)가 발진을 동반한 2종류의 열병인 홍역과 천연두를 감별하여 기술했다. 20권에 달하는 라제스의 의학 편람『대륙(Continents)』은 1280년에 아랍 어에서 라틴 어로 번역되었다. 14세기에 들어 유럽이 흑사병 —— 갈레노스의 저서에 등장하지 않는 병

──의 공격을 받은 뒤 학자들은 질병을 동정(同定)하는 새로운 방법론을 찾기 시작했다. 1476년에는 라제스의 『대륙』이 파도바에서 요약본으로 출간되었으며, 20년 후에는 흑사병에 대한 그의 논문이 라틴 어로 번역되었다.

르네상스에 들어서자 자연 세계에 대한 영적이고 생기론적인 설명이 신뢰를 잃기 시작했다. 히포크라테스 식의 관찰법이 칭송받고 완고한 갈레노스주의는 힘을 잃었으며, 인체 해부에 대한 금지도 완화되었다. 의기계론과 의화학론의 등장(제3장 참조)과 더불어 생리학적인 실험이 다시 활기를 띠었다. 의사들은 화학이라는 새로운 과학을 의료에 활용하는 여러 기술을 개발했다. 예를 들어, 전부터 사용되던 맥박 관찰 외에 요 검사(소변의 관찰을 통한 검사)가 새로운 진단법으로 등장했다. 의사들이 소변의 색깔, 냄새, 혼탁도, 단맛, 그리고 그 밖의 화학적 특징들과 진단 소견을 연관시킬 수 있도록 하는 차트도 개발되었다.

그러나 일선 의사들에게는 당장 눈앞의 환자가 중요했다. 환자들을 고통스럽게 하는 것은 산성 요가 아니라 통증이나 호흡 곤란과 같은 증상들이었고 산성 요와 환자의 병을 연관 짓는다고 해서 특별히 달라질 것은 없었다. 이 새로운 과학적 방법은 환자에 대한 분석 틀 속에 아직 자리를 잡지 못했고 병리학에 미칠 수 있는 영향도 미약했다. 그럼에도 불구하고 갈레노스가 쇠퇴하고 오감에 의한 관찰이 날로 중요해져 가는 조류 속에서 의사들은 경험의 범위를 벗어난 이론을 추구하기를 꺼렸다. 대신 그들은 후일 질병 분류학이라고 불리는 새로운 진단 체계를 만들었는데, 이 체계는 당시

시대 의식에 따라 증상의 세심한 관찰에 근거를 두고 수립되었다.

영국의 의사 토머스 시드넘(Thomas Sydenham)은 열성 질환을 비롯한 각종 질병의 관찰 소견과 치료 경험을 라틴 어로 쓴 책을 출간했다. 라지의 전통에 따라 그는 성홍 열과 홍역을 구분했고(1676년), 무도병(1686년)을 기술했는데, 무도병(舞蹈病)은 성홍 열의 후유증으로 나타나는 운동성 질환으로 그의 이름을 따서 지금도 시드넘 무도병이라고 불린다. 그는 의사이자 철학자인 친구 존 로크(John Locke)와 함께 관찰의 중요성을 주창하고 이론의 위험성을 경계했다. 족통 또는 통풍(痛風)에 관한 시드넘의 논문(1683년)은 이 병의 발현 양상에 관한 풍부하고 뛰어난 묘사로 유명한데, 그 자신이 이 병으로 고생했다.

시드넘의 저서에는 체액에 관한 언급이 등장하지만, 각 질병의 특성이 명료하게 기술되어 있어 진단의 기준이 되었다. 그는 질병을 환자로부터 독립된 것으로 보고 '폭군'이나 '친구'로 묘사했다.

시드넘의 다음 세기에 이르러 질병 분류학은 확고한 학문 분야로 자리 잡고 새로운 병리학의 위상을 점하게 되었다. 의학 저술가들은 스스로를 질병 분류학자로 자처했으며 질병들을 강(綱, class), 목(目, order), 속(屬, genera), 종(種, species)의 분지를 가진 개념적인 계통도에 위치 지웠다. 질병이 어떤 실체, 혹은 '존재'이기나 하듯이 증상과 그 증상들이 나타나는 순서가 질병의 범주를 결정했다. 학자들은 자연의 질서를 가장 잘 반영하는 분류를 찾아내기 위해 저마다 자신의 체계를 개발했다. 개중에는 수천 종의 병명이 나열된 분류도 등장했다. 질병 분류학자 중 대표적인 사람으로는 프랑스의 프랑수아 보이시에 드 소바주(François Boissier de Sauvages)와 필리프 피넬(Philippe Pinel), 스코틀랜드의 윌리엄 컬런(Willam Cullen), 스웨덴의 칼 폰 린네(Carl von Linné) ── 동식물을 분류한 린네와 동일 인물 ── 등이 있다.

거의 책으로만 의학을 배우고 아주 드문 경우에만 임상 실습을 하던 당시 학생들은 학교에 따라 서로 다른 '정확한' 분류와 각 질병의 특징을 암기해야 했다. 라지의 홍역과 시드넘의 통풍, 그리고

인격체로서의 질병

만일 (출혈이) 계속되면…… 환자가 젊더라도 통풍은 그의 몸에 전선을 만든다. 이제 그 제국에는 정부는 없고 폭정만 존재한다.

── 통풍에 대한 시드넘의 글(1683), 『시드넘 전집』 2권,
R. G. 래섬(R. G. Latham) 옮김(London: New Sydenham Society, 1848), 131쪽

오슬러의 폐렴론(肺炎論)

폐렴은 노인의 벗이라고 할 수 있다. 그것에 의해 급성의, 단기간의, 그러나 통증은 잦지 않은 병고에 사로잡히면 노인은 그 자신과 주변 사람들을 비참하게 만드는 '점차 심해져 가는 냉혹한 쇠퇴의 길'을 벗어나게 된다.

── 오슬러, 『의학의 원칙과 실제』
(1892; 제2판. Edinburgh: Young J. Pentland, 1898), 109쪽

질병 분류학의 체계에 가장 잘 들어맞는 질병 이론은 유기체 질병 이론과 본체론적 질병 이론이다.

질병 분류학은 오늘날도 병리학과 임상 의학에서 활용되고 있다. 분류학은 이번 장의 첫머리에서 인용한 히포크라테스의 경구들처럼, 임상 경험에서 드물게 만나는 기회들을 축적하여 낟알 줍듯이 하나하나 쌓은 방대한 양의 정보를 정리하고 구조화하여 단순화하며, 이를 통해 진단과 예후의 결정에 도움을 준다. 그러나 오늘날의 분류학은 18세기 분류학과는 전혀 달라서 대개 해부학적 변화나 화학적 변화에 근거를 둔다. 다만, 신체적인 병변(病變)이 드러나지 않는 정신과의 경우에는 18세기 분류학과 유사하게 증상과 행동의 관찰에 따른 분류 체계를 발견할 수 있다(제12장 참조).

시체 보관소의 병리학

질병 = 해부학적 변화

현대적 개념의 병리학은 해부학적 변화와 떼려야 뗄 수 없는 관계에 있다. 그러나 2세기 전까지만 해도 해부학은 임상 의학에 뚜렷한 효용 가치를 보여 주지 못했는데, 여기에는 3가지 이유가 있다. (1) 몸속의 변화는 환자가 죽기 전까지는 눈으로 볼 수 없다, (2) 시체 검시에서 발견되는 변화는 질병이 아니라 죽음의 과정에 의한 것일 수 있다, (3) 몸속의 변화는 치료적으로 바로잡을 수가 없다. 그럼에도 불구하고 해부학자들은 해부를 계속하면서, 정상과 비정상 구조의 경계를 점차 명료하게 다듬어 가고 있었다(제2장 참조).

임상 의사들이 증상에 따라 질병을 분류하는 동안 일각의 해부학자들은 시체에서 발견된 비정상 소견들을 집대성하기 시작했다. 이와 관련해서 특별히 언급해야 할 4권의 책이 있다. 이탈리아 의사 베니비에니의 저서는 베살리우스의 『파브리카』가 나오기 40여 년 전인 1507년 그의 사후에 출간되었다. 『질병과 치유의 숨겨진 경이로운 원인(*De abditis nonnulis ac mirandis morborum et sanationum causis*)』이라는 제목의 이 책에는 환자 111명의 시체 검시에서 밝혀진 '숨겨진', '놀랄 만한' 질병의 원인들이 수록되어 있다. 베니비에니는 질병을 장기의 변화에 연관시킨 최초의 인물 중 하나이다.

1679년 스위스 의사 보네도 비정상 해부 소견을 집성한 책을 펴냈는데, 이 책에는 자신이 관찰한 사례 외에도 고대 이후의 기록에 나타난 사례들을 포함한 3,000건 이상의 관찰 기록이 실려 있다. 이 책은 머리, 흉부, 복부, 그리고 발열이나 외상과 같은 전신 상태를 다룬 네 부분으로 구성되어 있다. 어떤 면에서는 주변부 의학이라고 할 수 있는 이 책의 성격을 강조하기 위해서 그는 '해부학의 묘지(*Sepulchretum anatomicum*)'라는 제목을 붙였다. 보네의 책이 베니비에니의 책보다도 방대하고 더 발전적이었는지도 모르겠으나 이 책의 이름은 당시 의학에서 해부학이 차지하던 주변적 성격을 그대로 반영하고 있다.

1세기 후 파도바의 모르가니는 자신의 경험과 더불어 선학들의 성과를 재해석하는 총 3권에 이르는 저서를 발표했다. 보네의 책 제목과는 달리 모르가니의 『해부학 연구에 바탕을 둔 질병의 원인과 장소에 관하여(*The Seats and Causes of Diseases Investigated by Anatomy*)』(1761)는 의학에 있어서 병리 해부학의 중요성을 강조하고 있다. 임상가들이 쉽게 활용할 수 있게 질병별 색인과 병소(病巢)별 색인을 따로 붙여, 질병을 알면 병소를 찾고 병소를 알면 질병을 찾을 수 있도록 했다. 1793년 매슈 베일리(Matthew Baillie)는 이보다 덜 방대하고 읽기 쉬운『인체에서 가장 중요한 부위의 병리해부(*The Morbid Anatomy of Some of the Most Important Parts of the Human Body*)』라는 책을 펴냈다. 당시 의사들은 병리해부에 관심은 가졌지만 순전히 증상에 근거하여 결정되는 진단과 치료에 그것을 어떻게 활용할지는 알지 못했다. 환자가 죽기 전에 체내 기관의 변화를 알아낼 방법은 없었다. 18세기에는 환자가 아프다고 느껴야만 '질병'이었다.

19세기 초 해부학과 의학이 서로 통합되었는데, 여기에는 빈의 레오폴트 아우엔브루거(Leopold Auenbrugger)가 발명한 흉부 타진법과 파리의 R. T. H. 라에네크(R. T. H. Laënnec)가 발명한 청진기로 상징되는 신체 진단법의 발전이 동력이 되었다. 이제 살아 있는 환자의 증상과 해부학적 변화를 연관 지을 수 있게 된 것이다. 1830년 장 크뤼베이에(Jean Cruveilhier)는 그림으로 넘쳐 나는 그의 병리 해부학 저서 제1권을 출간했다. 이 같은 테크놀로지는 질병 개념의 변화로 등장했지만, 일단 자리를 잡고 나자 테크놀로지는 역으로 질병 개념 그 자체를 급속히 변화시켰다. 환자가 어떻게 느끼는가에 따라 규정되던 질병 개념은 이제 어떤 병소가 발견되는가에 의해 규정되게 되었다(제9장 참조). 예를 들어, 소모증(消耗症, phthisis)

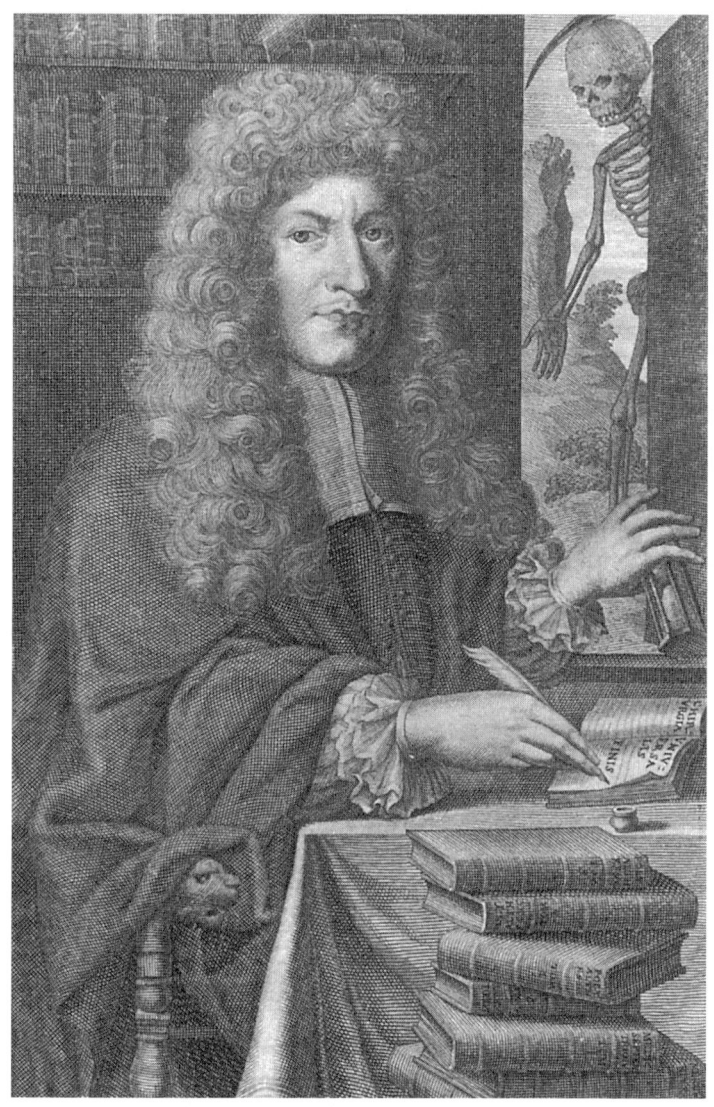

그림 4. 1 자화상을 그리는 보네. 뒤쪽의 문으로 죽음의 신이 엿보고 있다. 『해부학의 묘지』(1700) 권두 삽화.

이라는 병명은 결핵(結核, tuberculosis)으로 대체되었다.

19세기 초에 들어서자 의사들은 어떤 질병에 걸린 모든 환자가 '전형적인' 모든 증상을 갖는 것은 아니며, 어떤 환자는 모든 증상을 보이지만 어떤 환자는 일부 증상만 보인다는 사실을 알게 되었다. 1825년 파리의 P. C. A. 루이(P. C. A. Louis)는 2,000건의 결핵 환자 사례를 분석하여 각종 결핵 증상의 빈도, 환자의 성별, 연령과 사망률의 관계를 밝혔다. 확률을 비롯한 통계의 수학적 방식이 아직 정립되지 않은 이 시기에 그는 '수치 의학'을 정립했으며, 그의 제자 L. D. J. 가바레(L. D. J. Gavarret)는 이를 한층 더 체계화했다. 수치 의학은 실험 생리학을 관통하고 있는 실증주의(제3장 참조)에 대한 병리학의 반응이며, 20세기 말에 등장한 '근거 중심 의학(evidence based medicine)'의 전통도 여기서 찾을 수 있다. 과거에 건강을 뜻하던 개념인 '자연'은 이제 수학적 색채가 짙은 개념인 '정상'으로 점차 대체되어 갔다(Warner, 1986, 89~91쪽).

이 시기에 '고전적'으로 기술된 몇몇 질병들을 보면 모두 당대의 해부학적 경향을 반영하고 있다. 병명에는 발견자의 이름이 붙어 있으며, 진단에 핵심적인 특정 기관의 해부학적 변화와의 관련이 명시되어 있다. 브라이트 신장염(Bright's disease of kidney, 1827), 호지킨 병(Hodgkin's disease, 1832), 그레이브스 병(Grave's disease, 1835), 애디슨 병(Addison's disease, 1855) 등이 그 예이다. 그림으로 표현할 수 있는 3차원의 해부학적 구조로 질병을 바라보는 관점이 이 시기에 정착했으며, 이것이 오늘날 의학적 의사소통에 있어서 이미지를 중시하는 계기가 되었을 것이다.

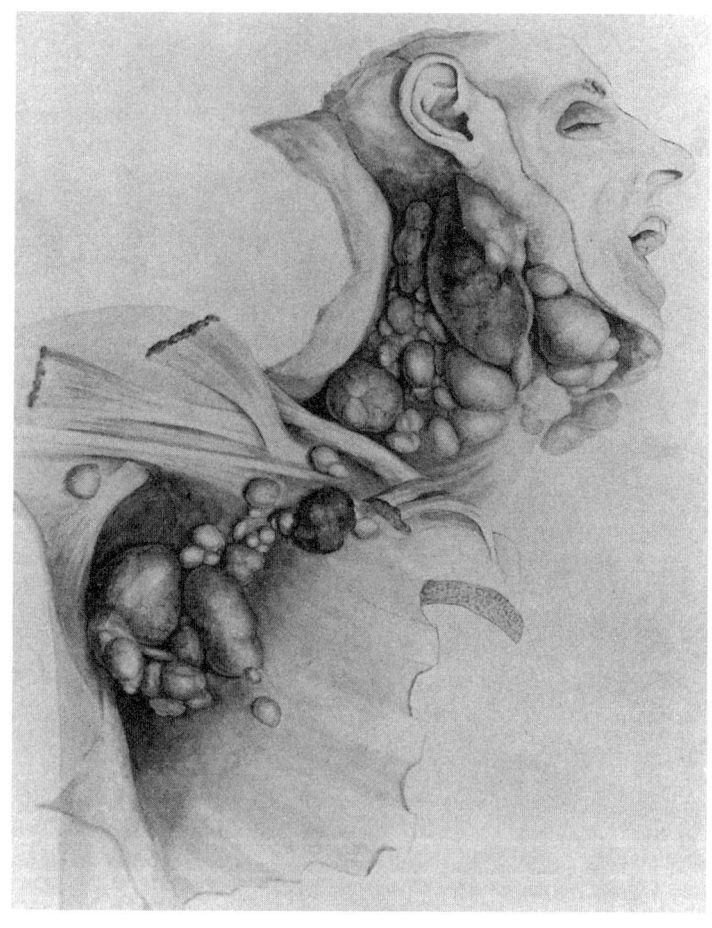

그림 5. 2 호지킨 병. 1832년 발표된 토머스 호지킨(Thomas Hodgkin) 논문의 이해를 돕기 위해 로버트 카스웰(Robert Carswell)이 그린 수채화. 크기가 커진 림프선이 이 병의 해부학적 특징이다. 런던 유니버시티 칼리지, 의학 도서관 소장.

1830년대에 들어서자 진단 영역에 현미경이 도입되었다. 이에 따라 조직(組織, tissue) 수준에서의 변화에 따라 질병을 정의하고 분류하게 되었는데, 이 과정은 30여 년 전 J. C. 스미스(J. C. Smyth), 피넬, 비샤 등이 육안 관찰에 근거해 질병을 분류한 과정과 비슷했다. 예를 들면, 고대부터 알려져 있던 '염증'은 발작, 종창(腫脹), 열감, 통증, 기능 소실의 특징이 있는데, 이 개념에 현미경 관찰에 의한 소견이 추가되었다. 체코 태생으로 빈에서 살던 카를 로키탄스키(Karl Rokitansky)는 독일어로 병리 해부학 교과서를 저술했는데, 평생 3,000차례의 부검을 실시했다고 한다. 피르호는 백혈병(1846년)을 기술했으며, 병리 해부학 잡지를 창간했고(1847년), 세포병리학의 '초석'이라고 불리는 병리학 책(1858년)을 저술했다(제8장 참조). 피르호는 종양에 대한 연구를 통해 단일 세포의 해부와 생리는 그 '딸 세포(daughter cell)'에 전해진다는 결론——세포 이론——을 얻었다. 그는 대중의 사랑을 받는 자유주의 정치가이기도 했다(제7장 참조).

테크놀로지가 더욱 정교해짐에 따라 현미경적 구조 변화 및 초현미경적 구조 변화와 질병의 관계가 밝혀지게 되었다. 이 방법론은 오늘날의 의학 지식 체계에도 여전히 적용된다. 의사는 환자의 병이 무엇인지를 밝히기 위해 해부적, 화학적(예컨대 고혈당), 생리적(예컨대 고혈압) 병소를 찾는다. 환자가 어떻게 느끼는가에서가 아니라 의사가 무엇을 발견하는가에 의해 진단의 실마리를 찾는다. 이제 아프다고 느끼지 않는 사람도 질병을 가질 수 있게 된 것이다(제9장 참조).

이 같은 해부학적 방법론은 유기체 질병관에 부합하며 그 원인을 어디에서 구하는가에 따른 구분인 외적(본체론적)인 병인론과 내적(생리학적)인 병인론을 모두 지지한다. 3차원적 실체인 병소가 곧 질병이라는 사실은 본체론적 관점의 근거가 된다. 반면에 병소가 환자의 내부에서 발생하는 것으로 보이며, 환자가 누구인가에 따라 달라진다는 사실은 생리학적 관점의 근거가 된다. 그러나 생리학적 관점은 19세기 말에 등장한 세균설의 도전을 받는다.

질병 = 손상된 기관

증상이란 손상된 기관(器官)의 울부짖음에 다름 아니다.

— 샤르코, 『노인성 질환과 만성 질환에 대한 임상 강의』
(1868; 영어판, London: Sydenham Society, 1881), 4쪽

수술은 환자와 질병을 분리시키는 이상적인 행위이다. 수술은 환자를 침대로 돌려보내고 질병을 표본 채취 병 속으로 들여보낸다.

— 로건 클렌드닝(Logan Clendening), 『현대 치료법』
(St. Louis: Mosby, 1925), 17쪽

질병 = 살아 있는 유기체의 침범

본체론적 병인론은 1880년대 세균설의 승리에 의해 더욱 확고한 자리를 굳혔다. 세균설은 프랑스 인 화학자, 영국인 외과 의사, 독일인 내과 의사의 연구에 의해 확립되었는데, 이들은 모두 동시에 그러나 각자 서로 다른 각도에서 세균설에 접근했다. 역사상 세균설의 원형이라고 할 수 있는 이론들이 많았음에도 불구하고 의학은 세균이 질병의 원인이라는 이론을 선뜻 받아들이지 못했다(제7장 참조).

화학자 파스퇴르는 생물체의 자연 발생설을 탐구하기 위해(부정하기 위해) 발효를 연구했다. 그는 박테리아와 질병의 관계를 밝혔으며, 세균을 접종하여 가축을 면역시킬 수 있다는 것을 공개적으로 시연해 보이기도 했다. 그러나 의사들은 몇 가지 이유에서 그의 연구 결과를 믿으려 하지 않았다. 세균은 모든 곳에서 심지어 건강한 사람에게서도 발견되며, 더욱이 파스퇴르는 의사가 아니라는 이유 때문이었다.

외과 의사인 요제프 리스터(Joseph Lister)는 파스퇴르의 세균설을 외상 처치에 적용하여 '세균을 죽이고' 상처를 밀봉하기 위해 석탄 산을 활용했다. 그는 1865년 한 소년의 개방 골절에 이 방법을 적용하여 성공을 거두었으며 그 결과가 1867년《란셋(Lancet)》지에 실렸다. 살균법에 대한 반응은 다양했지만 소식은 빠른 속도로 전파되었으며, 세균설의 임상적 효용을 대중화시키는 데 기여했다(제10장 참조).

1882년 로버트 코흐(Robert Koch)는 염색과 배양 기술을 이용해 폐 결핵의 원인균(*mycobacterium tuberculosis*)을 발견했다. 그는 특정 박테리아가 질병의 원인이라는 결론을 내리는 데 필요한 원칙을 확립했다. 모든 환자에게서 균이 발견되어야 하는 것은 당연한 전제 조건이지만, 그렇다고 해서 그 균이 병의 원인이라고 결론 내릴 수는 없다는 것이다. 이것이 그가 확립한 4대 준거의 첫째 항목이었다. 어떤 균이 특정 질병을 일으킨다는 사실을 증명하기 위해서는 (1) 질병의 모든 사례에서 그 세균이 발견되어야 하며, (2) 균을 분리하여 순수 배양할 수 있어야 하고, (3) 배양한 균을 실험 동물에 주입했을 때 똑같은 병을 일으켜야 하며, (4) 병에 걸린 실험 동물에서 다시 그 균을 분리할 수 있어야 한다. '코흐의 공리'라고 불리는 이 논리적 준거는 오늘날에도 질병의 원인을 연구하는 기준이 되고 있다.

세균설이 확립됨에 따라 사람들은 면역을 강화하는 백신의 개발과 미생물을 죽이는 화학 물질의 개발에 몰두하기 시작했다. 초기의 연구는 백신 개발에 집중되었는데, 널리 알려진 파스퇴르의 실험은 광견병 백신을 개발하는 과정에서 일어난 일이다.

고대부터 알려져 있던 광견병은 감염된 동물에 물려 전염되는 치명적인 병이다. 파스퇴르는 개를 실험동물로 써서 약독화 백신을 개발하려고 했다. 그는 광견병에 걸린 토끼의 신경조직에서 채취한 감염물을 공기 중에서 배양하여 약화시켰으며, 점차 그 독성을 강하게 하면서 실험동물에 반복 주사했다. 1885년 7월 4일 저녁 그의 집에 세 사람이 찾아왔는데, 그들은 광견병에 걸린 개에게 물린 9세 소년 조제프 마이스터(Joseph Meister)와 어머니, 그리고 아이를 구하고 개를 죽이는 과정에서 개에게 물린 개 주인이었다. 개의 위 속에서 나온 나무토막과 돌, 지푸라기를 통해 광견병을 확인했다. 개 주인은 별 문제가 없을 것으로 판단되었지만(물린 자리의 살갖이 벗겨지지 않았다.), 소년을 의뢰한 의사는 아이가 죽을 것이라고 했다. 아이가 회복될 가능성이 아주 낮더라도 백신을 사용해 봐야 한다는 것이 그들의 생각이었다. 파스퇴르는 제너의 실험(제7장 참조)에서처럼 광견병에 걸린 토끼의 조직에서 여러 차례 액체를 채취하여 소년에게 주사했다. 그는 매번 채취한 액체의 배양 시간을 점차 줄이면서 주사했으며, 마지막에는 채취 액을 그대로 주사했다. 소년은 회복해서 성인이 되었으며, 파리에 있는 파스퇴르 연구소의 수위로 말년을 보냈다. 파스퇴르의 노트를 연구한 역사가 제럴드 게이슨(Gerald Geison)에 따르면 파스퇴르는 마이스터 이전에도 최소한 2명의 '비공개' 환자에게 광견병 백신을 실험했으며 그 중 1명은 사망했다고 한다.

세균설의 영향을 받아 병인론의 중심은 체내 기관에서 외부 침입자로 옮아갔다. 이제 사회 정화 운동 세력은 세상을 깨끗하게 하고자 하는 기존의 운동들과 연대하여 외부의 '적'에 대항하는 캠페인을 벌이고 여기에 과학을 동원할 수 있게 되었다(제5장 참조). 1906년 무렵 세균설은 조지 버나드 쇼(George Bernard Shaw)의 희극에 등장할 정도로 대중적으로 널리 유명해졌다.

날이 갈수록 강화되는 본체론적 질병관을 견제하는 역할은 세균설의 비판자들이 담당했다. 그들은 유전이나 백신에 의해 감염에 대한 저항력이 새로이 형성되거나 변화될 수 있다는 사실을 관

과로 세균의 과잉 활동

리전: 아무것도 아닙니다. 좀 어지러워서 그랬습니다. 아마도 과로 때문이겠지요.

B. B.(랠프 블룸필드 보닝턴 경): 과로라! 그런 것은 없습니다. 나로 말할 것 같으면 열 사람이 할 일을 하고 있지요. 내가 어지러울까요? 전혀. 뭔가 좋지 않다면 병이 있는 거지요. 가벼운 병일 수도 있지만, 어쨌든 병은 병입니다. 병이 뭐냐고요? 그건 체내에 병을 일으키는 세균이 둥우리를 틀고 번식하는 거지요. 치료는? 간단합니다. 세균을 찾아서 죽이면 되지요.

패트릭 경: 세균이 없을 수도 있지요.

B. B.: 그건 있을 수 없는 일입니다. …… 세균은 틀림없이 있습니다. 그렇지 않다면 어떻게 환자가 아프겠습니까?………(근엄하게) 과학으로 설명되지 않는 것은 없습니다.

— 쇼, 『의사의 딜레마』
(1906; 제2판, Harmondworth: Penguin, 1957), 102, 112쪽

찰하고, 이에 따라 외부 침입자만이 아니라 숙주의 상태 또한 세균 감염에 영향을 미친다는 결론을 내렸다.

비슷한 맥락에서, 20세기 초 유전학자들은 오래전부터 '가족 간에 전해지는' 것으로 생각되어 온 몇몇 질병들이 성서에 근거하지 않고 과학적으로 해석될 수 있음을 증명했다. 1900년도의 열띤

논쟁 덕분에 이보다 30년 전 오스트리아의 식물학자이자 수도승인 그레고어 멘델(Gregor Mendel)이 발표한 유전 법칙이 뒤늦게 다시 조명받게 되었다. 이로부터 2년 후 영국의 아치볼드 에드워드 개로드(Archibald Edward Garrod)는 알캅톤뇨증(alcaptonuria)이 사람의 질병 중에서 멘델의 유전 법칙을 따르는 것으로 밝혀진 최초의 질병이라고 발표했다. 이제는 복합 증상 증후군들의 원인조차도 염색체 변이나 DNA 내 단일 분자의 치환으로 설명하게 되었다. 예를 들어, 1959년 제롬 르죈(Jérôme Lejeune)은 복합적인 정신 지체 질환의 원인이 정상보다 하나 더 있는 염색체에서 비롯된다는 사실을 밝혔다. 그는 J. 랭던 다운(J. Langdon Down)이 이름 붙인 '몽골리즘(mongolism)'이라는 개념에 인종주의적인 의미가 함축되어 있다는 점도 지적했다. 이제 상당수의 유전 질환들이 표현형, 염색체, 혹은 핵산 수준의 변이 때문에 발생한다고 밝혀졌다. 테이 삭스 병(Tay-Sachs disease, 헥소사미니다아제(hexosaminidase) A의 정량 분석, 1970년), 겸상 적혈구성 빈혈(sickle-cell anemia, 적혈구의 베타-글로빈 계(β-globin chain) 합성에 관여하는 11번 염색체의 단완에 위치, 1980년), 근육성 이영양증(muscular dystrophy, 유전자 지도 작성, 1987년), 낭포성 섬유증(cystic fibrosis, 유전자지도 작성, 1989년) 등이 그 예이다.

지난 1세기 동안 조직학, 세균학, 면역학, 유전학의 영향으로 병리학은 실험실 학문이 되었으며 지금도 다를 바 없다. 유전 질환, 면역 이상, 인간 백혈구 항원 표현형 등에는 여전히 생리학적 질병관이 자리 잡고 있다. 의학 통계학도 뛰어난 설명력을 자랑하고 있는데, 특히 발병률, 예후, 생존율, 임상 시험에 있어서 그렇다. 이 같은 경향은 캐나다에서도 마찬가지이다.

캐나다 태생의 오슬러는 실험실 과학을 통해 진단학을 발전시키는 일에 매료되어 있었다. 1874년 병리학자로 맥길 대학교에 들어간 그는 20년 후 볼티모어의 존스 홉킨스 의과 대학에 최초의 의학 교수로 부임했다. 그는 병리학을 하면서 느낀 바를 이곳에 적용하여 2년의 기초 의학 교육과 2년의 임상 교육으로 구성된 의사 양성 체계를 확립했으며, 이 체계는 이후 수많은 의과 대학의 교육 과정 모델이 되었다. 오슬러의 『의학의 원칙과 실제(*Principles and Practice of Medicine*)』(1892)는 과학적인 병리학과 명쾌한 임상적 기술로 유명하며 20세기 초 가장 높은 인기를 누린 교과서이다. 그의 제자인 마우데 애벗(Maude Abbott)은 맥길 대학교의 병리 표본 박물관의 설립자이며, 그가 개발한 선천성 심장 기형 분류 체계는 개심술 발전에 크게 기여했다. 또 스코틀랜드 계 캐나다 병리학자인 보이드는 다수의 병리학 교과서를 펴냈는데, 그 첫 권이 나온 것은 1925년이다. 그의 교과서들은 과학적 체계가 훌륭할뿐더러 매력적인 문장으로도 유명하다. 몬트리올의 펠릭스 데렐(Félix d'Hérelle)은 박테리오파지를 연구했는데, 이 바이러스의 핵산은 분자유전학 연구의 원형이 되었다.

오늘날의 의학 모델과 문제점

현대 의학의 학문 모델에는 외적인 원인(본체론적 병인)과 내적인

1925년에 나온 윌리엄 보이드의 교과서

- 기관지 확장증에 관하여: '악취가 진동하는 고름이 쌓여' 풍기는 '숨결에 밴 역겨운 냄새는 불쌍한 환자를 사회의 추방자로 만들고 그는 외로이, 남들과 격리되어, 희망도 없이 살아가야 한다.'

- 방광경으로 들여다본 방광의 융모상 유두종: '섬약한 손가락이 달린 이 종양은…… 방광에 물이 차면 그 부드러운 돌기를 펼쳐 이윽고 바다 웅덩이 속을 떠도는 한 다발의 해초처럼 보인다.'

— 보이드, 『병리학교과서』
(1925; 제8판, Philadelphia: Lea and Febiger, 1970), 698, 945쪽

원인(생리학적 병인)이 공존하고 있다. 외적인 원인의 예로는 바이러스나 박테리아 성 질환이 있는데, 이 질환들을 설명하는 데 있어서 외적 원인 외에도 숙주의 면역 상태라는 요소가 함께 고려됨으로써 생리학적 측면도 갖게 된다. 내적인 원인의 예로는 유전성 질환이나 자가 면역 질환이 있는데, 여기서도 당뇨병이나 다발성 경화증에서의 바이러스 감염 후 자가 면역(post-viral autoimmunity)에 의한 발병이나 암유전자(oncogene) 같은 개념이 적용됨으로써 본체론적 측면을 갖게 된다. 그러나 의학 교과서에 기술된 질병들은 우선적으로 유기체적 질병관 —— 질병은 바람직하지 않은 것이며 개개인을 침범하는 불연속적인 것이라는 관념 —— 에 입각해 있는 것

이 사실이다.

　병리학이 과학을 끌어안는 과정에서 과학의 왜곡, 남용, 오류에 노출될 수밖에 없었던 것은 사실이다. 예를 들자면, 질병이 마치 악마와 같은 외부 침입자에 의해 발생한다는 본체론적 질병관은 사회로 하여금 병에 걸릴 위험이 높은 사람들을 멀리하게 했다. 19세기 캐나다에서는 이민자들이 장티푸스나 콜레라에 걸릴 위험이 높다는 생각에 그들을 비위생적인 창고에 집단 수용한 나머지 병에 걸리지 않은 사람들조차 감염되어 죽어 가는 사건이 벌어졌다. 보다 최근에는 동성애자와 아이티 사람들을 무조건 에이즈 환자로 취급하기도 했으며, 이들이 질병 그 자체이거나 질병의 원인이라고 간주하고 그들을 통제하자는 제안이 나온 바 있다(제7장 참조).

　생리학적인 질병관은 관찰자들로 하여금 환자에게 질병에 대한 책임을 묻게 할 여지를 주는 경향이 있다. 예컨대, 몇몇 질병에 대한 표현 중에는 '유대 인'의 병, 여성의 병, 빈민의 병과 같이 인종, 성, 계급에 대한 선입견을 담고 있는 경우가 있다. 질병은 언어와 은유(隱喩, metaphor)로 구성된다. 공평무사한 과학적 입장을 추구하는 와중에도, 은유는 때로 의도적으로 때로 무의식적으로 사회적 태도를 전달한다. 따라서 질병은 '사회적으로 구성'되는 것이다(제7장 참조). 문학평론가 수전 손태그(Susan Sontag)가 지적했듯이 태도는 질병 그 자체의 상태에 의해서도 촉발된다.

　또한 과학 그 자체도 '잘못된 것'으로 판명되는 경우가 있다. 골상학(骨相學, phrenology)은 두개골의 모양을 관찰하여 인간의 성격

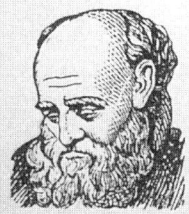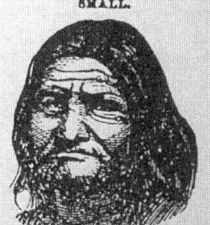

REFLECTIVE OR REASONING FACULTIES.

LARGE.

SMALL.

No. 98.—GALILEO.

No. 99.—INDIAN WOMAN.

THESE give a PHILOSOPHIZING, PENETRATING, INVESTIGAT-
ING, ORIGINATING cast of mind ; ascertain CAUSES and abstract
RELATIONS; CONTRIVE, INVENT, ORIGINATE ideas, etc. Adapted
to the first principles, or laws of things.

그림 5.3 갈릴레오와 인디언 여성의 상대적인 사고 능력(그리고 머리뼈의 모양)을 보여 주는 골상학적 비교. O. S. 파울러와 L. L.파울러(O. S. and L. N. Fowler), 『골상학과 생리학 자습서』(1859), 159쪽.

이나 지능 등의 소인을 연구하는 학문이다. 골상학은 너무 쉽게 역사 속으로 사라져 버린 학문이지만, 적어도 의사들이 신체 외부의 관찰을 통해 눈에 보이지 않는 내부의 변화를 발견하려는 목적으로 골상학을 연구하던 시점까지는 어엿한 학문 분야의 하나였으며, 당대의 뛰어난 의사들 상당수가 골상학을 연구했다.

오늘날의 병리학에는 이단(異端)이 있는가? 이 질문에 대해 '안으로부터(from within)' 답하는 것은 불가능하다. 역사상 이단들이 존립할 수 있었던 이유는 그것이 관찰 기록에 들어맞고 현상을 설명할 가능성을 보이며, 당대 과학에 부합하기 때문이었다. 그동안의 역사를 보면 의학이 확고한 자신감을 가지고 뭔가를 표명할 때 오류를 저지른 경우가 많았다. 현대 의학에 대한 대중적 비판의 요지가 여기에 있다. 대중은 의학이 객관적 실체로서의 병소를 찾느라 환자의 주관적 고통을 도외시하는 것을 못마땅해 한다. 이 같은 불평에는 사실 철학적인 의미가 내포되어 있다. 예를 들어, '만성 피로 증후군(chronic fatigue syndrome)'에 걸린 사람은 수많은 병적 증상을 경험하지만, 무증상임에도 병소에 의해 진단되는 상피 내 암종이나 고혈압에 비해 질병으로서의 존재 근거가 약하다. 현대 의학에 실망하여 대체 의학이나 보완 의학을 추구하는 사람들은 신체와 정신의 전체론적 통합을 갈망한다. 그러나 물질적 변화를 가시적으로 보여 주어야만 한다는 강박에 사로잡힌 현대 의학은 날이 갈수록 전체론에서 멀어져 가고 있다. 신경학자이자 대중적 인기를 누리고 있는 작가 올리버 색스(Oliver Sacks)는 의학 지식을 재평가할 필요가 있다고 말했다. 그는 질병을 기계적, 화학적 용어로만 정의하는 부당한 현실을 지적하면서, 질병에는 형이상학적 요소가 있으며 인간은 그가 속한 조직과 처한 현실에 적응하므로 질병을 정의하는 데 있어서 이를 고려해야 한다고 주장했다. '내 환자들은 그들의 문제가 무엇이든 상관없이 ──아니 오히려 그들의 문제 때문에, 더 나아가 문제의 도움을 받아── 삶을 향해 손을 내민다(Sacks, 1995, xviii쪽). 즉 주관적인 요소를 환자의 병고로만 취급하는 것은 옳지 않으며 질병의 구성 요소로 다루어야 한다는 것이다. 우리가 기존의 질병 개념에 주관성을 포함시키는 방법을 찾아낼 수 있다면 질병의 목적이나 의미를 발견하는 것도 가능할 것이다.

또한 우리가 유기체 질병관을 아무런 의문 없이 수용한다면 이는 현대 인류의 정치적 가치관과 상충하는 일이다. 반면 우리가 그와 상반되는 집단 중심의 질병관을 통해 세상을 바라본다면 질병은 연속적이고 박멸될 수 없으며 ── 아니 박멸되어서는 안 되며 ── 심지어 어떤 질병은 실제로 이롭다는 것을 깨닫게 될 것이다. 이 같은 '비유기체적인', 집단 중심의 질병관은 생태학적 질병 이론이라고도 한다. 이 이론의 흔적은 역사 속에서 찾아볼 수 있지만, 의학 문헌에는 등장하지 않는다. 빙겐(Bingen)의 힐데가르트(Hildegard) 같은 중세 저자는 질병으로 인한 고통의 세월이 도덕성을 강화시킨다고 강조한 바 있다. 보다 근대의 사상으로 사회 진화론이나 맬서스(Malthus)의 적자생존 개념이 여기에 해당한다. 예를 들면, 겸상 적혈구를 가진 환자는 말라리아에 걸리지 않을 것이라는 가정을 들 수 있다. 여러 인구 집단 내에서 겸상 적혈구 대립 형질 유전자가 계속 살아남는 이유는 이 때문이라는 것이다.

그러나 사실 구태여 역사를 들추지 않더라도 비유기체적인 관점을 우리 주변에서 쉽게 접할 수 있다. 오늘날 보험 재정을 둘러싼 화제는 재정적 한계가 의료의 이념이나 치료를 추구할 개인적 권리의 실현을 제약할 수밖에 없다는 데에서 비롯된다. 정부는 일정 연령 이상의 국민은 투석이나 관상 동맥 우회술 같은 고가의 시술을 받을 수 없다거나, 일정한 재태(在胎) 연령 이하의 신생아는 집중 치료를 받을 수 없다는 결정을 내릴 수도 있다. 또한 정부는 의사들이 어느 지역에서 어떤 방식으로 진료해야 하는지를 규정할 수도 있으며, 특정 의사 집단만 병원에 근무하도록 할 수도 있다. 색스의 글에도 나타나는 이 같은 집단 중심의 관점에 따르면, 질병이 설사 '좋은 것'은 아닐지라도 최대 다수의 최대 행복을 위한다는 관점에서 보면 어떤 질병은 '감내할 만한' 것이다(제6장 참조).

병리학은 물질적인 변화를 확고부동한 방법으로 입증하는 정교한 과학이다. 그러나 병리학 영역은 인간의 고통에 대한 전인적 연구에서 입증 가능한 병변에 대한 실험실 연구로 축소되어 버렸다. 그러나 물질적 변화 속에서는 병리학이 추구하는 해답——진단——의 일부만을 찾을 수 있을 뿐이다.

제5장
해만은 끼치지 마라 | 약리학의 역사

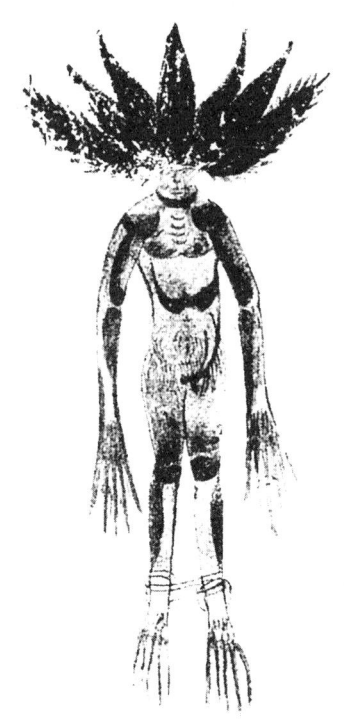

약물을 모두 바다 속에 가라앉힐 수 있다면, 인간에게는 그보다 좋은 일이 없을 것이고 물고기에게는 그보다 불행한 일이 없을 것이다. ─올리버 웬들 홈스(Oliver Wendell Holmes, 1883)

1991년 6월 미국의 12대 대통령이었던 재커리 테일러(Zachary Taylor)의 시신이 법의학 검시를 위해 발굴되었다. 그는 1850년에 ─공식적으로는─ 설사로 죽었는데, 사인이 약물 중독인 것 같다는 의문이 제기된 것이다. 검시관들은 대통령이 암살되지는 않은 것 같으나, 의사들 손에 죽은 것은 사실이라고 보고했다.

나는 이런 이야기를 들으면 기분이 좋지 않다. 사람들은 환자가 약을 먹거나 사혈을 하기 전까지는 그리 심하게 아프지 않았고 따라서 병 때문에 죽은 것은 절대 아니라고 말한다. 과거에 위험한 치료법들이 많았던 것은 사실이지만, 오늘날의 혈액종양 내과 병동을 떠올리게 하는 이런 식의 논조는 좀 불온한 구석이 있다. 화학 요법은 환자를 구토하게 하고 대머리로 만들며 면역력을 떨어뜨리고, 부수적으로 종양의 크기를 줄어들게 한다. 나의 스승 중 화학 요법제를 '부작용으로 항암력을 보이는 독약'이라고 부르는 분이 계셨다. 장래에 보다 안전하고 효과적인 치료법을 갖는 것은 우리 모두의 소망이다. 그러나 우리는 당분간 어쩔 수 없이 환자에게 치명적일 수 있는 약물을, 환자를 죽이기 위해서가 아니라 더 오래 더 나은 삶을 살도록 하기 위해서 처방한다. 우리가 우리 자신을 기만하고 있는 것일까?

최신 연구 영역

치료학의 역사는 상대적으로 연구가 어려워 의학사의 영역 중에서도 가장 늦게 연구되기 시작한 분야이다. 최근까지만 해도 과거의 의학을 연구하는 몇 안 되는 사람들은 비웃음의 대상이었다. 오늘날의 의료는 합리적이고 과학적인 데 비해 과거의 의료는 그렇지 않다거나, 오늘날의 의료는 완벽하며 과거의 의료는 아무 효과가 없었을 것이라는 것이 대다수의 생각이었다. 이 같은 편견으로 쓰인 역사(역사가들은 이것을 현재주의(現在主義)라고 부른다. 제15장 참조)는 제아무리 문장이 좋고 박진감이 넘치더라도 편협함을 벗어날 수 없으며 읽는 이에게 감흥을 줄 수도 없다. 아주 최근에 들어서야 역사가들은 과거의 약물들이 어떤 이유에서 당대의 의학에 의해 수용될 수 있었는가를 연구하기 시작했다. 또 한편으로는 자가 치료를 위한 민속 의학에 대한 연구──사료의 빈곤 때문에 한층 더 어려운 영역이다──가 시작되었다.

치료법은 대개 관찰이나 우연, 시행착오와 같은 경험적 수단을 통해 발견되었다. 그러나 경험을 의학 지식으로 전환시키는 데에는 '추론'이 개입될 수밖에 없다. 치료술의 경험적 발견에는 2가지 전제 조건이 있는데, 첫째는 그 질병이 어떤 증상들로 구성되어 있는가에 대한 인식(즉 필요), 그리고 둘째는 치료적 수단을 관찰할 기회이다. 이 조건들을 약물학에 적용한다면 파스퇴르가 말하는 '준비된 정신'이 된다(제3장 참조). 치료를 정당화하는 논리는 시대의 흐름에 따라 바뀔 수 있지만, 애당초 왜 그런 치료가 통할 것이라고 생각했는지에 대한 논거는——대개 약물의 효과가 밝혀진 뒤에 확립되지만——반드시 존재했을 것이다.

시대의 변천에 따라 질병 개념이 변하면 그에 따라 치료법을 정당화하는 의학적 논리도 바뀌지만, 치료법 자체는 바뀌지 않는 경우도 있다. 바꿔 말하자면, 어떤 약물이 특정 질환의 특효약으로 계속 사용되면서도 작용 기전은 전혀 다르게 설명될 수 있다는 것이다. 예를 들어, 1970년대 하이드로클로로티아자이드(hydro-chloroth-iazide)는 이뇨(diuretic) 효과 및 염이뇨(saliuretic) 효과를 통해 혈압을 낮춘다고 설명되었다. 그러나 지금은 혈관 평활근에 대한 작용이 중요한 것으로 이해되고 있다. 디기탈리스(digitalis)도 비슷한 과정을 겪었는데, 이에 대해서는 다음에 살펴보도록 한다.

부작용이 오히려 새로운 치료법을 탄생시키는 일도 있다. 미녹시딜(minoxidil)은 1970년대 중반 처음 소개된 강력한 혈압 강하제인데, 다모증(多毛症)이라는 혐오스러운 부작용이 있다. 그러나 이제 미녹시딜은 대머리 치료용 외용제로 처방되고 있다. 또 아드레날린 성 약물인 메틸페니데이트(methylphenidate, Ritalin)는 원래 교감신경 자극제인데 우습게도 어린이의 과잉 행동——'주의력 결핍 장애'——을 가라앉히는 부작용이 있어서 요즘은 주로 이 목적으로 처방된다.

지금은 사라진 치료법들도 전성기에는 결코 비과학적이거나 비합리적인 것이 아니었고 당대의 과학과 질병 개념에 의해 성립된 논거를 가지고 있었다. 예를 들어, 의학이 오줌 속의 산과 염기를 중시하던 시절에는 건강 상태의 요 산도(尿酸度)를 회복시킬 수 있는 방법을 치료법으로 채택했다. 매독이 처음 신대륙에서 유럽으로 넘어왔을 때 유창목(癒瘡木) 기름이 매독에 효과가 있다고 생각한 데에는 2가지 이유가 있었다. 첫째, 유창목은 매독처럼 신대륙에서 건너온 것이기 때문이며, 둘째 매독은 자연 경과에 의해 증상이 완화되는 시기가 있으므로 어떤 조치를 취하든 간에 치료 효과가 있는 것으로 인정했기 때문이다. 10세기 무렵 이후 일본과 유럽에서 붉은 옷, 붉은색 방, 붉은 음식, 붉은빛 등의 붉은색이 천연두에 효과가 있다고 믿었던 것도 이와 마찬가지 이유에서이다. 이 관념은 20세기까지 이어져 1903년 노벨상을 받은 닐스 R. 핀센(Niels R. Finsen)의 빛을 이용한 치료법에서 그 흔적을 찾을 수 있다.

과거의 정통 의학이든 오늘날의 '비정통 의학'이나 '대체 의학'이든 모든 의학 체계에는 추론이 존재한다. 18세기 말 하네만(Samuel Hahnemann)이 창안한 동종 요법의 주요 전제는 '비슷한 것은 비슷한 것을 치료한다(라틴 어로 similia similibus curantur)'였다. 건강인이 다량을 복용했을 때 치료하고자 하는 질병과 같은 증상을 일으키는 약이 가장 좋은 치료약이므로, 그 약을 소량 '동종 치료 용량(homeopathic dose)'만큼 투여해야 한다는 것이다.

질병에 대한 인식이 변하면 치료의 논리적 근거도 따라 변한다. 소화성 궤양의 원인이 스트레스, 위산 과다, 위 운동 장애라고 생각하던 시절에는 이런 원인들을 제거하는 데 치료의 중점을 두었다. 그러나 1970년대 후반 히스타민-2 길항제(antagonist)가 등장하자 치료법은 완전히 바뀌었고, 1990년대 초 미생물학적 설명이 받아들여짐에 따라 다시 치료법이 바뀌었다.

환자에 대한 인식도 시대에 따라 변화될 수 있다. 1950년대와 1960년대 의학 잡지를 보면 신경 안정제가 여성의 가사 스트레스 해소에 도움이 된다는 보고가 자주 등장한다. 신경 안정제를 쓰는 것보다는 여성에게 일자리를 제공하는 것이 더 좋은 방법이었겠지만, 이런 방법을 고려한 흔적은 찾아볼 수 없다. 그러나 이후 건강과 정상 행동에 대한 사회적 기준이 변했고 이에 따라 신경 안정제는 전혀 다른 집단에게 처방되고 있다.

다른 한편, 한때 기적의 치료로 받아들여지던 치료법이 사실은 효과가 없거나 유해하다고 밝혀지는 일이 종종 있다. 이런 일이 발생할 가능성이 점차 높아짐에 따라 부당한 소송으로부터 의사를 보호하는 한편 예측하지 못한 부작용으로부터 환자를 보호하기 위한 법률들이 지난 세기 동안에 제정되었다. 이와 함께 약품 광고 문안도 달라지고 약품에 따라다니는 '복용 주의서'의 내용도 점점 늘어나고 있다. 1세기 전까지만 하더라도 약품 광고에서 성분, 부작용, 약물 상호 작용, 금기에 관한 경고를 찾아보기 어려웠다. 그리 순탄치 못했던 과거가 오히려 약물학의 역사에 발전의 동력이 된 것이다.

신비주의, 종교, 마법의 효과는?

선사 시대 이래 환자에게 치료법을 추천하는 것은 의사들의 역할이었다. 마법, 기도, 신탁(神託) 등 고대의 치료법은 '효과'가 있었으며 그중에는 지금도 효과를 보이는 것들이 있다. 프랑스의 루르드(Lourdes), 포르투갈의 파티마(Fatima), 스페인의 산티아고 데 콤포스텔라(Santiago de Compostella), 캐나다 퀘벡의 성 요셉 성당(Oratoire St-Joseph), 카프드라마들렌(Cap-de-la-Madeleine), 스테앤드부프레(Ste-Anne-de-Beaupré)과 같이 병을 낫게 한다는 성지에는 지금도 순례자들이 모여들고 있다. 치유 성지들이 누리고 있는 권위는 현대 의료의 메카인 메이오 클리닉(Mayo Clinic)에 필적할 만하다. 그러나 과거와 달라진 것은 성지순례를 처방하는 사람은 이제 의사가 아닌 다른 전문가라는 점이다.

치유의 영적인 측면, 생기론적 측면은 '가약(假藥, placebo, '즐겁게 해 준다.'는 뜻의 라틴 어에서 비롯된 단어)' 개념에서 잘 드러난다. '가약'이라는 용어는 오래전부터 해(害)도 없지만 효과도 없는 약이라는 의미로 사용되었다. 그러나 20세기 중반 '가약'이 거의 모든 질병과 거의 모든 형태의 치료법에서 일정한 효과를 보이는 것으로 밝혀졌다.

그리스 로마 시대의 의학과 본초학(本草學)

그리스 로마 시대에는 체액의 불균형에 의해 병이 생긴다고 생각했으므로(제3장 참조) 체액의 균형의 회복이 치료의 목표였다. 따라서 4체액의 상대적인 비율을 변화시키기 위한 식사의 조절과 생활양식의 변화가 주된 처방이었다. 이것은 아마도 영적 치료 다음으로 가장 오랜 역사를 가지고 있는 치료술일 것이다.

기원전 5세기경의 히포크라테스 전집에는 사혈, 특수식, 목욕, 운동과 휴식, 온냉 요법 등 다양한 비약물 치료법들이 등장한다. 약물이 300종 이상 실려 있는데 대부분 식물성이며 입, 항문, 질 등을 통해 투여하거나 외용제로 사용했다. 히포크라테스 학파의 치료 철학은 보수적이었다. 그들은 질병에 대한 몸의 반응을 관장하는 소위 '자연 치유력(*vis medicatrix naturae*)'에 의존했다. 의학의 역할은 몸이 스스로를 치료하도록 돕는 것이었다. 의학이 사람에게 해를 입히려 하지는 않지만 때로는 그러는 경우가 있으므로, 히포크라테스는 자연 치유력을 '도우라, 아니면 최소한 해를 끼치지는 마라(*primum non nocere*).'고 했다(『유행병』 I권, 11쪽).

'기대 요법' ― 자연의 치료를 참을성 있게 기다리는 방법 ― 은 기원전 5세기경부터 한때 유행하다가 뒷전으로 사라지고 다시 유행하는 과정을 끊임없이 반복했다. 그리스 의학자들이 문헌상의 증거에 비해 과도하게 기대 요법의 원조처럼 여겨지는 이유는 히포크라테스를 숭배하는 몇몇 역사가들의 영향 때문이다. 필자가 글을 쓰고 있는 지금도 기대 요법을 재발견해야 한다는 대중의 움직임이 만만치 않지만 의학에서는 기대 요법이 더 이상 유행이 아니다. 그러나 시장에서는 민속 의학, 약초 요법, 천연 약물들이 반짝이는 캡슐제 제조사들을 상대로 치열하게 시장 점유율 경쟁을 벌이고 있다. 의료는 수요를 따르는 경향이 있으므로 정통 의학도 결국 보다 온화한 의학(la médecine douce) 쪽으로 기울 것이다.

약을 뜻하는 그리스 어 '파마콘(pharmakon)'은 '약리학(pharma-

이렇게 해 보자: 생명이 별로 길지 못한 의약품 광고

도서관에 가서 지나간 의학 잡지의 약 광고를 살펴보자. 아래와 같은 것들이 발견할 수 있다.

- 그 이후 위험성이 밝혀져 더 이상 사용되지 않는 약
- 질병관의 변화에 따라 작용 기전이 전혀 다른 약으로 대체된 약(예: 위궤양에 쓰이던 불안완화제와 항경련제)
- 지금은 병이라고 생각하지 않는 상태에 대한 치료약(예: 체중 증량제)
- 여성으로 하여금 가사와 자녀 학교 방문의 스트레스를 견디게 하는 진정제
- 미적 감각의 변화로 지금은 전혀 재미도 없고, 진부하며, 촌스러운 광고 디자인과 문안

오래된 잡지일수록 더 재미있는 것들을 발견할 수 있을 것이다. 그러나 최근의 광고에서도 이제는 효과가 없거나 유해하다고 생각되는 약들의 광고를 찾아볼 수 있다.

마지막으로 50년이나 100년 뒤 사람들이 오늘날의 의약품 광고를 보면 어떻게 느낄지 생각해 보자.

cology)'의 어원인데, 약, 치료, 독(毒)의 의미가 있다. 고대 사람들은 약을 독약과 해독제로 분류했으며, 그중 해독제가 의료에 사용

되었다. 기원전 1세기경 소아시아 지역 폰투스의 왕 미트리다테스 6세는 자주 전쟁을 벌이던 로마인들이 자신을 살해할 것으로 믿고, 독약에 대한 면역을 갖기 위해 독을 먹여 키운 오리의 피를 오래도록 복용하는 실험을 했다. 그의 이름을 딴 해독제가 있는 이유가 이 때문이다. 그런데 후일 자살을 하기 위해 독약을 먹어도 죽지 않자 그는 어쩔 수 없이 하인을 시켜 자신의 목을 베게 했다.

또 고대의 해독제로 잘 알려진 것은 동물의 독을 해독할 목적으로 개발한 '테리악(theriac)'이다. '테리악'은 그리스 어 테리온(the-rion, 야수)에서 비롯된 단어로 그 사용 목적을 의미할 뿐만 아니라 더불어 실제 동물질로 만들어진 구성 성분을 암시한다. 처방전에 따라 다르기는 하지만 테리악은 70종 이상의 혼합물이며 그중에는 살모사 고기도 포함된다. 테리악과 미트리다테스는 '해로운 동물(pests)'로 인식되던 전염병이나 독을 치료하는 데 쓰였다. 이 처방들은 19세기까지도 신비에 가까운 지위를 누렸으며 지금도 의학 박물관에 가면 이 약들을 보관하던 파양스 도자기들이 웅장하게 전시되어 있다. 어린 시절 약국에서 일한 경험이 있는 19세기 생리학자인 베르나르에 따르면 각종 재료의 앙금을 큰 솥에 넣고 혼합하여 테리악을 만들었다고 한다.

뛰어난 치료술을 자랑하던 2세기 무렵의 갈레노스는 식물과 식물 가공물을 주로 처방했는데, 이것을 본초제(galenical) 혹은 약초(simples)라고 불렀다. 그는 좀 과격한 치료를 하는 편이었지만, 자신의 명성에 대한 환자의 신뢰가 치료에 도움이 된다는 점을 잘 알고 있었다. 그는 자연적인 치유 결과를 자신의 능력으로 포장하거나 눈치와 요령으로 환자의 신뢰를 얻는 데 뛰어난 편이었다.

갈레노스의 약전(藥典)에는 로마 황제 네로의 군대에서 군의관으로 일했던 1세기경의 그리스 외과 의사 디오스코리데스(Dioscorides)의 치료법들이 기술되어 있다. 디오스코리데스의 본초서에는 600여 종이 넘는 식물과 동물, 그리고 그 부산물들이 등장한다. 그는 자신이 쓰는 약물들을 물리적 성질에 따라 기름, 동물, 곡류, 약초, 뿌리, 술로 분류했다. 흰독말풀(*mandragora*) 뿌리로 만든 술은 미약(媚藥)과 마취제로 쓰였다. 사람들은 인체를 닮은 흰독말풀의 모양새가 이 풀의 신비스러운 힘과 관련이 있다고 믿었으며, 만일 사람이 뽑으려 하면 기이한 소리를 내서 사람을 죽게 한다고 믿었다. 때문에 이 풀을 채취할 때에는 뿌리를 개의 밧줄에 묶은 다음 고기를

갈레노스의 치료 전략: 환자에게 신뢰를 얻는 방법

나는 철학자 글라우콘(Glaucon)이 그의 친구와 같은 병에 걸린 것을 진단하고는 그의 전적인 신뢰를 얻었다. …… 창문턱에 얹어놓은 사발에 히솝 풀을 꿀에 갠 약이 담겨 있는 것을 발견한 나는 의사이기도 한 이 환자가 자기 병을 늑막염이라고 믿고 있음을 눈치 챘다. …… 나는 한 손을 그의 오른쪽 옆구리에 대면서 …… 말했다. '병이 있는 곳은 바로 여기입니다.' 그러자 그는 놀라움과 존경이 그득한 눈으로 나를 올려다보았다.

— 갈레노스, 『질병에 관하여』(Clendening (1942) 1960, 45~47쪽)

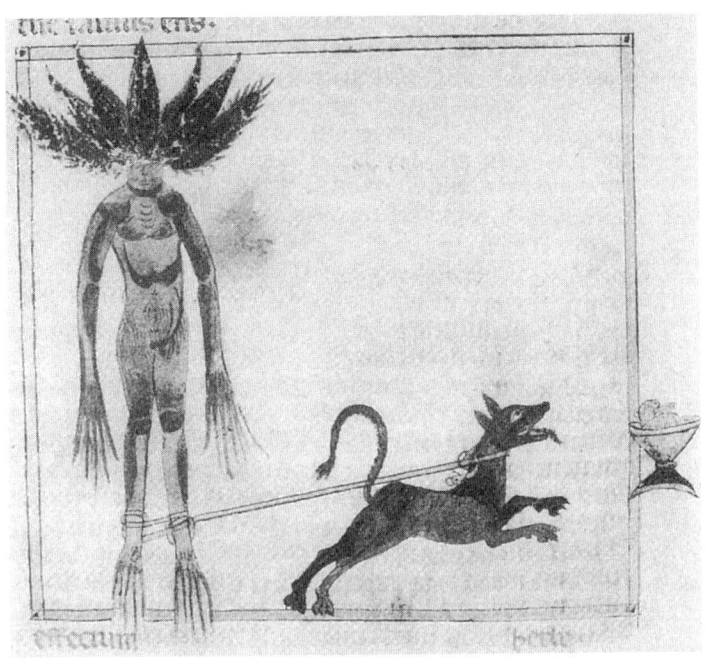

그림 5. 4 아풀레이우스(Apuleius)의 본초서 사본에 나오는 흰독말풀 뿌리. 웰컴 연구소 도서관, 런던, WMS 573.

담은 접시로 개를 유혹하여 개가 뿌리를 잡아끌도록 했다.

디오스코리데스의 본초서는 1400여 년 동안 약물서 중에서 가장 큰 영향력을 누렸다. 이 기간에 나온 여타의 책들은 그의 본초학에 대한 주해서가 대부분이다. 독일의 발명가 요하네스 구텐베르크(Johannes Gutenberg)가 최초로 인쇄한 의학서는 하제들을 집성한 완하제 편람(緩下劑便覽, *Laxierkalender*)으로 1457년에 나왔다. 본초서들 중에는 처음에 그리스 어로 쓰였다가 아랍 어로 번역되고 이것이 라틴 어로 번역된 후 또 다시 현대어로 번역된 것들이 있다. 때문에 누락과 오역이 적지 않다. 또한 그리스 시대에 그려진 약초 그림은 하나도 전해지지 않는다. 1554년 피에트로 매티올리(Pietro Andrea Matthioli)가 펴낸 주해서에서 볼 수 있듯이 후기의 그림들은 매우 단순화되었고 텍스트와 그림이 짝이 맞지 않거나 어떤 식물인지 분별하기 어려운 것이 많으며, 때로는 이미 존재하지 않는 식물의 그림이 등장하기도 한다. 학자들은 디오스코리데스를 비롯한 고대 본초학자들의 저서를 계속 연구하고 있으나, 여러 차례 번역되는 과정의 오역과 불분명한 출처 때문에 애를 먹고 있다.

1900년경까지만 해도 본초학은 의학 교육의 표준 교과목이었다. 의학교와 병원들은 약초 농장을 운영했는데, 여기서 재배한 약초는 교육 목적만이 아니라 치료 약제의 안정적 공급에도 도움이 되었다. 1617년 캐나다로 이주한 약종상 루이 에베르(Louis Hébert)의 가족이 캐나다에 들어온 유럽인들 중 최초로 농장을 경영했다는 사실에서도 의학과 식물 재배의 밀접한 관계를 알 수 있다. 이로부터 80여 년 후 북아메리카 지역 최초의 식물 표본집을 펴내고 낭상엽 식물(그의 이름을 따 Sarracenia purpurea로 명명)을 세계 최초로 기술한 사람이 퀘벡 출신의 내과 의사이자 외과 의사인 미셸 사라쟁(Michel Sarrazin)이었다는 것도 우연은 아니다.

오늘날 상용되는 약물들은 대부분 실험실에서 합성되어 상업적으로 유통되지만, 상당수가 원래는 식물에서 만들어지던 것들이다. 그중에는 아주 오랜 역사를 가지고 있는 것들도 있다. 센나(senna)는 기원전 1550년 이전부터 완하제(緩下劑)로 알려져 있었으며, 역시 하제로 쓰이던 피마자유는 이집트 시대에도 사용되었다. 폭스글로브(foxglove)에서 디기탈리스를 추출하기 시작한 것은 이미 18세기 이전이며, 버드나무와 자작나무 껍질에서 나오는 아스피린과 유사한 물질이 상용된 것도 오래전의 일이다. 이미 알려져 있던 본초학의 치료법을 재발견하여 크게 선전하는 일도 종종 있었는데, 1973년 데니스 P. 버키트(Denis P. Burkitt)가 밀기울이 위장 계통에 미치는 효과를 발견했다고 대대적으로 발표한 것이나, 1980년대 귀리 껍질에 콜레스테롤 저하 효과가 있다는 논문들이 쏟아져 나온 것이 그 예이다. 현대의 약물들은 원래 식물에서 기원한 것들이며 백혈병 치료제인 빈크리스틴(vincristine)조차도 사실은 마다가스카르의 협죽도나무(periwinkle)에서 발견된 것이다. 또한 항암제 포도 필로톡신(podo phyllotoxin, VP-16과 에토포사이드(etoposide))은 포도필름 나무(may-apple)에서 추출된 것이며, 유방암 치료제로 쓰이는 탁솔(taxol)은 동아시아에 서식하는 고대 식물인 주목(朱木)에서 발견된 것이다.

각종 식물에서 효과적인 치료제를 만들 수 있다는 사실을 아는 과학자들은 숲 속에 감추어져 있을지도 모르는 또 다른 기적의 치료제를 꿈꾼다. 20세기 초 파크 데이비스(Parke Davis) 사는 제약사 중에서 최초로 새로운 치료제를 발굴하기 위해 밀림 조사 연구를 후원했다. 1960년대에는 원주민들이 상용하던 환각제 나무가 발견됨으로써 민족 식물학에 대한 과학자들의 관심을 다시 일깨웠다. 보다 최근에는 우림(雨林)의 파괴로 지구상 전 식물종의 4분의 3이 멸종하고 이에 따라 새로운 잠재적 치료제 수천 종을 족히 잃어버리게 될 것이라는 우려가 제기되었다. 1979년에는 이 분야 연구자들을 위한《민족약물학 잡지(*Journal of Ethnopharmacology*)》가 창간되었다. 지금도 식물학과 인류학 연구의 성격을 동시에 갖는 여러 가지 프로젝트가 각종 식물의 의학적 활용 가능성을 조사, 분석하고 있는데, 그중에는 아마존 유역 사람들이 이미 사용하고 있는 약초들을 조사하는 프로젝트도 포함되어 있다.

　캐나다에서는 오타와 대학교의 식물학자 소 아너슨(Thor Arnason)이 북아메리카 원주민들이 사용하던 식물 약재의 약리학 성분을 조사해 왔다. 그에 따르면 이 일은 고대를 연구하는 고전 학자의 일과 성격이 비슷하여 무수한 사투리와 구전(口傳)의 해석에 성공 여부가 달려 있으며, 이미 많은 정보가 오래전에 사라져 버렸다고 한다. 예를 들자면, 초기 정착 유럽인들은 1535년 겨울 프랑스 탐험가 자크 카르티에(Jacques Cartier)의 야영지에서 '큰 병' —— 아마도 괴혈병이었을 것이다 —— 이 발생했는데, 원주민들이 가져다준 소위 백상목과 가문비나무로 치료했다고 기록하고 있다. 그러나 1605년 겨울 사뮈엘 드 샹플랭(Samuel de Champlain)이 포트로열(아나폴리스로열, 노바스코샤)에 정착했을 때 카르티에에 관한 이야기를 들었지만, 그 치료약을 찾을 수는 없었다. 상록수의 침상엽(針狀葉)에는 괴혈병을 치료할 수 있는 비타민 C가 있지만, 이같이 정확한 나무 이름을 알 수 없게 하는 언어 차이에서 아너슨이 민속 치료제를 추적하기가 어렵다고 한 이유를 짐작할 수 있다.

금속의 등장

히포크라테스 전집에도 구리에 관한 언급이 나오지만, 금속이 치료제로 널리 쓰인 것은 15세기 말부터이다. 당시까지 그리스-로마 시대의 4요소 중 '흙'은 수은, 염, 황과 같은 새로운 요소들을 포함한 확장된 개념으로 이해되었다. 자신을 파라켈수스(Paracelsus)라고 부른 데오프라투스 봄바스투스 폰 호헨하임(Theophrastus Bombastus von Hohenheim)은 금속을 약으로 사용해야 한다고 주창한 사람 중의 하나이다. 독일의 광산 마을 아인젤덴에서 출생한 그는 금속이 약물로 사용되지 않는 것은 부당한 일이라고 생각했으며, 연금술사들의 영향을 받아 식물과 광물에는 비밀스럽고 특별한 치유력이 있다고 믿었다. 그는 모든 질병에는 반드시 치료법이 있기 마련이며 병은 그 치료법에 따라 분류해야 한다고 주장했는데, 이 생각은 오늘날 임상 시험에서 통용되는 개념과 흡사하다. 파라켈수스는 자신의 생각을 과시하기 위해 갈레노스와 이븐 시나의 책을 대중 앞에서 불태우기도 했다. 그러나 이런 행동은 그의 직장 생활이나 취직에 전혀 도움이 되지 않아 그는 생애의 대부분을 유럽 대륙을 떠돌아다니면서 살았다.

요즘 학생들의 눈으로 볼 때 파라켈수스의 저서는 혼돈스럽고 앞뒤가 맞지 않는 느낌이다. 그의 과장된 문체 때문에 파라켈수스는 일고의 가치도 없는 어처구니없는 인물로 매도되기 쉽다. 그러나 최근 그의 저서를 다시 살펴본 역사, 의학, 대중정치 분야의 학자들은 파라켈수스가 고대 의학자들의 기성 권위에 도전한 면 외에도, 전에 알려진 것보다 훨씬 큰 영향을 후대에 미쳤을 것이라는 결론을 내렸다.

르네상스 말기에는 수은, 유황, 안티몬을 비롯한 새로운 물질들이 기적의 약으로 떠올랐다. 16세기 말 지롤라모 프라카스토로 (Girolamo Fracastoro)는 매독이라는 '신종' 전염병의 치료제로 수은을 추천했다. 수은은 위장 장애, 잇몸 부종, 침 과다 분비, 신경 독성을 일으키지만, 이런 증상들은 모두 매독이 효과적으로 치료되는 과정이라고 받아들여졌다.

이와 마찬가지로 안티몬 화합물도 구역질, 구토, 설사, 심혈관계 부전을 일으킨다. 이런 독성 때문에 안티몬은 하이델베르크나 파리 같은 몇몇 지역의 의료 기관에서 사용이 금지되었다. 그러나 1657년 프랑스 국왕 루이 14세가 만병통치약으로 알려져 있던 안티몬 화합물 토주석(吐酒石, tartar emetic)을 복용하고 장티푸스에서 회복되자 사용이 허용되었다. 19세기까지도 고용량의 토주석이 폐렴에 사용되었으며 그 효과가 임상 통계학적으로 입증되기도 했다. 그러나 부작용 때문에 결국은 다시 사라지고 말았다. 필자가 몬트리올 로열 빅토리아 병원의 피에르 르네(Pierre René) 박사와 공동으로 연구한 결과 토주석에는——독성에도 불구하고——항균 능력이 있었다.

분류 체계와 치료술의 변화

최초의 약물 분류 체계는 약을 독약과 해독제로 나누었다. 물리적 성상(디오스코리데스)이나 생리학적 효과에 따른 분류도 있었다. 예를 들어, 양귀비 즙(아편을 함유)과 배풍등(排風藤, nightshade, 아트로핀을 함유)은 수면을 유도하는 최면제로 분류되었는데, 요즘의 분류로 보면 후자는 여기에서 제외되어야 한다. 살리실산을 함유하고 있는 버드나무 껍질은 분비를 고갈시키는 수렴제(收斂劑)로 쓰였는데, 이로부터 이것이 통풍에 효과를 보이는 이유를 알 수 있다. 구토를 유발하는 물질은 최토제(催吐劑)로 쓰였고, 설사를 유발하는 물질은 그 강도에 따라 가장 약한 완하제(laxatives)와 중간 정도의 사하제(瀉下劑, cathartics) 그리고 가장 강한 변통제(便通劑, purges)로 분류되었다. 발한제(發汗劑, sudorifics)는 땀을 내는 데 쓰였다. 자극제는 환자를 각성시키고 이뇨제는 소변을 촉진시킨다. 분류 뒤에는 으레 생리적 효과에 대한 설명이 붙었는데, 그 생리적 효과가 약물을 투여하는 논거가 되는지 되지 않는지는 상관이 없었다. 어떤 의미에서는 지금도 약을 이런 관점으로 바라보는 경향이 있다. 물론 요즘은 논리적 근거를 가지고 부작용에 대한 설명을 하지만……

　예를 들자면, 디기탈리스는 사지의 부종을 완화시키고 요량을 증가시키는 효과 때문에 처음에는 이뇨제로 알려졌다. 오늘날 디기탈리스는 강심제로 분류되지만, 여전히 부종 완화와 이뇨 효과가 있다. 달리 말하자면 약을 쓰는 논리적 근거는 달라졌지만, 그 효과에는 변함이 없다는 것이다. 윌리엄 위더링(William Withering)은 1785년의 논문을 통해 디기탈리스의 효과와 부작용, 그리고 빈민 환자를 상대로 한 실험 결과를 발표하여 의학계에 이 약의 존재를 공식적으로 알렸다. 그는 '정규교육을 받은 의사들이 치료하지 못한 환자들을 여러 차례 치료한 경험이 있는 슈롭셔 지방의 한 노파'의 비방에서 폭스글로브의 존재를 알았다고 한다. 불행히도 이 노파가 누구인지는 확인할 수 없는데, 일설에 따르면 이름이 허턴(Hutton)이라고 한다. 의학의 역사에는 이처럼 익명의 선각자들이 많이 등장하며, 힘없는 사람들을 상대로 한 실험은 오늘날도 계속되고 있다(제6장의 터스키기 실험, 제13장의 나치 과학과 윌러브룩 참조).

오늘날 우리가 독이라고 생각하는 것들이 19세기 초까지도 여전히 약전에 등장한다. 감홍(甘汞, 수은), 토주석(안티몬), 강력 설사제 할라파, 스트리크닌, 통증과 불면 치료제 아편, 자극제로서의 알코올 등이 그것이다. 섭식 제한, 격렬한 관장(灌腸), 그리고 정맥절개술이나 거머리, 부항(附缸)과 같은 사혈 요법과 더불어 사용된 이런 식의 적극 요법이 당시에는 과감하고 훌륭한 치료로 받아들여졌다. 물론 토머스 롤런드슨(Thomas Rowlandson)이나 제임스 길레이(James Gilray), 오노레 도미에(Honoré Daumier), 쇼 등의 유명한 풍자에서도 알 수 있듯이 모든 사람이 이런 방식을 좋게 본 것은 아니다. 일반적으로 존경을 표하는 '영웅'이라는 단어가 의학에서는 경멸의 의미를 갖는다. 환자의 목숨을 구하기 위한 절체절명의 시도에서 유래한 말이겠지만, 이제는 쓸데없는 약물의 처방, 과용량의 처방, 과잉 반응을 의미하기 때문이다.

의술은 지난 1세기 반 동안에 그 이전 2000년 동안의 변화보다도 더 큰 변화를 겪었다. 그 이유는 무엇일까? 여러 가지 이유를 생각할 수 있겠지만, 시대와 장소의 풍조를 거론하지 않을 수 없다.

혁명 후 프랑스에서는 구질서와 관련된 것은 무조건 낡았다는 이유로 거부되었다. 생리학자 마장디는 이 같은 시대의 이상을 반영하여 의사들이 과거의 복잡한 조제물을 버리고 이제 새로운, 화학적으로 순수한 약물을 사용해야 한다고 역설했다. 1821년부터 1834년 사이에 파리의 병원 오텔디외(Hôtel-Dieu)를 위해 저술한 약전 제8판에서 그는 과거의 '약초' 대신에 정제된 화학 물질을 사용할 것을 권했다. 아편 대신에 모르핀을, 기나피 대신에 퀴닌을 사용하도록 한 것이다. 그는 새로 등장한 알칼로이드인 코데인이나 브롬화물에 대한 동물 실험 결과를 그 근거로 제시했다. 당시 일부 과학자들은 치료 허무주의를 옹호했지만, 실제로 그들이 얼마나 그 주장을 실천에 옮겼는지는 알 수가 없다.

과감한 치료가 사라진 이유로 3가지 정도를 더 거론할 수 있다. 첫째는 마취술과 멸균법의 발달에 따른 외과술의 발전이다. 수술로 문제를 단번에 해결할 수 있다면 평생 약을 먹을 필요는 없는 것 아닌가? 둘째, 1880년대에 들어서면서 세균설이 널리 받아들여지고(제4장 참조), 호르몬이 발견됨에 따라 의사들은 질병의 증상을 공격하던 태도를 버리고 질병의 원인을 제거하는 '마법의 탄환'을 찾기 시작했다. 셋째, 동종요법을 비롯한 경쟁자들의 압력도 의사들이 과감한 치료를 회피하게 하는 계기가 되었을 것이다. 존 할리 워너(John Harley Warner)는 1820년부터 1885년 사이 두 군데 지방 병원 의사들의 처방전을 컴퓨터로 분석한 결과 부작용이 심한 '영웅적 치료'가 보다 순한 치료로 변화되는 것을 확인할 수 있었다. 워너는 여러 가지 변화 요인 중에서도 인체에 해가 적은 치료법을 써서 환자들에게 더 큰 인기를 누리던 당시 비정통 의사들과 이종요법(異種療法, allopath) 의사의 경쟁 관계가 가장 큰 영향을 미친 것으로 해석하고 있다.

마법의 탄환: 항생제, 호르몬 그리고 20세기의 낙관주의

미생물이 질병을 일으키는 것으로 밝혀지자 연구자들은 먼저 자연 면역력을 높이기 위한 백신의 개발에 매달렸다. 세균을 공격하는 약을 개발하는 것은 부차적인 문제였다. 기나피(Cinchona, Jesuit bark)는 말라리아 원충이 발견되기 수세기 전부터 말라리아의 예방과 치료에 쓰였는데, 그 '치료 근거'는 기나피가 '강화제(tonic)'이기 때문에 말라리아의 원인인 유해한 공기에 대한 저항력을 높여 준다고 설명되었다. 후일 노벨상을 받게 되는 샤를 라베랑(Charles Laveran)이 1880년 원충을 발견하자 퀴닌은 새로운 치료 근거를 갖게 되었다. 환자를 건강하게 살리면서 인체에 침입한 세균을 죽여야 한다는 의식이 확산됨에 따라 사람들은 마법의 탄환을 찾아 나서기 시작했다.

최초로 항생제를 개발한 공은 파울 에를리히(Paul Ehrlich)에게 돌아갔다. 그는 1903년 트리판 레드라는 염색약을 개발하여 실험 동물의 파동편모충증(트리파노소마증)을 치료하는 데 성공했고, 1910년에는 비소를 주성분으로 한 매독 치료제 살바르산을 개발했다. 에를리히는 세균에 특별히 친화력을 가진 염색약을 개발하면 이것이 인체에 침입한 세포에만 선택적으로 독성을 전달할 것이라고 기대했다. 1909년 그는 면역학의 이론적 기초를 확립한 공적으로 노벨상을 받았지만 대중에게는 살바르산 같은 약물을 개발한 사람으로 더 많이 알려져 있다.

항생제 중에서 설파제를 빼놓을 수는 없다. 독일 엘버펠트의 바이어 연구소에서 일하던 게르하르 도마크(Gerhard Domagk)는 최초의 설파제인 프론토실(Prontosil)을 개발했으며 이 약이 생쥐의 연쇄구균 감염에 효과가 있음을 밝혔다. 도마크의 첫 번째 인체 실험은 1933년 12월 갑자기 패혈증에 걸린 딸을 상대로 이루어졌는데, 다행히 딸은 회복되었다. 1939년 도마크는 노벨상 수상자로 선정되지만, 과도하게 대외적 찬양을 받은 혐의로 게슈타포에게 체포구금되었다. 그는 1947년에야 노벨상을 받을 수 있었는데, 이때는 이미 상금은 받을 수 없게 된 후였다. 오늘날 의사들 중에는 도마크를 기억하는 사람이 별로 없는데, 아마도 제2차 세계 대전 당시 독일과의 적대관계 때문이거나 그가 거대 제약 회사를 위해 일을 한 때문일 것이다.

항생제 중 가장 유명한 것은 두말할 필요 없이 페니실린이다. 학교에서는 세균을 배양하다가 곰팡이로 오염된 배지를 폐기하는 알렉산더 플레밍(Alexander Fleming)의 이야기를 가르친다. 그러나 몬트리올의 진균학자 쥘 브뤼넬(Jules Brunel)을 비롯한 역사가들에 따르면 푸른곰팡이가 세균을 죽인다는 '발견'은 플레밍 이전에 다른 사람들에 의해 발표된 적이 있다(1896년 로마의 바르톨로메오 고시오(Bartolomeo Gosio)와 1897년 프랑스 리옹의 E. 뒤셴(E. Duchesnes)이 대표적인 예이다.). 브뤼넬은 캐나다 퀘벡 지역의 노인들이 호흡기 질환에 걸리면 잼에 생긴 곰팡이를 약으로 쓰는 오랜 관습을 가지고 있다는 기록도 남겼다. 플레밍은 자신이 관찰한 현상의 중요성을 잘 알았지만 그것을 치료에 적용할 생각은 하지 않았으며, 선행 연구에 대해서도 언급하지 않았다. 옥스퍼드의 연구원 하워드 W. 플로리(Howard W. Florey)와 에른스트 체인(Ernst Chain)은 페니실린을 추출하고 정제하여 생산하는 방법을 개발하여 플레밍의 발견으로부터 10년이 지난 1939년에 발표했다. 플레밍, 플로리, 그리고 체인은 1945년 노벨상을 공동으로 수상했다.

호르몬과 비타민은 체내에 침입한 유기체를 죽이지는 않지만, 부족한 성분을 정확히 파악하여 보충해 줄 수만 있다면 마법의 탄환과 같은 역할을 한다(비타민에 대해서는 제13장 참조). 20세기 초에 이루어진 각종 호르몬의 분리와 정제는 의학에 대한 낙관주의를 부추겼다(제3장 참조). 온타리오 주의 런던에서 개업의로 활동한 프레데릭 G. 밴팅(Frederick G. Banting)은 문헌을 통해 췌장 질환이 당뇨병의 원인이라는 확신을 갖게 되었다. 1921년 여름 그는 토론토 대학교의 J. J. R. 매클라우드(J. J. R. Macleod)의 실험실 한쪽을 빌려 당시 의과 대학생이던 찰스 베스트(Charles Best)와 함께 개에게 당뇨병을 유발시키는 실험을 했다. 호르몬의 분리와 정제는 솜씨 좋은 생화학자 J. B. 컬립(J. B. Collip)이 담당했다. 실험을 시작한 지 얼마 지나지 않아 최초의 호르몬 대체 요법제인 인슐린이 개발되어 치명적일뿐더러 유병율도 높은 당뇨병 치료의 길을 열어 주었다. 1923년 노벨상 위원회는 베스트와 컬립의 공을 간과하고 밴팅과 매클라우드에게 상을 주었는데, 이들은 베스트, 컬립과 상을 나누었다.

곧이어 호르몬은 종양 치료에도 적용되기 시작했으며, 부족한 것을 보충하는 데에 머무르지 않고 모든 질병을 치료할 수 있는 물질이 출현하리라는 기대를 불러일으켰다. 여러 종류의 호르몬이 연달아 발견되고 치료에 적용되었다. 1949년 메이오 클리닉의 P. S. 헨치(P. S. Hench)와 E. C. 켄들(E. C. Kendall)은 부신 피질 호르몬을 발견했는데, 당시의 희망찬 분위기 덕분에 바로 이듬해에 노벨상을 받았다. 그들의 성공이 세상에 알려진 직후 두려움에 가득찬 한 의사가 역사가인 E. H. 아커크네히트(E. H. Ackerknecht)에게 달려와 자신은 행운아라고 고백하면서 '이제 모든 질병이 곧 퇴치되고 의과 대학 교수진은 역사가로만 구성될 것'이라고 말했다(Ackerknecht, 1973, 2쪽)! 이 같은 불가항력적인 열광의 부산물은 역사학에도 영향을 미쳤다. 역사학이 과거를 전보다 한층 더 조롱하게 된 것이다.

임상 시험

새로운 치료법을 도입하기 위해 새 방법으로 치료받은 집단과 치료받지 않았던 집단을 역사적으로 비교하는 연구는 오래전부터 시행되어 왔다. 철저하고 계획적인 임상 시험은 수치 의학적 통계 방법(제4장 참조)의 발전과 더불어 19세기 초에 시작되었다. 사람을 대상으로 한 실험은 마장디와 베르나르가 즐겨 하던 동물 실험을 마친 뒤에 시도되었다.

20세기 초 수많은 약물학적 발견에 대응하기 위해서는 실험 결과가 다른 외적 요인의 영향을 받지 않고 전적으로 약물에 의해서 나온 것임을 확인할 수 있는 기준의 필요성이 제기되었고, 이에 따라 실험 기준을 마련하기 위한 위원회가 구성되었다(예를 들면, 1931년 구성된 영국 의학 연구 자문 위원회(MRC)의 치료 임상 시험 위원회). 치료받지 않는 '대조군(對照群)'을 동원하는 등의 기준은 20세기에 마련되었는데, 처음에는 자가 대조와 교차 대조법(1900년 무렵)을 사용했으며, 나중에는 무선 대조군(1940년 무렵)이 표준이 되었다. 실험 참가자만이 아니라 관찰자도 누가 실험 집단이고 누가 통제 집단인지를 모르게 하는 이중맹검법(二重盲檢法)은 가약(假藥) 효과를 배제할 목적으로 개발되었는데, 처음 등장한 것은 1940년 이후이다. 최초로 맹검법을 쓴 무선 대조군 시험(無選對照群試驗, RCT, Randomized Controlled Trial)은 영국 의학 연구 자문 위원회의 후원을 받아 수행한 「스트렙토마이신의 결핵 치료 효과에 대한 연구」(《영국 의학 잡지(*British Medical Journal*)》 2호(1948), 769~788쪽)라고 알려져 있다. 그러나 1972년 아치 L. 코크런(Archie L. Cochrane)은 RCT가 제법 오랜 역사를 가지고 있음에도 불구하고 대부분의 의약적 치료가 철저한 효과 검증 없이 적용되고 있다고 지적했다. 이에 따라 각 분야의 RCT 정보를 모두 모아 대조하기 위해 그의 이름을 딴 국제 협력 연구가 이루어졌다.

표준화라는 것은 '70킬로그램의 남성'을 상대로 약의 효과를 철저히 검증한다는 의미로 사용되었으며, 여기서 여성, 임산부, 소수민족은 무시되었다. 연구에 대한 열정 때문에 환자의 권리를 짓밟는 일이 적지 않았으며, 때로는 재앙과도 같은 끔찍한 결과를 가져오기도 했다(제6장과 제13장 참조). 연구의 윤리적 기준을 정립하기 위한 연구 프로젝트가 시작된 것은 아주 최근의 일이다.

20세기 말의 회의론: 마법의 탄환은 없는가?

20세기 중반의 낙관론은 충분히 이해할 수 있는 현상이지만, 사실 너무 성급한 것이었다. 마법의 탄환은 부작용이 많았지만, 무엇보다도 중요한 것은 마법의 탄환으로 인해 마법의 미생물이 생겼다는 사실이다. 약이 듣지 않는 말라리아, 임질, 다 항생제 내성 포도상구균(MDRS, multi-drug-resistant staphylococcus)에 관한 보고가 끊이지 않으며, 페니실린 내성 매독의 출현도 예상된다. 항생제로 뒤덮여 있는 병원에는 가공할 만한 원내 감염(nosocomial infection)의 위험이 도사리고 있다. 일반적인 세균이 살기 어려운 병원에서도 내성균은 번식하기 때문이다. 이반 일리치(Ivan Illich)는 『의학의 네메시스(*Medical Nemesis*)』(1975)에서 의료 기관이 건강에 심각한 위협으로 등장하고 있음을 지적했다. 최근에 앨런 브랜트(Allan Brandt)가 쓴 매독의 역사에 관한 책은 지구상의 질병을 모두 박멸할 수 있다는 과거의 희망이 망상에 불과했다는 포스트모더니즘적인 인식을 반영하여 『마법의 탄환은 없다(*No Magic Bullet*)』라는 제목을 달고 있다.

항생제가 환자 개개인의 생명을 구해 준 것은 사실이지만, 항생제로 인해 평균 수명이 늘어났다는 증거가 있는가? 환자 개개인에게는 효과적이었던 신약이 집단에게는 효과적이지 못했을 가능성을 역사적으로 규명해 보려고 노력한 역사가는 거의 찾아볼 수 없다. 요즘 사람들은 200년 전에 비해 오래 살지만 이것이 과연 약 때문이라고 할 수 있는가? 예를 들어 인류의 주요 사망 요인이었던 결핵의 유병률이 낮아지기 시작한 것은 결핵 예방 접종과 결핵 치료제가 등장하기 이전이라는 사실은 이미 밝혀졌다. 위생, 식생활, 부의 수준, 생활양식 같은 것이 결핵의 유병률 감소에 적지 않은 영향을 미쳤다는 것이다. 20세기 말 북아메리카 지역의 결핵 증가는 부와 생활 여건, 영양 상태의 악화에 원인이 있다(제7장 참조).

탈리도마이드

탈리도마이드(Thalidomide)는 신약이 어떤 끔찍한 결과를 가져올 수 있는지를 보여 주는 대표적인 사례다. 1950년대 말에 개발된 강력한 진정제인 탈리도마이드가 캐나다에 도입된 지 채 1년도 지나지 않았을 때 이 약을 먼저 도입한 나라들로부터 신생아의 사지 기형(단지증, phocomelia)을 유발한다는 놀라운 보고가 들어오기 시작했다. 캐나다 정부는 탈리도마이드가 신생아 기형과 관련이 있다는 독일 의사들의 보고가 발표된 지 5개월이 지난 1962년 4월 10일 약의 사용을 금지시켰다. 캐나다에서의 첫 희생자는 1962년 2월과 6월 새스커툰 지역에서 태어났다(《캐나다 의학 협회보》 87호 (1962), 412, 670쪽). 이 약은 임신 초기에 복용했을 때 기형을 유발하므로 사태의 심각성은 아이가 태어난 지 9개월 후에야 알 수 있었다. 탈리도마이드로 인해 총 125명의 기형아가 출생했으며, 유산은 이보다 더 많았을 것이다. 이들은 정상 지능을 가지고 있었으므로 취업을 원했지만, 이미 30대가 된 1992년 9월 이전에는 아무런 보상도 받지 못했다. 이 약은 정상적인 절차를 밟아 승인을 받았기 때문에 보상 책임은 제약사나 처방 의사가 아니라 국가에 있었다. 아이러니라고 생각하겠지만 요즘 탈리도마이드는 의원성(醫原性) 질환인 이식 편대 숙주 반응(graft-versus-host disease)을 억제하는 약으로 다시 사용되고 있다.

탈리도마이드는 의약에 의한 재앙의 가장 극단적인 예로서, 희생자들도 자신들의 신체 기형이 아무도 예측하지 못한 것이었음을 잘 알고 있다. 그러나 이 일을 결코 잊어서는 안 된다. 탈리도마이드는 아무리 의도가 선하다 하더라도 의학이 해를 끼칠 가능성이 있다는 교훈을 준다. 이 점을 이해하면 캐나다의 의약품 승인 절차가 왜 그토록 까다로운지 알 수 있을 것이다. 탈리도마이드 사례는 의료 기관에 대한 대중의 불신을 이해하고 경각심을 갖는 계기가 된다. 의료 기관에 대한 이 부정적 이미지 덕분에 거의 아무런 통제도 받지 않는 민속 의학 요법제나 건강 식품, 그리고 현대 의학 비판서를 위한 엄청난 시장이 형성되었다.

과학적 약물 개발과 제약 산업

마법의 탄환이 처음에는 동물의 생체 조직이나 식물, 곰팡이 등에서 추출되었지만, 실험실에서의 합성도 가능하다. 마법의 탄환은 감염의 생물학적 원인을 제거하거나 체내 결함을 복구하는 기능을 위해 설계되었다. 그러나 20세기 초 수많은 질병들이 화학적으로 다시 정의되었다. 이에 따라 질병의 원인이 되는 생화학적 결함에 대한 정교한 이해에서 출발해야 합리적인 치료제를 '설계'하는 것이 가능해졌다. 예컨대 파킨슨 병 환자의 뇌에 어떤 화학물질이 부족하다고 밝혀지면, 의사들은 이 물질을 치료제로 투여하게 된다. 이와 비슷한 예로는 위산 분비를 억제하는 히스타민 길항제, 특정한 신경 자극을 막는 베타-차단제, 허혈성 심장 질환의 칼슘 통로 차단제 등을 들 수 있다. 이 같은 '설계된 약물'들은 대부분 인체의 화학적 문제를 해결하는 기능을 갖도록 실험실에서 만든 일군의 유사 합성물들 중 가장 효과가 좋고 독성이 적은 것을 고르는 임상 시험을 통해 탄생한 것들이다.

화학 물질을 정제하여 특성을 밝힐 수 있게 된 1800년대 이래, 천연 물질을 표준화하고 합성하는 데 많은 노력을 기울였는데, 이것이 제약 산업의 발전에 유리한 환경을 제공했다. 제약 회사들이 연구 자금과 시설을 지원하기 시작한 것은 이미 1세기도 더 되었다. 캐나다의 경우 제약 산업의 규모는 거의 20억 달러에 이른다. 제약업계는 치료제의 판매와 유통을 관장할 뿐만 아니라, 대학에서 이루어지는 연구를 포함한 약품 연구비의 70퍼센트 이상을 좌지우지한다. 영리 자본의 지원을 받는 연구는 때로 아주 높은 생산성을 발휘한다. 설파제로 유명한 도마크도 그랬지만 제임스 블랙(James Black)이나 거트루드 엘리언(Gertrude B. Elion), 조지 히칭스(George H. Hitchings)는 제약 회사 —— 각각 버로스 웰컴(Burroughs

Wellcome) 사와 스미스 클라인(Smith Kline) 사, 프렌치(French) 사——를 위해서 일했다. 이들은 시메티딘(cimetidine), 프로파놀롤(propanolol), 6-머캅토-퓨린(6-mercapto-purine), 6-티오구아닌(6-thioguanine), 알로퓨리놀(allopurinol), 트리메토프림(trimethoprim) 등의 치료제를 '설계하는 과학적 방법'을 정립한 공로로 1988년 노벨상을 공동 수상했다.

제약 회사에 대한 의료계와 대중의 감정은 양가적이다. 제약 회사가 새로운 약물을 만들어 내는 것은 환영할 만한 일이지만, 그들의 막대한 이익과 연구 기부금은 마땅치 않은 일이다. 이들은 제약 회사의 후원을 받는 연구가 윤리적으로 엄정하지 못할 가능성이 있다고 믿으며 후원이 일종의 광고가 아닌지 의심한다. 또한 비판적인 사람들은 영리 추구를 목적으로 약을 개발하는 것 자체를 문제시하기도 한다. 제약 회사들은 질병 예방에는 전혀 관심이 없으며 만성 질환과 같은 사업 거리에만 투자를 한다는 것이다.

1970년대 캐나다에서는 약사들로 하여금 값비싼 브랜드 약품 대신에 값싼 대체약이나 불법 복제약을 조제하도록 유도하기 위한 각종 시책이 잇달아 나왔다. 제약 회사들은 약품 개발에 대한 투자를 인정하지 않는 이런 시책들을 반가워할 리 없다. 사태는 결국 무역 상대국과의 마찰로 이어졌다. '관세 및 무역에 관한 일반 협정(GATT)'의 기준을 충족시키기 위해 1987년 통과된 C-22 법안과 1993년 통과된 C-91 법안에 의해 캐나다의 특허법이 개정되었다. 새 법률 체제는 특허 소유자에게 장기간의 독점적 판매를 보장하고, 그 대신 제약 회사들에게는 캐나다에서의 연구 개발 투자를 증액하도록 요구했다. 제약 회사들이 이를 받아들여 기업 투자 연구비는 다시 늘어났다.

그러나 이 같은 변화에도 불구하고 약값이 상승하여 국세의 상당 비율을 차지할 정도가 되었는데, 이는 약품 소비의 대부분을 노인과 복지 수혜층이 차지하는 데에서 기인했다. 전직 장관 주디 에롤라(Judy Erola)를 수반으로 한 캐나다 제약 산업 협회는 국가적 재정 긴축 상황에서 막대한 돈을 벌어들이는 것에 대한 비판을 의식하여 1993년과 1994년에 걸쳐 대대적인 대국민 홍보전을 벌였다. 만성 질환을 위해 보다 좋은 신약 개발에 투자를 하면 병원 입원률이 감소하여 보건 재정에 도움이 된다는 요지였다. 협회의 37개 회원사는 1995년 자선 단체에 490만 달러를 기부했고, 연구 개발에 7억 달러를 투자했다.

제약 산업은 약물 정보에 대해서도 배타적이지는 않지만 결코 무시할 수 없는 수준의 통제력을 행사한다. 대개의 의사들은 연구 논문을 읽을 시간이나 여건이 충분치 않다. 결과적으로 의사들은 약품에 관한 정보를 제약 회사 영업 사원이나 의학 잡지에 실린 광고를 통해서 얻는다. 이런 상황을 개선하기 위해 의과 대학과 전공 학회 산하의 연수 교육 기관들은 비교적 중립적이라고 생각되는 의사 집단에게 신약과 부작용에 관한 뉴스를 제공하려고 노력한다.

약품의 라이프사이클

1954년 에르네스트 자베츠(Ernest Jawetz)는 약품에 대한 신뢰에 일정한 변화 패턴이 있다는 것을 밝혀냈다. 새로운 치료제가 나오면 처음에는 낙관적 분위기에서 약품에 대한 신뢰가 급격한 상승 곡선을 그리면서 증가한다. 이어서 예측하지 못한 부작용이 알려지면 불신과 두려움 때문에 곡선은 급격히 하강한다. 그러고는 마지막으로 중간 수준에서 안정된다(《의료 연보》5호(1954), 2쪽). 어떤 이들은 이 변화 단계를 '만병통치약에서 독약으로 다시 보통 약으로' 가는 과정이라고 표현하기도 한다. 자베츠의 모델은 클로람페니콜의 역사에 꼭 들어맞는다. 클로람페니콜은 1948년 아주 효과적인 항생제로 등장했다. 그러나 1967년 3만 명 중 한 사람에게서

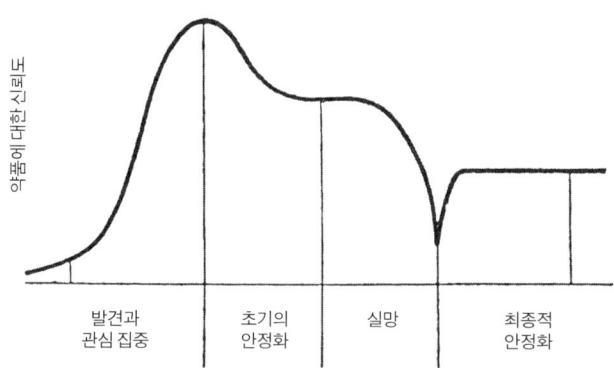

그림 5. 4 약품에 대한 신뢰의 변화 과정을 보여 주는 도표. 에르네스트 자베츠,《의료 연보》5호 (1954), 2쪽

재생 불량성 빈혈을 일으킨다는 것이 밝혀졌다. 판매고는 급격히 하락했고 이 약을 개발한 파크 데이비스 사는 워너 램버트 사에 합병되었다. 그 이후 클로람페니콜의 판매량은 서서히 회복되어 중간 수준에서 안정되었다.

사람들은 자베츠의 곡선을 각종 약물에 적용해 보았는데, 침체 기간이 아주 길었던 디기탈리스도 그중의 하나이다. 디기탈리스는 치료 효과를 얻을 수 있는 용량과 독성을 일으키는 용량의 차이가 아주 작은 약물이다. 때문에 투여 용량을 정교하게 조절할 수 있는 방법이 나오기까지 의학의 신뢰를 얻지 못해 긴 침체 기간이 있었던 것이다.

곡선의 심한 굴곡을 없애기 위한 법률적 장치들이 시도되고 있지만 자베츠의 곡선이 직선이 될 리는 없을 것으로 보인다. 철저한 약물 실험을 통해 예측하지 못한 부작용이 나타나는 것을 막는다면 하강 국면이 사라질 수도 있겠지만, 보다 안전하고 효과적인 대체 약물의 등장과 질병 그 자체의 변화(제4장 참조)에 따른 점진적 하강은 피할 수 없을 것이다. 자베츠 곡선의 하강 국면은 부작용에 대한 인식만으로 결정되는 것이 아니라 그 시점에 유행하는 질병, 인구 집단의 특성에 의해서도 영향을 받는다.

지난 2세기 동안의 약품 판매 순위는 뚜렷한 변화를 보인다(표 5.1 참조). 필자가 글을 쓰고 있는 현 시점에 상위를 차지하는 약은 동맥경화성 심장 질환약, 고콜레스테롤 혈증약, 만성 폐질환 약, 위장 약, 정신 질환 약, 관절염 약으로서 모두 식생활이나 생활양식에서 비롯되는 만성적 문제에 대한 약들로 죽을 때까지 먹어야

표 5.1 지난 200년간(1795~1995년) 약물 및 시술의 이용 순위

1795년	1850년대	1880년대
아편	퀴닌	부항
발포제	아편	아편
센나	정맥절개	토주석
알로에	토주석	클로로포름
주석(酒石)	감홍(수은)	처방중단
기나피	발포제	브롬화물/맥각(麥角)
감초(甘草)	토근(吐根)	아코니트(aconite)
관장약	부항	클로랄 수화물
수은제	철제(鐵劑)	관장약
할라파	할라파	우유

1931년	1995년
코데인	딜티아젬(카디젬)
아세틸살리실산	마그네슘 오메프라졸(로섹)
탄산수소나트륨	니페디핀(아달라트)
아세트페네티딘	염산 플록세틴(프로작)
펩신화합물	로바스타틴(메바코르)
브롬화나트륨	베클로메타손(베클로벤트)
글리세린	에날라프릴(바조텍, 아포에날라프릴)
살리실산나트륨	심바스타틴(조코르)
마전자(馬錢子)	시프로플록사신(시프로)
염화암모늄	세트랄린(졸로프트)

출전

▷ 1795년: 한 의사의 처방에 근거. 위스(Estes, J. Worth), 「시약소에서의 약물 사용, 앤드류 덩컨의 사례」, 리세(Guenter B. Risse), 『계몽주의 시대 스코틀랜드의 병원 생활: 에딘버러 왕립 시약소에서의 진료와 교육』(케임브리지: 케임브리지 대학교 출판부, 1986), 351~354쪽.

▷ 1850년대와 1880년대: 한 의사의 처방에 근거. 더핀, 『랭스터프: 19세기의 의료 생활』(토론토: 토론토 대학교 출판부, 1993), 75쪽.

▷ 1931년: 미국 4개 주에 걸친 12만 건 이상의 약국 처방 자료. 가더콜(E.N. Gathercoal), 『처방 성분조사』(미국 약국 연합, 1933), 22쪽.

▷ 1995년: 캐나다 전국 판매고에 근거. 캐나다 약품 제조 연합,《연보》(오타와: PMAC, 1996~1997), 23쪽.

하는 것들이다. 이 리스트가 갖는 또 다른 의미는 우리 사회가 고령화 사회이며, 환자나 의사 모두 질병 예방의 개념에 별 관심이 없다는 것이다.

제6장
의사의 역할에 관하여 | 의료 서비스의 역사

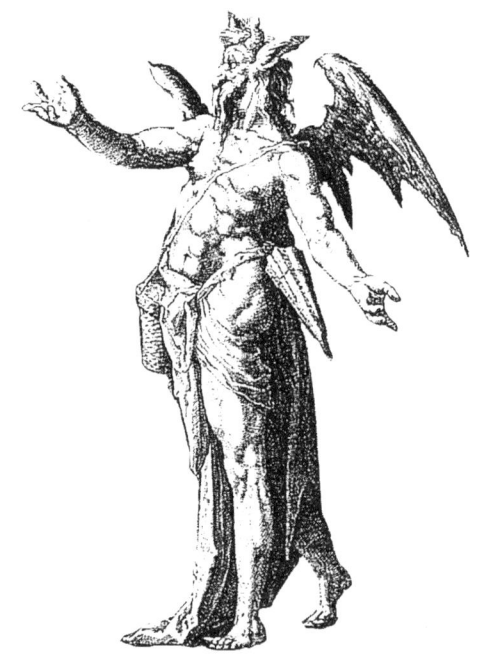

우리는 제빵업자에게 금전적인 대가를 지불하고 빵을 공급받을 수 있지만,
만일 건전한 국가에서 외과 의사에 의해 다리를 잘리는 대가로도 돈을 지불해야 한다면,
우리는 정치의 인간성에 대해 크게 실망하지 않을 수 없을 것이다. —조지 버나드 쇼, 『의사의 딜레마』(1911), 1쪽

의사와 환자의 계약

의사란 누군가 다른 사람의 동의가 있을 때에만 비로소 의사일 수 있다. 역사상 의사와 환자 사이의 계약이 문서로 기록된 경우는 거의 없었지만, 양자 사이에는 항상 계약이 존재했다. 이 계약은 의사가 환자의 기대를 충족시킬 전문적 지식을 갖추고 있다는 것을 전제로 성립한다. 환자들은 기대가 충족될 경우에만 의사 집단의 권위를 인정하며, 자격시험, 면허, 수련 등을 자율적으로 통제할 수 있는 권리와 같은 배타적 특권을 인정한다. 계약이 양측 당사자 모두를 만족시킬 때에만 특권이 지속된다.

기대를 충족시키지 못한 의사에 대한 징벌의 극단적인 예로는 기원전 1700년경의 함무라비 법전에 등장하는 양손 절단이 있으며, 플루타르코스(『알렉산더의 생애(*Life of Alexander*)』, 제72장)와 아리안(『소아시아 원정기(*Anabasis*)』 7권, 14쪽)의 기록에 따르자면 알렉산더는 십자가형을 권했다고 한다. 오늘날에는 이렇게까지 가혹하지는 않지만 벌금, 면허 취소, 금고형 같은 것들이 있다. 의사들이 누리는 전문직으로서의 권위는 당연한 권리가 아니라 부여된 특권이다. 그러나 의사들은 종종 의사-환자 계약의 협상적 성격을 망각하고 의사의 자율성을 일종의 타고난 권리로 해석하곤 한다.

의료 전문직의 역사는 다름 아닌 이 계약의 역사로서, 계약의 성립과 변화의 역사라고 할 수 있다. 단순히 계약 조건을 지키는 것만으로 찬사나 존경이 보장되지는 않았다. 역사적으로 의료 전문직은 우위의 시대와 몰락의 시대를 겪었다.

이상적인 의사의 이미지

루크 필데스(Luke Fildes)가 1891년에 그린 유화「의사(The Doctor)」는 19세기적인 강렬함과 파토스가 고스란히 담겨진 그림이다. 의사는 병을 앓고 있는 아이의 침대 옆에 앉아 있고, 어쩔 줄 모르는 부모가 뒤쪽에 웅크리고 있다. 의사가 의학적인 측면에서 할 수 있는 일이 거의 없다고 하더라도 그의 존재 자체에서 위안을 느낄 수 있다. 이 감동적인 그림에 담겨 있는 메시지는 지금 우리 시대에도 여전히 유효한가?

필데스의 그림에 담겨진 의사의 이상형(理想型)을 현대 의료 체제 속에서도 온전히 재현할 수 있을까? 요즘의 의사들은 환자들과 문화적, 종교적, 그리고 인종적으로 괴리될 가능성이 높다. 또한 부모들은 집에서 의사를 맞는 것이 아니라, 눈부시게 하얀 가운과 전자 장치들의 기이한 소리로 부산스러운, 절반 정도는 여성으로 이루어진 의료진들이 엉덩이 붙일 시간도 없이 뛰어다니는 대낮같이 환한 응급실로 병든 아이를 데리고 가야 할 것이다. 더욱이 가족들은 아이의 침대 옆자리를 군소리 없이 의사에게 내어 주지

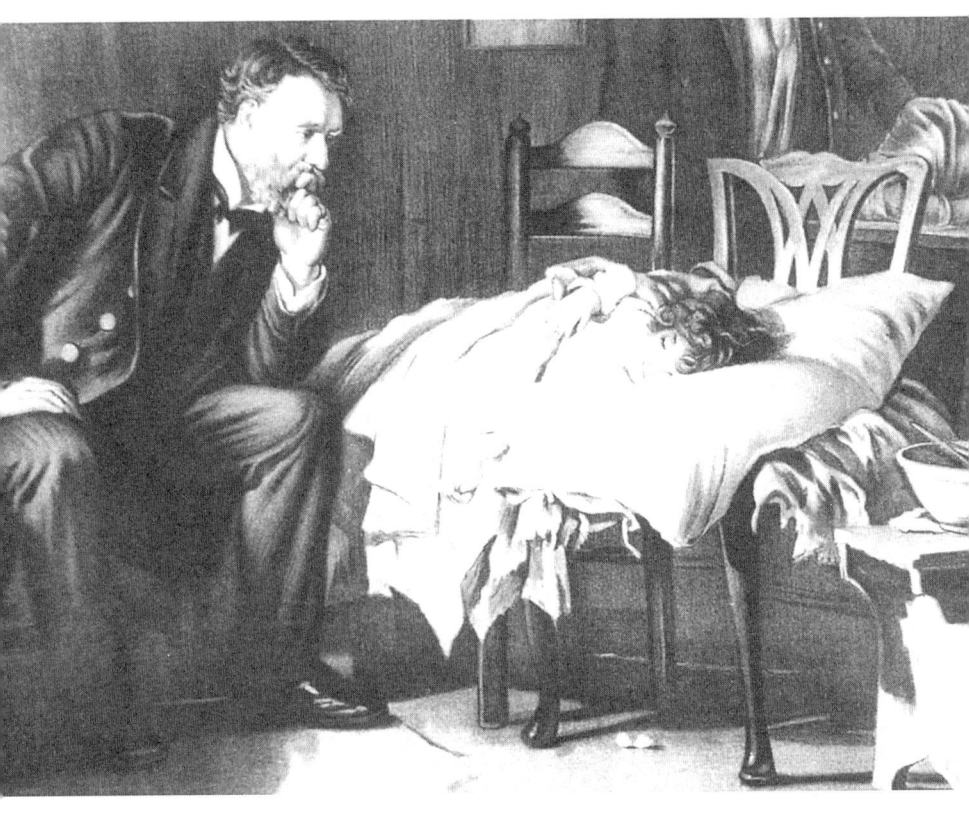

그림 6. 1 루크 필데스, 「의사」(1891). 세밀화. 런던 테이트 미술관에 소장 중인 원화를 재현한 채색
판화. J. W. 케르 박사 기증, 퀸스 대학교 보건 과학부.

필데스의 그림 「의사」에 관해서

필데스의 그림이 상징하는 가치들, 즉 질병에 맞선 의사가 보여 주는 끈기와 애정, 지혜, 그리고 심지어 용기 같은 가치들에 대해 이의를 제기할 사람은 거의 없을 것이다. 그림 속에서 턱수염을 길게 드리우고 앉아 있는 의사의 모습은 기품 있고 지혜로워 보인다. 그는 특별한 의료 기구 하나도 없이 왕진을 와서 그 가족을 위해 자리를 지키고 있다. 부모는 그의 권위에 밀려나 있다. 아니 그들은 자진해서 그 자리를 넘겨주었다. 가족과 의사가 서로 공감하고 있는 이 분위기 속에서 하나의 합의를 발견할 수 있다. (그림만으로는 확실히 알 수 없지만) 아마도 의사는 수은과 안티몬, 사혈, 그리고 지금으로서는 알 수 없는, 당시에만 통용되던 어떤 다른 방법으로 아이를 치료했을 것이다. 아이가 죽든 살든 간에 부모는 의사에게 빚을 지게 될 것이다. 물론 의사가 대가를 받지 않을 수도 있지만, 아무튼 그는 집으로 돌아가서 틀림없이 장부에 거래 내역을 기록할 것이다. 아이의 죽음은 가족에게 엄청난 슬픔이지만, 그렇다고 해서 의료 과실 소송을 제기할 가능성은 없었다.

도 않을 것이다.

사실 많은 의과 대학들이 왕진 제도를 다시 도입할 필요성과 의사소통 기술 훈련의 중요성, 그리고 현대 병원의 공포스러운 분위기에 대처할 수 있도록 환자를 안심시키는 일이 중요하다는 점을 학생들에게 교육하고 있다. 이렇게 보면 의사 측과 환자 측이 서로 앞다투어 공감(共感)을 추구하는 셈이지만, 그러나 환자 측의 기대

감은 1세기 전 필데스의 그림에 등장하는 상심한 가족의 그것을 훨씬 앞지르고 있다.

오늘날 사람들은 '치유'를 단지 소망하는 것이 아니라 그것이 가능하다고 '기대'한다. 사람들은 '최선'을 바라며, 그것이 응급 심장 수술이든 태아 기형의 자궁 내 교정술이든 마다하지 않는다. 그러나 신문 지상에는 제때 수술을 하지 못해 가족을 잃은 사람들의 이야기가 쉴 새 없이 오르내린다. 필데스의 그림에서 참으로 가치 있다고 느껴지는 것들을 상당 정도 희생하지 않고는 현실에서 의료 테크놀로지를 적용하는 것이 불가능한 듯싶다. 이 같은 변화는 언제 어떤 과정을 거쳐 일어났을까?

의사-환자 계약의 역사

약 3500년 전에 씌어진 최초의 의학 문헌의 기록과 오늘날의 상황을 비교하면 의사에 대한 환자의 기대 수준은 상상할 수 없을 정도로 달라졌지만, 대부분의 변화는 최근에 이루어진 것이다. 고대에는 병의 결과를 잘 예측하는 의사가 훌륭한 의사였다. 물론 질병의 증상을 완화시키는 것도 중요하기는 했지만, 의사의 가장 중요한 역할은 환자의 상태를 파악하여 죽을지 회복될지 예측하는 것이었다. 환자들은 치료에 한계가 있다는 것을 잘 알고 있었으며, 의사는 점술사, 예언자, 사제와 같은 여러 조언자 중의 하나일 뿐이었다. 기독교가 서구를 지배하던 시대에도 질병에 관한 지식을

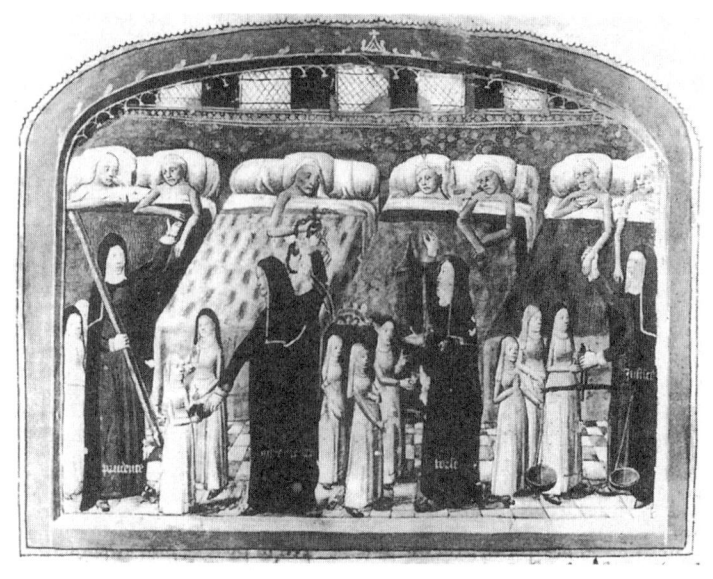

그림 6. 2 중세 병원의 풍경. 종교 치료소의 목적은 환자를 돌보는 것이었으며, 병의 치유는 신의 은총이었다. 제앙 앙리(Jehan Henry) 저작 15세기 프랑스의 필사본 'Livre de vie active' 중에서. 파리 원호 박물관(Musée de l'Assistance Publique) 소장.

갖춘 동시에 신의 뜻을 잘 섬기는 사람이 훌륭한 의사로 여겨졌다. 그러나 14세기 중엽에 이르면 동업 조합이나 행정 기관, 또는 대학이 주관하는 시험을 통해 면허를 취득하도록 하는 일종의 의사 면허 제도가 유럽 대부분의 지역에서 갖추어졌다(표 6.1 참조).

의학의 '지식'적 측면은 환자의 기대보다 먼저 변화했다. 이른바 과학혁명이 일어난 이후 유럽의 의사들은 질병을 과학적으로 설명하기 시작했고 자신들은 월등한 치료 능력을 가지고 있다고 주장하기 시작했다. 16세기에 들어서서 의학은 종교로부터 분리

표 6.1 유럽에서 의료가 전문직으로 발전하는 과정의 역사적 사건들

연대	당국	면허 요건 혹은 금지 규정
12세기 중엽	시칠리아의 루지에로 2세	개업 의사는 공공(公共) 시험을 통과 의무
1215	제4차 라테란 종교 의회	성직자는 소작(燒灼), 절개 행위 금지
1219	볼로냐	가톨릭 부제의 시험을 거쳐야
1231	시칠리아의 프리드리히 2세	살레르노의 장인들은 시험치를 권리를 가짐
13세기	몽펠리에	이발사–외과 의사 동업 조합
1260	생 콤므 대학	파리 외과 의사 동업 조합
1418	몽펠리에	이발사–외과 의사 동업 조합 시험
1423	런던	외과 의사와 의사 일시적 통합
1518	런던	왕립 의사회
1540	영국	이발사–외과 의사 조합
1617	런던	약종상과 의사 분리
1699	프랑스의 루이 14세	치과 의사 시험을 외과 의사가 시행

되었고 의사 집단은 독자적인 힘을 키워 나가기 시작했다. 이윽고 각 도시 정부들은 의사 집단과 이발사–외과 의사 동업 조합에게 자율적 규제권을 인정하는 칙령을 선포했으며, 국가들도 이를 따랐다. 전문직이 된다는 것은 스스로 시험을 치고 면허를 부여하고 훈련할 수 있는 특권을 가진 개업의 집단의 구성원이 된다는 의미였다.

당시의 사회는 새로운 과학이 뭔가 다른 것을 가져다줄 것이라고 기대했지만, 의사가 실제로 무엇을 해 줄 수 있는지에 대한 기대 수준에는 큰 변화가 없었다. 오히려 의사에 대한 불신감을 풍자적으로 묘사한 예가 적지 않다. 셰익스피어(Shakespeare)나 몰리에르(Moliére) 같은 극작가, 롤런드슨, 크룩섕크(Cruikshank), 도미에(Daumier) 같은 풍자화가는 자만에 가득 찬 당대의 의사들을 사치스럽고 무능하며 도저히 이해할 수 없는, 치료하자마자 환자를 죽

표 6. 2 캐나다 지역의 의과 대학 설립

1822~1829	몬트리올 의학 교육소(맥길 대학교의 전신)	몬트리올, 퀘벡 주
1824~1826	롤프 앤 던콤	세인트 토머스, 온타리오 주
1829	맥길 대학교	몬트리올, 퀘벡 주
1843~1891	토론토 의학교(후일 토론토 대학교에 합병)	토론토, 온타리오 주
1843~1854	킹스 대학(토론토 대학교 내)	토론토, 온타리오 주
1843~1890	에콜 드 몬트리올(라발 대학교와 합병)	몬트리올, 퀘벡 주
1850~?	북 캐나다/ 트리니티 대학교	토론토, 온타리오 주
1852	라발 대학교	퀘벡시, 퀘벡 주
1854	퀸스 대학교	킹스턴, 온타리오 주
1854~1874	빅토리아 대학교, 코버그	토론토, 온타리오 주
1866-90	빅토리아 대학교, 코버그(에콜과 합병)	몬트리올, 퀘벡 주
1868	댈후지 대학교	핼리팩스, 노바스코샤 주
1870~1903	트리니티(토론토 대학교와 합병) 대학	토론토, 온타리오 주
1871~1905	비숍 대학(맥길 대학교와 합병)	몬트리올/레녹스빌, 퀘벡 주
1878~1920	라발 부속 대학교(몬트리올 대학교의 전신)	몬트리올, 퀘벡 주
1882	웨스턴 온타리오 대학교	런던, 온타리오 주
1883	매니토바 대학교	위니펙, 매니토바 주
1883~1895	여자 의과 대학	킹스턴, 온타리오 주
1883~1906	여자 의과 대학	토론토, 온타리오 주
1891	토론토 대학교	토론토, 온타리오 주
1913	앨버타 대학교	에드먼턴, 앨버타 주
1920	몬트리올 대학교	몬트리올, 퀘벡 주
1926~1944	서스캐처원 대학교(예과만 설치)	새스커툰, 서스캐처원 주
1944	서스캐처원 대학교(본과)	새스커툰, 서스캐처원 주
1945	오타와 대학교	오타와, 온타리오 주
1950	브리티시컬럼비아 대학교	밴쿠버, 브리티시컬럼비아 주
1966	셔브룩 대학교	셔브룩, 퀘벡 주
1969	맥매스터 대학교	해밀턴, 온타리오 주
1969	메모리얼 대학교	세인트존스, 뉴펀들랜드 주
1970	캘거리 대학교	캘거리, 앨버타 주

음에 이르게 하는 극악 모리배로 묘사하고 있다. 당시까지도 의사와 이발사-외과 의사들은 산파(産婆), 돌팔이, 무면허 의사, 그리고 민간 요법사들과 여전히 경쟁 관계에 있었다. 이 같은 다원주의적 의료 체제가 붕괴되고 단일의 강력한 정통 독점 체제가 형성됨으

로써 의료 전문주의는 역사적으로 확립되었다.

지역 수준이나 국가 수준의 각종 단체들이 등장하기 시작했다. 이 단체들은 직업을 대표하여 정치적 압력을 행사하거나 집회, 출판, 면허 인정 활동 등을 통해 구성원들의 전문 지식 수준을 유지하고 발전시키는 것을 목표로 했다. 예를 들어, 19세기 미국의 의사들은 '이단적인' 동료들, 즉 동종요법자, 절충주의자, 톰슨주의자(Thomsonian), 그리고 산파들이 재정적인 위협으로 등장하고 그들 중 일부가 개인적인 성공을 거둔 데 대해 (그들의 지식에 대한 불신만큼이나) 분개하지 않을 수 없었다. 이윽고 1847년 미국 의사 협회가 결성되었는데, 이 단체의 목적 중의 하나는 동종요법자들에게 시장을 빼앗기지 않기 위해 정치적 압력을 행사하는 것이었다.

캐나다의 경우 17세기 이래로 의사가 되려면 지역 면허 기구의 인정을 받아야 했다. 의과 대학이 설립되기 전에는 유럽 유수 학교의 학위만 가지고 있으면 면허가 자동으로 인정되었지만, 미국 학위를 가진 사람들과 기타 지원자들은 시험을 치러야 했다. 그러나 19세기 초 캐나다에 의과 대학이 설립되기 시작하면서(표 6. 2 참조), 누구든지 면허 시험에 합격해야만 의사가 될 수 있게 되었다.

1911년 이후 캐나다 의학 위원회(1906년 설립)가 발급한 면허는 모든 주에서 통용되기 시작했다. 미국이나 캐나다로 이주한 외국 의학 학위 소지자들은 특별 시험(ECFMG, 1958년 처음 실시)을 거쳐 면허를 취득하게 되었다. 지금도 각 지역 내의 의료 행위는 의사들이 운영하는 전문 의과 대학들이 규제하고 있다. 대학들은 면허를 인정하고 개업의들을 감독하거나 교육할 권한을 가지고 있다. 그 밖

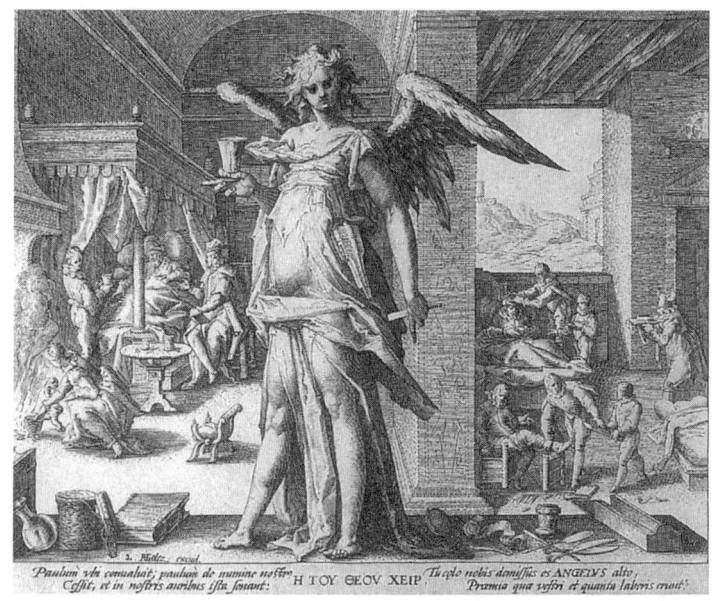

그림 6. 3 천사인 의사(왼쪽)와 악마인 의사(오른쪽). 작자 미상(네덜란드인, 1587), 헨드리크 골치우스(Hendrik Goltzius)의 그림을 본뜸. 환자의 눈으로 의사들을 풍자한 4편의 그림 중 두 번째와 네 번째 그림이다. 첫 번째 그림에서 의사는 환자의 기도에 귀를 기울이는 신의 모습을, 두 번째 그림에서는 약을 나누어 주는 천사의 모습을, 세 번째 그림에서는 환자에게 도움을 주려고 하지만 오히려 해를 입히는 범인(凡人)의 모습을, 네 번째 그림에서는 금전만 추구하는 악마의 모습을 하고 있다. 필라델피아 미술관 소장.

에 여러 관련 단체들이 의사들의 재정적 복지를 위해 로비를 하고 있다. 의학 지식을 보급하고 의사들의 권익 보호를 목적으로 하는 캐나다 의학 협회는 그 이전에 만들어진 각종 지역 단체들을 통합하면서 탄생했다. 캐나다 의학 협회는 1907년에 만들어졌고, 협회지는 1911년에 창간되었다.

마취술과 멸균법이 발견된 19세기 중엽을 전후하여 의사에 대

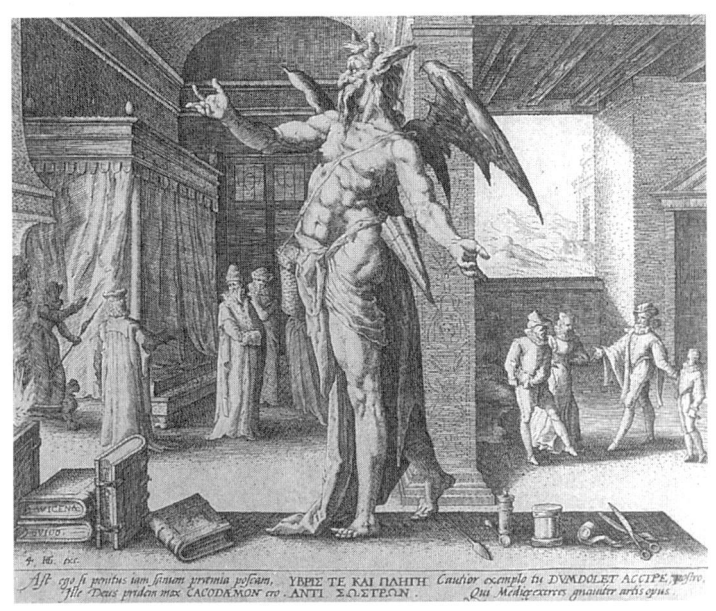

한 환자의 기대 수준은 상승하기 시작했다. 과거의 죽을병이나 고
질병을 이제 통증도 없이 고칠 수 있게 된 것이다(제10장 참조). 이 때
문에 마취술은 현대적인 환자-의사 계약 관계의 원형을 형성하는
데 가장 크게 기여한 테크놀로지로 인식되고 있다. 환자들은 이제
'모든 고통에 대해 "기술적인 해결"을 기대하게 되었다.' 그러나
동시에 전문 기술에 모든 것을 내맡김으로써 환자들은 자신의 삶
에 대한 독자적인 자율성을 상실했다(Pernick, 1985, 233쪽). 1930~
1940년대 항생 물질의 출현도 이와 비슷한 효과를 가져왔다(제5장
참조). 전에는 불가능하던 '치유'라는 것이 종종 가능해지기 시작
하자, 갑자기 치유는 필수적인 요구 사항이 되기 시작했다.

1850년부터 1950년에 이르는 시기에 의료계는 외과나 내과를 막론하고 저명한 인물들을 계속 배출했으며, 이들은 각자의 모국을 대표하는 영웅이 되었다. 이 위대한 인물들이 쓴 위대한 저작들은 환자 옆에서 밤새우는 필데스의 시골 의사 상을 오랜 세월 동안 사람들의 마음속에 심어 주었다. 때문에, 20세기 초기에는 단지 의사라는 사실만으로도 경외와 존경의 대상이 될 수 있었다.

19세기 후반 들어, 각 전문 과목이 출현함으로써 의학의 권위와 신망은 한층 높아졌다. 최초의 전문의는 1924년 미국에서 처음 등장했으며, 지금은 20개 이상의 전문 과목과 50개 이상의 세부 전문 과목으로 세분화되었다. 캐나다의 경우 전문의 수련과 시험, 면허를 관리하는 왕립 내과-외과 의사 협회가 1920년에 설립되었다.

사회 일각에서는 지금도 의사가 존경받고 있지만, 의사에 대한 존경은 이제 더 이상 무조건적이지 않다. 의사라고 해서 항상 신뢰받는 것은 아니며, 의사들은 과거에 누리던 것과 같은 수준의 자율적 통제권을 이제 가지지 못한다. 사회는 의학에 기적적인 치유를

캐나다 왕립 내과-외과 의사 협회의 상징물

1964년 영국 왕립 외과 의사 협회가 기증한 선물로서 협회의 '힘'을 상징하며, 학술 행사 시에는 전체 회원을 대표하여 집행부가 이를 봉송한다. 1992년 진품이 도난당하자 협회는 즉각 모조품을 새로 만들게 했으며 1993년 완성되었다. 캐나다 전문의들은 협회의 권위와 그 상징물을 매우 소중하게 여기고 있다.

기대하기에 이르렀지만, 의사 집단에 대한 사회의 기대 수준은 '저급'해졌다. 사람들은 의사들을 위험스럽고 인정머리 없으며, 냉혹한 집단으로 묘사하기 일쑤다. 왜 이렇게 된 것일까?

20세기 의사-환자 계약의 변화

첫째, 의학 지식에 '오류'가 있을 수 있다는 것은 이제 널리 알려진 사실이다. 물론 오늘날 의학 지식의 오류가 과거의 오류보다 더 많지는 않을 것이다. 그러나 오늘날 오류는 더 잘 발견된다. 편도선 절제술이나 내장하수 복원술과 같이 한때 만병통치라고 받아들여졌던 수술들이 이제는 드물어지거나 완전히 폐기되었다(제10장 참조). 한때 각광을 받다가 돌팔이로 몰리는 경우도 있다. 원숭이나 염소의 생식선을 '이식'하여 사람을 회춘시키는 브린클리 (Brinkley) 시술은 1890년대에 처음 등장했는데, 1930년 캔자스 주의 의사 J. R. 브린클리는 환자들의 감사장을 증거로 내놓았음에도 불구하고 유죄 평결을 받았다. 부작용이 없는 약은 없지만, 탈리도마이드나 클로람페니콜, 페나세틴(phenacetin) 같은 약들의 부작용은 치명적이다(제5장 참조). 자궁 내 피임 기구나 인공 유방 역시 여기에 속한다.

의학적 치료에는 위험이 동반될 수밖에 없다는 점에서 의사들은 대개 책임 추궁의 대상이 되지 않았다. 대부분의 경우 법적 책임은 제약 회사나 제조업자, 그리고 정부가 감수했다. 의사들의 빗

존경받을 수만은 없는 모습들

의사의 권위에 대한 불신은 오늘날 역사가들의 저작에도 반영되는데, '위대한 의사들'의 전기는 전 같으면 독특한 미덕 혹은 기행(奇行)으로 간주했을 결함들을 놓치지 않고 기록하고 있다. 예컨대, 갈레노스는 역병이 돌자 로마를 탈출했다고 한다. 토머스 시드넘도 전염병이 돌자 런던을 탈출했다. 윌리엄 위더링은 빈민 환자들에게 강심제 디기탈리스를 시험했다. 에드워드 제너의 과감한 백신주사 효능 시험은 오늘날의 윤리 기준으로 보면 잘못된 것이다. 윌리엄 오슬러는 때와 장소를 가리지 않고 못된 농담을 지껄여댔다. 윌리엄 할스테드는 코카인 복용자였다. 알렉산더 플레밍이 페니실린 발견에 끼친 공적은 실제보다 과장된 것이다. 캐나다 외과 의사 노먼 베순은 술주정뱅이였고 여색을 밝혔다. 프레더릭 밴팅은 아내를 구타했다.

나간 판단은 앞으로도 계속될 것인가? 그렇다. 그렇다면 그들은 이제까지 누려 온 것과 같은, 책임으로부터의 상대적인 보호를 계속 누릴 수 있을 것인가? 의사들은 그들의 실수를 기꺼이 인정할 것인가? 알 수 없는 일이다.

둘째, 의학 지식의 내용이 변화하는 만큼 그 특성도 변하고 있다. '지식이 증가하고 있다.'고 하지만, 증가하는 것은 정보이지 지식이 아니다. 『인덱스 메디쿠스(*Index Medicus*)』는 지난 연도의 의학 문헌을 망라하는 색인집인데, 1879년 판은 5센티미터 두께의 1권이었지만 1997년도 판은 이것의 30배 분량으로 총 19권이나 된다. 도대체 어떤 의사가 이른바 새로운 지식들로 가득 찬 수만 종의 의학 학술지를 '파악하고 있다.'고 단언할 수 있겠는가? 의과 대학 1학년 때 배운 지식들이 졸업할 때에는 잘못된 지식으로 판명나는 경우도 적지 않다. 서로 상충하는 지식들의 미궁 속에서 어떤 경우에 기존 지식을 버리고 새 지식을 받아들일지 의사들은 어떻게 판단할 수 있을까? 오늘날의 의사들이 다양한 정보를 더 많이 가지고 있다고 해서 필데스의 그림에 등장하는 의사보다 실제로 더 많이 안다고 할 수 있을까? 오늘날 의사들의 지식이 과연 우월한가? 그같이 많은 지식에 대해 우리가 지불하는 대가는 무엇인가?

셋째, 의학의 영웅들이 계속 권위를 인정받는 나라도 있겠지만, 적어도 북아메리카 지역에서는 의사들이 더 이상 인기가 없다. 최근 프랑스의 한 캠페인은 시민들의 성금을 촉구하는 옥외 광고판에 저명한 프랑스 종양학자들의 사진을 내세웠다. 그러나 암 치료 전문의들이 사회적으로 별로 알려지지 않은 캐나다에서라면 이런 식의 캠페인은 성공하지 못할 것이다. 오히려 암 환자들의 호소가 효과적이다.

영웅에 대한 불신은 의학에서만 나타나는 현상이 아니다. 우리 시대는 계급 차별이나 권위, 그리고 모든 과학적인 것들에 대해 의문을 품는 시대이다. 의학과 마찬가지로 과학도 '오류'를 안고 있다. 과학은 원자 폭탄, 러브커낼, 오존 파괴, 체르노빌 사건, 공해, 그리고 늘 논란의 주제가 되는 지구 온난화를 발생시켰다. 환경 윤리에 눈을 뜬 환자들은 약물을 가지고 자신들의 신체를 오염시키지 말라고 주장한다.

의사도 사람이다. 의사들도 치명적인 과오를 저지르는 경우가 있다. 특히 그들의 지식이 범죄에 이용되거나 정치적, 문화적 이데올로기를 위해 활용될 경우에 그렇다. 의학 실험에서도 사회적 약자들의 권익은 무시되는 경우가 많았다. 매독의 자연 경과를 관찰하기 위해 매독에 걸린 흑인들을 치료하지 않고 방치한 터스키기 실험은 효과적인 매독 치료법이 알려진 지 오랜 세월이 지난 1970년대까지도 계속되었다. 이 실험의 생존자들은 1997년 5월에야 비로소 그 계획에서 미국 정부의 역할에 관해 빌 클린턴 대통령으로부터 공식적인 사과를 받을 수 있었다. 현대사를 다시 들여다보면, 인종 박멸의 행위와 '해를 끼치지 마라.'는 히포크라테스 선서를 어떻게든 양립시키려고 했던 나치 의사들의 행태가 드러난다 (제13장 참조). 의료 권력과 특권의 남용을 결코 잊어서는 안 된다.

넷째, 역사를 통해 점차적으로 중요한 기대의 대상으로 부각되어 온 '치유'가 이제는 하나의 권리가 되었다. 그 결과 의사-환자의 계약은 이중적 굴레에 얽매이게 된다. 그 굴레의 하나는 의학과 과학, 그리고 권위에 대한 문화적 불신이며, 다른 하나는 모든 사람이 과학 기술적인 해결책을 누릴 권리를 가지고 있다는 믿음이다. 의사들은 환자들이 의심하는 바로 그 지식과 기술을 가지고 환자들을 치료해야 하는 처지가 된 것이다. 1990년대에 이미 캐나다 온타리오 주는 이 같은 문제를 의식하여, 상호 보완적이며 때로는 상호 모순되는 12가지 의사 역할을 명시한 미래 의사 교육(EFPO,

Educating Future Physicians)이라는 프로그램에 '수요자 측' 접근법을 도입했다.

의사들은 불치의 병을 치료하지 못했다는 이유로 소송을 당해 왔는데, 이는 마치 자연적인 죽음에 대해서까지 누군가가 책임을 져야 하는 것과 같은 일이다. 미국의 의료 사고 변호 수임료는 전에 없는 수준에 도달했다. 성공 수임료가 불법이고 의료 과오 소송이 그리 많지 않은 캐나다에서조차 수임료는 비용 상승과 더불어 계속 증가했다. 1976년 캐나다 의료 사고 변호 협회(Canadian Medical Protective Association)가 손해 배상금과 법률비로 지출한 금액은 약 450만 달러였는데, 1981에는 그 2배를 넘는 1000만 달러에 도달했으며, 1991년에는 6000만 달러를 초과했고, 1995년에는 다시 2배로 늘어 1억 2000만 달러가 되었다. 20년 사이에 26배 증가한 것이다. 같은 기간 캐나다의 소비자 물가 지표 증가율은 3배에도 미치지 않았다.

보건 의료 체제

다섯째, 제3자가 의사-환자의 계약 관계에 개입했다. 질병은 환자뿐만 아니라 그 가정을 일순간에 파멸시킨다. 따라서 의료비 지불 문제에 대해서는 오랜 세월 다양한 해법들이 모색되었는데, 각각의 대책들에는 지역과 시대의 정치적, 문화적 이념이 반영되어 있다. 1700년대의 빈민 자선 진료소는 저명한 의사들에 의해 운영되었는데, 당시 부자 환자들은 공인 가격표를 기준으로 하여 의사의 명성에 따라 조정된 진료비를 지불하는 것이 관행이었다. 빈민들을 돕기 위한 자선단체가 조직되었으며, 개중에는 오늘날의 감옥을 연상시키는 빈민 수용 시설 내의 병자들을 위해 조직된 것도 있었다. 의료 기술의 발전과 치료 성공에 대한 기대가 커지자 보험 조직이 성장했다. 이들 보험 조직의 상당수는 의사들에 의해 운영되었다.

빈부에 따른 의료 혜택의 불평등은 여러 나라에서 문제가 되기 시작했고 이에 따라 다양한 프로그램들이 등장했다(표 6. 3 참조). 그 중에는 의료 비용을 전적으로 보장해 주는 것이 있는가 하면, 치과 진료비나 약값, 물리 치료비 같은 것은 제외하고 입원비와 진찰비 혹은 둘 중 하나만 보장해 주는 것도 있었다. 처음에는 결핵이나 암과 같이 특별히 심각한 병을 앓는 사람에게만 혜택이 주어졌지만, 점차 범위가 확대되어 건강 보험 제도(수요자는 보험료를 지불하고 의사는 행위별 수가 — 무료 서비스 — 를 받으며 이 과정을 국가가 중개하는 형태)나 국가 의료 보장 제도(의료비는 무료이고 의사들은 국가에게 봉급을 받으며 세금으로 재원을 충당하는 형태)로 발전했다.

민간 기관에 의한 것이든 국가에 의한 것이든 이 같은 제도의 목적은 3가지라고 주장한다. 첫째, 병든 자와 사회 빈곤층의 의료비

표 6.3 보건 체계의 성립

1883년	독일	임금의 범주 내에서 노동자 건강 보험 강제
1888년	오스트리아	상동
1891년	헝가리	상동
1893년	프랑스	빈민 무료 진료
1911년	영국	국영 건강 보험법
1916년	서스캐처원	시영 의사 제도(봉급제)
1947년	서스캐처원	입원 보험
1948년	영국	베버리지 플랜(Beveridge Plan)
1962년	서스캐처원	의료 보험
1968년	캐나다	전국적 건강 보험 제도
1984년	캐나다	캐나다 보건법

부담을 줄여 주는 것, 둘째, 의료 서비스를 제공하면 반드시 대가를 받을 수 있도록 하는 것, 셋째, 질병 예방이다. 그러나 실상을 들여다보면 첫 번째와 두 번째 목적은 그래도 비교적 많은 경우에서 충족되는 예가 발견되지만, 세 번째 목적이 충족되는 예를 발견하기는 어렵다. 요컨대, '의료 보장 제도'는 본질적으로 '의료비 관리 및 지불 제도'에 다름 아니다.

최초의 강제적인 국가 건강 보험 제도는 1883년 재상 오토 폰 비스마르크(Otto Von Bismarck) 통치하의 독일에서 등장했다. 법에서 정한 일정한 범위의 소득 수준이 되는 노동자들은 의무적으로 의료 보험료를 납부하고 치과 진료비, 입원비, 치료비를 포함한 각종 의료비를 보장받았다. 이들보다 소득이 낮은 사람들은 자선 의료 시설을 이용해야 했고, 이들보다 소득이 높은 사람들은 개인 보험을 이용하는 것이 유리했다. 비스마르크의 정책은 공산주의적 책동으로 비난받았는데 여기에는 특히 미국인들이 앞장섰다. 그러나 비스마르크의 의도는 오히려 공산주의를 억제하는 데에 있었다. 그는 노동자들에게 의료 서비스를 제공하여 자본주의의 가장 큰 불만 요소를 제거함으로써 노동운동을 억제하려고 했다. 독일의 제도는 세계 각국의 주목을 받았는데, 여기에는 국가에게 풍부한 재정 지원을 받는 독일의 연구소들에 대한 선망의 눈길도 적지 않은 영향을 미쳤다(제3장 참조).

1893년 프랑스는 빈민 무료 의료 제도를 도입했다. 영국 국민 건강 보험법은 후일 수상이 되는 데이비드 로이드 조지(David Lloyd George)의 주도로 1911년 별다른 반대 없이 의회를 통과했다. 이 법안은 결핵 환자를 제외하고는 입원비를 보장해 주지 않았고, 고용주로 하여금 노동자의 보험료를 납부하게 했으며, 실업자는 보험에서 제외되었다. 혁명 후 러시아에서는 '조의사(助醫師, feldsher)'라고 불리는 준(準)의료 전문직(paramedical professional)이 의료의 핵심적 역할을 담당하는 지방 자치형 의료 체제가 등장했고 행위별 수가제도 폐지되었다. 전체주의 사회 체제의 등장에 더불어 닥친 이 같은 급격한 변화에 대해 미국인들은 당혹감과 우려를 금치 못했다.

1948년 영국에서는 저명한 경제학자 윌리엄 헨리 베버리지(William Henry Beveridge)를 중심으로 한층 더 급진적인 개혁이 시행되었다. 베버리지 플랜에서 의료 보장은 '요람에서 무덤까지' 복지를 제공하는 포괄적인 사회 보장 정책의 일부였다. 베버리지의 정책은 사적 의료 시장을 억압하지 않고 보완하는 형태로 추진되었다. 그의 플랜에 참여하는 의사들은 봉급을 받는 조건으로 특정 지역에서만 진료를 할 수 있었다. 이와 병행하여 잔존하게 된 사적

보건에 대한 두려움: 국가 의료를 주제로 한 라디오 토론(1935년 11월 22일)

공공 재정으로 충당되는 의료 서비스는 '미국 사회의 한 측면을 공산화까지는 아니더라도 사회화할 것'이라고 미국 의학 협회지 편집장 모리스 피시바인(Moriss Fishbein)이 말했다. 이어서 그는 '우리는 정치가나 정치 기술자들의 지시에 따라 움직이고, 숨쉬고, 살다가 고통받으며 죽어 가는 괴뢰로 전락하고 말 것'이라고 주장했다.

——『미국의학협회보』, 1935년 11월, 증쇄본, 7쪽

의료 체제에는 부유층을 상대로 하는 엘리트 의사들 —— 할리 가(Harley Street) 족 —— 이 몰려들었다. 그러나 미국에서는 의료 입법을 위한 시도가 번번이 좌절되었다.

오늘날 대부분의 유럽 국가들과 호주, 뉴질랜드 등을 비롯한 선진국들은 국가가 운영하는 의료 체제를 갖추고 있다. 이런 나라에 사는 사람들의 건강이 특별히 더 좋으리라는 보장은 없지만, 이른바 '제1세계'에 속하는 나라들 중 국가 차원의 의료 체제가 없는 나라의 보건 상태가 통계적으로 열악하다는 것은 부인할 수 없다. 미국인 중 최소한 3500만 명은 아무런 보험에도 가입되어 있지 않은데, 1990년 텍사스 주에 홍역이 유행했을 때 사망한 사람들의 대다수는 예방 접종을 받지 못한 흑인이나 빈민 지역의 라틴계 어린이였다. 사적 의료 체제에서는 공무원이나 의료인이 비(非)의학적

인 질병 결정 요인들 —— 전쟁, 공해, 빈곤, 무지, 생활 습관 등——
을 관리하는 데 공적 의료 체제보다 어려움이 더 많다. 때문에 이
런 문제들을 해결하려는 노력은 유엔이나 세계 보건 기구와 같이
직접적 영향력을 행사할 수 없는 국제 기구나 자원 봉사자들을 중
심으로 꾸려진 비전문가 집단에게 맡겨져 왔다.

　캐나다는 제2차 세계 대전 기간 중 1930년대의 세계 대공황과
같은 경제적 위기가 다시 닥칠 것에 대비한 정책 개발에 착수했다.
각 정당과 정파는 의료를 위한 사회적 기금 조성에 찬성했다. 캐나
다 의사들은 미국의 의사들과는 달리 러시아 식의 지방 자치형 의
료 체제에 호감을 가졌다. 서스캐처원 주에서는 토미 C. 더글라스

세계적 규모의 질병 예방

'사회적 책임을 위한 의사들(PSR, Physicians for Social Responsibility)'은 1961년
보스턴 지역의 작은 모임에서 시작되었다. 1970년대 후반 이 단체는 '핵전쟁 방
지 국제 의사회(IPPNW)'라는 핵전쟁 근절을 목적으로 하는 세계적인 기구로 성장
했다. 두 사람의 심장 전문의 —— 러시아 인 예브게니 체조프(Evgueni I. Chazov)와
미국인 버나드 론(Bernard Lown) —— 에 의해 설립된 IPPNW에는 미국 PSR 대표인
하버드 의대 소아과의 헬렌 칼디콧(Helen Caldicott) 교수, 캐나다 PSR 대표인 토론
토 의대 정신과의 프랭크 서머스(Frank Summers) 교수를 비롯한 각 분야의 의학 전
문가들이 참여하고 있다. 체조프와 론은 1985년 킹스턴의 퀸스 대학교에 체류하
던 중 IPPNW가 노벨 평화상을 받게 되었다는 연락을 받았다.

(Tommy C. Douglas)의 협동 국민 연맹이 선거에 승리한 1944년 이후 캐나다 최초로 입원비와 진료비의 보장 제도를 추진했다. 처음에는 주 전 지역에서 입원 보상 제도를 실시한 동시에 모든 의료 서비스 비용을 보장해 주는 의료 보장 시범 사업을 스위프트 커런트 시에서 시행했다. 여기에는 소수의 의사들만이 참여했으며, 수입이 전보다 낮다는 것을 깨닫기 전까지는 대부분의 의사들이 변화에 반대했다. 1962년 의료 보장 제도가 서스캐처원 주 전 지역으로 확대되었을 때, 의사들은 23일간 파업을 감행했다. 1964년 엠멧 홀(Emmett Hall)이 이끌던 왕립 위원회는 서스캐처원 주의 모델을 전국적으로 확대 실시할 것을 권고했다. 전국을 대상으로 한 건강 보험법이 1966년에 제정되었으며, 1968년에 시행되었다. 이 과정에서 캐나다는 다른 나라들과 마찬가지로 20세기의 특이 현상 중 하나인 '의사들의 파업'을 경험하게 된다(표6.4 참조).

많은 개업 의사들과 일부 미국인들의 비판에도 불구하고, 캐나다의 의료 체제는 서방 세계에서도 선망의 대상이다. 그러나 캐나다의 의료비는 세계에서 두 번째로(미국 다음으로) 비싸다. 이 같은 의료 체제는 의사와 환자의 계약 관계를 변화시켜 왔다. 의사들이 환자의 기대를 대부분 충족시킬 뿐만 아니라 최신의 지식을 갖추고 의료 과오를 저지르지 않는 경우에도 의료 행위에 대한 통제권이 전적으로 의사에게 주어지지는 않으며, 통제권을 행사하는 것은 의료비를 지불하는 제3자이다. 의료에 대한 접근은 흔히 '권리'라고 표현되지만, 그것은 막대한 국가적 부채를 갚으라고 정부에 압력을 행사하는 압력 집단에 의해 형성된다.

오늘날은 의사들의 수입, 환자가 누릴 수 있는 보장의 범위, 그리고 고가 기구와 고가 시술의 사회적 분배 등을 둘러싸고 끊임없이 의문이 제기되는 시대이다. 경제학자들이나 정책 입안자들은 심장 질환이나 뇌졸중, 폐 질환 등의 예방에 노력을 집중한다면 병에 걸린 후 치료하는 것에 비해 엄청난 비용을 절감할 수 있음을 지적한다. 또 어떤 이들은 매년 수천 명의 어린이가 영양 실조와 단

표6.4 의사 파업 혹은 파업 직면 상황(일부에 불과함)

세계 각국
오스트레일리아, 1984
불가리아, 1922~1923
영국, 1911(파업 직전)
체코, 1995
덴마크, 1981
핀란드, 1984
프랑스, 1995, 1996
독일, 1904(라이프치히), 1982(서독), 1996(파업 직전)
헝가리, 1914
인도, 1987, 1992, 1995
이스라엘, 1983(118일간)
뉴질랜드, 1992(레지던트)
러시아, 1905, 1917-18, 1992(파업 직전)
스페인, 1995
미국, 1969(찰스턴, 남 캘리포니아), 1975(뉴욕 시; 캘리포니아 병원), 1990(캘리포니아 지역의 입주 의사)

캐나다
앨버타, 1986(낙태 시술자 운동), 1998
브리티시컬럼비아, 1983(파업 직전), 1990(외국인 의사들의 기근 파업), 1992
매니토바, 1932~1934(위니펙 시), 1990
뉴펀들랜드, 1982(파업 직전)
노바스코샤, 1984. 4(파업 직전)
온타리오, 1982. 6(1일간), 1986. 6(25일간), 1996
퀘벡, 1991(파업 직전)
서스캐처원, 1962

순 감염으로 죽어 가는 동안 북아메리카 지역에서는 이미 늙고 운신할 수 없는 사람들의 생명 연장에 수백만 달러를 퍼붓고 있는 지구적 불평등 현상을 비판한다. 그러나 평등주의에 근거한 이 같은 주장은 병으로 고통받는 환자를 앞에 둔 의료인이나 환자의 가족에게는 전혀 호소력이 없다. 이 같은 시각 차이에서 우리는 북아메리카식 민주주의의 맥락에서 질병의 의학적 모델을 변화시키고자 하는 노력이 왜 근본적인 문제에 직면할 수밖에 없는지를 알 수 있다(제4장 참조).

이미 병에 걸려 고통을 겪고 있는 환자 입장에서는 일부 특정한 사람들이 받을 수 있는 치료를 모든 사람이 받을 수 없다는 것은 어떤 이유로도 용인하기 어렵다. 개인주의에 근거한 전통적인 의료 모델에서의 의학적 책무는 최소 비용으로 최대 다수에게 적정 치료를 제공하자는 평등주의적 입장과 서로 조화를 이루어야 한다. 그러나 한쪽에서는 의사들이 보다 많은 수입과 더 큰 자유를 위해 미국으로 건너가고 있고, 다른 한쪽에서는 의사들이 치료의 지연으로 가족을 잃은 유가족들의 입장을 대변하기 위해 기자 회견장으로 향하는 것이 오늘의 모습이다.

의사들은 자율성과 통제권을 상실한 오늘날의 처지에 불만스러워하면서, 별다른 치료책도 없었던 19세기 선배들이 누렸던 사회적 존경에 대한 향수를 억누르지 못한다. 그러나 19세기는 겉으로 보이는 것처럼 그렇게 장밋빛이 아니었다. 당시의 의사들은 보수에 비해 상대적으로 장시간 일했고, 그들에게 시료(施療) 환자의 신원을 확인할 수단은 이름과 얼굴밖에 없었다. 필데스의 그림에 등장하는 의사는 슬픔에 잠겨 있는 부모들로부터 평생 진료비를 받지 못했을지도 모른다. 지금은 적어도 그런 일은 없지 않은가?

파업 의사들은 19세기 선배들에게 사회적 지위를 가져다준 특유의 직업적 자질을 거의 보여 주지 못하고 있다. 그들의 공격 대상에는 의료 체제만이 아니라 자신들의 환자까지 포함되어 있으며, 그들이 보험 재정의 구조 개혁을 받아들이지 않는 것은 결과적으로 사회적 책무의 방기이다. 파업을 통해 의사들은 사회적 존경을 잃게 되며, 파업의 결과 그들이 손에 쥐게 되는 금전적 이익은 도덕성을 판 대가이다. 스포츠 '영웅들'의 천문학적 수입에 대해서는 별다른 불만을 제기하지 않는 실업자들이나 저소득층 사람들도 국민 평균 소득을 훨씬 상회하는 불완전한 의사들——의료 '악당들'——의 파업에는 공감하지 않는다.

의료 재정의 살림살이를 맡고 있는 사람들은 의사 수가 늘어나면 늘어날수록 재정 지출이 늘어난다는 것을 잘 알고 있다. 캐나다의 주 정부들은 의사의 수와 소득 수준을 제한하기 시작했다. 1980년대 초 퀘벡 주는 일반의의 최대 수입을 제한했고, 비슷한 시기에 브리티시 콜롬비아 주는 새로 개업하는 의사들에게 보험 청구권을 주지 않는 규제를 시도했다. 앨버타 주의 경우 1990년대 초 인구는 늘지 않았는데, 의사 수는 20퍼센트가량 증가했다. 이에 따라 앨버타 주 정부는 병원에 대한 자금 지원을 대폭 축소했고 값비싼 테크놀로지를 이용해 돈을 버는 사립 의원의 인가를 제한했다. 또한 온타리오 주는 의대 입학 정원과 레지던트 정원을 감축했으며, 대신 졸업 후 교육을 강화했다.

소득의 제한과 개업 지역의 규제는 사실 일종의 사회적 헌신으로 간주할 수 있지만, 여기에는 과거 환자-의사의 일대일 관계에서 이루어지던 헌신의 감동이 없다. 의사들은 익명의, 강제된 헌신을 쉽게 받아들이지 못하고 있다. 1986년 6월 온타리오 주에서 일어난 25일간의 의사 파업은 의료 보험 비적용 수가를 환자에게 청구할 권리 ── 2년 전 제정된 캐나다 건강법상 불법 ── 를 얻어 내기 위한 것이었다. 그러나 마땅히 받아야 할 것을 받겠다는 의사들의 파업 목적을 입법부와 매스컴은 '추가 부당 청구'로 매도했다. 파업 사태는 포괄적인 수가 인하 ── 법으로 강제된 자선 기부 ── 를 앞세운 정부의 승리로 끝났다. 에릭 메슬린(Eric Meslin)은 한 저명한 윤리 잡지를 통해서 의사 파업이 2가지 측면에서 실패였음을 지적했다. 하나는 싸움 그 자체에 진 것이고, 또 하나는 의료 공급자로서의 도덕적 책무를 버림으로써 사회적 공감과 신뢰를 상실한 것이다. 한편 통계학자들은 파업 기간 중에 오히려 사망률이 감소했다는 사실을 발견했고, 정책 입안자들은 이 통계치를 의사의 개업을 제한해야 한다는 주장의 논거로 활용했다.

의사 로비 단체들의 갖은 수사(修辭)에도 불구하고 의사 파업이 환자의 복지를 위한 것이라는 주장은 대중의 공감을 얻지 못한다. 오히려 대중의 눈에는 그들이 ── 젊은 의사나 간호사, 조산사, 물리 치료사보다는 나이 든 의사들이 특히 더 ── 돈에 혈안이 된 것으로 비친다. 한 예를 들자면, 온타리오 주 의사 협회는 의과 대학 졸업자들에게 불리한 입법을 여러 차례 제안한 바 있으며, 정부 산하 근로자들에게 적용되는 65세 정년제를 저지해 왔다.

전후 미국에서 시작된 공공 건강 보험 제도 입법 움직임을 저지하는 과정에서 미국 의사 협회는 전국의 의사들에게 필데스의 그림을 배포하면서 그림 위에 '이 성스러운 장면에 정치를 개입시키지 마라', '스스로를 다스리는 의사가 될 것인가? 삯일꾼이 될 것인가?'라는 문구를 새겨 넣었다. 1947년에는 이 그림이 연방 우표로도 나왔다. 결국 의사들의 거부 운동은 성공을 거두었다. 그러나

생각해 보자

퀸스 대학교 부학장 중 한 사람이 의대 신입생 모두에게 필데스의 그림을 나누어 주자는 제안을 한 적이 있다. 필데스의 그림에는 '의학의 모든 것이 담겨져 있기 때문'이라는 것이다. 학생들이 그 이미지를 마음속에 고이 간직할 수 있다면 선배들이 누렸던 존경을 얻을 수 있는 특유의 덕성이 무엇인지를 깨닫게 될지도 모른다. 이에 대해 지역 사회 보건 및 의학 통계학과의 한 교수는 학생들이 그림 속 의사의 마음을 상상해 볼 수 있도록 의사의 머리 위에 말 풍선을 그려 넣을 것을 제안했다. 학생들이 채워 넣은 문구 중에는 현대적 시각에 치우친 것들이 적지 않았다.

'엑스선을 찍어 볼 수 있다면······'

'기관 개술 기구를 왜 가지고 오지 않았을까?'

'이 아이의 부모는 진료비를 낼 수 있을까?'

'깨끗한 물이라도 있었으면······'

소위 사회주의 의료의 위협을 방지하는 데 성공한 미국의 의사들이나 성공하지 못한 캐나다의 의사들 모두 필데스가 그토록 감동적으로 그려낸 분위기를 지켜 냈다고는 할 수 없는 것이 현실이다.

제7장
전염병과 민중 | 역사 속의 전염병

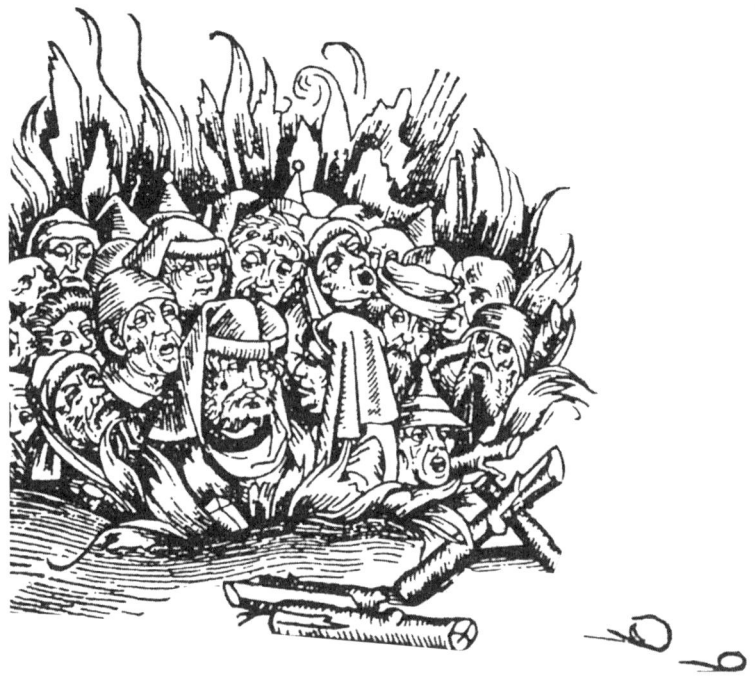

보라, 청황색 말을 탄 자의 이름은 죽음이니, 죽음의 신이 그 뒤를 따르더라,
저희가 땅 사분의 일의 권세를 얻어 검과 기근과 역병으로 죽음을 가져오더라. ─「요한계시록」6장 8절

전염병은 사람들의 목숨을 빼앗아 갈 뿐만 아니라 경제적, 사회적, 지적 그리고 정치적 측면에서 인간의 삶에 커다란 영향을 미쳐왔다. 이 장의 제목 '전염병과 민중'은 W. H. 맥닐(W. H. McNeill)의 책 제목에서 따온 것이다. 이번 장에서는 전염병이라는 주제에서 드러나는 의학사의 문제들을 탐구하고 전염병이 인류의 삶에 미친 영향을 살펴보도록 한다.

기원전 430년경 아테네의 역병: 그 실체와 의미

전염병에 대한 인간의 전형적인 반응은 공황(恐惶)과 사회질서의 붕괴이다. 그리스 역사가 투키디데스(Thucydides)는 『펠로폰네소스 전쟁사』(제2권, 47~54쪽)에서 아테네가 스파르타의 포위 공격을 받던 중 치명적인 전염병이 아테네를 휩쓴 사실을 기록하고 있다. 전염병의 증상은 고열, 통증을 동반한 피부 발진, 그리고 극심한 갈증이었고, 어떤 치료에도 듣지 않았다. 직업상 많은 환자들을 돌보는 의사들이 가장 먼저 죽어 나갔고, 마침내는 날짐승과 동물들도 다 사라져 버렸다. 아테네의 통치자이자 파르테논 신전을 건설한 페리클레스(Pericles)도 이때 죽었다. 투키디데스 자신도 병에 걸렸는데, 그의 기록에 따르면 그는 저항력 때문에 살아남은 몇 안 되는 사람 중의 하나였다. 아테네 사람들 사이에는 이 병이 어디에서 온 것인지에 대해 의견이 분분했다. 소문에 따르면 아프리카에서 건너온 병이라고도 했고, 기근과 전쟁 때문에 새로이 생긴 병이라고도 했다. 또 어떤 이들은 스파르타 인들이 우물에 독을 풀었다고도 했다. 사제들은 그것이 사람들이 마음속에 감추고 있는 죄악에 대한 신의 벌이라고 믿었다. 그러나 제의(祭儀) 예언자나 사제들도 무기력하기는 의사들과 마찬가지였다.

이 재앙에 대해 남아 있는 기록은 투키디데스의 기록이 유일하다. 때문에 이 기록에 대해 많은 의문이 제기되어 왔으며, 심지어는 투키디데스가 꾸며 낸 이야기라는 주장도 있다. 그러나 의사들은 오래전부터 아테네의 역병에 깊은 관심을 가져 왔는데, 진위를 의심하기에는 기록이 너무 사실적이기 때문이었다. 그들은 기록을 살펴보고 병명을 밝히고자 했는데, 그동안 제기되었던 진단 명 중 그럴듯한 것들로는 천연두, 발진 티푸스, 탄저병 같은 것들이 있었다. 또한 새로운 전염병이 발견될 때마다 누군가가 새 병명을 아테네의 역병에 연결 짓고는 했다. 최근에는 독성 쇼크 증후군, 재향 군인병, 에이즈, 에볼라 열 같은 것들이 진짜 병명이라고 주장되었다. 그러나 이 같은 추정 진단의 논리들은 빠른 속도로 돌연변이를 겪는 병원체의 생물생태학적 특성을 충분히 고려하지 않고 있다. 아테네의 역병에 오늘날의 진단 기준을 적용하기 어려운 것은 (전혀 불가능한 것은 아니겠지만) 의학사에도 '하이젠베르크(Heisenberg)의 불확정성의 원리'가 적용되기 때문이다. 이 수수께

끼에는 영원히 해답이 없을 가능성이 높다.

이 고대의 역병을 오늘날의 의학 용어로 표현할 수는 없지만, 투키디데스의 기록을 보면 전염병이 가져오는 신체 외적 부작용은 시대를 초월하여 공통적이라는 것을 확인할 수 있다. 역병이 도는 동안 사회 구조는 붕괴되었고 범죄가 만연했으며 사회 규범은 무시되었다. 환자의 가족들조차 환자를 돌보지 않았으며 시체마저 내팽개쳤다. 그들은 가족의 시체를 다른 사람의 화장터에 던지고 떠났는데, 범죄 행위일뿐더러 신성 모독이었다. 역병은 결국 지나갔지만, 아테네는 전쟁에 졌고 이전의 영광을 되찾을 수는 없었다.

대죽음, 혹은 흑사병: 선 페스트(1348년)

서구 역사상 가장 널리 알려져 있는 역병은 14세기 유럽을 강타한 임파선(淋巴腺) 페스트이다. 당시 사람들은 이 병을 '대죽음(Great Death)'이라 불렀는데, 흑사병(黑死病, Black Death)이라는 중세풍이 물씬 풍기는 매우 인상적인 이름이 붙여진 것은 1832년 독일의 의사이자 사학자인 J. F. C. 헤커(J. F. C. Hecker)에 의해서이다. 이전에도 몇 차례 흑사병이 유행한 기록을 찾아볼 수 있다. 예를 들어 6세기 비잔틴 제국의 유스티니아누스(Justinianus) 황제 시대에도 제법 크게 흑사병이 유행했었다. 그러나 14세기의 유행은 지역적 범위와 사회적 충격에 있어서 전례가 없는 것이었다. 동시대인들은 흑사병이 아시아에서 배를 통해 유럽으로 건너왔다고 보

있는데, 1347년 10월 시칠리아의 메시나 항구에 제노바 선박들이 들어오면서 퍼지기 시작했다고 기록하고 있다. 병은 메시나에서 유럽 대륙을 가로질러 빠른 속도로 북상하여 1351년에는 모스크바에 도착했다. 환자들은 고열, 임파선 종대와 분비(가래톳), 탈수증을 겪다가 죽었다.

투키디데스가 기록하고 있듯이 사회적 관습은 순식간에 무너졌다. 사람들은 도시의 집을 버리고 스스로 유민(流民)이 되었으며, 병든 가족을 돌보지 않고 죽게 내버려 두었다. 아무도 시체에 손을 대려 하지 않아 관리들은 죄수들을 동원해 시체를 공동묘지로 옮겨 쌓아 두게 했다. 흑사병으로 아버지를 잃은 피렌체의 작가 조반니 보카치오(Giovanni Boccaccio)는 이런 분위기 속에서 『데카메론(Decameron)』── 흑사병 때문에 피신해 온 일군의 젊은 남녀가 들려주는 이야기 형식의 외설스럽고 흥미진진한 100편의 이야기 ──을 썼다. 이 책에 실린 보카치오의 서문은 흑사병이 처음 밀려들던 시기에 관한 생생한 기록으로 유명하다.

오늘날 우리가 알고 있는 바에 따르면 페스트는 예르시니아 페스티스(Yersinia pestis)라는 박테리아의 감염에 의해 일어난다. 이 박테리아는 열대쥐벼룩(Xenopsylla Cheopis)에 기생하는데, 이 벼룩의 숙주인 흑쥐가 페스트에 감염되어 숫자가 줄어들면 열대쥐벼룩은 인간을 숙주로 삼는다. 특정 조건에서 페스트는 폐에 침범하며 침방울을 통해 사람 사이에 전파된다. 그러나 알렉상드르 에밀 존 예르생(Alexandre Émile John Yersin)이 페스트균을 발견하고 P. L. 시몽드(P. L. Simond)가 열대쥐벼룩을 발견한 1890년대에 이르러서야 이런 사실이 밝혀졌다.

14세기에는 흑사병의 원인에 관한 다양한 가설과 그에 준한 대책들이 나왔으며, 심지어 '흑사병 논고'라는 새로운 형태의 분야도 등장했다. 외과 의사 기 드 숄리아크(Guy de Chauliac)에 따르면, 파리 의과 대학 교수들은 1345년 3월 물병자리 성운 내의 행성들이 같은 황경(黃經) 위에 나란히 서는 유례없는 천체 현상에서 비롯된 기후 변화 때문에 흑사병이 발생했다고 해석했다. 어떤 사람들은 사제들의 타락에 대한 신의 벌에서 원인을 찾았는데, 로마와 아비뇽에서 두 교황이 서로 대립한 서방 교회 대분열(Great Schism, 1378~1417년) 기간 동안 흑사병이 연속적으로 발생한 사실 때문에 이 주장이 신빙성을 얻었다. 또 어떤 사람들은 소수 민족과 이방인, 그리고 여행자들이 흑사병을 가져왔다고 주장했다.

흑사병의 원인에 관해 의견이 분분했지만, 이 병이 사람 사이에 전파된다는 점만큼은 모두가 분명히 인식했다. 의사들은 전염 지역을 피해서 도망쳤고, 남은 사람들은 별로 효과를 기대한 것은 아니지만 가능한 모든 수단을 동원했다. 의사들 중에는 가운, 장갑, 운모로 만든 커다란 보안경, 그리고 건강에 좋다고 알려진 향이 진한 약초를 담은 새 부리 모양의 마스크를 착용하고 다니는 사람도 있었다. 여행자들이 병을 옮길 가능성이 높다고 생각했기 때문에 각 국은 검역법(quarantine law, 'quarante'는 프랑스 어로 '40일'을 의미한다.)을 제정했는데, 최초의 검역법은 1377년 라구사(Ragusa, 현재의 두브로브니크) 시에서 만들어졌다. '40'이라는 수는 기독교인들이 '사순절(四旬節)'이라는 이름으로 기념하고 있는 예수의 40일간의 고난에서 유래한 것이다. 항구에 들어온 선박은 40일간을 기다린 후에야 화물을 내리거나 승객들을 배에서 내려 보낼 수 있었다. 주민의 여행과 자유로운 이동을 더 가혹하게 제한한 도시들도 있었다. 이런 도시에서는 한 지역에 흑사병이 돌기 시작하면 그 지역 주민들이 집안에서 죽거나 흑사병이 물러갈 때까지 '가택 연금' 되었다. 그러나 부유층 사람들은 이 같은 규제를 어떻게든 피해 나갔다.

흑사병의 원흉으로 지목받은 대상은 외국인 여행자들만이 아니었다. 흑사병 창궐 지역 내의(흑사병의 희생자였던) 사회적 약자들 또한 흑사병의 원흉으로 의심을 받았다. 마을에 붙어살던 백치들이나 '마녀' 들, 그리고 유대 인들은 고문으로 자백을 강요받았으며, 산 채로 화형을 당했다. 광신적 종교 집단 '채찍질 고행파' 는 자신과 다른 사람들의 육신에 고통을 가함으로써 속죄를 하고자 했다. 이들은 제도권 종교를 위협할 정도로 급성장하며 대중적 인기를 누렸다. 이 밖에도 '전염성' 타란트병(tarantism) 혹은 무도광 (舞蹈狂, dancing mania) 같은 것이 특이하게도 이 시기에 나타났다. 오늘날의 눈으로 보면 이러한 행위들은 질병으로부터의 보호, 구원, 죄의 면제, 질병의 억제를 향한 기대심에서 비롯된 일종의 집단 히스테리였던 듯하다.

흑사병의 첫 유행 때에만 유럽 인구의 4분의 1에서 3분의 1에 이르는 인구가 죽은 것으로 보이며, 이후 몇 차례 더 있었던 유행에서도 많은 인구가 희생되었다. '격리'가 일반적인 대처 방안으로 정착되자 사람들은 '흑사병 격리소(pesthouse)'를 세웠다. 참사는 대량 살육으로만 끝나지 않았다. 수확할 사람이 없어 곡식은 들판에서 썩어 갔고, 그로 인한 씨앗의 부족으로 해마다 기근이 계속되었으며, 기근에 따른 질병이 창궐했다. 흑사병에 따른 농촌 노동인력의 부족으로 봉건제도가 붕괴하고 도시 중간 계급이 등장하게 되었다는 견해도 있다. 흑사병에 대해 아무런 대처도 할 수 없었던 성직자들과 의사들은 신뢰를 잃었다. 이전에는 교회가 교육을 담당했지만, 이제 교육은 반(反)성직자, 혹은 적어도 비(非)성직자적 성향을 갖게 되었다. 의학 분야에서는 갈레노스의 권위가 의심받기 시작했는데, 그의 수많은 저서 중 어디에서도 흑사병에 관한 묘사가 발견되지 않았기 때문이다. 흑사병은 심지어 나신(裸身)

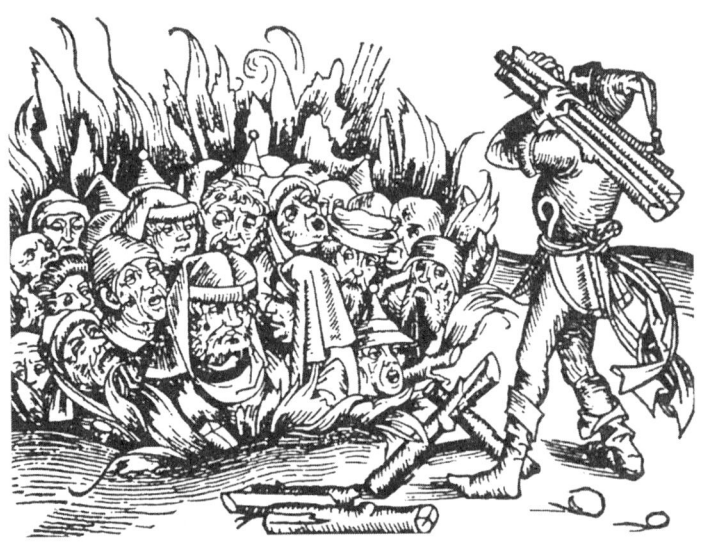

그림 7. 1 흑사병을 막기 위해 유대 인들을 불사르는 모습을 그린 목판. 하르트만 세델(Hartmann Schedel), 《뉘른베르크 크로니클(*Nuremberg Chronicle*)》(1493) 복본(뉴욕: Landmark Press, 1979)

이나 시체를 다루는 회화 기법에도 영향을 미쳤다. 역사가 파예 게츠(Faye Getz)는 「흑사병과 희망의 조짐(The Black Death and the Silver Lining)」이라는 논문을 통하여 후세의 연구자들이 흑사병의 긍정적 결과를 강조하게 된 배경을 파헤치고 있다. 후세의 연구자들은 마치 흑사병이 르네상스를 '일으키기라도' 한 것처럼 묘사했는데, 그녀는 이 끔찍한 악에서 선을 찾아내려 했던 그들의 동기를 추론하고 있다.

질병의 사회적 구성: 그 의미와 사례들

이방인이나 사회적 소수파에게서 원인을 찾았다는 점에서 흑사병은 '사회적으로 구성(socially constructed)'되었다고 할 수 있다 (제4장 참조). 희생양의 사회적 지위는 질병에 관한 의학적 개념의 중요한 구성 요소가 되며, 따라서 위험스러운 이방인에 대한 박해와 제거는 치료술의 일부가 되었다. 이 같은 '사회적 구성'은 흑사병에만 국한된 것이 아니다.

매독

질병의 '사회적 구성'은 매독에서 집약적으로 잘 드러난다. 이병이 언제 어디서 처음 시작되었는지에 대해서는 정설이 없다. 역사상 눈에 띄는 첫 번째 대유행은 1490년대 중반 나폴리 공략에 나선 프랑스 군대와 스페인 용병대에서 발생했다. 이로부터 어떤 이

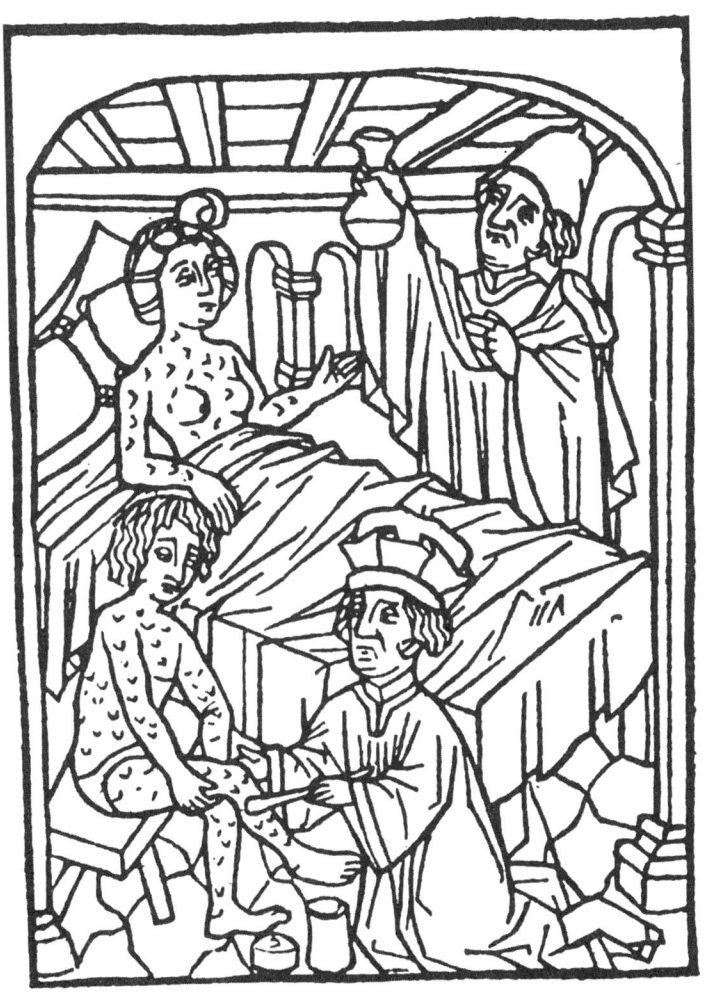

그림 7. 2 '매독'에 걸려 치료받는 사람들. B. 슈테버(B. Steber), 「프랑스 병(A malafranzos)」 사본, 조도프와 싱어(1925), 263쪽

들은 매독이 지금으로부터 500년 전 콜럼버스의 선원을 통해 미 대륙
에서 유럽으로 전파되었다고 주장한다. 매독은 '대 두창(great pox)'
이라고도 불렸지만, 이탈리아 사람들은 이것을 '프랑스 병', 프랑스
사람들은 '영국 병'이나 '스페인 병', 스페인 사람들은 '나폴리 병'
이라고 불렀다.

16세기 초 이탈리아의 의사 프라카스토로는 전염병이 사람이
나 물건에 의해 전파되는 '종자들(seeds)' 때문에 생긴다는 가설을
제안했다. 그는 이 종자들이 틀림없이 생명을 가지고 있는 전염체
—— 콘타지움 비붐(*contagium vivum*) —— 로서 분열하고 번식하는
성질이 있다고 보았는데, 만일 그렇지 않다면 여러 곳으로 전파되
는 과정에서 병을 일으킬 수 없을 만큼 매우 적은 양으로 줄어들 것
이기 때문이었다. 그는 또 새로 나타난 '프랑스 병'이 성 접촉에 의
해 옮긴다는 사실을 알고 있었다. 즉 그는 이 병의 첫 병변이 성기
에서 시작된다는 것을 알고 있었으며, 독자들에게 '사랑의 유혹에
넘어가지 마라.'고 경고했다. 1530년 그는 이 병의 원인을 '죄악'
에서 찾는 풍자시를 지었는데, '시필리스(Syphilis)'라는 병명은 여
기서 비롯되었다. 이 시에서 목동 시필루스(Syphilus)는 신을 섬기
는 대신에 왕을 섬겼고, 이에 분노한 신이 병을 내려 목동을 벌했
다. 애초의 병명보다 완곡하고 부르기 쉬운 점 때문에 이 목동의
이름이 병명으로 굳어진 것으로 생각된다.

15세기 당시 매독은 피부에 참을 수 없는 통증을 안겼으며, 감염
이 되면 환자는 곧 죽음에 이르렀다. 프라카스토로는 수은 연고와
훈증을 치료에 사용했는데, 땀이 솟고, 침이 저절로 흐르며, 잇몸

이 허는 수은 중독 증상이 나타날 때까지 이 방법을 쓰라고 했다. 수은은 아마도 어느 정도 효과가 있었을 것이고, 실제로 이 치료법은 20세기까지도 사용되었다. 물론 가만히 놔두어도 일시적인 증상 완화기를 거치는 매독의 특성상 어떤 치료법이든 효과가 있는 것처럼 보였을 수도 있다. 유창목(癒瘡木), 북아메리카목 껍질 등 각종 처방이 등장했는데, 사람들은 이것들이 매독의 원산지라고 생각되는 미 대륙에서 온 것들이기 때문에 효과가 있으리라 믿었다. 나중에는 에를리히가 만든 비소 합성물 살바르산이 치료에 사용되었다(제5장 참조).

매독의 전파 경로에 대한 인식이 확산되자, 성행위 관습이 바뀌고 대중목욕탕이 사라져 버렸다. 당국의 감시는 추정 보균자들, 특히 매춘부와 이방인에게 집중되었다. '마법의 탄환' 페니실린이 아직도 매독에 잘 듣지만 병 자체가 근절된 것은 아니며 제대로 관리되고 있지도 않다. 우리의 의학 모델은 유기체 내의 감염을 대상으로 한다. 그러나 질병의 예방이나 근절은 인간 행동에 대한 개입이라는 보다 어려운 과업을 통해서만 가능한 일이다.

나병

상수도 관리와 쓰레기 처리에 대한 위생 규정들은 과거 인류가 겪은 전염병의 산물이며 그 유산이다. 예를 들어, 검역 제도는 영국, 호주, 뉴펀들랜드와 같은 섬 관할 구역에서 지금도 여전히 적용되고 있다. 질병의 전파에 대한 시대 관념의 영향을 받아 제정되는 법률적 장치들에는 사회적 편견이 반영되어 있다. 이렇게 역사

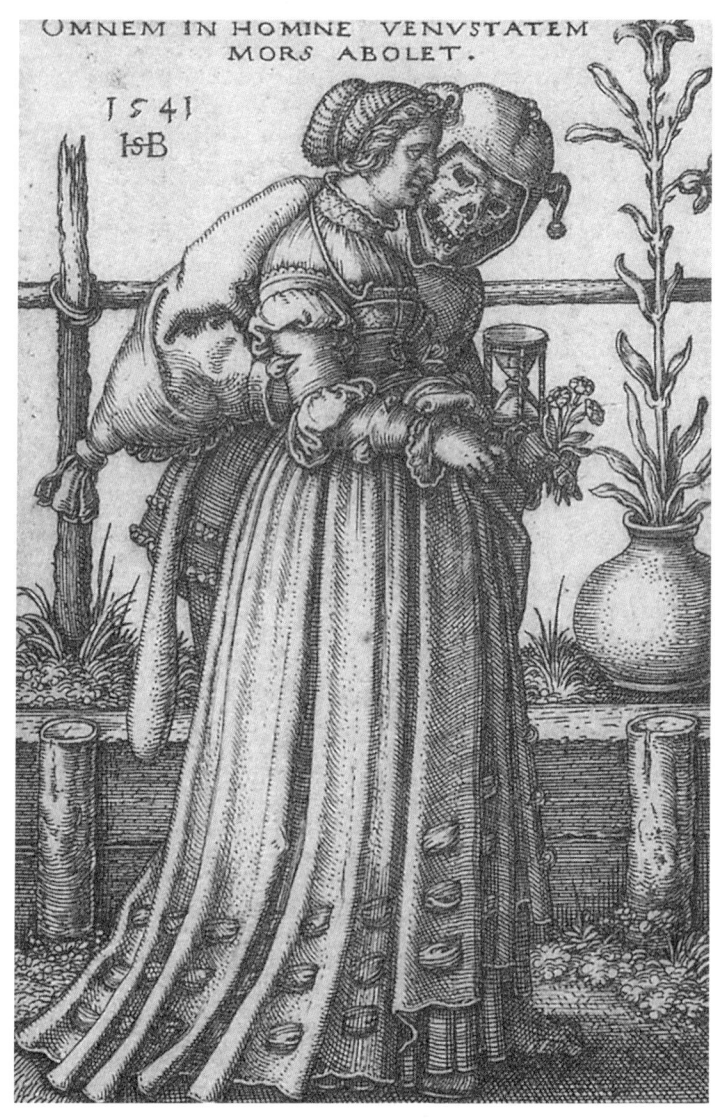

OMNEM IN HOMINE VENVSTATEM
MORS ABOLET·

1541
HsB

그림 7. 3 한스 베함, 「어릿광대 같은 죽음과 동행하는 젊은 여성」(1541). 매독 후 죽음의 경고 (*memento mori*). 캐나다 국립 미술관 소장.

적으로 형성된 질병 통제 수단 중에는 생물학적으로는 도저히 이해할 수 없으며, 사회, 문화, 심리, 종교적 관습을 통해 더 잘 설명되는 경우가 있다.

예를 들어, 나병(leprosy)은 사람들이 두려워하는 것에 비해 전염성이 훨씬 약하다. 익히 알다시피, 이 병의 전파력은 중등도 수준이다. 나환자에 대한 통제 규정은 아마도 건강한 부자들이 살이 떨어져 나간 추악한 빈민들의 끔찍한 몰골과 마주치는 것을 방지하기 위해 만든 것이다. 『구약 성서』에서 나병은 육체적 불결과 부도덕, 그리고 죄악에 대한 징벌로 묘사된다. 환자들은 집단 거주지에 모여 살아야 했으며, 환자임을 식별할 수 있는 특별한 옷을 입고 그들이 지나가면 누구나 알 수 있게 몸에 종을 지니고 다녀야 했다. 예수가 기적으로 살려 낸 남자의 이름을 따서 12세기에 설립된 나사로 회(The Oder of Lazarus)는 환자들을 격리하고 돌보기 위해 특수 숙박소를 설립했다. 이 '라자레토(lazaretto)'는 나병이나 흑사병 이외의 문제를 가진 사람들을 위해 지어진 것이지만, 머지않아 '나병원(leprosarium)'이나 '흑사 병원(pesthouse)'과 동의어가 되어 버렸다. 어떤 역사가들은 성서나 중세 기록에 나오는 나병에는 1871년 아르메우에르 게르하르 헨리크 한센(Armauer Gerhard Henrik Hansen)이 발견한 나병 간균에 의해 일어나는 병과는 다른 것들이 포함되어 있다고 본다. 그럼에도 불구하고 과거의 통제 수단들이 아직도 남아 있다. 19세기 중엽에도 뉴브룬즈윅(New Brunswick)에서는 나병 환자의 집단 거주지가 설립되었고, 이보다 최근에도 몬트리올의 파울-에밀 레거(Paul-Emile Léger) 추기경은 아프리카 인 나병 환자를 보호하는 일에 종사했다. 이 밖에도 일본, 태국, 인도, 세네갈, 카메룬, 미국(하와이, 루이지애나) 등 저개발국과 선진국을 가리지 않고 나환자 격리 시설이 아직까지 남아 있다.

흑사병과 수치 의학: 콜레라와 발진 티푸스

19세기 초 실증주의의 영향으로 등장한 수치 의학은 전염병의 개념에 영향을 미쳤다(제4장 참조). 영국의 개혁가 윌리엄 파(William Farr)와 에드윈 채드윅(Edwin Chadwick)은 인구 집단의 건강에 통계학을 적용하여 빈곤, 계급, 질병 간에 강력한 상관관계가 있음을 발견했다. 그들의 연구 결과는 중간 계급 출신의 개혁가들을 대립시켰다. 한쪽의 개혁가들은 "빈민의 궁핍은 그들 자신의 탓이므로 사회가 개입할 필요가 없다."고 주장했고, 다른 쪽의 개혁가들은 질병이 "궁핍한 생활 조건으로부터 비롯되는 것이므로 공적인 조치를 통해 해법을 찾으려고 했다"(Eyler, 1980, 2쪽). 그러나 전자의 '방임주의(laissez-faire)' 적 입장이 더 큰 인기를 누렸는데 이 같은 편향은 예산을 집행하는 정부 관료와 예방보다는 질병 치료에 더 관심이 많았던 의사들 사이에 특히 두드러졌다. 그 한 예로, 독일의 의사이자 정치가였던 피르호는 콜레라와 발진 티푸스로 참담한 지경에 이른 서민들의 건강 상태를 회복시키기 위해 교육과 고용, 사회사업을 포괄하는 일련의 프로그램을 주창했는데, 1849년 개혁에 대한 반동의 물결 속에 직장을 잃고 말았다.

공중 보건 대책은 병든 사람들을 구제하는 동시에 건강한 사람들을 질병에서 보호하려는 사회적 욕구에 근거하여, 과학적인 연구 결과를 기초로 수립된다. 그러나 경우에 따라서는 대상에 따라 대책이 차별적으로 적용되고 과학적으로도 효과가 없어, 예방은 커녕 병을 더 확대시키기도 한다. 19세기 콜레라와 발진 티푸스에 대한 대책을 보면 이를 확인할 수 있다.

콜레라의 전 세계적 유행은 지금까지 총 7차례 있었는데, 1830년대 초의 제2차 대유행은 발트 해 연안에서 시작되어 유럽 전역을 휩쓸었다. 당시의 사망자 수는 너무 많아 파악조차 불가능하다. 원래 인도 지방의 풍토병인 콜레라의 전 세계적 유행을 촉발시킨 요인으로는 당시 유난히 활발했던 대영제국의 군사 이동과 식민지 교역, 그리고 러시아 전쟁 등을 들 수 있다. 심한 설사를 계속하다가 (때로는 수시간 내에) 사망하는 특징이 있는 콜레라는 비브리오 균(*Vibrio cholerae*)에 의해 전염되는데, 이 균은 1884년 코흐가 발견했다. 생명력이 강한 비브리오 균은 차가운 하수물 속에서도 죽지 않고 있다가 홍수나 지진, 전쟁 등으로 인해 하수가 상수로 흘러들어 가면 '인간-배설물-하수'로 이어지는 오염의 순환 고리가 생긴다.

그러나 콜레라와 식수의 관련성은 유럽 대유행 후 22년이 지나서야 밝혀졌다. 1854년 영국의 의사 존 스노(John Snow)는 콜레라 감염자들의 감염 경로를 추적하여 런던 시 브로드 가의 식수 펌프가 감염원임을 확인했다. 그러나 대다수의 의사들은 스노의 발견을 믿지 않았다. 그들에게 콜레라는 외국인 이민자들과 빈민, 더러운 자들의 병이었던 것이다. 이방인과 죽음의 깊은 관련성은 보편

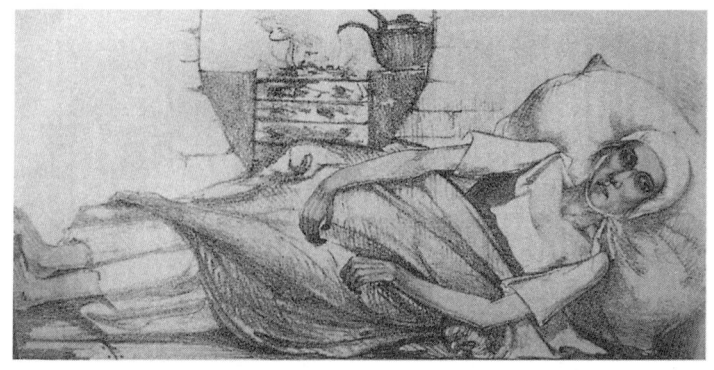

그림 7. 4 경련성 콜레라의 청색기(blue stage). 사망한 지 얼마 되지 않은 소녀를 소재로 한 이 그림은 콜레라라는 새로운 참화의 실체를 의사들에게 알리기 위해 배포되었다. 소녀의 얼굴과 손발에는 청백색 물감으로 손자국이 찍혀 있다.《란셋(Lancet)》, 1832년 2월 4일, 669호.

적인 이미지였다.

　1832년 콜레라는 이민자들을 실은 배를 통해 캐나다와 미국에 전파되었다. 당국은 이방인 환자들을 깨끗한 식수도 없고 하수 시설도 갖추어지지 않은 창고에 감금했다. 아직 병에 걸리지 않은 사람들도 '검역을 위하여' 환자들과 함께 감금되었다. 부유층과 중산층 시민들이 돈을 내고 자선단체가 나서서 이 검역 창고를 관리했는데, 이들이 나선 배경에는 환자에 대한 연민도 있었지만 무엇보다도 콜레라가 항구를 넘어 내륙으로 들어오지 못하게 하려는 목적이 있었다. 이것이 캐나다 최초의 콜레라 유행으로 6,000명이 사망했다. 당시의 사망자 통계는 불결한 사람들이 콜레라에 걸리기 쉽다는 견해를 뒷받침했다. 이후에도 수차례의 콜레라 유행이 있었지만, 대처 방식은 마찬가지였다.

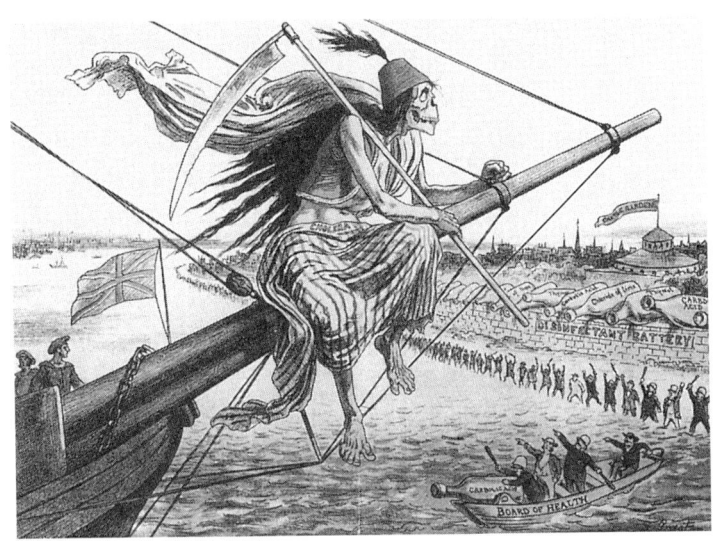

그림 7.5 뱃머리 위의 콜레라. 그레츠, 《퍽(*Puck*)》, 1883년 7월 18일. 절대로 받아들일 수 없는 "더부살이 이민자." 터키식 모자를 쓴 이민자 해골을 통해 콜레라의 이미지를 풍자했다. 뉴욕 버트 한센 컬렉션 소장.

고열과 발진을 특징으로 하는 발진 티푸스는 이가 옮기는 리케차 프로바제키(Rickettsia prowazeckii)에 의해 일어나는 것으로 알려져 있다. 발진 티푸스는 고대 이래로 유럽 지역의 풍토병이었지만 일정한 유행 주기 없이 몇 차례 대유행을 기록했다. 대유행은 환경 변화와 관련이 있다. 18세기 캐나다의 노바스코샤 지역에서 발진 티푸스가 유행했을 때에는 지역 주둔 프랑스 군대와 핼리팩스 지방 개척민들의 10퍼센트가 사망했다. 아일랜드에서는 1816년부터 1819년까지 주민 600만 명 중 70만 명이 이 병을 앓았다. 1840년대 말 사회적 불안정과 정치혁명으로 유럽이 들끓자 발진 티푸스가 다시 창궐했고, 콩나물시루 같은 여객선의 이주민들을 따라 대서양을 건너 미 대륙으로 전파되었다. 1847년과 1848년에는 아일랜드 감자 기근을 피해 이주하던 이민자들의 9,000명 이상이 여행길에 죽었다.

　당국은 인구 밀집 지역에 발진 티푸스가 전파되지 않도록 하기 위하여 퀘벡 시 근처의 세인트로렌스 강에 있는 그로스일 섬에 검역소를 설치했다. 이민자들은 허술하기 짝이 없는 건물에 집단으로 수용되었고 물이나 깨끗한 옷도 공급받지 못했다. 이런 곳에서는 아직 발진 티푸스에 걸리지 않은 사람도 곧 전염될 것이 불을 보

1832년 퀘벡의 콜레라

1832년 8월 30일 우리 배는 그로스일 섬에 닻을 내렸는데, 당시 퀘벡과 몬트리올에서는 그 무시무시한 콜레라가 돌아 사람들이 무수히 죽어 가고 있었다. 우리는 배에서 내린 지 몇 분도 지나지 않아 보건 관리들에 의해 다시 승선해야 했다. ······ 퀘벡에서는 ······ 조종(弔鐘)이 쉴 새 없이 울려 퍼져 그곳에 죽음과 슬픔이 만연해 있음을 알 수 있었다. 우리 배를 찾아오는 사람들은 거의 모두 검은 상복을 입고 있었고, 말투에서도 슬픔이 배어 나왔다. 그들은 이방인이 특히 이 병에 잘 걸리므로 목숨이 아까우면 배에서 내리지 말라고 우리에게 충고했다.

―― 수산나 무디, 『오지(奧地)에서의 거친 생활』
(1852; 재판, Toronto: McClelland and Stewart, 1984), 19, 30쪽

듯 뻔했다. 그 섬에서 6,000명이 죽었고, 세인트존, 퀘벡, 몬트리올, 킹스턴, 토론토에서도 최소한 그만큼이 죽었다. 그중 일부는 어차피 죽을 사람들이었겠지만, 나머지 사람들은 비좁은 공간에 밀집 수용시킨 법률에 의해 학살된 것이다. 더욱이 발진 티푸스는— 콜레라도 마찬가지였지만—이민자 집단에만 머무르지 않았다. 에이즈로 사회가 떠들썩하던 당시 캐나다 인들은 이 비극적 사건을 회상했으며, 1989년에는 그로스일 섬을 유적지로 선포하고 이곳에 추모비를 건립했다.

원인을 알아야 예방하는 것은 아니다: 천연두

천연두의 역사를 살펴보면 질병을 예방하거나 근절하는 데 있어서 생물학적 원인에 대한 지식이 반드시 필수적은 아니라는 것을 알 수 있다. 유사 이래 유럽의 풍토병이었던 천연두는 왕이든 비천한 농부든 피할 수 없는 병이었다. 근대 초기의 기록들에 따르면 인구의 20퍼센트 이상이 천연두로 눈이 멀거나 곰보가 되었다. 천연두는 미 대륙 발견 후 식민 개척자와 상인들에 의해 북아메리카로 건너갔으며, 면역을 갖지 못한 원주민들에게 엄청난 재앙을 가져왔다. 뿐만 아니라 현대 생물학전에서 그렇게 하듯이 천연두는 원주민에게 해를 입히기 위해 오염시킨 담요를 통해 의도적으로 전파되기도 했다.

문학 작품 속의 소묘: 그로스일 검역소의 발진 티푸스(1847년)

그런 다음 그는 총총 걸음으로 갑판을 되돌아가서 해치를 통과하여 선창으로 내려 갔다. …… 진동하는 악취로 정신이 아득해지는 것 같았다. 조명이라고는 천장에 매달린 기름 램프뿐이었고, 희미한 불빛 아래 옹색한 통로 주변으로 빼곡하게 늘 어서 있는 작은 칸막이 방들이 로쉬린의 시야에 들어왔다. 칸막이 방 안에는 선반 이라고 해도 좋을 만큼 빈약한 침상들이 침구도 없이 줄지어 놓여 있었으며, 방 한 쪽 구석에는 수염이 덥수룩한 남자들과 야윈 여자들이 제멋대로 뒤엉켜 있었고 개 중에는 울고 있는 사람도 있었다. 어린아이들은 꼼짝도 하지 않고 널브러져 있었 다. 한 노인이 물통에 등을 기대고 바닥에 앉아 힘겹게 숨을 몰아쉬고 있었다. …… 이윽고 희미한 불빛에 눈이 익숙해져 사람들이 쓰러져 있는 모습이 시야에 들어오 자 로쉬린은 멈칫 뒤로 물러섰다. 그들은 오한으로 몸을 떨고 있었고 팔다리는 경 련하고 있었으며 헛소리를 중얼거리는 자도 있었다. 거의 죽음이나 다를 바 없는 깊은 혼수상태에 빠진 사람도 있었다. 로쉬린은 셔츠 앞단을 풀어헤친 한 사내의 가슴에 전형적인 발진이 퍼져 있는 것을 보았다. 그 옆에 있는 사내는 이미 병이 더 진행되어 피부가 암갈색으로 변해 있었다.

— 안드레아 바레, 『선박열(*Ship Fever*)』
(New York: W.W. Norton, 1996), 178~179쪽

갖가지 방법이 시도되었지만, 천연두에 결정적인 치료법은 아

직 없다. 그러나 예방법은 천연두의 전파 경로가 밝혀지기도 훨씬 전부터 널리 사용되어 왔다. 천연두에 대한 민간 요법은 2가지 원칙에 근거하고 있다. 즉 천연두는 누구도 피할 수 없다는 것과 살아남은 사람은 면역력이 있다는 것이다. 마을에 가벼운 환자가 발생하면 이웃 사람들은 아이들이 천연두를 가볍게 앓아 면역을 얻도록 하기 위해 환자의 피부에 앉은 딱지를 떼어 아이들에게 먹였다. 또 어떤 이들은 천연두 환자의 물집에서 고름을 채취하여 아이들의 살갗 밑에 접종하기도 했는데, 이를 인두(人痘, variolization)라고 한다. 그러나 인두는 천연두 못지않게 증상이 심할 수 있고, 마마 자국을 남기거나 인명을 앗아 갈 수도 있었다.

인두법이 어디에서 전래했는지는 알 수 없지만, 18세기 초 서유럽에 처음 이것을 도입한 사람은 야코브 필라리노(Iacob Pylarino)와 에마누엘 티모니(Emmanuel Timoni)라는 2명의 그리스 의사이다. 티모니는 콘스탄티노플에서 인두 시술법을 발표했는데, 1717년 때마침 영국 대사의 부인 메리 워슬리 몬터규(Mary Wortley Montagu)가 이것을 목격했다. 자신도 천연두를 앓아 추한 마마 자국으로 고생하던 그녀는 흔쾌히 자녀들에게 인두를 접종시켰다. 인두법 보급에 있어서 몬터규 부인의 역할에 대해서는 학계에 논란이 많지만, 어쨌든 1722년에는 영국 왕실의 어린이들이 접종을 받았고 1740년대에는 영국 전역에 인두법이 보급되었다.

외과 의사이자 박물학자인 에드워드 제너(Edward Jenner)는 민속 의학 지식에서 힌트를 얻어 우두(Vaccinia)법을 발견했다. 학생 시절 그는 젖 짜는 여자들 사이에 천연두에 걸린 소의 젖을 짜다가

루이 15세의 죽음(1774년)

(5월 7일) 왕의 병세는 악화되기 시작했다. 그는 고열에 시달린 나머지 얼굴마저 변했다. 그날 저녁 왕은 다시 헛소리를 하기 시작했고 …… 상처에 앉은 딱지와 건조한 농포들은 검은색으로 변했으며 …… 인후의 염증 때문에 음식을 삼키지도 못하게 되었다. 몇 시간 후 눈꺼풀에 딱지가 앉자 그는 앞을 보지 못하게 되었고 …… 딱지로 뒤덮여 부풀어 오른 얼굴은 청동빛이 되었다. …… 5월 10일 …… 정오까지는 의식이 있었다. …… (그러나) 3시 15분경 왕은 숨을 거두었다. 왕이 숨을 거두자마자 조정 대신들은 이미 시체가 썩어 들어가기 시작한 침실 밖으로 뛰쳐나갔다.

— 루이 공작의 목격담
(올리비에 베르니에, 『내 사랑 루이: 루이 15세의 생애』
(Garden City, N. Y.: Doubleday, 1984), 248~249쪽)

농포 발진을 가볍게 앓고 나면 이후에는 천연두에 걸리지 않는다는 속설이 있다는 것을 알게 되었다. 젖 짜는 여자들에게는 상식이었지만 젊은 제너에게는 아주 신기하고 새로운 이 이야기를 그는 수년에 걸쳐 되새겼다. 역사가들은 이후 제너가 실험을 결심한 것은 20여 년 전 스승 존 헌터(John Hunter)로부터 받은 조언 덕분이라고 생각한다. 당시 고슴도치의 해부학적 구조를 묻는 제너의 질문에 헌터는 "왜 실험하지 않고 생각만 하는가?"라며 질타했던 것이다(1775년 8월 2일, 왕립 외과 학회). 우두 가설을 검증하기 위해 제너는 오늘날의 의료 윤리 기준에는 틀림없이 어긋나는 과감한 실험을 했다. 그는 8세의 소년 제임스 핍스(James Phipps)에게 우두를 접종하고 6주를 기다린 다음 ── 당시 인두법의 일반적인 시술법을 따라 ── 활동성 천연두 바이러스를 접종했다. 다행히 핍스는 천연두에 걸리지 않았고 1798년 제너는 이를 학계에 발표했다. 만일 그 소년이 죽었더라도 제너가 자신의 실험을 세상에 알렸을까?

북아메리카에서의 천연두

반정부 도당인 인디언 부족들에게 천연두를 보내는 작전이 성공을 거둘 수 있을지요? 우리는 그들을 진압하기 위해 모든 수단과 방법을 동원해야 합니다.

── 영국 무관 애머스트가 보크 중령에게
보낸 편지(1763)

나는 그 ── 을 담요에 접종하여 담요가 그들의 수중에 넘어가도록 할 것입니다. 그렇게 하면 내가 병에 걸릴 염려는 없습니다.

── 보크 중령의 답신(Heagerty, 1928, 1:43쪽)

비탈길을 올라 인디언 주둔지에 도착해서 텐트 안을 들여다보기까지는 누구도 이 끔찍한 전염병이 대체 어떤 결과를 초래할 수 있는지를 전혀 상상하지 못했다. 텐트마다 시체가 즐비했고 악취에 진저리가 날 지경이었다. 살아남은 사람들은 슬픔과 절망에 휩싸여 대화조차 나누기 어려울 정도였다. …… 이로부터 우리는 주민의 5분의 3 정도가 전염병으로 죽었다는 것을 알 수 있었다.

── 톰슨의 일지, 1780년대(Heagerty, 1928, 1:45~46쪽)

우두에 걸리면 천연두에 걸리지 않는다는 경험적 관찰이 들어맞은 것은 핍스와 제너 그리고 모든 후세 사람들에게 행운이었다. 얼마 지나지 않아 우두법은 표준 예방법이 되었다. 그러나 두묘(痘苗)를 항상 구할 수 있는 것은 아니었고, 우두 접종을 강제하는 법적, 의학적, 사회적 강제도 아직은 없었다. 그러는 사이 천연두는 신대륙에 만연해 갔다. 캐나다 국가 기록 보관소에는 1807년 제너가 '5개국 원수'에게 두묘를 보내면서 자필 서명하여 동봉한 우두 지침서가 남아 있다.

캐나다의 경우 산발적인 우두 접종에도 불구하고 주로 원주민과 이주민들 사이에 천연두가 심심치 않게 돌았다. 1885년 몬트리올 유행 시에는 3,000명 이상의 사망자가 발생했다. 우두 접종 법안을 둘러싸고 폭동이 일어나기도 했으며 개중에는 우두 접종이 오히려 병을 확산시킨다고 믿는 사람들도 있었다. 우두 접종을 옹호하던 영어 사용권의 지배 계층과, 빈곤과 무지, 두려움 때문에 우두를 기피하던 프랑스어 사용권의 하층민들의 계층 갈등과 언어적 긴장이 사태를 더욱 악화시켰다. 캐나다에서 천연두가 마지막으로 유행한 것은 1924년 온타리오 주 윈저에서였다.

1960년대 중반 세계 보건 기구(WHO, 1948년 설립)는 모든 환자를 추적하여 격리 치료하고 감염 가능성이 있는 사람들에게 예방 접종을 함으로써 지구상에서 천연두를 완전히 근절시키려는 야심 찬 계획에 착수했다. 이는 거의 불가능한 것처럼 보였지만, 요원들은 질병, 기근, 전쟁을 무릅쓰고, 목숨을 버려 가며 목표를 달성했다. 자연 감염에 의한 천연두는 1977년 12월에 마지막으로 발생했

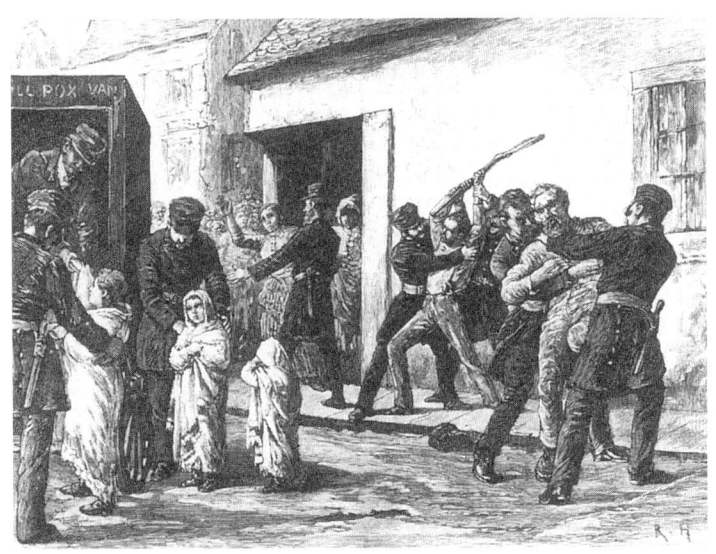

그림 7. 6 1885년 몬트리올 천연두 유행 시의 폭동. 1885년 11월 28일《하퍼스 위클리(*Harper's Weekly*)》에 실린 로버트 해리스의 삽화. 뉴욕 버트 한센 컬렉션 소장.

는데, 환자는 소말리아의 병원 요리사인 23세의 알리 마오우 말린 (Ali Maow Maalin)이었다. 이듬해 8월에는 버밍엄 대학 실험실의 사진 기사 재닛 파커(Janet Parker)가 실험 도중 천연두에 감염되어 사망했는데, 그녀는 예방 접종을 받지 않았다고 한다. 그녀의 죽음과 그에 뒤이은 실험실 책임자 헨리 베드슨(Henry Bedson)의 자살은 천연두로 인한 참사의 마지막 기록이다.

　1979년 12월 9일 세계 보건 기구는 천연두가 인류에 의해 근절된 최초의 질병이라고 공식적으로 선언했다. 필자가 이 책을 쓰고 있는 지금 과학자들은 조지아 주 애틀랜타의 질병 관리 센터에 보관되어 있는 천연두 바이러스 샘플을 완전히 폐기할 것인지를 놓고 고민하고 있다. 폐기를 반대하는 사람들은 '살아 있는 종'을 인위적으로 멸종시키는 것은 비윤리적이며, 생물학적 다양성을 보존해야 한다는 점을 내세우고 있다. 또 적에 의해 의도적으로 혹은 구소련의 버려진 냉동 창고에서 부주의로 인해 천연두가 유출되어 다시 유행하기라도 한다면 보다 '우호적인' 천연두가 필요하다고도 주장한다. 반면에 폐기를 주장하는 사람들은 이미 인구의 대부분이 예방 접종을 받지 않은 상태에서 천연두 균이 유출된다면 엄청난 인명 소실을 겪게 될 것이며, 적의 공격이나 부주의한 유출 사태가 발생한다면 다량의 우두 예방 접종으로 충분히 대처할 수 있다고 주장한다. 그러나 원래 1993년 12월로 계획되었던 천연두의 '멸종'은 1995년 6월로 연기되었고, 다시 2000년 이후로 연기되었다(모리스,《사이언스》267호(1995), 450쪽).

천연두의 근절이 의학의 승리임에는 틀림이 없으나 사실 그 방법은 세균론이나 항생제가 등장하기 200여 년 전부터 알려져 있었다. 천연두를 근절할 수 있었던 것은 천연두의 숙주가 사람 외에는 없기 때문이었다. 따라서 원인이 되는 생물체에 대한 특별한 지식이 없이도 예방이 가능했던 것이다. 이는 빈의 이그나즈 제멜바이스(Ignaz Semmelweis)가 세균론적인 근거 없이도 산욕 열을 효과적으로 예방할 수 있었던 것과 유사한 상황이다(제11장 참조).

원인이 되는 세균에 대한 지식이 없이도 전염병을 예방할 수 있었다면 세균론, 백신, 항생제가 전염병에 미친 영향은 무엇인가? 그 영향을 입증하기는 쉽지 않다. 때문에 어떤 사람들은 세균론이나 백신, 항생제가 문제를 해결하기는커녕 오히려 많은 문제를 만들어 냈다고도 한다. 1976년 인플루엔자 백신의 부작용(다음을 보라.)이나 다-내성 포도상구균 출현에 대한 우려 등이 그 예이다. 누구도 그것을 의도한 사람은 없지만, 의원성(醫原性, iatrogenic) 유행병은 이미 엄연한 현실이다.

결핵의 감소와 증가: 과학의 승리인가 아니면 우연인가?

19세기 말 결핵은 단일 질병으로서 성인 사망의 가장 큰 원인이었고 이 독보적 지위는 1세기 이상 지속되었다. 이 기간 동안 결핵을 바라보는 의학 개념에도 많은 변화가 있었다. 쇠약, 발열, 기침 등의 증상으로 인식되던 결핵은 라에네크에 의해 해부학적으로 재정의되었다(제9장 참조). 그 후 프랑스 인 의사 J. A. 빌맹(J. A. Villemin)은 접촉에 의해 결핵이 옮을 수 있다는 것을 증명했고, 코흐는 결핵균을 발견했다(제4장 참조). 코흐의 발견에도 불구하고, 결핵이 유전된다는 생각은 쉽게 바뀌지 않았다. 어떤 가족에서는 결핵 환자가 계속 생기는 반면 어떤 가족은 그렇지 않았기 때문이다. 결핵은 빈부를 가리지 않고 모든 계층에 만연했기 때문에, 손태그가 『은유로서의 질병(Illness as Metaphor)』에서 이야기하듯이 아름다움, 예술, 천재성 등의 문화적 관념으로 미화되기도 했다.

결핵 환자 혹은 잠재적인 결핵 환자의 세균을 힘 있는 건강인으로부터 멀리 떼어 놓기 위한 각종 공중 보건 정책이 마련되었는데,

정도의 차이는 있으나 이런 정책들은 으레 차별적인 요소를 안고 있었다. 환자들은 격리되거나 요양소에 수용되었다. BCG(Bacillus Calmette-Guérin) 백신은 1920년대 초 파리에서 개발되었다. 캐나다는 1948년 R. G. 퍼거슨(R. G. Ferguson)과 아르망 프래피어(Armand Frappier)의 노력으로 BCG를 결핵 예방 사업의 하나로 채택했는데, 이후 점차 확대 적용하여 1960년대 중반에는 취학 아동, 보건직 종사자, 원주민, 죄수를 의무 접종 대상으로 했다. 미국은 BCG를 도입한 적이 없지만, 프랑스를 비롯한 유럽 국가들은 지금도 취학 아동과 보건직 종사자들의 BCG 접종을 의무화하고 있다.

결핵의 외과적 치료법은 수술을 통해 병소를 저산소 환경으로 만들어 결핵균의 번식을 억제하는 것이다. 1927년 트뤼도 요양소(Trudeau Sanatorium)에 입원해 있던 캐나다 인 외과 의사 노먼 베순은 담당 의사들의 충고를 무시하고 인공 기흉술을 요청했다고 한다(영화에서는 스스로 인공 기흉술을 시술한 것으로 묘사되었다.). 항결핵제의 등장은 일대 희소식이었다. 1952년도 노벨상은 항생제 스트렙토마이신을 발견한 러시아계 미국인 셀먼 에이브러햄 왁스먼(Selman Abraham Waksman)에게 돌아갔다. 치료제들이 등장하자 예방접종은 상대적으로 인기를 잃었다. 그러나 이것으로 백신이냐 치료제냐의 논쟁이 종식된 것은 아니었다. 어느 쪽을 더 중시하는가는 각 나라의 사회, 정치적 이념과 밀접하게 관련되어 있으며, 이 논쟁을 들여다보면 오늘날의 의학 모델에서 치료가 예방에 비해 얼마나 더 우위를 차지하고 있는가를 알 수 있다.

결핵으로 인한 사망률은 20세기를 거치면서 꾸준히 감소했고,

문학 작품 속의 결핵: 캐나다 문학에서의 낭만적인 결핵

루비에게 도대체 무슨 일이 있었나? 그녀는 전보다 더 수려해 보였지만 두 눈은 기이할 정도로 반짝이고 윤기가 흘렀으며 뺨은 붉은빛이 선연했고 몸도 아주 야위어 성가 책을 쥔 그녀의 가녀린 손은 거의 투명할 지경이었다. ……

  그녀는 일거리를 옆에 놓아둔 채 가냘픈 어깨에 하얀 숄을 두르고 그물 침대에 누워 있다. 길게 땋은 금발이—그 옛날 학창 시절 앤은 그녀의 머리를 얼마나 부러워했던가!—침대 한쪽에 드리워져 있었다. …… 은빛 하늘에 달이 떠올라 주변의 구름들을 진주 빛으로 물들였다. …… (그리고) 교회와 그 옆의 낡은 묘지, 묘지의 하얀 돌들을 비추기 시작했다. …… '너무 무섭지 않니' 그녀는 몸서리를 쳤다. '앤, 머지않아 나는 저곳에 누워 있을 거야'.

——몽고메리,『섬 처녀 앤』(1915: 재판, Toronto: Batam Books, 1980),
79, 105~106쪽

그날 밤 내내 시시는 숨을 편히 쉬지 못했다. 윤곽이 또렷하지 않은 만삭의 달이 숲으로 울창한 언덕 위에 매달려 있었고 그 유령과 같은 달빛 아래에 비친 시시는 연약하고 애처롭고 도저히 믿을 수 없을 만큼 어려 보였다. 연약한 아이. 이런 그녀가 어떻게 그 많은 열정과 고통, 치욕의 인생을 헤치며 살아왔는지 이해가 되지 않았다.

  갑자기 기침 발작이 몰아쳐 그녀는 몸을 가누지 못했다. 기침이 멎자 그녀는 밸런시의 손을 꼭 잡은 채 잠에 빠져 들었다. …… 아침이 되어 …… 그녀는 눈을 뜨고 밸런시의 등 너머로 무언가를 응시했다—그것을 바라보면서 그녀는 문득 행복한 미소를 지었다. 그리고 미소를 머금은 채 숨을 거두었다.

——몽고메리,『푸른 성』(1926: 재판, Toronto: Seal Books, 1988), 119, 121쪽

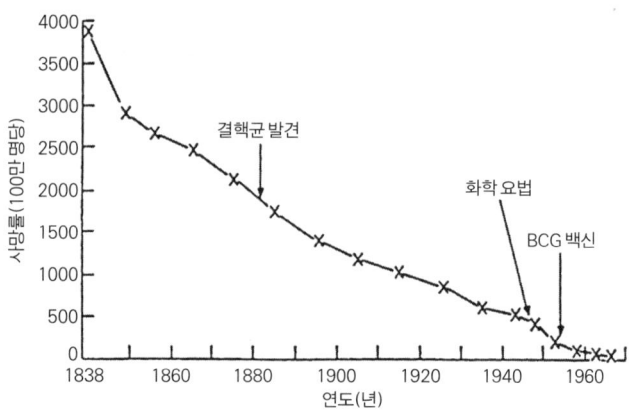

그림 7. 7 결핵 사망률의 감소는 결핵 치료제나 예방법의 등장에 의해 영향을 받지 않았다. 맥퀸, 『의학의 역할(Role of Medicine)』(1979), 92쪽.

의학자들은 이것이 의학의 성취라고 자부했다. 그러나 1970년대 말 토머스 H. 맥퀸(Thomas H. Mckeown)은 결핵 사망률은 치료제가 등장하기 훨씬 전부터 감소하기 시작했으며, 새로운 치료법의 등장이 사망률 감소 추세에 영향을 미치지는 않았음을 보임으로써 의료계의 자기만족에 의문을 제기했다. 사망률의 감소는 결핵균의 전염력이 약해졌기 때문이거나 부와 위생, 영양 상태의 개선으로 결핵균에 대한 저항력이 높아졌기 때문일 수 있다는 것이다.

　맥퀸은 영국의 홍역 사망률 변화를 분석한 결과 역시 의학이 개입하기 전부터 감소했음을 확인했다. 반면 디프테리아의 경우에는 의학적 개입에 따른 사망률 감소가 뚜렷했다. 그러나 결핵에 관한 그의 분석은 오히려 너무 소박하다고 하는 편이 옳을 것이다. 항생제는 개개인의 질병을 효과적으로 치료하지만 내성균의 출현을 조장함으로써 결국 개인의 목숨을 구하는 대가로 인류의 장기적인 해악을 자초하는 것이다. 1990년대 초 북아메리카 지역에서 결핵이 급증한 것은 노숙자와 빈곤층의 증가 때문인 것으로 보인다.

치료나 예방 분야에서 의학계가 거두었다고 주장하는 성공에 대해 회의적인 견해를 표명하는 역사학자들이 날로 늘고 있다. 브랜트는『마법의 탄환은 없다』에서 전시에는 성병 예방을 목적으로 매춘부들을 악의 화신으로 몰아세우고 투옥시킨 사건이 자행되었다는 것을 밝혀내었다. 제이 카셀(Jay Cassel)과 피터 네어리(Peter Neary)는 캐나다에서도 유사한 일이 있었다고 보고했다. 일단 뿌리를 내린 의료는 완고하기 이를 데 없다.

인플루엔자와 소아마비

20세기 북아메리카 지역을 휩쓴 대유행병으로는 결핵 말고도 인플루엔자와 소아마비가 있다. 제1차 세계 대전이 막바지에 이른 1918년 중반 캐나다에서는 인플루엔자가 군대 막사와 학교 기숙사의 젊은이들 사이에 유행하여 5만 명의 사망자를 냈다. 4년에 걸친 전쟁으로 죽은 사람이 6만 명이었던 데 비하면 인플루엔자의 위력을 알 수 있을 것이다. 스페인 감기(시대가 지나도 절대 변하지 않는 것이 있다.)라고도 불린 이 병의 특징은 고열, 폐렴, 갑작스러운 죽음이었다. 그 뒤로 인플루엔자는 주기적인 대유행을 반복했는데, 상대적으로 감염력은 약화되었다. 바이러스 변종이 새로 나타날 때마다 인플루엔자의 이름에는 아시아(asiatic, 1890), 돼지(1931), 아시아(asian, 1957), 홍콩(1968)과 같은 형용사가 붙었다. 1943년 백신이 개발되었지만 효과는 제한적일 수밖에 없었다. 인플루엔자 바이러스는 돌연변이를 자주 일으키고 공기를 통해 쉽게 전파되며 다른 통제 수단이 통하지 않기 때문이었다. 1976년 전염력이 강한 변종 돼지 인플루엔자 바이러스가 등장한다는 루머에 미국 정부는 1918년의 대참사를 떠올렸으며, 이에 제럴드 루돌프 포드(Gerald Rudolph Ford) 대통령은 5,000만 명의 시민에게 예방 접종을 하는 대대적인 캠페인을 벌였다. 그러나 예방을 목적으로 한 이 캠페인은 또 다른 의인성 전염병을 초래했다. 결과적으로는 나타나지도 않을 가상의 인플루엔자를 막기 위한 예방 접종으로 하반신부터 신체가 마비되는 길랭바레(Guillain-Barre) 증후군 환자가 200여 명이나 발생한 것이다.

환자의 대변을 통해 입으로 전파되는 장내바이러스(enterovirus)에 의한 신경 조직 감염증인 척수회백질염(poliomyelitis)은 20세기 초 북아메리카 지역의 풍토병이었다. 소아마비(infantile paralysis)라고도 불리는 이 병의 연간 발생 건수는 보통 수백 건을 오르내리던 것이 1953년에는 8,800건으로 증가했는데, 그 이유는 아직 명확하지 않다. 이 병은 어린아이들에게 아주 위험하다. 미국 바이러스학자인 조나스 솔크(Jonas Salk)와 앨버트 브루스 세이빈(Albert Bruce Sabin)에 의해 백신이 개발되기 전까지 이 병으로 죽은 캐나다 인은 400명이 넘으며, 불구가 된 사람은 훨씬 더 많다.

소아마비는 인공 호흡기를 비롯하여 손상된 자율 신경 기능을 보완하는 테크놀로지 발전에 추동력이 되었다. 또한 소아마비는 소아과가 전문과로 독립하는 데 강력한 논리를 제공했으며 재활 의학 센터의 등장에도 영향을 미쳤다. 나오미 로저스(Naomi Rogers)가 보여 주었듯이 소아마비는 비참한 어린 희생자들의 모습을 상징했다. 20세기 말 미 대륙에서 소아마비가 근절된 것은 이로부터 충분히 예견되었던 일이다.

새로운 질병들

어떤 시점에 신종 전염병이라고 인식되는 것들이 정말로 새로운 병인 경우는 많지 않다. 새로운 원인균의 출현이나 변이로부터 신종 전염병이 생기는 일은 극히 드물고, 그보다는 우리가 거의 의식하지 못하는 수준에서 수십 년간 존재해 오던 것이 어느 시점에 인식되는 경우가 많으며, 전염에 유리한 사회적 환경 때문에 의사들의 주목을 받게 되어 신종으로 인지되는 경우는 그보다 더 많다. 그러나 처음 인지되었을 때의 특성들이 — 환자들에 대한 연민(혹은 연민의 결핍)과 더불어 — 우리의 질병 및 치료 개념에 반영됨으로써 신종 전염병이 만들어지는 경우가 거의 대부분이다.

1970년 이래 수종의 '신종' 전염병이 나타났지만, 이 병들의 병원체는 오래전부터 우리 주변에 존재하던 것들이다. 재향 군인병은 1976년 필라델피아 호텔에서 열린 미 재향 군인 회의 참석자들에게서 처음 확인되었다. 연방 질병 관리 센터는 원인균을 추적한 결과 이제까지 알려져 있지 않던 레지오넬라 뉴모필리아(Legionella Pneumophila)라는 박테리아가 원인임을 밝혀냈다. 이 박테리아의 변종은 현재까지 20종이 밝혀져 있다. 황색 포도상구균 등 세균 감염의 합병증으로 발생하는 독소 충격 증후군(toxic shock syndrome)은 처음에는 젊은 여성들에게서——아주 편협한 인식이지만 아직까지도 그런 인식이 남아 있다——생리용 탐폰 때문에 발생하는 것으로 인식되었다.

우리는 최근 에이즈를 경험하면서 투키디데스의 글에 묘사된 것과 같은 오랜 과거의 악몽들을 다시 경험했다. 냉동 보관 혈청들을 추적 조사한 결과에 따르면 에이즈 바이러스는 최소한 1959년 이전부터 인간에게 질병을 일으켜 왔다. 에이즈는 1981년 남성 동성애자들의 전염병으로 캘리포니아와 뉴욕에서 동시에 출현했다. 처음에 '역병'이라고 불리던 에이즈는 '게이 병', '아이티 병', '아프리카 병', 그리고 '신종 병'이라는 다양한 이름을 갖게 되었다. 게이나 아이티인, 아프리카 인이 에이즈의 원인(혹은 에이즈 그 자체와 동일한 존재)으로 인식되었다. 에이즈를 가리키는 최초의 의학 학술 용어는 GRID(게이 관련성 면역 결핍, gay-related immunodeficiency)였다. 민족과 지역, 남녀노소를 가리지 않는 에이즈는 이미 전 세계에 걸쳐 수백만의 사망자를 낳았고, 감염자 수는 3,000만에 육박하고 있으며, 이에 따른 공포와 과민 반응으로 이성적이지 못한 대처 방법들이 속출하고 있다.

에이즈의 기원에 관한 의문들은 아직 해결되지 않았다. 분자생물학자 피터 듀스버(Peter Duesberg)는 이제까지의 연구는 코흐의 공리(제4장 참조)를 만족시키지 못하므로 아직 HIV(human immunodeficiency virus)를 원인으로 단정할 수 없다는 점을 지적하고 있다. 한편 의료 테크놀로지가 원인이라는 주장도 나왔다. 예를 들어 역사가 미르코 글멕(Mirko Grmek)은 천연두, 디프테리아, 홍역, 소아마비 같은 병원체의 감소로 자연의 질병 생태계가 변화됨에 따라 병원체가 진입할 기회를 얻게 되었을 가능성을 제기하고 있다. 또 어떤 학자들은 1957년 서양 과학자들이 SIV(Simian immunodeficiency virus)에 감염된 원숭이 세포로 소아마비 백신을 만들어 아프리카 인들에게 실험한 때부터 에이즈가 발생했을 가능성을 제기함으로써 에이즈 출현에 의학이 더 깊숙이 개입되어 있을 수 있음을 지적하고 있다. 1994년 3월 19일 프리랜서 작가 톰 커티스(Tom Curtis)가 《롤링 스톤스(Rolling Stones)》 잡지에 소개하여 세상에 알려진 이 가설은 저명한 과학자 힐러리 코프로스키(Hilary Koprowski)의 현장 조사를 이끌어 내면서 대중 매체의 관심을 모았다. 그러나 과학 단체들은 커티스의 주장이 역사적으로나 역학적으로 근거가 없다고 일축하고, 보관되어 있는 백신에 대한 혈청학적 검사를 시행하자는 커티스의 요구를 무시했다.

무고한(그러나 유죄인) 희생자들

1976과 1977년 미국의 길랭바레 증후군 환자들은 대통령의 서투른 정책으로 인한 '무고한 희생자들'이었다. 재향 군인병은 첫 희생자들의 사회적 영향력 덕분에 아낌없는 재정 지원을 받아 의학 연구가 신속하게 이루어졌다. 반면에 독소 충격 증후군은 '도덕적으로 결함이 있는' 불결한 여성들에 대한 응보로 받아들여졌다. 그러나 시장의 변화에 의해 자연스레 드러났듯이 그것은 탐폰을 사용하는 사람의 문제가 아니라 탐폰의 문제에서 비롯된 것이었다.

의사들은 '무고한 희생자'라는 말을 결코 가볍게 사용해서는 안 된다. 이 말은 누군가 아무런 잘못도 없이 병에 걸렸다는 의미로 사용되지만, 동시에 그들의 질병에 책임을 져야 할 어떤 다른 존재가 있다는 뜻이기도 하다. 신생아, 혈우병 환자, 보건 의료 종사자 그리고 동성애자를 남편으로 둔 여성 등은 에이즈의 무고한 희생자라고 불린다. 그런데 같은 에이즈 환자를 2종류로 나누는 이 같은 구분은 HIV의 생물학적 영향과는 전혀 무관하고, 그들의 행위에 대한 도덕적 잣대에 근거하고 있다.

재향 군인병과 비교할 때 에이즈 연구에 대한 재정 지원은 병이 출현한 뒤 훨씬 오랜 시간이 경과한 후에(따라서 훨씬 많은 사람이 죽은 후에) 시작되었다. 의학의 오만한 태도에 동성애자 및 정맥 주사제 사용자의 '죄악'에 대한 확고한 신념이 덧붙여져 이런 일이 벌어진 것이다. 에이즈의 기원에 의학이 깊게 개입되어 있을지 모른다는 의문이 에이즈 출현 후 10년도 더 지나서야 제기된 이유도 여기에서 찾을 수 있을 것이다.

다른 유행병들과 마찬가지로 에이즈에 대한 관리 대책은 과거의 시책들에서 비롯되었다. 예를 들어 쿠바에서는 HIV 혈청 반응 양성인 사람들을 무한정 강제로 억류했는데 이는 (1) '환자가 아닌 사람들'에게 HIV를 피하는 방법에 관한 정보를 제공함으로써 병을 예방할 수 있으며, (2) HIV에 감염되었더라도 혈청 반응 양성으로 전환되는 데에는 몇 달이 걸릴 수 있고, (3) 혈청 반응 음성인 사람들 중에도 감염자가 있을 수 있다는 점을 감안하면 터무니없는 일이다. 캐나다에서도 이런 주장이 있었지만, 에이즈 환자나 HIV 혈청 반응 양성자를 격리하지 않았다. 격리 수용은 비용이 많이 들고 아직 확실하지도 않은 환자에 대한 인권 침해이기 때문이다. 만일 환자를 격리했더라면 그로스일 섬의 비극이 재현되었을 수도 있으며, 이미 예방법을 알고 있는 질병의 확산을 막는 데 기여하지도 못했을 것이다. 그럼에도 전 세계의 에이즈 사망자 수는 놀라운 속도로 증가하고 있다. 미국에서 에이즈는 이미 25~44세 연령층의 주요 사망 원인 중 하나이다. 세계 보건 기구에 따르면 1997년 230만 명이 에이즈로 죽었다. 아프리카에서는 최초 발병 이래 1170만 명의 환자가 발생했고 970만 명이 죽었다. 에이즈의 추가 감염 예방과 환자 치료는 매우 중요한 과제이다.

그러나 이같이 엄청난 에이즈 통계도 매년 5억 명의 환자와 주로 어린이로 이루어진 200만~300만 명의 사망자를 내는 말라리아에 비하면 별것이 아니다. 주기적인 발열을 특징으로 하는 말라리아는 고대부터 '습지열(濕地熱, swamp fever)', '학질(ague)', '팰러디즘(paludism, 습지를 뜻하는 라틴 어에서 유래)' 등으로 불렸다. '말라리아'라는 명칭은 18세기경 이탈리아 어('나쁜 공기')에서 유래했다. 말라리아는 유럽 몇몇 지역의 풍토병으로 때에 따라서는 수천 명의 사망자를 낳았다. 말라리아는 19세기 인도에 주둔하던 영국군을 휩쓸고 캐나다로 전파되었다.

기나피(cinchona) 또는 예수회 기나피(Jesuit bark)라고 불리던 잉카인들의 약제가 페루에서 유럽으로 전해진 것은 17세기 초이며, 퀴닌은 1820년에 분리되었다. 영국 제국주의가 한창 위세를 떨치던 1880년 라베랑이 말라리아 원충을 처음 관찰했고, 이로부터 17년 후 로널드 로스(Ronald Ross)가 말라리아 전염에서 아노펠레스(anopheles) 모기의 역할을 밝혀냈다. 로스와 라베랑은 1902년과 1907년에 각각 노벨상을 받았다.

1955년 세계 보건 기구는 말라리아가 없어지면 인구 과잉이 될 수 있다는 우려에도 불구하고, 1948년 노벨상 수상 독약인 DDT 살포와 습지 제거를 통해서 말라리아를 근절하는 사업에 착수했다. 그러나 천연두와 달리 말라리아는 다른 생물에도 기생한다. 더욱이 살충제와 습지 파괴는 또 다른 피해를 낳았다. 결국 세계 보건 기구는 1969년에 사업 방식을 변경했고, 1980년에는 목표를 수정하여 근절이 아닌 억제를 표명했다. 한편 퀴닌 유도체인 클로로퀸에 내성을 가진 말라리아가 발생해 확산되고 있다. 예방과 치료가 가능한 이 병은 지금도 세계 인구의 40퍼센트 이상이 살고 있는 90개국에서 유행하고 있다.

왜 북반구와 서구 세계는 말라리아나 홍역 같은 병들보다 에이즈로 고심하고 있을까? 홍역으로 매년 죽어 가는 어린이는 150만 이며 신생아 파상풍으로 죽는 아이는 매년 75만에 달한다. 또 주혈흡충증에 걸리는 사람은 매년 2억 명에 육박한다. 서구 세계가 에이즈로 더 고심하는 이유는 사망 통계의 불평등한 분포와 관계가 있을 수 있다. 에이즈는 '우리들'이 될 수 있지만 말라리아는 확실히 '그들'인 것이다.

투키디데스 시절의 무능하지만 열정적이던 의사들 이래로 2500년이 지난 지금 아테네의 역병은 사라졌지만, 우리가 배운 것은 아무것도 없는 것 같다. 아무리 고도의 기술을 동원하여 고안한 치료법이라도 유행병을 억제하지 못할 수 있다. 의학적 개입은 새로운 질병을 만들어 내거나 기존의 것들을 악화시킬 수 있다. 한편 에볼라나 흑사병에 노출된 여행자들에 대한 반응은 너무도 한결같이 익숙하다. 사회적 요인들은 전혀 변하지 않은 것이다.

제8장
혈액이 특별한 이유 | 생명액 개념의 변천사

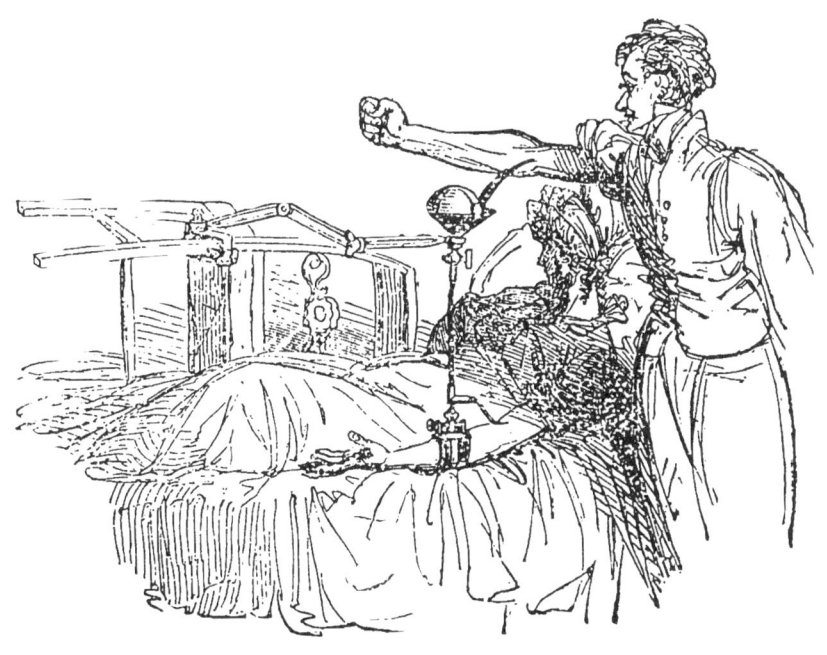

피는 아주 특별한 체액이다. ─ 요한 볼프강 폰 괴테, 『파우스트』(1808), 제1부, 제1장

혈액: 마력과 신비

혈액은 중요하다. 혈액은 어느 시대에나 중요했고, 어느 시대에나 중요하다고 '간주되었다.' 고대의 4체액 중 점액이나 황담즙, 흑담즙과는 달리 지금까지 생명액으로서의 지위를 유지하고 있는 것은 혈액뿐이다. 혈액이 없으면 생명을 지탱할 수 없다는 것은 누구나 의심 없이 받아들이는 사실이다. 그러나 지라, 간, 콩팥, 췌장 등이 혈액처럼 생명에 필수적인 기관인지를 물으면 사람들은 쉽게 결론을 내리지 못한다. 혈액은 이 기관들과는 뭔가 다른 존재로 인식되고 있는 것이다.

혈액이 이렇게 변함없이 특별한 지위를 누려 온 이유는 무엇일까? 2가지 이유를 생각해 볼 수 있다. 첫째, 혈액은 인체의 내부 기관 중에서 주기적으로 체표를 순환하여 육안으로 관찰할 수 있는 유일한 기관이다. 정도의 차이는 있겠지만, 인간은 누구나 자기 피를 본 경험이 있다. 또한 피가 많이 나오면 심각한 상처라는 것을 누구나 잘 알고 있으며, 여성들은 달의 기울기에 따라 규칙적으로 일어나는 월경을 통해 혈액을 주기적으로 관찰한다.

둘째, 혈액은 살고 죽는 일과 깊은 관련이 있다. 피를 많이 흘리면 생명을 잃을 수 있다는 것은 어린아이도 안다. 상당수의 언어권에서 혈액이라는 개념은 생명 및 건강과 같은 뜻으로 쓰이고 있다. 지금은 멸종했지만 뉴펀들랜드 섬의 베오투크(Beothuk) 족과 같은 문화권에는 시신에 붉은 오커(적철광 함유)를 바르고 장례를 치르는 관습이 있었다. 생명을 상징하는 선홍색으로 시신을 치장하고자 한 것이다. 한편 통증이 없이 정기적으로 피를 흘리는 기이한 존재에 대한 신화나 전설 속의 담론을 분석함으로써, 월경이라는 현상이 여성에 관한 사회적 인식에 미친 영향의 시대적, 지역적 차이를 추적해 온 학자들이 있다. 예를 들면 정통파 유대교에서는 월경 중인 여성이나 월경 후 미크바(mikvah) 목욕으로 몸을 정화하지 않은 여성과의 성교는 금기이다. K. C. 카터(K. C. Carter)가 지적했듯이 19세기 남성들에게서 유행한 정례적인 사혈은 건강을 위한 '월례 배출'로서 여성의 생리가 그 모델이었을 가능성이 있다.

고대 그리스 신화에서도 피는 기적의 약으로 등장한다. 머리카락 대신에 수많은 뱀이 꿈틀거리는 고르곤 괴물 메두사의 목을 벤 페르세우스는 이 끔찍한 전리품을 여신 아테나에게 선물했는데, 아테나는 이것을 방패에 달고 다녔다. 아테나는 고르곤의 머리에서 흘러나오는 피를 아스클레피오스에게 주었으며, 아스클레피오스는 이 피로 죽은 자를 살리는 놀라운 치료 능력을 보여 주었다. 이 피 덕택에 아스클레피오스는 의학의 신이 되었다. 이로부터 뱀한 마리가 휘감겨 있는 아스클레피오스의 지팡이는 지난 2000여 년간 의술의 상징이 되었다.

기독교에서도 마찬가지로 피를 중요하게 여겼다. 피는 성지를 신비화하는 데 있어서 핵심적인 요소로 기능한다. 피는 생명이자 건강일 뿐만 아니라 속죄와 영원한 구제를 뜻한다. 순교자의 피는 고통과 신앙을 상징하는 반면 어린아이의 피는 세속에서 피할 수 없는 숱한 비극 중에서도 최악의 비극이다. 성서에는 '피'라는 단어와 그 파생어가 460번 이상 등장한다. '생명'이라는 단어가 나오는 횟수는 이보다 조금 많다(487번). 그렇다면 '콩팥'은 몇 번이나 등장할까? 단지 17번이다. '간'은 13번, 담즙은 1번, 그리고 '뇌', '췌장', '폐', '점액' 등은 단 한 번도 나오지 않는다. 반면에 '심장'은 '피'보다 훨씬 많이 등장한다(817번). 이는 심장이라는 종교적 기표(signifier)가 피라는 종교적 기표보다 상대적으로 중요한 데서 비롯된다. 피가 생명이라면, 심장은 사랑 혹은 영혼이기 때문이다.

이처럼 아주 고대부터 생명과 밀접하게 관련지어졌던 데서 알 수 있듯이 혈액은 치료제로서도 오랜 역사를 가지고 있다. 그러나 혈액은 약으로 사용하기에 불편한 경우가 적지 않았다. 때문에 포도주가 피의 대용품으로 등장했으며, 만병통치약, 흥분제, 진정제, 강장제, 소화제, 최면제, 혹은 현실 도피의 약으로 사용되었다. 포도주가 피의 대용품으로 사용된 것은 아마도 양자의 시각적인 유사성에서 비롯된 듯한데, 이 관념은 성찬식의 빵과 포도주가 예수의 살과 피라는 성체성사(聖體聖事, transubstatiation) 교리에 의해 더욱 강화되었다. 미사에서 포도주는 이 세상을 구하는 예수의 피가 된다. 르네상스 시대의 조각에서 예수는 '근원을 알 수 없는 신비로운 힘'에 의해 육신이 쥐어짜여 바닥에 놓인 술통에 피를 뚝뚝 흘리는 모습이다.

의학 용어들 중에는 라틴 어나 그리스 어에서 비롯된 것이 많지만, 'blood'는 고대 영어에서 기원했다. 혈액에 관계된 단어로는 'hematology(혈액학, 그리스 어에서 유래)'나 'sanguinous(혈액의, 라틴 어에서 유래)' 등이 있지만, 이처럼 고전적인 어원을 갖는 단어가 일상적인 의료 행위에서 혈액 그 자체를 지칭하는 데 사용되는 경우는 별로 없다. 미국 혈액 학회(American Society of Hematology)가 펴내는 이 분야의 권위 있는 학술지의 이름도 'Blood'이다. 'blood'는 고대 영어에서 기원했으며, 게르만 어과 색슨 어에 뿌리를 두고 있다. 언어학자들에 따르면 프랑스 어를 사용하던 노르만 족 침략자들이 앵글로색슨 계 여성과 결혼함으로써 라틴 어에서 파생된 프랑스 어가 남성적 권위를 갖는 외부 환경의 어휘들을 계승한 반면, 가정 내에서의 여성적인 환경과 감정이나 정서에 관련해서는 고대 영어들이 보존되었다. 'blood'라는 단어가 살아남은 것은 이 때문이라고 한다. 'blood'가 고대 영어에 기원을 두는 것은 이 단어가 갖는 특별한 힘 때문만이 아니라 여성이 담당하는 집안일에서 피가 중요했기 때문일 수 있다는 것이다. 예를 들어 'liver(간)', 'kidney(콩팥)', 'heart(심장)'도 고대 영어에 기원을 두고 있는데, 이는 이 부위들이 동물의 신체 중에서 피와 같이 식용으로 쓸 수 있는 부위들이기 때문일 것이다. 신체 부위를 가리키는 단어들 중 라틴 어 계열이 주로 쓰이는 것들── 'aorta(대동맥)', 'colon(결장)', 'duodenum(십이지장)', 'rectum(직장)', 'vagina(질)', 'tendon(힘줄)', 'cartilage(연골)'──은 식용으로 가치가 떨어지거나 요리에 전혀 쓰이지 않는 것들이다.

언어학적인 분석을 더 해 보자

영어권의 사람들은 'blood'라는 단어에 대해 잠재의식적으로 남다른 경의를 품은 듯하다. 'blood'의 파생어들은 한결같이 뭔가 비범한 의미를 내포하고 있다. cold blood(냉정), blue blood(명문가), bad blood(증오), fresh blood(젊은 피), blooded(순종의), hot-blood(혈기 넘치는), red-blooded(기운찬), bloodline(혈통), blood red(핏빛), bloodless(핏기 없는), bloodthirsty(피에 굶주린), blood-curdling(피가 얼어붙는 것 같은), bloody(피비린내 나는), bloody-minded(잔인한), blood-shed(유혈의), bloodshot(핏발이 선), bloodstone(혈석: 3월의 탄생석), blood money(살인 사례금), blood poisoning(독혈), bloodstain(핏자국), blood feud(유혈의 복수를 되풀이하는 두 씨족의 불화), flesh and blood(인간 본연의 허약함을 벗어날 수 없는 육신), lifeblood(활력소) 등이 그 예이다.

'liver'의 파생어들 중에는 이런 인상적인 단어들이 몇 개나 될까? 기껏해야 'liverish(다갈색의)', 'lily-livered(소심한)' 등이 있으며, 별로 인상적인 단어들은 아니다. 그렇다면 'kidney'는 어떤가?

피의 특별한 힘에 대한 언어학자들의 주장을 인정하지 않는 사람이라도 심리학자들의 분석은 수긍할 것이다. 혈액 내과에 의뢰되는 환자들은 대부분 처음에 아무런 증상도 느끼지 못한다. 그들은 통상적인 검진 과정에서 발견된 이상 소견 때문에 혈액 내과로 이송되며, 심지어 백혈병으로 진단받은 사람도 아무런 증상이 없는 경우가 있다. 그럼에도 불구하고 혈액 내과로 이송된 환자는 다른 어떤 응급환자들보다도 불안에 떤다. 혈액에 관련된 문제는 생명에 관계된 문제이기 때문이다.

혈액 의학

의학은 주술이나 신화를 별나고 재미있다고는 여길지언정 결코 신뢰하지는 않는다. 이제 혈액이 의학의 분석 대상이 되고 과학기술에 의해 그 물질적 본질이 밝혀졌으므로 혈액이 갖는 신비로움은 약화되었을 것이다. 그러나 혈액과 그것이 갖는 다양한 기능은 여전히 고귀한 지위를 누리고 있다. 오늘날 혈액은 신비로운 생명력이라는 고대의 개념과 하나의 물질일 뿐이라는 과학적 개념의 중간 정도의 지위를 점하고 있다.

혈액 치료: 수혈

만일 피가 생명이라면, 피를 보충해 꺼져 가는 생명을 되살릴 수 있다고 보는 것은 당연하다. 최초의 '수혈'은 1492년 사경을 헤매는 조반니 바티스타 시보(Giovanni Battista Cibò)를 대상으로 시행되었다는 설이 있는데, 시보는 1484년 인노켄티우스 8세(Innocent VIII)로 로마 교황으로 선출되었던 인물이다. 그의 유대 인 의사 지아코모 디 산게네시오(Giacomo di San Genesio)는 10세 소년 3명을 죽여 그 피를 마시게 함으로써 교황을 소생시키려 했다고 전해진다. 그러나 역사적 근거가 있는 이야기는 아니고, 아마도 유월절 풍습에서 비롯된 유아 살해 의식에 관한 루머처럼 반유대주의자들이 꾸며 낸 이야기일 것이다.

환자에게 피를 먹여 병을 치료하려는 시도는 이보다 오래전부터 있었을 것이며, 사람을 꼭 죽여야만 피를 얻을 수 있는 것도 아니었다. 갈레노스는 피가 음식물이 동화(同化)되어 만들어진다고 했으니 피를 소비하면 그만큼 더 생산된다는 뜻이다. 입은 피를 공급하는 데 있어서 가장 적절하고, 손쉽고, 논리적이며, 편리한 투입 경로였다. 때문에 혈액의 음용은 혈액 순환이 발견되기 이전은 물론 이후에도 별난 취향으로 인기를 누렸다.

1628년 하비의 논문 「심장의 운동에 관하여(On the Motion Of the Heart)」가 발표되자 혈관 수혈에 대한 관심이 촉발되었다(제3장 참조). 논문이 발표된 후 얼마 지나지 않아 새 날개의 깃대와 공기주머니, 은으로 만든 관을 도구로 동물의 피를 뽑아 다른 동물에게 주입하는 실험이 시도되었다. 간접 수혈은 공여자의 피를 뽑아 용기에 담은 뒤 수혈자에게 투여하는 과정을 거쳤으며, 직접 수혈은 공여자의 혈관을 연결관을 통해 수혈자의 정맥에 직접 연결하는 방식이었다. 이 실험들은 많은 사람들의 관심을 모았는데, 그중에는 은둔 성직자 프란시스 포터(Francis Potter), 저명한 대학자 크리스토퍼 렌(Sir Christopher Wren, 런던의 세인트 폴 대성당의 설계자), 최초로 개에게 수혈을 시도한 의사 리처드 로어(Richard Lower) 등도 포함되어 있다.

사람에게 최초의 정맥 수혈을 시행한 사람은 프랑스 의사 장밥티스트 드니(Jean-Baptiste Denis)라고 하는데, 그는 1667년 초 15세 소년의 신경 과민을 진정시킬 목적으로 정맥에 어린 양의 피를 주사했다. 해협 건너편 프랑스와 경쟁이라도 하듯이 영국의 로어도 같은 해 말 양의 피를 인간에게 수혈했다. 드니는 수혈 전문가로 명성을 얻었지만, 이듬해에는 동물 피를 세 번째 수혈 받던 남자 환자가 죽는 사고가 발생했다. 드니는 고소당했다. 그러나 법정은 환자가 그의 부인에 의해 독살되었다는 결론을 내려 무죄로 석방

건강한 피를 빌려 나쁜 피를 수선함

새뮤얼 피프스(Samuel Pepys)가 두 마리 개의 직접 수혈이 성공했으며, 이 일이 런던에서 벌어졌다는 소식을 접한 것은 1666년 11일 14일 저녁 만찬에서였다. 만찬석의 사람들은 이 새로운 사건이 미칠 영향에 대해 오랫동안 토론을 했다. 피프스는 그가 남긴 유명한 일기에 이날 사람들이 보인 장난기 섞인 반응을 기록하고 있다:

"이 사건은 퀘이커 교도의 피가 대주교의 피에 섞이는 것과 같은 '멋진' 일들이 일어날 수 있는 가능성을 보여 주었다. 그렇지만, 크룬 박사가 말했듯이, 수혈이 가능해진다면 예컨대 건강한 사람의 피를 빌려 나쁜 피를 수선하는 식으로 인간의 건강에도 매우 유용하게 쓰일 수 있을 것이다."

— R. 래덤, W 매튜스 엮음, 『새뮤얼 피프스의 일기』
(Berkeley: University of California Press, 1970~1983), 7:371쪽

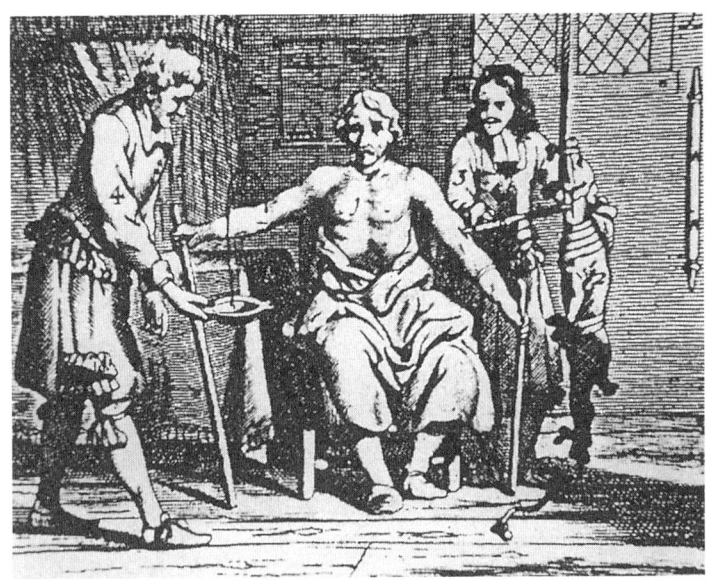

그림 8. 1 동물의 피를 인간에게 직접 수혈하는 장면(상상도로 추정). J. B. 람츠베르데, 『요하네스 스 컬테티의 외과 의사 필수 기구 보유(補遺)』(1671), 28쪽.

되었다. 열광적으로 끓어오르던 수혈에 대한 여론은 이 사건 이후 냉담해졌고, 수혈 행위는 이후 1세기 반 가까이 침체되었다.

사실 수혈은 예나 지금이나 생명을 앗아 갈 수 있는 위험한 시술로서 결코 가볍게 시행되어서는 안 된다. 수혈 요법의 진전을 가로막은 요인은 훗날 혈액형 부적합성이라고 밝혀지게 된 혈액 간의 반응, 혈액 응고, 그리고 감염 이 3가지이다. 첫 번째와 두 번째 문제는 20세기를 거치면서 부분적으로나마 해결되었다. 그러나 세 번째 문제는 여전히 심각한 장애로 남아 있다.

수혈은 19세기 초에 되살아났다. 분만이 의료의 영역으로 편입됨에 따라 연중 도처에 만연한 산과 출혈의 문제가 의사들의 주된 관심사로 대두되었다(제11장 참조). 1829년 영국 런던 기(Guy) 병원의 제임스 블런델(James Blundell)은 출혈이 멈추지 않는 산모들에게 수혈을 시도했다. 그는 당직 수련의들의 혈액을 모아 출혈하는 산모들에게 주사기로 수혈을 했다. 개중에는 생명을 건진 경우도 없지는 않았던 것으로 보인다. 그러나 이 과감한 치료로 환자들이 생명을 건질 것이라고 기대할 수는 없었다. 수혈 후 환자가 죽으면 사망 원인은 원래의 출혈에 돌려졌다.

전쟁터 군인들의 출혈이 수혈에 대한 또 하나의 요구로 등장했다. 1870~1871년의 프랑스-프로이센 전쟁 중 오스트리아, 벨기

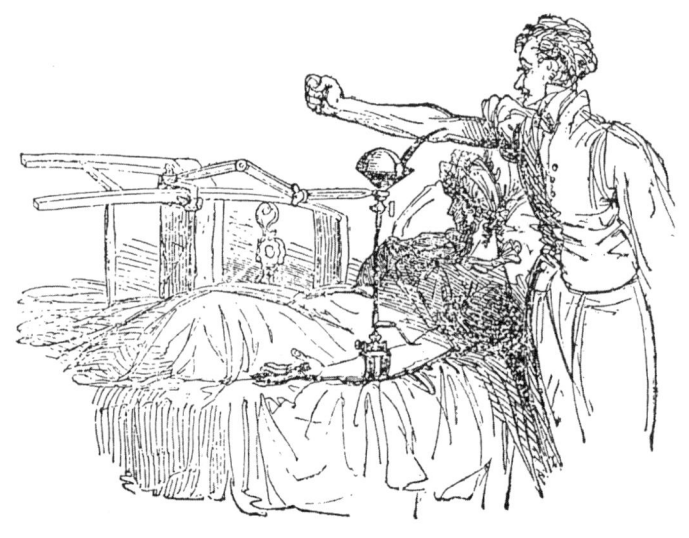

그림 8. 2 환자의 가족이나 병원 당직 의사인 남자의 피를 중력기를 사용하여 간접 수혈하는 모습. J. 블런델, 《란셋》, 1829년 6월 13일자, 321쪽.

에, 러시아 군대에서는 군의관들에 의해 병사들 간의 직접 수혈이 시행되었다. 멸균 기술은 이미 도입되어 있었지만, 부적합성과 응고 문제는 이때까지 해결되지 않은 상태였으며, 또한 피를 저장한다는 것은 상상할 수도 없던 시대였다.

가. 적합성

적합성 문제는 카를 란트슈타이너(Karl Landsteiner)에 의해 밝혀지기 시작했는데, 그는 1901년 자신의 실험실에서 일하던 22명의 직원들에 대한 소논문을 발표했다. 그는 직원들의 혈액이 A, B, C(오늘날 O형이라고 부르는 혈액형) 3개의 혈액형으로 나뉜다는 것을 발견했고, 이듬해에는 그의 제자 2명이 네 번째 혈액형인 AB형임을 발견했다. 그러나 란트슈타이너의 연구는 제1차 세계 대전 직전까지도 전혀 주목받지 못했다. 오늘날은 가장 중요한 ABO식 혈액형과 Rh식 혈액형 외에도 수백 종의 혈액형이 밝혀져 있다. 그럼에도 불구하고 희귀한 유형의 혈액형을 가진 사람에게 상대적으로 적합한 혈액을 공급할 수 있는 것은 혈액을 세척하고 냉동하고 해동할 수 있는 기술 덕분이다.

나. 항응고

혈액은 보존 처리하지 않으면 수분 내에 응고된다. 따라서 저장을 위해서는 이 자연적인 성질을 억제하되 혈액 자체나 수혈자에게 해를 끼치지 않는 방법을 찾아야 했다. 섬유소(응고 단백질) 제거 기술과 항응고제를 개발하기 위한 실험이 시작되었다. 제2차 세계 대전이 일어나기 직전 무렵 러시아 인들은 시체의 피를 수혈에 사용했다. 죽은 사람의 피는 이미 응고된 후 용해된 상태이기 때문에 더 이상 응고되지 않는다. 마찬가지 이유로 인도 등에서도 시체의 혈액이나 태반의 혈액을 수혈에 사용했다.

요즘 주로 사용되는 항응고제는 1914년에 발견된 구연산나트륨이다. 구연산나트륨은 제1차 세계 대전 당시 미군 군의관으로 영국군 부대에서 근무하던 O. H. 로버트슨(O. H. Robertson)이 처음 수혈 치료에 적용했다. 로버트슨은 O^+형의 혈액만을 사용했으며, 구연산나트륨과 포도당(혈구에 영양을 공급하기 위한 것)을 사용하면 3주까지 혈액을 안전하게 저장할 수 있다는 것을 입증했다. 생체 내 혈액 응고 장애에 사용되는 항응고제인 헤파린에 대한 연구는 1930년대 초 찰스 베스트(Charles Best), 루이스 자크(Louis B. Jaques), D. W. 고든 머레이(D. W. Gordon Murray) 등 캐나다 의사들에 의해 이루어졌다.

다. 혈액 성분 치료

적합성과 응고의 문제가 해결되면서 병원 내 혈액 저장이 시작되었고, 이에 따라 1927년에는 유효 기간이 지난 혈액을 원심 분리함으로써 혈장(plasma)이 추출되었다. 1936년 12월 캐나다 인 외과의사 베순은 스페인 내전 중에 혈장 수혈을 위한 기동 부대의 창설을 도왔다. 쇼크 환자에 대한 혈장 치료와 응고 인자 공급은 제2차세계 대전 당시 응급 치료의 버팀목이 되었다. 오늘날은 적혈구, 혈소판, 백혈구, 응고 인자, 혈장 등 혈액의 특정 성분을 추출하여 사용하는 성분 치료가 표준으로 자리 잡았다.

캐나다의 경우 수혈 업무는 1947년부터 국립 적십자사에 의해 운영되었다. 혈액의 수집과 저장, 수혈은 이 기구가 비 전시에 수행하는 여러 업무 중의 하나인데, 1998년부터는 혈액의 감염을 둘러싸고 제기된 새로운 논쟁 때문에 적십자사가 더 이상 이 역할을 담당하지 않게 되었다(크레버에 관한 다음 내용을 참고하라. 그리고 적십자사에 대해서는 제10장 참조).

라. 감염

혈액의 무균 처리 기술은 이미 1세기 전에 실용화되었지만, 감염은 여전히 심각한 문제이고 대중적 공포의 대상이다. 매독과 간염, 후천성 면역 결핍증(에이즈)은 혈액을 통해서 전염될 수 있는 수많은 전염병들 중에 가장 널리 알려져 있는 것들이다. 수혈로 인해 간염에 걸릴 확률은 혈청학적 검사 덕분에 낮아지기는 했으나 여전히 수혈 감염 중 가장 큰 비율을 차지하고 있다. 1981년 후반 미국 식품의약품청(FDA)의 승인을 받은 B형 간염 백신은 늘 혈액 감염의 위험에 노출되어 있는 의료 종사자들에게 강력히 권장된다. 헌혈 장비의 멸균이 완벽하지 않은 나라에서는 헌혈자들 간의 전염이 문제가 된다. 또한 이 때문에 헌혈자들이 헌혈을 피함으로써 혈액의 공급이 줄어드는 결과를 초래한다.

기독교의 한 교파인 '여호와의 증인'은 수혈을 반대하는 근거로 "피를 먹지 마라."라는 성경 구절을 든다. 전통 유대식 도살법도 이 구절에서 유래했다고 한다. 이들의 성서 해석은 '성체성사'

를 비롯한 가톨릭 미사의 일부 교리들인 '최후의 만찬' 이야기 등과는 엄청나게 거리가 멀다. 이처럼 철학적인 이유로 수혈을 반대하는 사람들의 압력이 커지고 감염에 대한 우려가 증대됨에 따라 혈장 증량제나 헤모글로빈, 응고 인자 대용물과 같은 혈액 대체품을 개발하기 위한 연구가 촉진되었다.

혈액 은행과 수혈의 모습이 변화됨에 따라 그에 대한 대중의 이미지도 변했다. 혈액은 더 이상 '천부의 생명'이 아니고 혈액 치료

피는 생명이다, 그러나 먹어서는 안 된다

고기를 그 생명, 즉 피와 함께 먹지 마라.

—「창세기」9장 4절

만일 이스라엘 백성 중에 …… 피를 먹는 자가 있다면, 내가 그에게 진노하여 그를 내칠 것이다. 피는 고기의 생명이기 때문이다.

—「레위기」17장 10~11절

피는 생명이니 피를 절대로 먹지 말 것이며, 고기를 그 생명과 함께 먹지 말도록 하라.

—「신명기」12장 23절

는 이제 신뢰받지 못하며, 미국 같은 나라에서는 혈액을 제공하는 사람이 원한다면 금전적 보상을 받을 수 있다. 1991년부터 1995년 사이에 프랑스에서는 혈액 제품을 둘러싼 수사가 이루어져, 고위직 공무원 몇 사람이 기소되는 사건이 있었다. 캐나다에서는 저스티스 호러스 크레버(Justice Horace Krever)를 의장으로 하는 수혈 관련 감염에 대한 국가 위원회가 구성되어 1993년부터 청문회를 시작했다. 청문회는 국가 관료들과 적십자 직원들의 비리를 밝혀냈다. 사업가들은 이 상황을 활용하여 민간 혈액 은행을 개설했는데, 남의 혈액을 불안해 하는 사람들은 냉동고에서 혈액을 이송할 수 있는 범위 안에서 수술이나 재해가 벌어지는 한 자신의 혈액을 사용할 목적으로 이 은행에 혈액을 맡겼다. 이 글을 쓰고 있는 현재 캐나다의 부모들은 자기 자식들이 사용할 수 있도록 지명 헌혈을 할 수 있는 법적 권리를 얻어 내기 위한 소송을 진행 중이다. 그러나 이런 방법은 많은 사람을 소외시킬 것이다. 만일 이들의 주장이 받아들여진다면, 현재의 불완전하나마 공평한 시스템은 빈부 격차에 따른 양극 시스템으로 바뀔 것이다. 또한 수혈 전문가들은 가족 내 헌혈에 대한 사회적 압력이 가중됨에 따라 건강 위험 행위들에 대한 보고가 줄어들 것을 우려하고 있다.

골수 이식은 가장 발전된 형태의 성분 수혈이라고 할 수 있다. 골수 이식은 워싱턴 주 시애틀 시 에드워드 도널 토머스(Edward Donnall Thomas)의 연구진이 개발했는데, 항응고 및 정맥 내 주입 기술, 그리고 캐나다 출신 연구원 J. 틸(J. Till)과 E. A. 매컬럭(E. A. McCulloch)이 개발한 세포 클로닝(cell-cloning) 기술이 결정적인 기여를 했다. 골수 이식은 만성 빈혈과 악성 종양에 새로운 희망을 주었다. 그러나 이식 편대 숙주 반응(graft-versus-host)이라는 의원성 (醫原性) 부작용이 새로운 문제로 부각되었다.

진단에서의 피: 정상 혈액이란 무엇인가?

오늘날의 의사들은 환자의 피를 차분히 들여다볼 기회가 거의 없다. 물론 수술실이나 응급실에서 늘 피를 접하지만, 뭔가 생각할 여지가 있는 상황은 아니다. 또한 간호사와 채혈 팀, 임상 병리사, 혈액 은행, 전산화된 혈액 분석기, 프린트된 혈액 검사 결과지 같은 존재들로 인하여 의사들은 피를 물질적 실체로 접할 기회를 잃었다. 과거에는 이렇지 않았다. 아주 고대부터 20세기 중엽에 이르기까지 오랜 세월 동안 사혈은 일상적인 치료술의 하나였으며, 의사들은 환자의 몸에서 일어나는 변화를 포착하기 위하여 정기적으로 피를 검사했다.

사혈은 열을 가라앉히는 데 도움이 된다고 보았다. 사혈을 하면 환자의 맥박수가 떨어지고 혈색이 가라앉으며 불안이 줄어들었기 때문이다. 사혈로 흘러나온 피는 곧 응고되었고 한눈에 쉽게 구별할 수 있는 몇 개의 층으로 분리되었는데, 이로부터 4체액을 구분할 수 있었을 것이다. 즉 맨 위에는 노란색의 혈청층이 형성되고, 맨 밑에는 검붉은(탈산화된) 혈액층, 그리고 가운데에는 선홍색 (산화된) 혈액층이 형성되며 선홍색 층 바로 위에 '연층' 혹은 '그물층'이라고 불리는 백혈구와 응고 단백질로 구성된, 얇은 분홍빛을 띤 베이지색 층이 형성된다. 사혈을 시행한 후 의사들은 이 4개 층의 색과 양을 기록했으며, 이 소견과 환자의 진단 및 예후를 연결시킬 수 있었다. 예를 들자면, 폐렴 환자의 피가 검붉게 나오면 예후가 좋지 않은 것이다. 오늘날 백혈구와 단백질의 증가를 시사하는 것으로 해석되는, 연층이 두꺼워지고 오목한 모양을 보이는 소견(통상 'buffy and cupped'라고 했다.)은 급성 염증의 징후로 받아들여졌다.

가. 적혈구: 피와 공기의 연결

① 헤모글로빈과 산소——안톤 반 레벤후크(Anton van Leeuwenhoek)는 자신이 만든 원시적 현미경으로 오늘날 적혈구라고 불리는 작은 '입자'를 관찰했다. 그러나 그 입자가 실제로 존재하는지에 대해서는 결론을 내리지 못했다. 그것을 본 누구도 그 입자의 기능을 설명할 수 없었기 때문이다. 비슷한 시기에 프랑스의 화학자 니콜라 레머리(Nicolas Lemery)와 수혈로 유명한 로어는 피 속에 철분이 포함되어 있다는 것을 알았다. 또한 로어는 정맥혈이 공기에 노출되면 검붉은 색에서 선홍색으로 변한다는 사실을 기술했다. 이로부터 수년 후 러시아 군의관 알렉세이 베스토예프 리우민(Alexei Bestouyev-Rioumine)은 1,725건의 사례 관찰에 근거하여 빈혈 치료에 철분을 활용하기 시작했다. 그러나 정맥혈의 색깔 변화나 철분의 치료 효과와 작은 혈구의 연관성은 아직 파악되지 않았으며, 당시는 산소가 발견되기도 전이었다.

1668년 메이오는 공기 중의 일부가 생명 유지에 필수적이라는 것을 발견했지만(제3장 참조), 그것이 산소라는 것을 알게 된 것은 100년이 지난 후이다. 산소와 '웃음 가스'는 영국의 신학자이자 화학자이며 프랑스 혁명의 동조자였던 프리스틀리에 의해 1770년대에야 분리되었다. 자신의 발견을 믿기 어려웠던 프리스틀리는 그의 친구인 프랑스 귀족 라부아지에에게 그 사실을 설명했는데, 라부아지에는 첫눈에 그 발견의 중요성을 눈치 챘다. 이와 같은 운과, 아내 마리안느피에레테 폴즈(Marie-Anne-Pierette Paulze)의 도움으로 라부아지에는 호흡과 연소, 산소에 대한 여러 가지 실험을 했다. 1777년 그는 산화 과정에서 일어나는 생명의 화학 이론을 세웠다. 그러나 프랑스 혁명으로 그의 작업은 중단되었다. 프리스틀리의 교회는 약탈당했고 그는 미국으로 망명했으며, 라부아지에는 단두대에서 처형되었다.

이처럼 생명이 산소의 화학적 소모 현상이라는 것으로 밝혀졌으니 다음 단계로는 산소와 피의 연관성을 밝혀야 했다. 왜냐하면 피는 유사 이래로 생명 그 자체를 의미하는 것으로 여겨졌기 때문이다. 이 거대한 연구는 18세기 후반에 시작되어 오늘날까지도 계속되고 있다. 1851년 독일의 생리학자 오토 풍크(Otto Funke)는 혈구 속의 '붉은 색소' 헤모글로빈을 발견했다. 역시 독일인인 펠릭스 호페자일러(Felix Hoppe-Seyler)는 이 색소가 산소를 흡수했다가 방출할 수 있는 능력을 가지고 있다는 것을 밝혀냈다. 2개의 독립적인 개념 — 즉 피는 생명이라는 고대적 개념과 생명은 산소의 연소라는 현대적 개념 — 이 적혈구 속에서 하나로 묶인 것이다.

덴마크의 과학자 크리스티안 보어(Christian Bohr)는 헤모글로빈의 산소 운반 능력을 밝혔는데, 그는 노벨 물리학상을 수상한 아들 닐스 보어(Niels Bohr)와 손자 오게 보어(Aage Bohr)를 둔 것으로도 유명하다(각각 1922년과 1975년에 수상). 보어는 산소와 헤모글로빈의 관계를 수식으로 표현했다. 그가 발견한 산소 해리 곡선은 혈액의 독특한 특성 —— 산소에 대한 가변적인 친화성 —— 을 보여 준다. 산소 해리 곡선은 S자 형이다. 직선의 위와 아래에 기울기가 급격히 줄어드는 부분은 헤모글로빈이 산소가 많은 장소(예를 들어, 건강한 폐)에서는 산소와 쉽게 결합하고 산소가 적은 장소(예를 들어, 건강한 조직)에서는 산소와 쉽게 분리되는 현상을 잘 설명해 준다. 이 가변적 친화성이 얼마나 놀라운지는 인체의 다른 운반 단백질들이 보여 주는 고지식할 정도로 직선적인 친화 곡선과 비교하면 잘 알 수 있다. 게다가 보어의 곡선은 산혈증(acidosis)이나 알칼리혈증(alkalosis)의 환경에 적응하여 우측 혹은 좌측으로 통째로 이동함으로써 산소의 운반을 더 용이하게 해 준다. 또한 이 곡선은 심각한 폐 손상에서 일어날 수 있는 '귀환 불능점(point of no return)'이 왜 생기는지도 알려 준다. 폐 손상으로 '곡선의 어깨'를 넘지 못할 정도로 폐 속의 산소 농도가 낮으면 헤모글로빈은 산소와 결합하지 못하고 오히려 가지고 있던 산소를 방출한다.

헤모글로빈은 최초로 화학 구조가 규명된 단백질이다. 1960년 맥스 퍼루츠(Max Perutz)와 존 켄드루(John Kendrew)의 연구진은 엑스선 결정학(X-ray crystallography)을 활용하여 헤모글로빈의 제1차, 2차, 3차 구조를 규명했다. 또한 당시까지 밝혀져 있던 헤모글로빈 관련 질환에 관한 유전학적 지식을 활용하여 단백질과 DNA 차원에서

혈액과 산소, 생명을 연결하는 과정에서 일어난 비극

1875년 프랑스 생리학자 파울 베르(Paul Bert)는 열기구 제니스호를 사상 최고 고도인 7,900미터 상공까지 띄우는 데 성공했다. 그러나 열기구가 다시 지상에 착륙했을 때에는 3명의 승무원 중 2명이 죽어 있었다. 베르는 낮은 기압에서 생존하기 위해서는 혈액에 적당량의 산소를 공급하기 위한 '추가적인' 산소가 필요하다는 결론을 내렸다. 그의 결론은 폐장 내 분압 이론의 토대가 되었고, 예부터 잘 알려져 있었으나 그 기전이 밝혀지지 않았던 고산병이라는 병의 신비를 푸는 데 결정적 실마리를 제공했다.

어떤 분자가 치환됨으로써 비정상 헤모글로빈이 생기는지를 밝힐 수 있었다. 예를 들어, 1957년 버넌 M. 잉그럼(Vernon M. Ingram)은 겸상 적혈구증(sickle cell disease)은 헤모글로빈의 한 분자가 치환됨으로써 생긴다는 것을 발견했다. 헤모글로빈 구조의 변이에 근거하여 기능 변화가 설명되었다. 예컨대 지중해빈혈(thalassemia)은 헤모글로빈 생산 조절 기능의 유전적인 장애에 의해 발생한다고 설명된다.

이와 같이 기존의 지식들을 생화학 용어로 재구성하는 광대한 재편은 골수 이식이나 유전공학을 통한 새로운 치료법의 등장을 약속한다. 그러나 아직까지도 실제로 환자의 치료라는 측면에서는 거의 달라진 것이 없다. 겸상 세포 발증(sickle cell crisis)이 일어났을 때의 치료법은 진통제를 주고, 수분과 산소를 공급하며 수혈을 하는 것이며, 지중해빈혈의 경우에도 수혈 외에는 별다른 방법이 없다. 게다가 이런 치료법들은 또 다른 의인성(醫因性) 질환을 초래한다. 즉 다량의 수혈 후 과다한 철분을 배출시키기 위한 킬레이트화 치료, 진통제 중독으로 인한 사회적 지지 요법, 감염의 관리 등이 그 예이다.

② 형태학과 그 창시자들 —— 윌리엄 휴슨(William Hewson)은 레벤후크의 적혈구에 대한 현미경 관찰 연구를 확장하여 각종 동물 혈구의 크기와 모양을 측정했다. 그는 적혈구가 대부분 공 모양이 아니라 납작한 모양이며, 혈액 응고는 적혈구 내에서가 아니라 혈장 속에서 일어나는 현상임을 밝혔다. 휴슨은 1777년 시체 부검 중 해부용 메스에 찔리는 불의의 사고로 죽었다. 생전의 정밀한 관찰 연구와 한 편의 드라마 같은 죽음 때문에 그는 주로 영국인들 사이에서 혈액학의 아버지로 추앙받았다.

휴슨의 연구에도 불구하고 세포 이론은 19세기 후반에야 확립되었다. 초창기의 현미경을 통해 보이는 것들은 아직 신뢰하기 어려운 수준이었다. 무색 렌즈와 복합 현미경이 등장한 1830년대가 되어서야 연구자들은 눈에 보이는 것을 믿게 되었고, 이때부터 비로소 혈액의 세포 성분에 관심을 기울이기 시작했다. 프랑스의 가브리엘 앙드랄(Gabriel Andral)과 알프레드 돈네(Alfred Donné)는 각종 질병에서 적혈구의 수, 농도, 크기, 모양을 조사함으로써 혈액학을 계량화하는 데 선구적인 역할을 했다. 이들은 주로 프랑스 인들 사이에서 혈액학의 아버지로 추앙받았다.

앙드랄은 적혈구가 파괴(용혈)되면 빈혈이 생길 수 있다는 이론을 최초로 제안했으며, 빈혈을 '적혈구의 감소'라고 정의했다. 또한 그는 빈혈이 임신이나 위황병(萎黃病, chlorosis)과 관련이 있다고 보았다. 눈에 띄는 얼굴색의 변화 때문에 한때 '처녀들의 녹색병'이라고도 불리던 위황병은 요하네스 랑게(Johannes Lange)가 16세기에 처음 기술했는데, 그는 이 병의 치료법으로 결혼을 권장했다. 이 병은 신경성 식욕부진(anorexia nervosa)과도 유사한 면이 있으나 대체로 오늘날의 철 결핍성 빈혈에 가까운 것으로 판단된다. 앙드랄은 위황병 환자의 적혈구 크기가 정상보다 작다는 사실을 최초로 기술했다. 이것은 매우 중요한 발견이었다. 이제까지는 모호하고 주관적인 환자의 증상에 근거하여 내리던 진단을 손쉽고도 객관적인 검사에 근거하여 내릴 수 있게 되었다.

일상 진료 현장에서의 경험적 관찰들도 적혈구에 관한 발견에 기여했다. 예를 들어, 미국인 의사 조지 미넛(George Minot)은 치명적 질병인 악성 빈혈(1868년 이 병을 처음 기술한 독일인 의사의 이름을 따서 비에르머(Biermer) 빈혈이라고도 불림) 환자에서는 적혈구의 수가 통상적으로 낮게 나타나며, 이 환자들에게 매일 0.5파운드가량의 생간을 먹이면 적혈구의 생성이 증가한다는 것을 발견했다(《미국 의학협회 저널(Journal of the American Medical Association(JAMA))》, 1926). 오늘날 악성 빈혈은 비타민 B_{12} 흡수 불능 때문에 발생한다고 알려져 있다. 그러나 미넛이 악성 빈혈의 치료법을 발견하던 당시에는 비타민의 존재 사실 자체에 대해서도 논의가 분분했다(제13장 참조).

미닛의 식이 요법 발견은 질병의 화학적 원인이 밝혀지기 이전이라도 경험적 치료법이 발견될 수 있다는 것을 알려 주는 한 예이다. 내 인자(intrinsic factor)는 1929년 W. B. 캐슬(W. B. Castle)이 발견했으며, 비타민 B_{12}는 1948년 E. L. 릭스(E. L. Rickes)와 K. A. 폴커스(K. A. Folkers)가 분리했다.

③ 적혈구 화학 —— 적혈구는 여느 세포들과는 다른 점이 많다. 적혈구에는 세포핵도 없고, 미토콘드리아도 없다. 적혈구는 120일 동안 폐와 조직 사이를 오가면서 산소와 이산화탄소를 나르는 '두뇌가 없는' 운반 용기이다. 그 외에도 완충 역할을 한다고는 하지만, 적혈구의 실제 생리 활동은 대부분 소중한 짐(산소와 이산화탄소)을 잘 나를 수 있도록 헤모글로빈과 세포벽을 완벽한 상태로 유지하는 데 투여된다. 여기에서 핵심은 효소다.

적혈구가 포도당을 영양분으로 사용한다는 것은 익히 알려져 있었지만, 어떻게 산소를 소모하지 않으면서 당을 사용할 수 있는지는 독일 과학자인 바르부르크와 그의 제자 오토 마이어호프(Otto Meyerhof), 구스타이 엠브덴(Gustay Embden)에 의해 밝혀졌다. 이들은 2개의 효소 반응 경로를 밝혀냈는데, 그것은 손상된 헤모글로빈을 수리할 때 작동하는 육탄당 인산염 션트(hexose-monophosphate shunt)와 세포 자체에 에너지를 공급하기 위한 당분해 경로(glycolytic pathway)이다. 바르부르크와 마이어호프는 이 공로로 노벨상을 받았다.

적혈구에 관한 화학적 연구가 절정에 이른 1911년 H. 귄터(H.

Günther)는 헤모글로빈 생산을 담당하는 효소의 결핍으로 생기는 용혈성 질환 포르피린증의 발생 기전을 밝혀냈다. 얼마 후 과거사를 들추어내기 좋아하는 몇몇 의사들은 영국의 왕 조지 3세의 간헐적인 광기와 트란실바니아의 늑대 인간 전설 등 역사상의 기이한 행동들을 포르피린증과 연결지어 해석하기도 했다.

한참 후의 일이지만 캐나다 인 맥스웰 윈트로브(Maxwell Wintrobe)는 헤마토크릿(hematocrit) 등 적혈구의 형태와 특성의 변화를 알아내는 데 유용한 지표들을 개발했다. 핼리팩스 지방의 오스트리아계 유대 인 가정에서 태어난 그는 위니펙에서 의사 자격을 취득한 후 뉴올리언스 지방을 거쳐 솔트레이크시티에 정착하여 활동했다. 그는 세계적으로 권위 있는 교과서 『임상 혈액학(*Clinical Hematology*)』 (1942~1968) 제1판부터 제6판까지 혼자서 저술했다. 이 책의 참고 문헌 목록을 보면 이 책의 완벽성과 시대적 민감성을 잘 알 수 있다. 캐나다 사람들과 미국 사람들이 서로 그를 20세기 혈액학의 아버지로 내세우려는 것도 이해할 만하다.

적혈구의 생화학적 변화가 일어나면 적혈구의 수명이 짧아져 질병을 일으킬 수 있다는 사실이 제2차 세계 대전 중에 밝혀졌는데, 이 때문에 연합군은 말라리아 예방을 위해 태평양 전역(戰域)에 공급하던 키니네 보급을 중단해야 했다. 새로 개발된 항말라리아 제제를 투여한 일부 병사들, 특히 흑인 병사들에게서 용혈성 빈혈이 일어난 것이다. 역시 신약인 프리마퀸을 처음 사용한 한국 전쟁 당시에도 비슷한 일이 벌어졌다. 1950년대 중반 미군 연구소의 알프 S. 얼빙(Alf S. Alving)과 폴 카슨(Paul Carson), R. J. 던(R. J. Dern), 어니스트 보이틀러(Ernest Beutler)는 시카고 근처 스테이트빌 교도소의 자원자들을 대상으로 실험한 결과 항말라리아 제제에 대한 과민 반응으로 용혈성 빈혈을 일으키는 환자의 적혈구는 X-염색체 연관 환원 효소인 글루코오스-6-인산염 탈수소효소(G-6-PD: Glucose-6-phosphate dehydrogenase)가 부족하다는 사실을 밝혀냈다. 이 발견으로 항말라리아 제제 부작용의 원인만이 아니라 고대부터 잠두(蠶豆)를 먹으면 걸리는 것으로 알려진 잠두 중독의 원인도 밝혀졌다. 이와 같이 적혈구 효소들은 특정 효소를 결핍한 돌연변이체에 대한 연구를 통해서 속속 규명되었다.

나. 백혈구

백혈구는 18세기에 처음 기술되었으나 19세기 들어 영국의 의사 토머스 애디슨(Thomas Addison)과 독일의 병리학자이자 정치가인 피르호가 등장하기까지는 별로 관심의 대상이 되지 못했다. 애디슨은 염증이 발생할 때면 '무색의 혈구'가 혈관벽을 통과하여 고름을 만든다는 것을 밝혀냈다. 1845년 피르호는 백혈병 —— 문자 그대로 '하얀 피' —— 을 기술했다. 백혈병 환자들의 피에서 나타나는 두터운 연층(buffy layer)은 마치 고름같이 보이지만, 통상적인 염증은 없다. 피르호는 이것이 정상 세포 대신에 비정상 세포가 과다 생산되어 일어나는 현상이라고 설명했다(제4장 참조).

19세기 말 새로운 염색 기술들이 개발됨에 따라 백혈구의 형태학적 연구가 빠른 속도로 진전되었다. 새로운 염색 기술의 개발은 에를리히가 박테리아에만 선택적으로 결합하여 죽일 수 있는 염색약을 찾는 과정에서 얻은 부산물이었다(제5장 참조). 1880년 그는 백혈구를 염색 특성에 따라서, 예를 들어 호중구(neutrophil), 호산구(eosinophil), 호염구(basophil) 등으로 분류했다. 에를리히는 백혈구가 박테리아의 침입으로부터 인체를 보호하는 역할을 한다고 믿었다.

엘리 메치니코프(Élie Metchnikoff)도 백혈구의 면역 기능에 대해 에를리히와 같은 생각이었다. 파리의 파스퇴르 연구소에서 근무하던 러시아계 유대 인 메치니코프는 백혈구에게 식작용(phagocytosis) 능력이 있다는 것을 발견했다. 그러나 다른 세포를 먹어 치우는 세포가 있다는 것은 아주 엉뚱한 발상이고 러시아 인의 괴팍한 사고방식에나 어울린다고 생각하는 사람들도 있었다. 예를 들어, 이 이야기를 처음 들은 분자생물학자 앙드레 루오프(André Lwoff)는 유년기에 자신이 만났던 메치니코프의 모습을 떠올렸다. 당시 루오프의 집을 방문한 메치니코프는 활기에 가득 차 있었지만 혈액이 담긴 시험관을 비롯해 여러 가지 이상스러운 물체들을 주머니에 잔뜩 구겨 넣은 부산한 모습이었다고 한다. 그러나 메치니코프의 생각은 면역학이라는 새로운 학문을 여는 통찰이었으며, 그는 이 업적으로 1908년 노벨상을 수상했다. '나쁜 피'가 병을 일으킨다는 고대의 관념이 당대의 과학적 사고에 부응하는 백혈구라는 3차원의 화학적, 물리학적 실체 속에서 다시 구현된 것이다.

1890년대부터 1910년대까지는 혈청 요법(serotherapy 또는 serum therapy) ── 혈액 또는 오늘날 특이 항체라고 불리는 것들을 포함한 혈액 성분을 사용하는 요법 ── 이 디프테리아, 콜레라, 파상풍,

뇌막염을 비롯한 세균성 감염의 표준적인 치료법이었다. 독일인 에밀 아돌프 폰 베링(Emil Adolf von Behring)과 그의 일본인 동료 기타사토 시바사부로(北里柴三郎)는 디프테리아와 같은 특정 질병을 실험동물에게 감염시킨 후 실험동물의 혈청을 추출하여 항독소를 생산하는 방법을 연구했다. 그들이 이 혈청의 구성 성분을 밝히지는 못했지만, 치료에는 효과가 있었다.

림프구와 항체 생성 기전에 관한 연구는 면역에 관한 생화학적 해석의 길을 열었으며, 클론 이론의 토대를 제공했다. 닐스 예르네(Niels Jerne)는 기본적으로 많은 항체가 존재한다는 것을 밝혔으며, 체내에 특정 항원이 들어오면 그 항원에만 반응하는 특정 항체가 크게 증가한다는 것을 알았다. 피르호의 이론과 예르네의 이론이 통합됨으로써 클론 이론이 탄생했다. 오스트레일리아의 의사인 프랭크 맥팔레인 버닛(Frank Macfarlane Burnet)은 2가지 가설을 세웠다. 첫째, 각 세포는 오직 한 종류의 항원에만 반응할 수 있다. 둘째, 동물의 성장 과정에서 잠재적인 반응 능력을 가진 수백만 개의 세포가 만들어진다. 이처럼 클론 이론은 정상 면역 기능을 설명해 줄 뿐만 아니라 다발성 골수종(multiple myeloma), 만성 골수성 백혈병(chronic myelogenous leukemia), 진성 적혈구 증가증(polycythemia rubra vera), 본태성 혈소판 증가증(essential thrombocytosis) 등 세포의 이상 증식으로 인한 질병의 기전을 설명해 준다.

다. 혈소판

광학현미경의 기술적인 문제들이 해결되자 오늘날 혈소판이라고 불리는 작은 세포의 존재에 관한 논란이 일기 시작했다. 1868년 이탈리아 해부학자인 쥴리오 비조제로(Giulio Bizzozero)는 이 작은 혈액 세포가 골수에서 만들어지며 다른 혈구들과는 계통이 다르다고 주장했다. 비조제로는 혈전의 형성과 응고 인자의 침전(沈澱)이 서로 다른 과정이라고 보았으며, 혈소판의 역할은 응고 캐스케이드(coagulation cascade)를 촉발하는 것이라고 했다. 비조제로의 논문을 접한 24세의 캐나다 의사 오슬러가 이 토론에 합류했다. 오슬러는 정상인에게서도 이 물체가 종종 발견되며, 따라서 그는 이것이 박테리아와 관련이 있는 것 같다고 주장했다.

프랑스 의사 조르주 아임(Georges Hayem)은 혈소판과 지혈을 연결시키는 일련의 뛰어난 연구에 그의 생애 대부분을 바쳤다. 그러나 그는 혈소판이 적혈구와 다른 계열이라는 근거를 확보했음에도 불구하고 혈소판이 적혈구의 부산물이라고 주장했다. 한 역사가는 아임의 오류가 "젊은 나이에 권위 있는 자리에 오른 사람에게 부과되는 창의성 없는 업무 부담"에서 비롯되었다고 보았다(T. H. Spaet, in Wintrobe 1980, 553쪽). 그러나 아임의 오류는 선입견, 즉 많은 뛰어난 연구자들로 하여금 그들이 찾고자 하는 것을 정확하게 찾을 수 있도록 해 준 '인식론적 장애(epistemological obstacle)'에서 온 것이라고 보는 편이 옳을 것 같다. 프랑스 인들은 아임을 앙드랄, 돈네와 더불어 혈액학의 아버지로 기리고 있다.

오늘날 뇌혈관 및 심혈관 혈전증이 가장 주요한 사망 원인 중의 하나로 떠오른 탓에 혈소판에 대한 연구 문헌도 엄청나게 증가하고 있다. 심지어 혈소판 기능에 대한 유전학적, 생화학적 연구 결과들은 항혈소판 제제의 효과를 예측하는 데 쓰인다. 캐나다에서는 항혈소판 제제에 관한 사상 최대 규모의 종단 연구(longitudinal research)가 이루어졌으며, 그 결과가 1980년에 발표되었다. 이 연구는 아스피린이 남성의 관상 동맥 혈전을 예방할 수 있음을 시사했다. 그러나 30년 가까운 세월의 연구에도 불구하고 심장 마비와 뇌졸중을 예방하는 데 있어서 항혈소판 제제가 어떤 역할을 하는지는 아직 뚜렷이 규명되지 않았다.

라. 혈장과 응고

피가 잘 멎지 않는 사람이 있다는 것은 고대에도 잘 알려져 있던 사실이다. 탈무드의 저자들은 남자 아이의 출혈 소인은 모계에게 물려받은 것임을 잘 알고 있었던 듯하며, 출혈로 이미 두 아들을 잃은 여성의 셋째 아들에게는 할례 의무를 면해 주었다(Yebamot, 64b). 또한 혈우병은 그 화학적 원인이 밝혀지기 한참 전에도 노벨상을 수상한 미국인 유전학자 토머스 헌트 모건(Thomas Hunt Morgan)에 의해 반성(伴性) 유전 연구의 모델로 사용되기도 했다.

역사가 로버트 매시(Robert K. Massie)는 대단한 인기를 누리고 있는 그의 저서에서 러시아 황제 니콜라이 2세(Nicolas II) 가문의 혈우병이 러시아 혁명에 간접적인 영향을 미쳤을 수 있다고 보았다. 황태자 알렉세이는 혈우병을 앓았는데, 증조모인 빅토리아 여왕으로부터 그의 어머니 알렉산드라를 거쳐 이 병을 물려받았을 가능성이 높았다. 예로부터 혈우병이 있는 자식을 둔 어머니는 통한의 슬픔을 안고 살아가야 했다. 알렉산드라는 자식의 고통을 지켜보는 슬픔과 이 병이 모계를 통해 물려받은 것이라는 고대의 관념으로 인해 이중고를 겪어야 했다. 자포자기에 빠진 알렉산드라는 요리부터 섹스에 이르기까지 육체적인 것이라면 무엇이든지 탐한 것으로 유명한 자칭 심령술 치료사인 라스푸틴(Rasputin)에게 매달렸다. 라스푸틴은 알렉세이를 진정시키고 위로하는 데 성공했으며, 출혈도 줄어드는 듯했다. 주위의 충고에도 불구하고 '이국' 출신인 황후는 라스푸틴에게 의존했으며, 그녀와 라스푸틴의 관계에 대한 풍문은 황가의 권위를 떨어뜨리는 데 기여했다.

출혈성 경향은 전혈이나 혈장이 응고하는 데 걸리는 시간을 측정하여 판단해 왔다. 혈우병 환자의 혈액은 응고하는 데 오랜 시간이 걸리기 때문이다. 성분 수혈이 처음 등장한 1930년대 말 혈우병 환자의 혈장에 정상 혈액의 혈장을 섞으면 응고 결함이 보정된다는 사실이 밝혀졌다. 이를 관찰한 연구자들은 그것이 무엇인지는 알 수 없으나 어쨌든 응고에 필수적인 성분이 존재한다고 생각하고 그것에 '항(抗)혈우병 인자(AHF)'라는 이름을 붙였다. 또한 그들은 혈우병 환자의 혈액과 정상 혈액을 섞어 보는 실험을 더 진행시켜 본 결과 모든 혈우병 환자의 혈액이 다 같은 반응을 보이는 것은 아니라는 사실을 발견했다.

1947년 아르헨티나의 한 연구진은 2명의 혈우병 환자에게 채취한 피를 섞으면 출혈성 경향이 서로 보정되는 경우가 있다는 '패러독스'를 발견했다. 1952년 크리스마스에 발표한 논문에서 로즈메리 빅스(Rosemary Biggs)는 자신의 환자 중 7명의 혈우병 환자에게 얻은 혈장이 다른 혈우병 환자의 응고 결함을 보정했다고 보고

했다. 그녀는 이 7명의 환자들이 뭔가 다른 병을 가지고 있다고 생각하고 크리스마스 병이라는 이름을 붙였다. 크리스마스 병이라는 이름을 붙이게 된 데에는 2가지 이유가 있다. 우선 그녀의 논문이 크리스마스에 발표되었고, 7명 중 '제1호 환자'인 5세의 캐나다 소년의 이름이 그의 아버지인 배우 에릭 크리스마스(Eric Christmas)에서 따온 스테판 크리스마스(Stephen Christmas)였기 때문이다.

혈액 혼합 실험은 지금도 응고 장애 질환의 선별 검사에 쓰이고 있으며, 새로운 응고 인자를 발견하려는 연구 목적으로도 사용되고 있다. 1953년 철도 노동자 하게만(John Hageman)은 전부터 예약되어 있던 궤양 수술을 위해 시카고 병원에 입원했다. 그는 출혈이 멎지 않은 경력이 없었는데도 수술 전 검사에서 혈액이 잘 응고되지 않아 수술이 취소되었다. 그러나 하게만의 혈액에 정상인의 혈장이나 다른 혈우병 환자의 혈장을 섞은 결과 응고 결함이 보정되었다. 그의 주치의는 정상인의 혈액이나 다른 혈우병 환자의 혈액에는 하게만의 혈액이 갖고 있지 않은 어떤 성분이 포함되어 있다는 결론을 내렸다. 이것이 제XII인자(Factor XII)이다.

매우 복잡한 구조를 갖고 있는 '응고 캐스케이드'는 위와 같은 방식으로 만들어진 것이다. 즉 어떤 사람이 정상 혈장, '그리고' 기존에 알려져 있는 다른 모든 인자 결핍 혈장에 의해 보정되는 결함을 가지고 있다면 이 사람에게 결핍된 인자는 기존에 알려지지 않은 새로운 응고 인자이다. 처음에는 응고 인자가 발견되면 으레 환자의 이름(크리스마스 인자, 하게만 인자, 플레처 인자, 스튜어트 인자 등)을 붙였다. 그러나 나중에는 응고 캐스케이드 안에서의 위치에 따라

번호를 붙이기 시작했다. 혈액 혼합 실험은 혈액 응고 연구와 환자 진료에 필수 요소이다. 앞으로도 같은 방법으로 새로운 인자들이 더 확인될 것이다.

신선동결혈장(cryoprecipitate)――혈장을 냉동시켜 얻은 혈액 성분――의 독특한 응고 특성은 1964년에 알려졌고, 이때부터 사용되기 시작했다. 당시까지만 해도 출혈 경향(즉 항-혈우병 인자의 결핍)이 어떤 분자의 결함에서 오는지, 혹은 어떤 분자의 결핍에서 오는지, 아니면 어떤 방해 물질에서 오는지는 밝혀지지 않았다. 고전적 혈우병(hemophilia A)이 제VIII인자의 결핍에서 기인한다는 것은 1970~1971년에 밝혀졌다. 또한 혈색소병증(hemoglobinopathy)이 DNA의 분자 치환에서 기인한다는 것은 최근에야 밝혀졌다.

크리스마스 병의 진단이 내려진 지 40년 후 한 캐나다 의료진이 크리스마스 병을 치료할 수 있는 분자 치환법을 개발했으나, 크리스마스는 1993년 에이즈로 사망했다. 출혈 질환을 치료할 수 있는 혈액 제제의 개발은 환자의 고통을 덜어 주고 삶을 바꾸어 놓을 혁명적인 성과였지만, 그 성취는 오래가지 않았고 역사상의 혈액 치료로 인한 비극적 기억을 되새겨 주었다. 이 책을 쓰고 있는 현재, 캐나다에서만도 의인성(醫因性) 에이즈로 사망한 혈우병 환자가 400명이 넘으며, 인체 면역 결핍 바이러스(HIV)와 간염 바이러스 감염자도 1,000명이 넘는다.

수혈로 인한 인체 면역 결핍 바이러스나 B형 간염 바이러스 감염이 빈발함에 따라――1998년 C형 간염에 대한 보상 운동에서 볼 수 있듯이――'무고한 희생자'라는 용어를 자주 접할 수 있다(제7장 참조). 그러나 실제로는 많은 종류의 의약품, 진단 기술, 그리고 외과 수술이 오히려 환자에게 병을 일으키거나 심지어 사망하게 한다. 그런데도 '깨끗하지 않은' 피 때문에 피해를 입은 사람들에 대해서만 유난히 도덕적 분노가 들끓는 것을 보면 피라는 체액이 여전히 우리에게 의미하는 특별한 중요성을 확인할 수 있다.

피는 여전히 특별하다

혈액학은 오랜 세월 동안 내과 혹은 병리학의 한 분야로 간주되어 왔으나 이제는 독립 분과로 성장했다. 미국 혈액 학회의 연례 학술 대회에는 전 세계에서 3,000명 이상이 참석한다. 캐나다에서는 1968년 제1회 혈액 병리학 전문의 시험이 시작되었고, 1971년에는 임상 혈액학 전문의 시험이 시작되었다.

이처럼 혈액학이 전문직 활동 영역으로서 높은 지위를 누리게 되었으나 피를 마력과 신비로 숭배하는 경향도 여전하다. 이제 우리는 아무리 뛰어난 의사라도 아스클레피오스처럼 신성시되지는 않지만, 대신에 노벨상으로 그들을 '찬양'하고 있다. 노벨상 수상 업적을 보면(부록 A), 혈액에 관한 연구는 생리학과 의학만이 아니라 화학, 평화 부문에서도 나타나며 납득하기 어려울 정도로 많다. 혈액은 이렇게 신성시되고 있다.

혈액의 신비를 벗기는 데 있어서 과거와는 다른 새로운, 그리고 보다 과학적인 기전이 제안되고 있으나, 사실 이것은 고대의 개념을 좀 다른 언어로 표현한 것에 불과하다. 근본적인 시각은 달라지지 않았다. 갈레노스는 피가 대기에 노출되면 생명력이 채워진다고 했다. 지금도 혈액은 산소 및 호흡과의 관계를 통해 생명 그 자체로 여겨지고 있으며, 고대 그리스의 4체액 설에서와 마찬가지로 혈액의 균형은 건강을 유지하는 데 필수적인 요건이다.

제9장
테크놀로지와 질병 | 청진기와 신체 진단

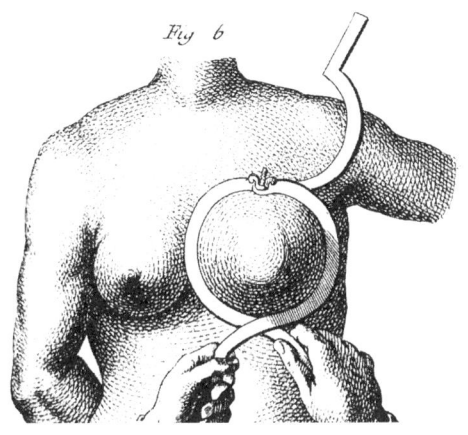

테크놀로지 발전을 위한 모든 노력은 인간 자신과 그의 운명에 대한 관심에서
비롯되어야 한다. ─ 알베르트 아인슈타인, 캘리포니아 공과 대학에서의 연설(1931년)

테크놀로지('Craft', 즉 기술을 의미하는 그리스 어에서 유래)란 지적 활동을 위한 도구를 의미한다. 새로운 테크놀로지는 사회적 요인과 더불어 학문적 요인의 영향을 받아 등장하지만, 일단 정착된 테크놀로지는 의료 행위에 영향을 미칠 뿐만 아니라 병고에 대한 인식, 그리고 환자나 의사, 질병의 인식에 변화를 가져온다. 지난 200년은 역사상 유래가 없는 테크놀로지 전성 시대였는데, 이것은 의학을 '과학화'하려는 요구, 의료 전문직의 지위를 확립하려는 욕구, 그리고 기계 장치에 대한 인간 특유의 선호 등이 복합적으로 작용한 결과로 보인다.

많은 외과 기구들이 고대에 기원을 두고 있지만, 역사상 가장 오래된 진단 기구는 로마 시대에 이미 사용되었던 질경(膣鏡, vaginal speculum)일 것이다. 현미경과 체온계와 같이 17세기에 등장한 수많은 과학적 발명품들은 처음에는 일상적인 의료 행위와는 직접 관련이 없었다. 그러나 1800년을 기점으로 한 해부학의 융성은 의학 지식의 체계를 뒤바꾸어 놓았으며, 이 변화가 테크놀로지 발전의 원천이 되었다. 이 장에서는 청진기를 비롯한 몇몇 중요한 테크놀로지의 등장과 그것이 의학에 미친 영향을 살펴보도록 한다.

청진술 발견의 전사

새로운 발견 중에는 순간적인 번뜩임이나 우연히 떠오른 영감에서 얻어진 것들도 있겠지만, 대부분의 발견은 이전에 사용하던 방식들의 부족함——요구(needs)——이 역사를 통해서 규정되는 오랜 전사(前史)를 가지고 있기 마련이다. 의학적 발견을 유발하는 상황은 으레 인체에 대한 관념의 변화와 깊은 관계가 있지만, 그것만이 아니라 사회, 정치, 경제, 문화, 철학적 요소들도 개입된다. 이런 의미에서 볼 때 발견은 갑자기 무대에 등장하는 것이 아니라 이미 무르익은 환경에서 서서히 드러나는 것이다. 따라서 발견의 공이 누구에게 있는가를 판단하기도 쉽지 않은 경우가 많다. 르네 테오필 시아신트 라에네크(René Théophile Hyacinthe Laënnec)의 청진법 발견과 청진기 발명의 역사가 그 좋은 예이다.

사회 · 정치적 조건

이 이야기는 프랑스 혁명과 나폴레옹의 프랑스 제1제정, 그리고 부르봉 왕가의 복위라는 일련의 역사적 사건을 배경으로 한다. 이 사건들은 프랑스 시민들의 일상생활을 뒤흔들어 놓았을 뿐만 아니라 직업과 교육의 판도에도 커다란 변화를 가져왔다.

당시 내과와 외과는 이미 수세기 전부터 분리되어 있었다. 내과 의사들은 대학에서 강의를 듣고 책을 읽어 의학을 배웠다. 그러나 외과 의사들은 이발사들과 함께 연합하여 만든 길드(guild)에서 도

제식으로 기술 교육을 받았다(제10장 참조). 또한 중세 이래로 병원은 환자들에게 피난과 안식, 음식과 보살핌을 제공하는 장소였으며, 의학을 배우거나 연구하는 장소는 아니었다. 내과든 외과든 병원에서 교육받을 수 있는 학생은 아주 드물었다.

프랑스 혁명은 하층 계급의 봉기로 알려져 있다. 예컨대, 찰스 디킨스(Charles Dickens)의 소설 「두 도시 이야기」에서 혁명 계급은 단두대를 바라보면서 열심히 뜨개질을 하는 농사꾼 부인네들로 묘사되고 있다. 그러나 혁명가들 중에는 정치와 직업 교육에 대해 급진적인 견해를 가진 지식인 엘리트들이 포함되어 있었다. 스스로를 '이데올로그(ideologue)'라고 부른 의료 혁명가들은 당시의 의료사회에 대해 독특한 견해를 가지고 있었다. 즉 그들은 내과와 외과의 통합이 바람직하며, 병원을 교육에 활용해야 하고, 임상에서 해부학을 중시해야 하며, 의사는 환자만을 치료할 것이 아니라 주민의 건강에 기여해야 한다고 주장했다.

1789년 프랑스의 의과 대학들은 폐교되었다. 1794년 파리 의과 대학은 에콜 드 상테(Ecole de Santé)라는 새 시대에 어울리는 반(反)엘리트주의적인 이름(비록 단명했지만)을 달고 다시 문을 열었다. 그러나 이후에도 5년간은 졸업생을 배출하지 못했다. 새로 부임한 교수들 중에는 전 같으면 끼지도 못했을 이데올로그가 몇 사람 포함되어 있었는데 그들은 곧장 자신들의 생각을 실천에 옮겼다. 옛 외과 학교는 파리 의과 대학에 통합되었고, 학생들은 병원에서 교육을 받기 시작했으며, 해부의 기회도 늘어나 시체 공급이 수요를 따라가지 못할 지경이 되었다.

지적 · 철학적 조건

혁명 이전의 프랑스에서 질병은 각종 증상(症狀)이라는 별들로 이루어진 일종의 별자리와 같았으며(제4장 참조), 질병의 진단과 해부는 거의 아무런 관계도 없었다(제2장 참조). 질병은 환자가 말하는 주관적 증상의 특성, 방식, 순서에 따라 결정되는 것이므로 당시의 사람들은 스스로 아프다고 느끼지 않는 한 환자가 될 수 없었다. 의사가 환자를 진단하는 데 있어서 가장 기본적인 도구는 세심한 병력 청취와 증상의 관찰이었다. 신체 검사는 허술했다. 기껏해야 얼굴색을 살피고, 맥박을 재고, 복부를 만져 보고, 소변과 대변, 가래, 구토물을 살펴보는 것이 전부였다. 추론의 도움이 없이 순수한 관찰에 의존하는 ── 즉 이론보다 경험적 지혜를 중시하는 ── 이런 자세는 감각론 철학의 특징이다(제2장 참조).

당시는 정상 해부학이든 병리 해부학이든 이미 수세기에 걸친 발전의 역사를 가지고 있었으나, 인체 기관의 해부적 변화에 대한 지식이 임상 의학에서 갖는 유용성은 아직 정립되기 전이었다(제2장과 제4장 참조). 해부학이 임상 의학에 도움이 되지 않는다는 낡은 사고와 투쟁하는 데 있어서 신흥 파리학파는 당대의 철학적 조류와 사회, 정치적 환경의 덕을 많이 보았다. 이들은 히포크라테스를 의학적 관찰의 수호자로 다시 태어나게 했고, 그의 지혜를 갈레노스의 '과도한 이론주의'와 철저히 대비시킴으로써 히포크라테스를 부각시켰다.

해부는 감각을 통한 철두철미한 관찰이라는 철학에 꼭 들어맞는다. 프랑스 의사들은 환자가 살아 있을 때의 질병과 죽은 뒤의 질병을 꾸준히 비교 기술하고 연구하면 증상과 구조 사이의 장벽이 제거될 수 있을 것이라 상상하기 시작했다. 이에 따라 매일 병동 환자를 회진한 후 시체 검시를 하는 것이 파리 병원의 일상적 교육 체계가 되었다. '해부-임상적(anatomo-clinical)' 발견들을 널리 알리기 위한 새로운 학술지들이 창간되었다.

장니콜라 코르비사르 데마레(Jean-Nicolas Corvisart des Marets)는 파리학파 중 새로 교수로 임용된 사람들의 대열에 끼어 있었다. 혁명을 옹호하고 무신론자이며 고전어와 교회에 적대적이었던 그는 샤리테(Charité) 병원에서 내과학을 가르쳤다. 그가 처음 가슴을 손가락으로 가볍게 두드려 보아 흉부를 진찰하는 방법인 '타진법(打診法, percussion)'을 접한 것은 1780년대이다. 타진법은 흉부를 손가락으로 가볍게 두드려 맑은 공명음이 들리면 공기가 가득한 건강한 폐이며, 탁음이 들리면 액체나 고름이 들어 있는 폐라는 식으로 진찰하는 방법이다. 코르비사르가 타진법을 접한 것은 오스트리아의 의사 아우엔부르거가 1761년에 출간한, 세상에 거의 알려지지 않은 『새로운 발명(Inventum Novum)』을 통해서였다. 여인숙 주인의 아들로 태어나 음악을 좋아하던 아우엔부르거는 지하 저장실의 술통 속에 남아 있는 포도주의 양을 측정하기 위해 술통을 두드려 보는 부친의 행동에서 영감을 받았다. 아우엔부르거는 이 기술을 술통 모양과 흡사한 흉곽에 적용한 것이다.

코르비사르는 20여 년 동안 타진법을 진료에 활용해 본 후 아우엔부르거의 책을 번역하고 일부 내용을 고쳐 출간했다. 이후 그의 회진에는 환자 진찰과 시체 부검을 통해 타진의 이론을 설명하는 그의 모습을 보기 위해 학생들이 구름처럼 몰려들었다. 그는 환자의 진찰 소견에서 놀라울 정도로 정확하게 해부학적 변화를 예측했으며, 학생들은 자신들이 임상 의학의 엄청난 변화를 목도하고 있다고 믿어 의심치 않았다. 라에네크는 1801년 코르비사르의 병원에 합류했다.

개인적 조건

라에네크는 프랑스 서부 브르타뉴의 캠페르(Quimper)에서 태어났다. 라에네크가 5세 되던 1786년 어머니가 사망하자 법률가이자 시인이던 아버지는 의사인 형에게 아들의 양육을 맡겼다. 라에네크의 청년 시절은 혁명과 테러, 전쟁으로 얼룩진 시대였다. 그는 때때로 자기 손으로 밥벌이를 하면서 음악과 그리스 어, 브르타뉴 어를 공부했으며, 14세가 되던 해에는 삼촌의 뒤를 이를 생각으로 외과 조수로 군에 입대했다. 혁명으로 낭트의 의학부가 폐쇄되자 그는 곧바로 수도로 자리를 옮겼다.

파리로 가기 전에 이미 7년간 의학을 공부한 그는 남보다 출중한 실력을 보였다. 그는 부족한 학비를 보충하기 위해 코르비사르가 창간한 새 학술지《의학 잡지(*Journal of Medicine*)》의 학생 편집자로 일했고, 여기에 병리 해부학에 관한 자신의 논문을 게재하기도 했다. 복막염에 관한 그의 긴 논문이 이 잡지에 실린 것은 파리에서 수련 받은 지 2년이 되던 1802년의 일이었다. 이 논문은 발표

당시부터 복막염에 관한 최초의 기술로 인정받았다. 그는 해부학 개인 강좌를 개설했으며, 결국 평생을 바치게 될 병리학 저서를 집필하기 시작했다. 1803년 라에네크는 내과와 외과 모두에서 1등 상을 받았으며, 1804년에는 히포크라테스에 관한 논문으로 박사 학위를 받았다.

학문적 성취에도 불구하고 라에네크는 스승들과 그리 가까운 사이가 아니었다. 정치적, 종교적으로 보수 성향을 가진 친구들과 어울린 그는 고전에 몰두했으며 공공연히 왕정 복고를 주장했다. 혁명 후 의료계의 자유주의적이고 무신론적인 풍토 속에서 그와 같은 정치적 성향을 가진 사람이 젊은 나이에 좋은 논문을 발표하고 상을 받았다는 경력만으로 일자리를 구하기란 쉬운 일이 아니었다. 이후 12년 동안 그는 개인적으로 찾아오는 환자의 진료비로 살아가면서 어렵게 연구를 했다. 라에네크의 불운은 1815년 나폴레옹이 워털루 전투에서 패한 후, 1793년 1월 교수형을 당한 루이 14세의 형제인 루이 18세가 왕좌를 되찾을 때까지 계속되었다.

발견: 신화와 '진실'

왕정 복고 1년 후인 1816년 9월, 마침내 라에네크는 네케르(Necker) 병원에 공식적인 자리를 얻었다. 그의 명성을 후대에 길이 남기게 된 발견이 이루어진 것은 그해 가을 또는 초겨울쯤이다. 그 자신의 기록에 따르면, 그는 심장에 문제가 있을 것으로 짐작되는 젊은 여

> 나는 병을 진단하는 데 있어서 내부 조직의 병변이 차지하는 위상을 외과적 질병과 동일 선상에 올려놓으려고 했다.
>
> ── 라에네크, 『논고(*Traité*)』(1826) 1권, xxv쪽

성을 진찰하고 있었는데 그녀가 너무 뚱뚱하여 타진법이 진단에 도움이 되지 않았다. 그렇다고 심장을 진찰하기 위해 귀를 여성의 가슴에 대는 것은 예절에 어긋나는 일이었다. 궁여지책으로 공책을 둘둘 말아 한쪽 끝에 귀를 대고 다른 쪽 끝을 환자의 가슴에 대어 본 그는 심장 소리가 들리자 깜짝 놀랐다.

세월이 지난 후 이 일화는 라에네크의 제자였던 케르가라데크(J. L. de Kergaradec)에 의해 윤색되었다. 그에 따르면 어느 날 라에네크가 환자를 진찰하러 루브르 정원을 가로질러 가던 중 아이들이 통나무를 가지고 소리 놀이를 하는 장면을 목격했다고 한다. 통나무 한쪽 끝에 귀를 대고 있으면 다른 쪽 끝을 못으로 두드리는 소리가 크게 들리는 이치를 활용한 놀이였다.

때마침 적절한 조건을 갖춘 환자의 진료 과정에서 이루어진 이 '발견'은 사실 소리가 매질을 통해 전달된다는, 이미 잘 알려진 원리의 재발견이었을 뿐이다. 이후 2년 반 동안 라에네크는 병원의 환자들을 실험 대상으로 하여 이 소리를 해석하는 일에 매달렸다. 이를 위해 그는 환자에게 예의를 갖추면서 위생상으로도 도움이

되도록 환자로부터 더 거리를 둘 수 있는 기구를 고안했다.

라에네크가 추구한 것은 임상과 병리의 상호 관련성이다. 처음에 그는 학생들에게 공책을 단단하게 말아 '원통(cylinder)'을 만들고 풀 먹인 종이와 실로 그 양끝을 봉하도록 했다. 이렇게 보면 '원통'이 그가 최초의 청진기에 붙인 이름이다. 이후 그는 환자를 진찰할 때 타진과 '간접 청진(mediated auscultation, 중간 매개체를 사용하여 소리를 듣는 것)'을 사용했다. 환자의 병력과 진찰 결과는 상세하게 기록되었다. 라에네크는 자신이 들은 소리를 묘사할 단어들을 창안해야 했다. 수포음(rales), 마찰음(crepitations), 잡음(murmurs), 흉성(胸聲, pectoriloquy), 기관지성(氣管支聲, bronchophony), 양명음(羊鳴音, egophony) 등이다. 환자가 죽으면 그는 검시를 하여 생전에 진찰한 소견들과의 관련성을 밝히려고 했다.

라에네크는 나중에 이 '원통'에 '청진기(stethoscope, '흉부'와 '조사하다.'는 뜻의 그리스 어 합성어)'라는 이름을 붙였다. 이 일을 시작한 지 3년도 되지 않아 그는 오늘날 사용되고 있는 정상, 비정상 호흡음의 대부분에서 해부학적 의미를 밝혀냈다. 그의 저서 『간접적 청진에 관하여(De l'auscultation médiate)』는 1819년 2월에 씌어져 그해 7월에 출간되었으며, 1821년에 영어로 번역되었고, 1823년에는 미국에서 재판이 발행되었다. 의사들 중에는 이 책의 병리학적 내용에만 관심을 기울이고 청진은 '속임수' 정도로 여기는 사람도 있었지만, 그 같은 편견은 곧 눈 녹듯이 사라졌다.

라에네크는 심음과 심잡음도 기술했는데, 이에 대한 해석은 오늘날과 차이가 많다. 그는 제1심음과 경동맥파가 동시에 나타나므

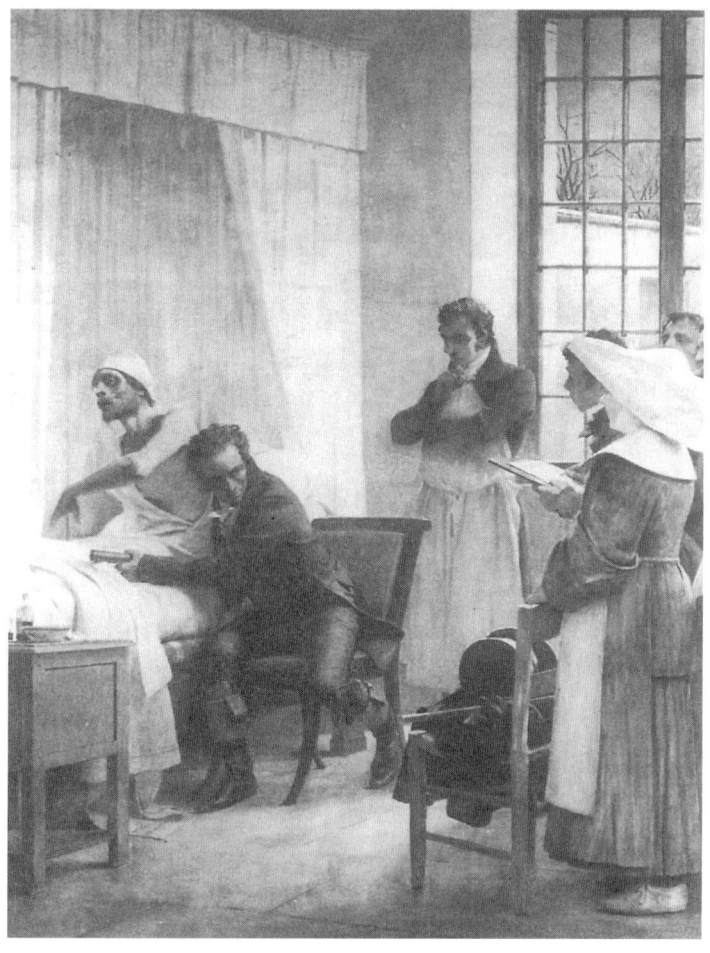

그림 9. 1 네케르 병원에서 환자를 청진하는 라에네크의 모습. 라에네크는 청진기(그림 속에서 라에네크가 손에 쥐고 있는 것)를 애호했는데, 여성 환자나 다른 계급의 환자들과는 거리를 두어야 마음이 놓였다고 한다. 샤르트랭(Théobald Chartran)의 벽화(19세기 말), 파리, 소르본.

로 제1심음은 심실의 수축 때문에 일어난다고 보았으며, 또한 제2심음은 심방의 수축 때문에 일어난다고 해석했다. 역사가들 중에는 어떻게 라에네크가 호흡음에 대해서는 '옳은' 해석을 하고 심장에 대해서는 '틀린' 해석을 할 수 있었는지 의아해 하는 이들이 있다. 하지만 심음이 심장 판막의 움직임에 맞추어 발생한다는 것이 확실하게 알려지기까지는 심장 카테터와 같은 기술들이 출현한 30여 년의 기간을 더 기다려야 했다.

라에네크는 왕실과의 친분 덕에 의학부 교수와 콜레주 드 프랑스(Collège de France) 교수, 그리고 궁정 의사의 직위를 받는 등 적지 않은 혜택을 누렸다. 청진술의 명성이 높아짐에 따라 그의 뒤에는 항상 일군의 외국인 학생들이 따라다녔다. 초판에 대한 다양한 비평을 반영하여 많은 부분이 수정된 『간접적 청진에 관하여』 개정판은 1826년 5월에 출간되었다. 그러나 이로부터 3개월 뒤 라에네크는 45세를 일기로 결핵으로 사망했다. 죽기 얼마 전 그의 동료들은 청진기로 라에네크를 진찰했지만, 환자의 정신적 충격을 염려하여 진찰 소견을 비밀에 부쳤다. 파리의 의사들은 라에네크가 사망한 지 10여 년이 지난 후에야 그의 가치를 인정하기 시작했다. 많은 역사가들이 라에네크와 당대 의사들의 불화를 종교적, 정치적 견해 차이에서 비롯되었다고 해석했으나, 의학에 대한 철학적 입장의 차이도 양자의 불화에 큰 기여를 했다.

발명가의 회의

사람들은 '원통광(cylindromaniac)'으로 불리는 라에네크가 자신의 발명을 너무 과신한다고 비판했다. 그러나 그의 책을 면밀히 살펴보면 이런 비판은 근거가 없다는 것을 알 수 있다. 라에네크는 내심 해부학 중심의 의학에 대해 회의를 품었으며, 영혼과 육체는 하나로 연결되어 있다는 사상을 가지고 있었다. 그의 종교적, 정치적 신념보다는 이런 점이 더 많은 악평의 빌미가 되었을 것이다. 그는 인간의 정신 상태가 건강에 영향을 미친다고 보았으며, 천식, 협심증, 결핵, 암과 같은 질병은 해부학적 변화로 인해서만 생기는 것이 아니라고 믿었다. 신체의 변화가 일어나기 전에 뭔가 선행 요인이 있어야 했다. 라에네크에 따르면 이같은 선행 요인의 예로는

비판에 대한 라에네크의 반응

나는 메라(Mérat)가 순수한 기계적 기술을 적용하는 데에서 오는 손해라고 한 바로 그것, 즉 맥박, 안색, 배설물을 보고 환자의 병을 절묘하게 알아맞히는 능력으로부터 의사들을 멀어지게 하는 경향을 선호하는 바이다. 이를 거부하는 것은 거리에 쌓인 오물 사이를 발끝으로 지나가는 재주를 잃을 것이 두려워 파리 거리를 질주하는 이륜마차에 올라타기를 거부하는 것과 마찬가지이다.

—— 라에네크, 사촌에게 보낸 편지, 1820년 4월 24일(Duffin, 1998, 218쪽)

공포 정치나 나폴레옹 전쟁으로 인한 정신적 충격 같은 것이 있다. 그는 청진과 해부는 질병의 무수한 원인 중 일부만을 포착할 수 있기 때문에 명백한 한계가 있다고 생각했다.

라에네크는 장기(臟器) 중심의 해석에 너무 의존하는 태도를 경계했다. 동시대 사람들의 눈으로 보면 라에네크와 같이 혁신적인 사람이 '생기론적인 철학'을 가지고 있다는 것은 역설적이고 반동적인 일이었을 것이다(제3장 참조). 의사는 환자의 흉부만이 아니라 그들의 이야기에 귀를 기울여야 한다고 주장함으로써 라에네크는 자신의 청진기가 보장한 일대 혁신을 거부한 듯했다. 그러나 그의 개인적인 회의는 그가 발견한 새로운 방법에 대한 열광 속에 묻히고 말았다.

발견의 영향

청진기는 단기간에 대중화된 최초의 진단 기구이다. 청진기는 등장한 지 얼마 지나지 않아 수많은 유학생들을 통해 유럽 각국과 북아메리카 지역에 소개되었다. 라에네크의 정적들조차도 간편하고 내부 기관의 변화 징후를 정확하게 포착하는 청진기에 감명을 받아 이것만은 받아들였다. 몬트리올 태생으로 파리에서 유학하고 돌아온 피에르 드 보비앙(Pierre de Beaubien)은 1827년 학위 논문에서 이 기구를 언급했는데, 그는 캐나다에 최초로 청진기를 도입한 인물로 추정된다.

갑자기 해부학이 임상 의학에 유용한 학문으로 격상되었다. 이제 환자가 죽어서 시체가 되기 전 일찍부터 몸속의 기관들을 '탐구'할 수 있게 된 것이다. 라에네크는 폐의 질병을 증상을 통해서가 아니라 해부학적 병변을 통해 정의하는 길을 열었다. 그는 그리스 어와 라틴 어 파생어들을 활용하여 '기관지 확장증(bronchiectasis)', '폐 부종(pulmonary edema)' 같은 개념들을 만들어 냈다. 라에네크의 사후 얼마 지나지 않아 '소모증(consumption)'은 '결핵'으로 대체되었다(소모증을 결핵으로 대체한 것은 1830년대 중반 쇤라인(J. L. Schönlein)이라고 알려져 있다.). 전부터 사용되던 '기종(氣腫, emphysema)', '축농(empyema)' 등과 더불어 이 새로운 개념들은 시체의 병리적 변화보다는 살아 있는 인간의 질병을 더 강조하는 것이었다.

해부학적 병변의 징후들을 가지고 진단하는 방법이 빠른 속도로 전파되었으며, 전에는 순수한 호기심의 대상이었던 해부학이 진단의 '필수 조건'이 되었다. 이 같은 변화는 흉부에 머무르지 않았다. 맹장염, 위장염, 담낭염, 위황병 등도 해부학적, 조직학적, 화학적 시각에서 다시 정의되어 독립된 임상적 존재의 지위를 부여받았다. 신경학이나 골상학(phrenology) 연구자들은 인간의 행동, 능력, 인성, 비정상 행위 같은 것들을 뇌나 척수의 손상, 혹은 뇌의 충격과 연관시키기 시작했다.

모든 질병에서 체내 기관의 변화가 규명될 것이라는 낙관적인 예측을 하는 의사들도 있었다. '유기체설(organicism)'이라 불리는 이 의학 철학은 19세기 초를 풍미했다. 질병은 해부학적 변화와 동일시되고 해부학적 변화로 환원되었으며, 해부학적 변화는 다시 질병의 원인이 되었다. 이 새로운 과제를 풀어 나가기 위해 새로운 기술들이 개발되었으며, 내부적 변화를 찾으려고 노력하는 와중에 증상에 대한 환자의 호소는 빛을 잃어 갔다. 이런 경향은 19세기를 넘어 20세기에도 계속되었다.

과학 기술과 기술 지배 사회

청진기가 가슴의 소리를 듣는 데 도움이 되었으므로 타진, 관찰 등 모든 종류의 측정에 도움이 되는 기구를 만들 수 있을 것이라는 생각이 팽배해졌다. 사람들은 과거의 기구를 개조하고 새로운 기구를 만들기 시작했다. 전에는 포착할 수 없던 물질적 변화를 청각, 촉각, 그리고 특히 시각적으로 변환하는 능력이 뛰어난 발명품은 살아남았고 그렇지 않은 것들은 사라졌다. 예를 들어 1826년 피에르 아돌프 피오리(Pierre Adolphe Piorry)는 타진법을 개선하기 위해 타진기(pleximeter)를 발명했다. 작은 판과 해머로 구성된 이 기구는 사용하기가 불편해 한동안 유행하다가 사라졌다.

청진기는 여러 상황에 적응하여 다양한 형태로 개조되었는데, 항상 미려한 외관이 강조되었다. 굵고 직선이던 원통은 가늘고 휘어진 모양으로 바뀌었다. 1843년에는 자유자재로 휘어지는 단이(單耳) 청진기가 등장했고 1852년에는 G. P. 캐먼(G. P. Camman)이 양이(兩耳) 청진기를 고안했다. 1895년 엑스선이 발견되자 환자의 가슴 소리를 들으면서 눈으로 들여다볼 수 있는, 'see-hear', 'stetho-

표 9.1 진단 기술의 출현*

1590	현미경	얀센	네덜란드
1614	체온계	산토리오	이탈리아
1670	현미경	레벤후크	네덜란드
1807	광 내시경	보치니	독일
			(이탈리아 태생)
1819	청진기	라에네크	프랑스
1826	타진기	피오리	프랑스
1829	후두경	배빙턴	영국
1830년대	복합 현미경	단, 애디슨	프랑스, 영국
1851	검안경	헬름홀츠	독일
1867	임상용 체온계	분더리히	독일
1881	혈압계	바시	오스트리아
1895	엑스선	뢴트겐	독일
1897	기관지경	킬란	독일
1903	심전도계(ECG)	에인트호벤	네덜란드
1925	뇌전도계(EEG)	네민스키	러시아
1938	갑상선 진단용 요드131 (^{131}I)	해밀턴과 솔레이	미국
1940	심도자술	쿠르낭	프랑스
1952	방사성 동위 원소 주사법	하일마이어	독일
1954	심초음파	에들러와 헤르츠	스웨덴
1957	감마 카메라	앵거	미국
1962	테크네시움 99(^{99}Tc)	하퍼	미국
1971	전산화 단층 촬영	코맥, 하운스필드	미국, 영국

* 시기는 대략 추산한 것이며, 발명 시점, 특허 시점, 처음 사용된 시기, 논문이 발표된 시기 등이 섞여 있음.

phone'이라는 이름을 가진 형광 투시 청진기도 등장했다.

청진은 진찰자의 청각에 의존하지만 그 소리는 체내의 해부학적 구조에 대한 시각적 이미지를 불러일으켰다. 예를 들어, 흉성은 폐 속의 공동(空洞)을 떠올리게 한다. 이런 점에서 청진기는 비경(鼻鏡)이나 질경 등의 검경(檢鏡, speculum)과 유사하다. 새로운 진단 기구들 중에는 시각에 호소하는 것들이 많다(표 9. 1 참조). 표를 보면 직접적으로 혹은 거울을 이용해 간접적으로 시각을 만족시켜주는 것들을 볼 수 있다. 최초의 광내시경(1807년), 후두경(1829년), 검안경(1851년), 기관지경(1897년) 등이 그것이다. 이 같은 테크놀로지는 캐뉼라(canula), 광섬유, 레이저 등과 결합함으로써 진단 범위를 넘어 외과 치료술로 영역을 확장해 왔다.

어느 것이 최초인가를 밝히기는 쉽지 않다. 최초의 현미경은 네덜란드의 박물학자이자 광학 기계 개발자인 레벤후크가 1670년에 만들었다는 것이 통설이지만, 작은 물체를 확대해서 보는 기구의 역사는 16세기 네덜란드의 자카리아스 얀센(Zacharias Jansen) 가(家)와 이탈리아의 갈릴레오 갈릴레이(Galileo Galilei), 그리고 런던의 로버트 후크(Robert Hooke)로 거슬러 올라간다. 라에네크 이전의 의사들도 조직 수준에서의 해부학이라는 것을 생각해 볼 여지가 없었던 것은 아니지만 그때까지는 현미경을 믿을 수 없었다. 때문에 눈에 덜 띄는 변화는 별로 중요하지 않다는 가정으로 육안 관찰을 선호했다. 1820년대와 1830년대에 걸쳐 해부학이 새로이 부각되자 사람들은 현미경을 개량하기 시작했다. 복합 렌즈의 등장, 구면수차의 교정, 조직 염색약의 개발(1840년), 액침 현미경법의 개발(1844년)이 이루어짐에 따라 현미경의 배율과 시야가 개선되었다. 그 결과 조직, 세포, 세포 내 소기관을 다루는 미세 해부 병리학이 확립되었다. 1931년 독일의 물리학자 막스 놀(Max Knoll)과 에른스트 루스카(Ernst A. F. Ruska)가 개발한 전자 현미경은 관찰의 범위를 분자 수준으로 확장시켰다. 55년 후 루스카는 이 업적으로 노벨 물리학상을 받았다.

1895년 12월 빌헬름 콘라트 뢴트겐(Wilhelm Conrad Röntgen)은 최초로 엑스선의 특성에 대해 공식적인 강연을 했다. 학자들은 이 위력적인 발명품이 의학에 끼친 영향이 그 어떤 테크놀로지의 영향보다 크다고 주장한다. 예컨대 이 기계의 덩치는 의료의 중심이 의사의 거처로 옮겨지는 데 큰 구실을 했다. 엑스선에 관한 뉴스는 순식간에 전 세계로 퍼졌다. 뢴트겐의 첫 강연 후 몇 주가 지난 1896년 2월 온타리오 주 킹스턴에 엑스선이 도입되었다. 이제 소리만이 아니라 이미지로도 흉부의 해부학적 구조를 탐색할 수 있게 된 것이다. 공기, 바륨, 착색제 등의 조영제는 종양, 척추 질환, 혈관 병변의 영상을 기적적인 수준으로 개선했다. 1941년 앙드레 프레데리크 쿠르낭(André Frédéric Cournand)이 개발한 경동맥 혈관 조영법에 의해 뇌의 내부도 촬영할 수 있게 되었다. 한편 기체 조영 뇌촬영(1919년)과 같이 고통스럽고 위험한 방법들도 등장했다.

방사선 촬영술의 직접적인 영향을 받아 연부 조직을 영상화함으로써 몸에 상처를 입히는 침습적 시술의 필요성을 감소시킬 수 있는 기술들이 등장했다. 이 기술들은 진단의 범위를 넓혔을 뿐만 아니라 환자의 불편을 크게 줄였다. 심장판막 질환의 진단에 특히 유용한 심초음파(1954년)는 제2차 세계 대전 당시 잠수함을 추적하는 데 사용되던 초음파 기술에서 유래했다. 앨런 코맥(Allan M. Cormack)과 고드프리 하운스필드(Godfrey N. Hounsfield)는 1센티미터 수준의 작은 병변을 섬세하게 영상화할 수 있는 전산화 축성 단층 촬영술(computerized axial tomography)을 개발했다. 이 기계는 1971년 영국 윔블던에서 처음 사용되었다. 이 같은 업적으로 뢴트겐은 1901년(물리학상)에, 쿠르낭은 1956년에, 그리고 코맥과 하운 스필드는 1979년에 노벨상을 받았다. 새 기술의 등장부터 노벨상 수상까지의 기간이 짧은 데에서 신기술의 수용 속도를 미루어 짐 작할 수 있다. 새로운 테크놀로지 중에는 그 가치가 확인되기도 전 에 수용된 것들도 있다. 새로운 테크놀로지가 오랜 세월 동안 해결 되지 못했던 필요를 충족시킨 경우, 혹은 '과학'으로서의 의학과 '과학자'로서의 의사 상을 확립하는 데 도움이 된 경우에 생긴 현 상으로 보인다.

체온계나 운동 기록 장치(kymograph) 등도 비시각적인 정보를 시 각화하는 기구이다(제3장 참조). 17세기 산토리오가 만든 체온계는 임상에서 사용하기에는 거추장스러운 것이었다. 그러나 1870년대 에 카를 분더리히(Karl Wunderlich)와 에두아르 세갱(Edouard Séguin) 이 통계학적 자료를 사용하여 체열의 시각적 평가에 관한 저명한 논문을 작성했을 당시에 이미, 체온계는 임상적으로 사용할 만한 성능이 있었으며, 주머니에 넣을 수 있을 정도로 조그마한 막대로 줄어들었다.

1861년 장밥티스트 쇼보(Jean-Baptiste A. Chauveau)와 에티엔 쥘 마레(Étienne Jules Marey)는 살아 있는 동물의 혈관 내 압력 변화를 측정할 수 있고, 카테터를 삽입하면 심장 내 압력 변화도 기록할 수 있는 운동 기록 장치를 발명했다. 이로부터 20년 후에는 S. S. 폰 바시(S. S. von Basch)가 혈압계를 발명했고, 1905년에는 세르게이 코로코프(Sergei S. Korotkov)가 이 혈압계와 청진기를 함께 사용하 여 혈압을 측정하는 방법을 개발했다. 이 같은 새로운 발명들의 결과 오늘날 노령 인구에서 유행병 수준의 유병률을 보이는 고혈압이라는 새로운 질병이 등장하게 되었는데, 이 기구들이 만들어지기 전까지는 인식할 수도 없었던 질병이다.

1903년 빌렘 에인트호벤(Willem Einthoven)은 박동하는 심장의 전기적 활동을 그래프로 시각화하여 분석할 수 있는 심전도계(electrocardiograph)를 발명했다. 심장 활동의 전기적 패턴을 보고 협심증이나 심근 경색을 진단할 수 있게 되었다. 이때까지 심근 경색은 시체 부검에서만 확인되어 그런 질병의 존재 자체가 논란의 대상이었고, 급성 소화 불량이나 뇌졸중 등과 함께 뭉뚱그려져 모호한 증상군으로 파악되었으나, 심전도계가 등장함으로써 질병으로서의 지위를 얻었다. 에인트호벤은 1924년에 노벨상을 받았고, 현대 심장학의 창시자로 인정받고 있다.

이와 같은 진단 테크놀로지는 청진기와 마찬가지로 환자의 주관적인 증상 보고에 안주하지 않고 환자의 몸속을 '들여다봄'으로써 발현된 증상의 물질적 기초를 파악하려는 목적이 있다. 테크놀로지 혁신을 가장 신속하게 받아들인 것은 주관적인 건강 상태에 대한 보고보다는 객관적인 질병 징후의 발견이 훨씬 예측력이 높다는 것을 아는 보험 회사들이었다. 시각적 데이터의 평균적 기준이 알려져 있다면, 어떤 사람의 데이터가 정상에서 벗어났는지를 파악할 수 있다. 이에 따라 건강한 사람들에 대한 신체 검진이 일상화되기 시작했다. 건강을 뜻하던 '자연 상태의(natural)'라는 개념은 보다 수(數)적 개념인 '정상(normal)'으로 대체되었다(제5장과 J. H. Warner, 89~91쪽 참조). 기계를 사용한 계측은 날이 갈수록 수치를 중시하는 지식 체계의 지향성과 일치했다. 이처럼 질병관의 변화는 새로운 테크놀로지의 탐색을 자극했고, 역으로 새로운 테크놀로지는 새로운 질병을 발견하거나 기존 질병을 폐기시킴으로써 질병관을 변화시켜 왔다.

병원이라는 기계

한때 빈민 구료 시설의 성격이 강하던 병원은 1800년 전후에 해부-임상 교육의 중심지로 바뀌어 갔고, 이에 따라 부유층은 병원을 멀리했다(그들은 이전에는 다른 이유로 병원을 멀리했다.). 그럼에도 불구하고 섬세한 건축, 조명, 공간 배치 그리고 다른 장소에서는 어려운 시술과 간병 등의 차별성으로 인해 병원은 종교적 안식처에서 치유를 위한 목적 의식적인 장소로 서서히 변해 갔다. 프랑스의 보건 개혁가인 J. R. 테농(J. R. Tenon)의 시각으로 보면 병원은 그 자체가 의료 기계, 즉 '치유를 촉진하는 기계(un instrument qui facilite la curation)'였다(Weiner, 1993, 373쪽). 미셸 푸코(Michel Foucault)와 같은 학자들도 병원을 '치료를 위한 기계(les machines á guérir)'라고 규정했다.

새로운 진단법은 그에 대응하는 새로운 치료법을 탄생시킨다. 20세기 중반 신경계, 호흡계, 심장계 질환에 대한 정의가 새로이 내려짐에 따라 병원에서만 이용할 수 있는 특수한 기기들이 등장했다(표9. 2 참조). 가사 상태의 신생아나 물에 빠진 사람을 소생시

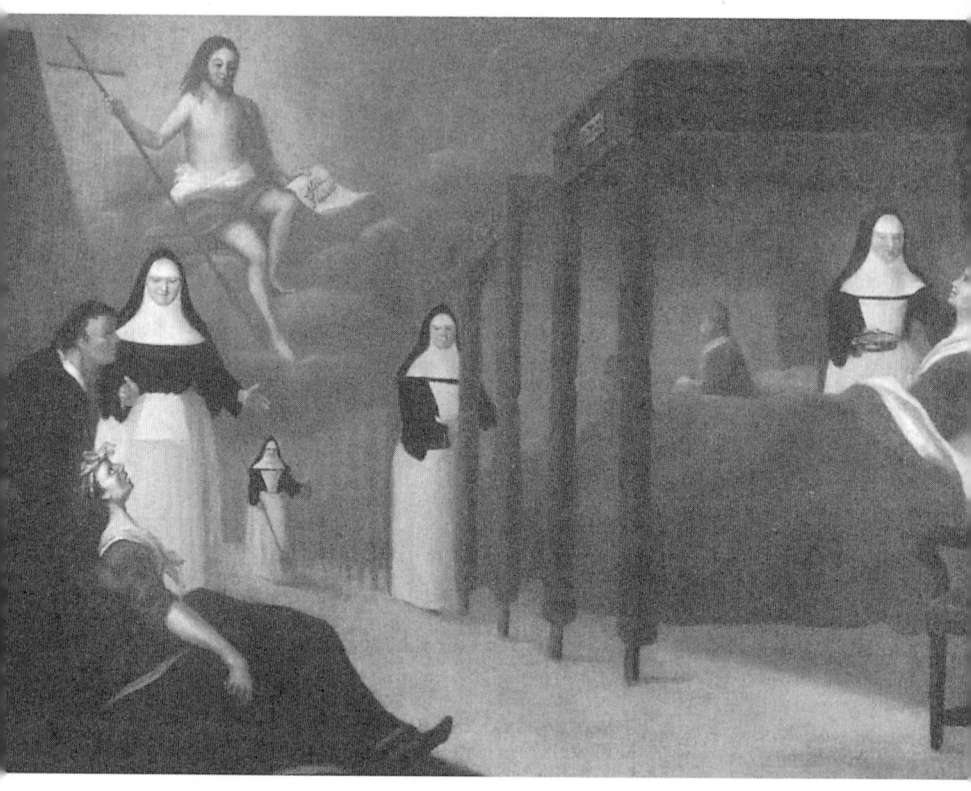

그림 9.2 치유 장소로서의 병원. 몬트리올의 오텔디외에서 구세주가 지켜보는 아래 수녀들의 간병을 받고 있는 환자들. 작자 미상(1710년경). 몬트리올, 오텔디외 병원 박물관 소장.

키려는 노력은 성서 시대에도 있었지만, 기관 내 삽관법, 철제 인공 호흡기, 환기 장치가 등장하는 데에는 소아마비가 큰 자극제가 되었다. 매사추세츠 제너럴 병원의 통계를 보면 24시간 이상 환기 장치를 달고 있는 환자 수가 1958년에는 66명이었으나, 1982년에는 2,000명 이상으로 증가했다(Snider, 1989).

방사선 기술은 종양 덩어리의 발견만이 아니라 치료에도 적용되기 시작했으며, 이를 위해 방사선 조사량(照射量)을 조절하는 장치가 개발되었다. 방사선 치료법은 처음에는 라듐이나 세슘을 주사기나 튜브로 종양에 주입하거나 피부에 부착하는 단거리 요법(가까운 거리에서 방사선을 비추는 방법)을 주로 사용했다. 그러나 이후에는 엑스선 발생 장치, 코발트 장치, 선형 가속기로 고에너지 광선을 발생시켜 조사하는 장거리 요법이 주로 사용되었다.

심부 정맥, 혈액 가스, 폐나 뇌, 그리고 신장 기능의 분석 방법이 등장함에 따라 새롭게 정의된 이 상태들을 교정하기 위해 새로운 방법이 필요해졌다. 예를 들어, 심실 세동(ventricular fibrillation)이라는 새로운 임상적 정의가 확립됨에 따라 이에 대응하여 제세동기(defibrillator)가 출현했다는 것이다. 대사 불균형과 확산의 속성, 항(抗)응고 기전에 대한 새로운 이해가 등장함에 따라 신부전의 치료법이 변화한 것도 유사한 예이다. 중환자실이나 관상 동맥 치료실, 호흡 치료실, 신치료실, 신생아실, 그리고 종양 클리닉 등 새로이 설립된 치료의 성역들의 중심에는 뛰어난 성능의 모니터, 카테터, 인공 호흡 장치, 고성능 펌프 같은 것이 있다.

20세기 중반에 들어서면서 병원은 연구와 진료라는 2가지 기능

표 9.2 대표적인 치료 테크놀로지들의 등장*

1881	신생아 인큐베이터	E. S. 타르니에	프랑스 인
1898	라듐	마리 퀴리와 피에르 퀴리	폴란드계 프랑스 인
1929	철제 인공 호흡기	P. 드링커	미국인
1940	적혈구 증가증에 32P	J. H. 로렌스	미국인
1941	갑상선 기능 항진증에 131I	S. 헤르츠, A. 로버트	미국인
1943	신투석	W. J. 콜프	네덜란드계 미국인
1950	간헐성 양압 환기 장치	다양한 모델	미국계 영국인
1951	코발트 60 원격 조사	H. E. 존스	캐나다 인
1953	선형 가속 장치	D. 프라이, C. 밀러, P. 하워드 플랜더스	영국인
1956	막형 산화기	G. H. 클로스	미국인
1958	체내 이식용 심박 조정기	R. 엘름퀴스트, A. 세닝	스웨덴 인
1975	이동 투석 장치	R. P. 포포비치	미국인
1968	종합 비경구 영양	S. 듀드릭	미국인
1982	인공 심장	R. K. 자빅	미국인

*시기는 대략 추산한 것이며, 발명 시점, 특허 시점, 처음 사용된 시기, 논문이 발표된 시기 등이 섞
여 있음.

을 갖추게 되었고, 부유한 사람이나 가난한 사람 모두에게 없어서
는 안 될 필수적 장소가 되었다. 중증 환자가 생명을 연장하기 위해
서는 병원을 가는 것 말고는 아무런 대안이 없어졌으며, 반면 전혀
아프지 않은 사람도 기계 장치로 진단을 받기 위해 병원을 찾게 되
었다. 과거 한때 병원의 주인이었던 만성 질환자나 불구자, 무의탁
자들은 이제 더 이상 환영받지 못하는 존재로 전락했다. 그러나
1990년대 재정 위기로 테크놀로지 적용의 범위와 비용이 대폭 삭
감된 후 병원에서의 검사와 치료가 이처럼 보편화되는 것이 타당
한지에 대한 회의론이 대두되었다. 정부는 이에 대해 다른 견해를
갖고 있겠지만, 1990년대 급성 질환 전문 병원의 병상 수 감소가 사
망률 증가 및 보건 수치 악화에 기여했다는 점은 부인할 수 없다.

의사와 환자 사이의 거리

　질병의 조기 발견과 정확한 진단이 여러모로 이롭다는 것은 부정할 수 없는 사실이지만 그 이면에는 현대 의학 비평가들이 '정상의 전제(專制)'라 부르는 부정적 측면이 숨겨져 있다. 청진기가 등장하기 전에는 아프다는 느낌이 없는 사람은 환자가 아니었다. 그러나 청진기가 등장한 후 아프지 않고도 중병에 걸리는 것이 가능해졌다. 환자는 이제 더 이상 자신의 안녕에 대한 최고 권위자가 아니다. 이 원칙은 의료화가 극에 달한 현대 사회에 뿌리 깊이 각인되어 있다. 고혈압 환자는 대부분 아무런 증상이 없지만, 사람들은 기계의 진단을 믿고 수년 동안 약을 복용하라는 처방도 순순히 받아들인다.

　신체 기관의 변화나 화학적 변화와 같은 객관적 진단 기준과 연관되지 않은 것은 정신과적 질환뿐이다(제12장 참조). 환자는 아프다고 느끼지만, 질병의 물질적 표지가 없는 환자들은 '단순한 기능적 이상' 혹은 정신적 장애가 있는 사람으로 간주된다. 이런 사

나는 원자력이 유구한 세월 동안 엄청난 혜택을 우리에게 안겨 줄 것이라는 확신은 없다. 따라서 현재로서는 그것이 골칫거리라고 말할 수밖에 없다.

— 알베르트 아인슈타인, 《애틀랜틱 먼슬리(*Atlantic Monthly*)》, 1945년 11월

람들은 실제로는 자신들보다 훨씬 건강하지만, 테크놀로지에 포착되는 질병이 있는 사람들에 비해 의학적으로 경시된다.

의료 사상 비평가들은 현대 의학이 질병의 주관적인 해석을 무시하는 것을 비판하지만, 의료 테크놀로지 비평가들은 점차 멀어져 가는 환자와 의사의 거리를 안타까워한다. 이들은 의학이 인간을 도외시하고 데이터만 다룬다고 비판한다. 뿐만 아니라 테크놀로지는 질병을 추적하여 격멸해야 하는 살아 있는 적으로 간주하게 함으로써 환자와 질병을 떼어 놓는다. '암과의 전쟁'이 그 예이다. 다른 한편 비인간적인 테크놀로지에 불만을 품은 사람들은 대체 의학이나 전체론적 해석에 의탁한다. 작가 닐 포스트먼(Neil Postman) 같은 사람들은 라에네크 이후 의학이 연민을 상실했다고 비판한다. 그러나 이는 라에네크가 장기 중심의 질병관에 반대하는 입장이었다는 사실을 알지 못했기 때문이다.

역사가 조엘 하월(Joel Howell)은 병원에서 혈액 검사, 소변 검사, 방사선 검사가 활용되어 온 역사를 연구했는데, 이 같은 테크놀로지가 시간을 절약해 주는 것은 사실이지만 오히려 의사들이 환자와 접촉하는 시간은 날이 갈수록 줄어든다는 아이러니를 발견했다. 역사가 에드워드 테너(Edward Tenner)가 지적한 사례도 이와 유사한 측면을 보인다. 컴퓨터는 종이 없는 병원을 약속했지만, 매일 임상 검사 보고서를 기다리느라 시간을 보내는 의사들이면 누구나 알 수 있듯이 실제로는 컴퓨터 도입 후 오히려 종이 소비가 엄청나게 증가했다는 것이다.

테크놀로지의 역사는 이제 시작이다. 테크놀로지는 지금의 우리가 상상도 하지 못할 정도로 의료 기구를 정교화하고, 놀라운 잠재력을 보여 줄 것이다. 그리고 새로운 의료 기구가 등장할 때마다 지금 우리가 전혀 인식하지 못하는 질병이 창출될 것이다. 또한 새로운 의료 기구들은 그것을 발명한 사람들이 이루고자 했던 것과 그 기구의 실제적 적용 사이에 얼마나 큰 격차가 존재하는지를 보여 줄 것이다.

제10장

손이 하는 일 | 외과학의 역사

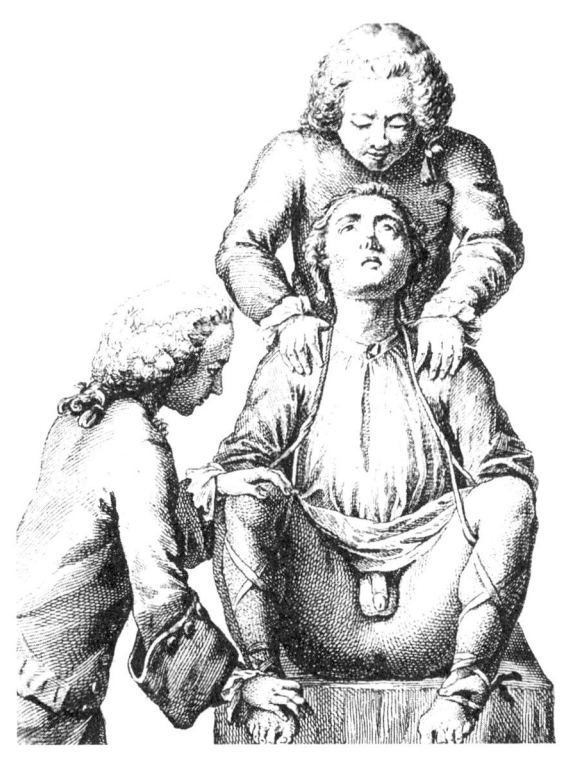

다리를 잘라 버리는 일은 바보라도 할 수 있다.

그러나 다리를 구하는 데에는 외과 의사가 필요하다. — 몬트리올의 조지 로스

반복되는 주제들

오늘날 외과와 내과는 서로 떼려야 뗼 수 없는 관계로 인식되고 있지만, 어느 시대에나 그랬던 것은 아니다. '외과 기질'이라는 말에서도 알 수 있듯이 내과 영역과 외과 영역은 어딘가 서로 다른 것으로 받아들여지고 있다. '외과(surgery)'라는 단어는 '일(work)'과 '손(hand)'을 의미하는 그리스 어에서 유래했는데, 어떤 문화권에서는 손으로 하는 일을 비천하게 여기고 정신 노동보다 업신여겨 온 반면, 북아메리카 문화권과 같이 손으로 하는 일을 정신 노동 못지않게 높이 평가하는 곳도 있다. 외과와 내과의 상대적인 지위가 어떻게 변천해 왔는가는 이 장에서 다룰 한 주제이기도 하다.

외과술은 인류의 의학적 활동 중 가장 오랜 역사를 가지고 있는 것으로 추정된다. 부상 당한 사냥꾼을 그린 동굴 벽화는 선사 시대 사람들이 일상의 우발적인 외상에 대처하는 모습을 보여 준다. 그러나 외상이 우발적으로만 일어나지는 않는다. 신석기 시대 사람들은 의도적으로 적에게 상처를 입히기 위해 화살과 돌을 사용했고, 더불어 상처를 치료하기 위한 시술들을 고안해 냈다. 전쟁에 동원되는 테크놀로지는 그에 상응하는 외과적 기술의 수요를 창출하며, 이렇게 만들어진 외과적 기술은 평상시에도 활용된다. 이것도 외과의 역사에서 반복되는 주제이다.

외과의 역사에서 반복적으로 등장하는 주제가 2가지 더 있다. 첫째, 전체적으로 볼 때 의료 전문직의 구조와 가치는 외과를 모델로 형성된 것이다. 둘째, 역사상 선택적 시술(elective procedure, 어쩔 수 없는 방어가 아니라 목적의식을 가지고 시행하는 시술)의 빈도는 점차 늘어났으며, 오늘날의 선택적 시술은 지극히 복합적인 요인을 고려한, 엄격한 취사선택의 결과이다.

상처와 골절: 선사 시대와 고대의 외과

의학의 기원이 요리와 식료품의 조제에 있다는 설이 있지만, 이를 입증할 만한 인류 초기의 흔적을 찾기는 어렵다. 반면, 고고 병리학(paleo-pathology)과 비교 인류학적인 흔적을 보면 인류 초기에도 외과술이 상당히 보편적이었음을 알 수 있다. 부러진 뼈를 고정하는 데 쓰인 듯한 나무껍질 부목의 연대는 기원전 2450년까지 거슬러 올라간다. 또한 신석기 시대(기원전 1만 년과 5000년 사이)의 두개골에서는 두개골의 판을 떼어 내는 두개 개구술(trephination)이 선택적 시술로 시행된 흔적이 발견된다.

선사 시대 사람들은 왜 두개골에 구멍을 뚫을 필요성을 느꼈을까? 해답은 물론 추측에 의존할 수밖에 없다. 사람들은 아마도 두통이나 발작 또는 충격으로 인한 의식 상실이 있을 때 두개골에 뭔가를 해야 한다고 느꼈을 것이다. 수많은 경험을 통해 두개골이 개방 골절된 사람도 생존한다는 것을 알게 된 사람들 중 누군가가 정교한 석기를 사용해 머리에 구멍을 뚫었을 것이다. 그리고 이 같은 행위는 두개 내의 압력을 낮추거나 해로운 체액을 배출하거나, 혹은 악귀를 내보내야 한다는 병태 생리학적 관념을 통해 정당화되었을 가능성이 있다. 시술을 받은 사람들의 병이 나았는지는 알 수 없으나 개구술 후의 뼈가 아문 흔적들이 발견되는 것을 보면 적어도 시술 후 살아남은 경우가 많았던 것은 확실하다. 두개 개구술은 기원전 3000년경부터 2000년까지 남아메리카, 서유럽, 아시아 지역에서 비교적 흔히 시행되었다. 오늘날은 경막외 혈종(硬膜外血腫)이나 경막하 혈종이 의심될 때 개구술을 시행하지만, 선사 시대의 외과 의사가 이와 같은 의학적 지식을 갖추고 있었는지는 확인할 길이 없다.

선사 시대 외과술을 추정할 수 있는 또 다른 방법은 과학 기술로부터 격리되어 있는 현대의 원시 문화권을 조사하는 것이다. 예를 들어, 아프리카나 남아메리카의 일부 지역에서는 지금도 상처를 봉합하는 데 곤충을 사용한다. 갈라진 상처의 양 모서리를 모아 개미로 하여금 그 '주둥이'를 물게 한 다음, 개미의 턱이 단단히 맞물렸을 때 가슴과 배를 떼어 내면 머리와 턱이 마치 스테이플처럼 상처를 고정시킨다. 마찬가지 방법으로 몇 가지 식물성, 동물성 재료가 상처의 봉합에 사용되었다. 전통적으로 아메리카 대륙 원주민들은 상처를 아물게 하기 위해 약초를 발라 왔는데, 최근 들어 식물학자들이 이 약초의 성분과 효능을 조사하기 시작했다.

가장 오래된 의학 문헌으로 일컬어지는 것은 기원전 2100년경

니푸르(Nippur)의 점토 명판에 새겨진 맥주 습포(濕布) 처치법에 관한 수메르 인의 처방으로, 현재 필라델피아 대학교 박물관에 소장되어 있다. 기원전 1700년경의 그 유명한 함무라비 법전에도 외과에 관한 기록이 나온다. 현재 루브르 박물관에 소장되어 있는 커다란 흑석판에 새겨진 이 법전에는 외과 의사의 '의료 과실'에 대한 가혹한 처벌 규정이 기록되어 있다. 즉 외과 의사가 자유민의 노예에게 해를 입히면 대신 노예로 삼았으며, 만일 자유민에게 해를 입히면 그의 손을 잘라 버렸다.

고대 이집트의 외과 의사들 중에는 권력 집단에 속한 사람들도 있었다. 신화적인 건축가이자 의사인 임호테프(Imhotep, 기원전 2900년경)는 외과 교과서를 집필한 것으로 추정되지만, 그의 생애에 대해서는 밝혀진 것이 별로 없다. 헤시 레(Hesy Ré)라는 인물이 치과 의사와 외과 의사의 수장(首長)이었다는 사실은 그의 무덤에서 나온 목각판에서 밝혀졌다. 카이로 박물관의 유물 설명판에 그는 저술가 또는 학자로 묘사되어 있다. 그의 무덤에서는 눈금을 새긴 원통형 그릇과 유사한 유물들도 발견되었다.

고대 이집트 기록들 중에서 가장 완전한 형태로 전해지는 것들은 외과술에 관한 파피루스이다. 여기에는 으레 그것들을 유럽이나 미국의 자기 나라로 가져간 탐험가들의 이름이 붙어 있다. 예를 들어, 20미터 길이의 에베르스 파피루스(기원전 1550년)는 독일인 교수 게오르게 에베르스(George Ebers)가 19세기 중엽에 구입한 것이며, 4.5미터 길이의 에드윈 스미스 파피루스(기원전 1600년)는 1862년 에드윈 스미스(Edwin Smith)가 발견한 것으로 현재 뉴욕 의학 아카데미의 말로크 희귀본 전시실(Malloch Rare Book Room)에 소장되어 있다. 그러나 이들 중 자기 이름이 붙은 문서를 해독한 사람은 한 사람도 없다. 에드윈 스미스 파피루스는 1930년 시카고의 제임스 헨리 브리스테드(James Henry Breasted)의 번역 및 해독을 거친 후에야 그 이전의 저작들(기원전 3000년경)에 기초한 미완성 외과 교과서라는 사실이 알려졌다. 이 파피루스에는 48명의 환자 기록이 실려 있는데, 각 기록의 첫머리에는 제목이 있고 그 밑으로 진단 및 치료 지침이 제시되어 있다. 또한 고대 의학 용어들에 대한 해설도 실려 있으며, 어떤 상태들에 대해서는 치료를 해서는 안 된다는 지침을 내리고 있다.

고대 이집트 인들은 종교적인 관습에 따라 죽은 자의 시신을 미라로 만들었다. 미라를 만드는 과정은 봉합과 같은 '외과적' 시술

에드윈 스미스 파피루스의 스물다섯 번째 증례

턱 관절 탈구 환자를 진찰할 때에는…… 양손의 엄지손가락을 환자 입속으로 넣어 양측 하악골 가지 끝에, 그리고 손톱(……다른 손가락)은 환자 턱 아래에 대고 턱뼈를 앞으로 당겨 관절이 제자리로 돌아오게 한다. …… 그러고 나서 '내가 낫게 할 수 있다.'고 환자를 안심시킨다. 그다음에는 환자가 회복될 때까지 매일 'ymrw'와 꿀벌을 사용하여 싸매 준다.

—J. H. 브레스테드 옮김, 『에드윈 스미스의 외과 파피루스』,
(Chicago: University of Chicago Press, 1930), 303~305쪽

을 시도해 볼 기회를 제공했을 것이다. 복부에 봉합 자국이 있는 가장 오래된 미라의 연대는 기원전 1100년경으로 추정된다. 또한 브리스테드는 파피루스에서 상처의 봉합을 권하는 문구가 나온다고 주장했다. 그러나 실제로는 미라에서 봉합 흔적이 발견되는 예가 드물고, 시신의 부패로 흔적을 확인하기 어려운 경우가 많기 때문에 외과적 시술이 과연 보편적이었는지에 대해서는 논란의 여지가 있다. 인체의 작은 구멍들을 통해 내장을 끄집어내는 정교한 기술은 미라 제작자에게 필수적이었지만, 이 기술이 살아 있는 사람의 치료에 어떤 영향을 미쳤는지는 알 수 없다.

이집트에서 두개 개구술을 시행한 흔적은 드물다. 그러나 고대 이집트 인들은 남성의 포피 절단(할례)과 같은 시술을 했으며, 여성의 음핵 절단도 시행한 것으로 보인다. 포피 절단과 두개 개구술은 가장 오래된 역사를 가지고 있는 선택적 시술이다. 포피 절단의 병리적 적응증은 포경(包莖)과 감돈포경(嵌頓包莖)이었는데, 유아와 성인을 가리지 않고 건강한 사람에게 시행되었다는 점이 특이하다. 멤피스 인근 사카라(Saqqara)의 기원전 2500년경 무덤에서 발견된 얕은 부조는 포피 절단 시술 후의 봉합선을 묘사하고 있는 것으로 추정된다. 이 부조에는 2명의 환자가 등장하는데, 두 사람의 자세 차이 —— 한 사람은 똑바로 서 있고 다른 사람은 그렇지 않다. —— 는 마취제의 효과를 상징하는 듯 보인다. 헤브루의 종교적인 할례 관습은 이집트에서 비롯된 것일 수 있다. 할례가 기원전 8세기 무렵에 씌어진 모세 5경(「창세기」 17장 10~14절, 「출애굽기」 4장 25절, 「레위기」 12장 3절)에 등장하고 대략 기원전 1200년경으로 추정되는 이집트 탈출 직후에 시작되었다고(「여호수아서」 5장 2~8절) 전해지기 때문이다. 여성의 음핵 절단술과 음부 봉쇄술은 아프리카 사회에서는 지금도 성행하고 있다. 남성의 경우와 마찬가지로 여성 할례의 시술자들은 치유자가 아니라 종교적, 사회적 직급을 가진 사람들이다. 서구 사회에서 건강한 여성의 성기 시술이 선택적으로 시행된 것은 19세기 후반에 이루어진 정신 질환에 대한 난소 절제술과 성별 모호 환자에 대한 음핵 절제술이었다.

대부분의 문화에서 통증의 경감은 중대한 관심사였으며, 진통술의 부재는 오랜 세월 동안 선택적 시술의 장벽으로 작용했다. 그리 강력하지는 않으나 진통 효과를 보이는 물질도 존재했다. 고대 중국에서는 사리풀 독을 사용했는데, 사리풀에는 항콜린성(anticholinergic) 성분인 하이오신(스코폴아민)이 함유되어 있다. 고대 인도인들은 약초 훈증(혹은 훈연)으로 상처의 통증을 진정시켰다. 그리스 인들은 알코올과 아편을 사용했다. 예수는 십자가 위에서 통증을 완화시키는 혼합제를 적신 스펀지를 건네받았으나 이를 거절했다(「마태복음」 27장 34절).

얼마 전까지만 해도 아주 작은 상처조차도 치명적일 수 있었다. 고대 그리스와 로마의 의서들에는 상처의 세척, 도포, 붕대 처치 등에 관한 처방이 실려 있다. 그들은 포도주, 맥주, 몰약(沒藥), 그리고 금속의 녹이 상처 치유를 앞당긴다고 생각했다. 호메로스에 따르면 뛰어난 전사들은 서로 외과 의사 역할을 했다. 그들은 그리스 인들이 화농(오늘날의 감염)이라고 부르던 것을 방지할 목적으로 창검의 녹을 상처에 바르고 붕대를 감았다. 기도 마즈노(Guido Majno)

는 자신의 저서 『치유의 손(*The Healing Hand*)』에서 진통과 항염의 목적으로 쓰인 고대의 처방들을 분석한 결과 상당수가 실제로 효과가 있음을 밝혔다.

달구어진 쇠붙이로 지지거나 부식성 약품을 발라 상처를 태우는 소작술(燒灼術)은 특히 아랍 인들이 애용했다. 환부에 일정한 거리를 두고 열을 가하는 중국의 뜸 요법은 기술적으로 보면 엄밀한 의미에서 소작법이 아니다. 열은 혈관을 아물게 해 출혈을 멈추고 일시적으로 멸균 상태를 만든다. 붉게 달구어진 쇠붙이로 상처를 지지는 소작술은 수세기에 걸쳐 군대의 표준적인 치료법으로 사용되었다. 그러나 환자가 의식을 잃지 않은 이상 참을 수 없는 고통을 준다.

골절과 탈구는 운동 경기나 전쟁 중에 자주 발생한다. 히포크라테스 전집에 발췌된 문헌들에는 정형외과술의 발전상을 엿볼 수 있는 것들이 많으며, 당시에 골절과 탈구를 복원하는 데 사용하는 역학 기구, 자세, 중력 장치들이 사용되었음을 알 수 있다. 히포크라테스는 그가 직접 쓴 것으로 추정되는 저서, 특히 『선서(*Oath*)』에서는 '결석 제거를 위한 절개'와 같은 목적으로 칼을 사용하는 것에 눈살을 찌푸렸다. 그러나 다른 저서에는 종기는 절개 후 배농해야 한다고 씌어 있으며, 농흉(흉부 안의 고름)의 흉강 천자술은 히포크라테스가 기술한 것이 틀림없다(『질병론(*Disease*)』 제2권, 47쪽).

그리스와 인도 문명의 외과 기구들에서 우리는 고대 외과술에 대해 많은 지식을 얻을 수 있다. 가느다란 종아리뼈(fibula)는 안전핀과 비슷한 방식으로 상처 봉합에 사용되었다. 즉 바늘(종아리뼈)

로 상처의 양쪽 가장자리를 꿰뚫은 뒤 가장자리가 서로 맞닿도록 바늘에 실을 감았다. 주사기를 처음으로 사용한 것은 그리스 인들인데, 약물 주입을 위해서가 아니라 종기의 배농을 위해서였다. 주사기를 발명한 사람은 기원전 280년경 알렉산드리아의 이발사로 추정되며, 피스톤의 원리를 응용했다고 한다. 주사기의 그리스 어 '퓰코스(pyulcos)'는 '고름 흡착기'라는 뜻이 있는데, 이것을 언급한 가장 오래된 기록은 알렉산드리아의 헤로(Hero)가 1세기경에 쓴 『공기역학(Pneumatics)』이다. 로마 인들은 구리 합금으로 도구를 생산하여 외과 기구를 개량했다. 그들은 발치나 충진을 위한 특수한 겸자(鉗子)를 개발했으며, 부유한 고객들을 위해 뼈나 금을 재료로 한 의치를 만들었다.

상처와 골절: 중세의 외과

기독교가 융성한 중세 유럽 사람들은 질병을 신의 형벌이라고 믿었다. 따라서 환자를 보살피는 것은 좋은 일이지만, 병을 낫게 하려는 행위는 오만과 다름없었고, 치유는 신이나 신의 대행자만이 할 수 있었다. 내과, 외과, 약물학의 수호 성인은 4세기경에 순교한 것으로 추정되는 쌍둥이 치유자인 코스마스(Cosmas)와 다미아누스(Damianus)였다. 그들은 괴저(壞疽)로 썩은 다리를 제거하고 죽은 자의 다리를 잘라 이식하는 등 기적적인 치료를 했다고 한다. 파리 외과 대학을 포함하여 다수의 의학교, 순례자 숙박소, 구휼

단체 등에 이들의 이름이 붙은 것은 이 때문이다.

종교적 교리와는 별도로 외과적 활동은 계속되었다. 12세기 이탈리아의 살레르노 사람들은 새로 생긴 상처에서 흰색 혹은 누런색의 진한 고름이 나오면 상처가 잘 아문다고 생각했다. 이런 고름은 치유를 예고한다는 의미에서 후일 '바람직한 고름'이라는 별명이 붙었다. 고름이 (장액성으로) 묽거나, 분홍색 혹은 붉은색이거나 상처에서 조금씩 배어 나오면 좋지 않은 고름으로서, 염증이나 봉와직염, 괴저를 예고하는 것이었다. 중세의 전사들은 그리스-로마 인들과 마찬가지로 전쟁터에서 서로를 치료했다. 14세기 크레시(Crécy) 전투에 참가한 군인들의 군용품에는 상처를 덮기 위한 거미줄이 가득한 작은 상자가 있었다.

중세 후기가 되면 몇몇 외과 의사들이 교육과 저서를 통해 이름을 떨치게 된다. 11세기 이슬람의 외과 의사 아부 알 카심(Abu al Qaim 혹은 알부카시스(Albucasis))의 사혈, 소작, 각종 수술, 의료 기구들에 대한 저서들은 1137년에 라틴 어로 번역되었다. 망드빌이 1300년에 펴낸 『외과 전서(Chirurgia)』는 해부학을 강조했으며, 상처의 도포술, 통증의 완화법, 출혈 억제법 등을 기술했고, 사지를 절단하기 전에 먼저 끈으로 단단하게 조여야 한다는 지침도 실려 있다. 망드빌은 상처가 화농 없이 치유될 수 있다고 가르쳤다. 1363년에 출간된 숄리아크의 『외과 대전(Chirurgia Magna)』도 해부학의 중요성을 강조했으며 외상, 골절, 종양, 부스럼, 탈장, 궤양, 백내장 등을 다루고 있다. 숄리아크는 '바람직한 고름'의 이론을 받아들였으며, 이를 촉진하는 방법으로 습포를 제안했다. 숄리아

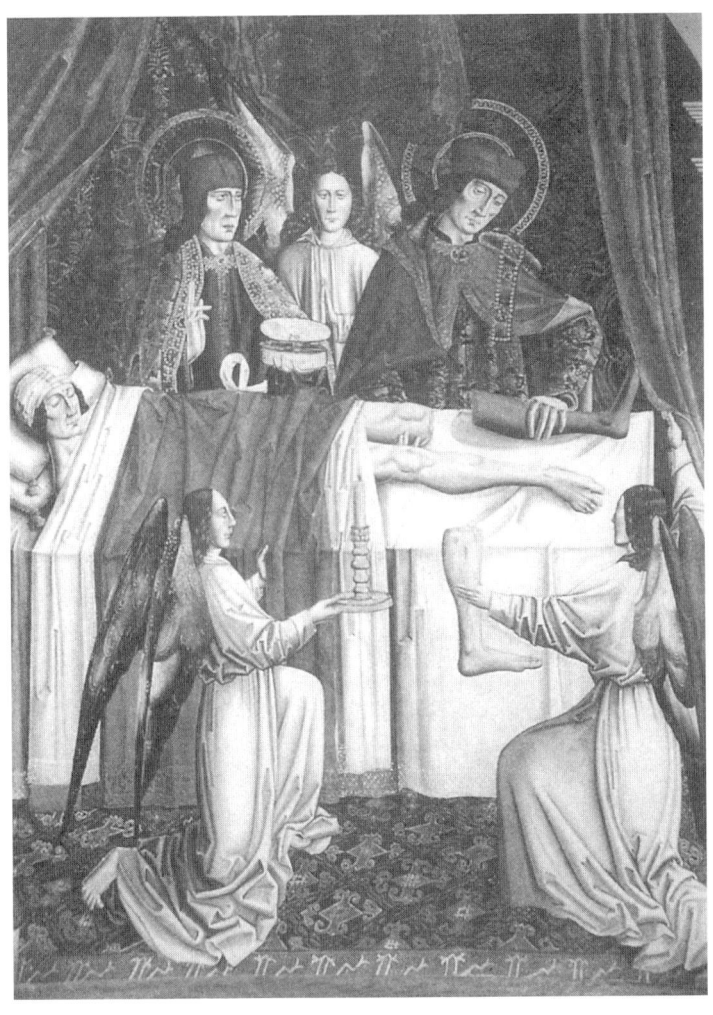

그림 10. 1 의성(醫聖) 코스마스와 다미아누스가 죽은 사람의 다리를 산 사람에게 이식하는 장면. 스페인의 세다노(Alonso de Sedano, 1496년경 활약) 그림. 런던 웰컴 연구소 도서관 소장.

크의 저서는 이후 200여 년 동안 외과 영역에 큰 영향을 미쳤다. 1478년에 출간된 프랑스 어 번역서는 최초의 인쇄물 중 하나이다.

화약의 등장은 외상 관리에 관한 다양한 실험을 더욱 촉진시켰다. 1514년 교황의 외과 의사인 조반니 데 비고(Giovanni de Vigo)는 화약으로 인한 상처는 인동덩굴 기름을 끓여 치료할 것을 제안했다. 그의 비방은 신속하게 전파되었다. 그러나 프랑스 외과 의사 앙브루아즈 파레(Ambroise Paré)는 아주 우연히 그것이 옳지 않은 방법임을 밝혀냈다.

파레는 많은 저술을 남겼다(제11장 참조). 그의 저술에는 외과 계통의 다른 초창기 저작들과 마찬가지로 신체 각 부위의 상처를 다루는 방법이 주석으로 달려 있는 '전상인' 그림이 종종 등장한다. 또한 절단, 골절 정복(整復), 그리고 두개 개구술과 같은 선택적 시술에 관해서는 상세한 기술적 지침이 실려 있다. 파레는 자신의 지식을 널리 보급하려는 생각에서 라틴 어 대신 모국어인 프랑스 어로 책을 썼다. 그는 늘 "붕대를 감는 것은 나지만, 그들을 치료하는 것은 신"이라고 말할 정도로 겸손한 사람이었다고 전해진다. 그는 '바람직한 고름'에 대한 전통적 신념에 의문을 품었고, 절단을 비롯한 다양한 외과적 처치에 소작을 애용했다. 그가 펴낸 의료 기구 도해서에는 38종의 소작 기구가 실려 있다.

외과 기구들 중에는 동물의 머리 모양을 하고 있는 것들이 있는데, 명칭도 해당 동물의 이름을 따르고 있다. 동물을 본뜬 디자인은 파레의 책에서 발견되지만, 연원은 훨씬 이전으로 거슬러 올라간다. 연대를 알 수 없는(대략 기원전 800년과 기원후 400년 사이) 고대서

파레의 우연한 발견

나는 기름이 다 떨어져 계란 흰자위와 장미 기름, 테레빈유를 혼합한 연고를 발라야 했다. 그날 밤 나는 내가 미처 상처를 불로 태우지 못한 환자들이 아침에 죽어 있을 것이라는 생각에 사로잡혀 잠을 이루지 못하고 아침 일찍 환자를 보러 갔다. 그런데 놀랍게도 연고를 발라 준 환자들은 거의 통증이 없고 염증이나 부기도 나타나지 않아 밤새 편안히 잠을 이룬 반면, 끓는 기름을 부어 준 환자들은 고열과 통증, 종창(腫脹), 염증으로 시달리고 있었다.

—— 파레, 1536년 토레노 공격의 회상(Haeger, 1988, 108쪽)

『상히타(*Samhita*)』의 저자인 수스루타(Susruta)의 고대 힌두 외과 기구들도 동물 모양이다. 이 디자인에는 심미적인 목적도 있겠지만 대개 신화에 바탕을 두고 있으며, 영적 치유력에 대한 기대도 반영되었을 것이다.

근대 초기의 수술

근대 초기에 들어서면서 절단술, 백내장 수술, 탈장 복원술, 결석 제거술, 피부 성형술을 비롯한 각종 선택적 시술이 급속히 발전했다. 절단 수술의 경우 그동안 널리 사용되던 압박대(tourniquet)

대신에 파레가 추천한 대혈관 결찰술이 다시 사용되기 시작했는데, 이 방법은 시간이 많이 걸리고 해부학적 지식이 필요하며, 수술 시야가 깨끗해야 할뿐더러 능력 있는 수술 보조자가 있어야 한다는 단점이 있었다. 압박대는 17세기 초 파브리 폰 힐덴(Fabry von Hilden 혹은 Fabricius Hildanus)이 붕대 속에 막대를 끼워 넣어 돌림으로써 압력을 자유롭게 조절할 수 있는 제어 압박대를 만들어 내기 전까지는 널리 사용되지 않았다. 요하네스 스쿨테투스(Johannes Scultetus)와 J. L. 프티(J. L. Petit)도 나사 클램프를 이용한 새로운 압박대를 고안했다.

인도의 수스루타와 1세기경의 켈수스에 따르면, 고대 인도와 로마에서는 수정체 백내장의 '압력을 낮추어(couched, 눕는다는 뜻의 프랑스어 coucher에서 유래)' 치료했다. 즉 각막의 가장자리로 바늘을 집어넣어 혼탁해진 수정체를 아래쪽으로 밀어내는 방법이다. 20세기에 들어서 발견된 1559년의 채색 사본은 이 책의 저자인 린다우의 카스파르 스트로마이어(Caspar Stromayr)가 백내장압 하강술과 탈장 수술의 권위자였음을 보여 준다. 독일의 외과 의사 게오르게 바르티시(George Bartisch)가 1583년에 펴낸 책에도 백내장압 하강술과 안구 제거술의 방법이 기록되어 있다. 백내장 수술과 수정체 혼탁에 르네 데카르트(René Descartes)의 시각 이론이 결합된 것은 1638년이다. 수정체 제거술은 1753년 자크 다비엘(Jacques Daviel)이 처음 기술했다.

방광 결석 제거 절제술 또는 회음부 결석 제거술에 대한 기록은 켈수스로 거슬러 올라간다. 이후 떠돌이 결석 시술자들과 이발

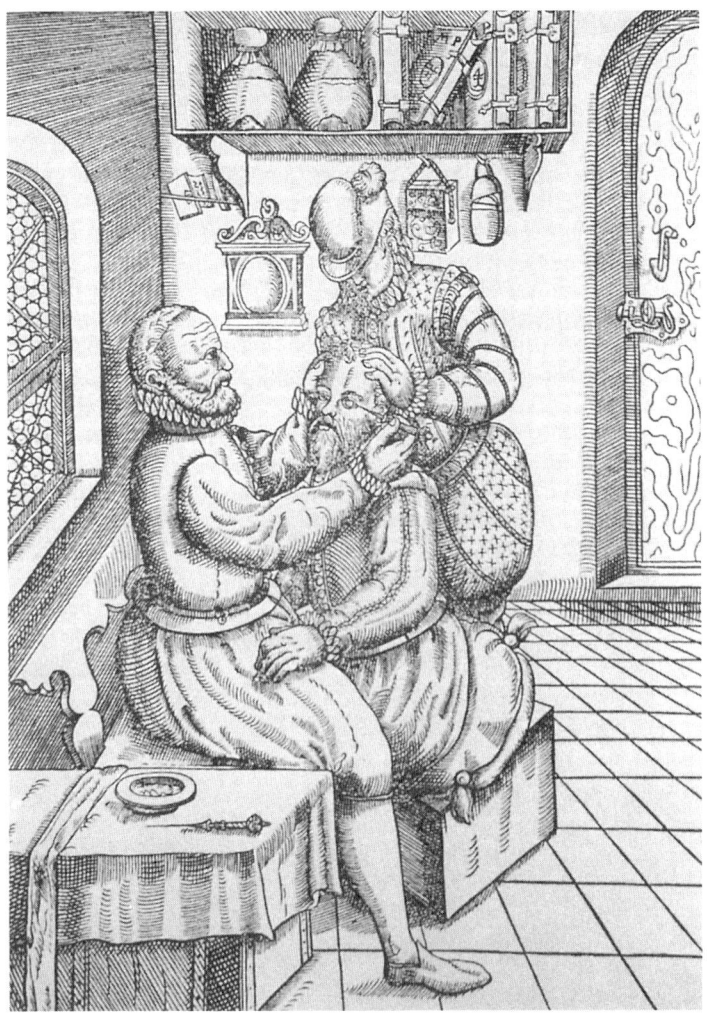

그림 10. 2 16세기의 백내장 수술. 바르티시, 『안과경(眼科敬)』(드레스덴, 1583) 복본.

사-외과의들은 너나없이 다양한 시술법과 기구를 개발했다. 근대 초에 들어 결석 시술이 크게 유행했는데, 이에 대해 식생활이나 환경상의 어떤 이유로 방광 결석이 크게 증가했을 것이라고 추측하는 사람도 있다.

르네상스 시대에는 언청이 수술과 코 성형술을 비롯한 몇몇 성형 외과술이 되살아났다. 코 성형술은 인도 외과 의사 수스루타의 저서에 기록되어 있는데, 이를 이탈리아 외과 의사 가스파레 타글리아코치(Gaspare Tagliacozzi)가 재발견하고 수정했다. 그는 상박의 피부를 떼어 코를 성형하는 방법을 그림으로 설명한 책을 펴냈다. 뭉그러진 코를 되살리는 수술은 매독이 등장한 후(제7장 참조) 매우 중요한 시술이 되었다. 18세기 데니스 디드로(Denis Diderot)와 장 르 롱 달랑베르(Jean le Rond d'Alembert)가 펴낸 『백과전서』에는 뛰어난 의료 기구들이 삽화와 더불어 실려 있으며, 각 기구를 개발한 외과 의사들의 공헌이 화려하게 소개되어 있다.

외과와 내과의 전문화

외과술의 혁신에 따라 유럽의 외과 의사들은 내과 의사들에게서 독립된 영역을 구축하게 되었다. 전통적으로 내과 의사보다 사회적 지위가 낮고 문맹률도 높았던 외과 의사들은 이발과 면도, 발치(拔齒)로 먹고살던 이발사 계층에 속했다. 수술이라고 해도 변변치 않았으며, 그나마 어쩌다 하는 일이었다. 대학에서 그리스 어

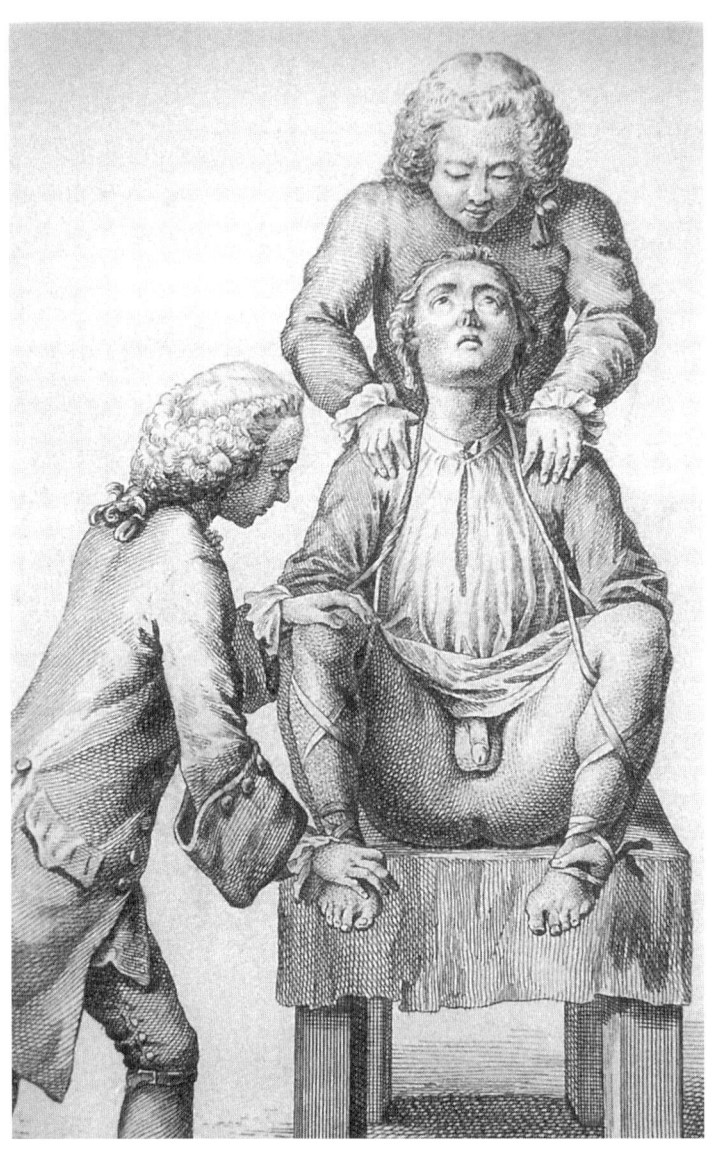

그림 10. 3 결석 제거술. 디드로와 달랑베르, 『백과전서』(1772), 금속판, 제3권, 도판 12.

혹은 라틴 어 교과서(대부분 갈레노스의 저서)로 공부하고 졸업할 때까지는 거의 환자를 접하지 않던 내과 의사들과는 달리 이발사-외과의들은 도제 제도하에서 기술을 배웠다. 파레, 스트로마이어, 바르티시를 비롯한 저명한 외과 의사들은 모두 이발사 밑에서 배운 사람들이다. 그들은 비천한 출신 때문에 대학에 들어갈 수 없었다.

1518년 영국의 내과 의사들은 면허와 개업을 관리하기 위해 왕립 의사회(Royal College of Physicians)를 창립했다. 이어서 1540년에는 헨리 8세가 이발사-외과의들이 길드를 구성할 권리를 인정하는 칙령을 반포했다. 이 칙령으로 이발사-외과의들은 개업의 권리를 보호받을 수 있게 되었으며, 면허와 교육을 자율적으로 관리할 수 있게 되었다. 다른 나라도 이와 마찬가지로 외과 의사들의 단체 구성은 내과 의사들과 별도로 진행되었다(표 10.1 참조). 18세기 말경 외과 의사의 구성을 보면, 시골 마을의 이발사에서 귀족 출신의 엘리트까지 다양한 계층이 포함되었다. 그러나 이때까지도 교육은 도제식이었다. 직업 조직은 위계 질서를 창출했으며, 전문직으로 발전할 수 있는 환경을 제공했다. 두 영역의 독립성은 1920년에 설립된 '왕립 내과-외과 의사회'의 명칭에서도 알 수 있듯이, 20세기 캐나다에서도 그 흔적을 발견할 수 있다.

19세기까지만 해도 내과 의사들은 실질적이지 못하고 학자연하며 무능하다는 이유로 조롱을 받았다. 대학에 근거한 내과 교육은 정체된 것으로 받아들여졌다. 교과서를 구술하여 받아쓰는 공부가 주였으며, 해부학에 대해서도 양면적 태도가 지배적이었다. 한편 외과 의사들은 별도로 학교를 운영하면서 실제 환자를 대상

표 10.1 외과 전문직의 조직화

1260년	생 콤므와 생 다미엥 회, 파리
1505년	에든버러의 이발사와 외과의에게 인가된 대의의 징표
1521년	수석 외과의의 시험에 의한 면허, 포르투갈
1540년	이발사-외과의 길드 연합, 런던
1603년	린체이 아카데미, 로마
1694년	성 콤므 대학의 재개교, 파리
1731년	외과학 아카데미, 파리
1736년	외과 학회(왕립 외과 아카데미의 전신), 코펜하겐
1760년	왕립 외과 의사회, 바르셀로나
1787년	산 카를로스의 왕립 외과 의사회, 마드리드
1800년	왕립 외과 의사회, 런던
1920년	캐나다 왕립 내과-외과 의사회

으로 한 도제 훈련과 시체 해부를 위주로 교육했다. 프랑스의 경우 외과 의사들은 대학교의 설립을 거절했는데, 대학이 왕가와 결탁되어 있다는 이유 때문이었다. 외과 의사들은 혁명 당시 폐쇄되었다가 다시 개교한 파리 의과 대학의 중심에 진출했는데, 이때부터 파리 의과 대학은 해부를 강조하고 병원에 중심을 둔 교육을 시행했다(제9장 참조).

프랑스의 외과 의사들은 나폴레옹 전쟁 중에도 매우 두드러진 활약을 했다. 특히 주목할 만한 인물로 드미니크장 라리(Dominique-Jean Larrey)를 들 수 있는데, 그는 수술 솜씨가 뛰어났고 전쟁터에서 부상자를 수송하는 '기동 앰뷸런스(flying ambulance)'를 기획한 공로로 황제에게서 훈장을 받았다. 1812년 9월 모스크바 근처 보로디노(Borodino)에서 있었던 이틀간의 전투에서 그는 200건의 절단 수술을 시행했다고 한다. 16분마다 1번씩 절단 수술을 했다는 것인데, 그럼에도 75퍼센트의 성공률을 보인 것은 러시아의 혹한으로

의학사 소묘: 클로로포름이 등장하기 전의 유방 절제술

다음 날 나의 장인(匠人)인 외과 의사가 에일리를 진찰했다. 그로 인해 그녀가 머지 않아 죽게 될 것이라고 확신했다. 그것은 제거할 수 있으며—그렇게 하면 다시 재 발하지는 않을 것이다. …… 그녀는 수술을 해야만 했다. 그녀는 무릎을 굽혀 인사 하면서…… '언제인가요?' 하고 물었다. 외과 의사는 상냥하게 '내일'이라고 대 답했다.

수술 강당은 학생들로 꽉 찼고 여기저기서 말소리와 웃음소리가 들렸다. …… 에일리가 들어서자 한 학생이 그녀를 발견하고 학생들을 조용히 시켰다. …… 에 일리는 걸상 하나를 밟고 올라서서 수술대 위에 몸을 눕혔다. …… 눈을 감고…… 내 손을 꼭 잡았다. 수술은 지체 없이 시작되었다. 속도는 느릴 수밖에 없었고—고 통 받는 이들을 위한 신의 최고의 선물인—클로로포름은 아직 알려지기 전이었다. 외과 의사는 자기가 할 일을 묵묵히 진행했다. 환자의 창백한 얼굴이 극심한 고통 을 말해 주고 있었지만, 그녀는 꿈쩍도 하지 않고 신음도 내지 않았다. ……

수술이 끝나자 그녀는 옷을 입고 기품 있는 자세로 우아하게 수술대를 내려왔 다. …… 그러고는 의사와 학생들을 향해 무릎을 굽혀 인사를 하면서, 낮은 목소리 로 혹시라도 자기 행동에 예의에 어긋나는 점이 있었더라도 용서해 달라고 말했 다. 학생들은—한 사람도 빠짐없이—마치 어린아이들처럼 흐느껴 울었다.

— 의사이자 작가인 존 브라운(John Brown),
『'랩과 그의 친구들' 그리고 기타 기록과 에세이』
(1862: 재판, London: Dent, 1926), 24~28쪽

인한 마취 효과와 지혈 효과 덕분이었을 것으로 추정된다.

19세기 초 생리학에 대한 새로운 관심이 불붙자, 학자들은 외과적 방법을 생리학 연구에 동원했다. 실험 외과는 주로 실험동물의 생체 기능을 대상으로 했지만, 병든 사람들을 위한 새로운 시술법의 개발에도 기여했다(제3장 참조). 외과가 과학적 연구의 도구가 된 것이다.

마취술의 등장

수술 중의 통증을 경감하는 방법으로는 수세기 동안 알코올, 아편, 방혈이 사용되었다. 필라델피아의 필립 싱 피지크(Philip Syng Physick)는 탈구를 치료하기 전에 환자를 똑바른 자세로 세워 놓고 실신할 때까지 대량 출혈을 시키도록 권했다. 이것이 아주 위험한 방법이라는 것은 새삼 언급할 필요도 없다. 수술을 받는 사람의 입장에서는 통각의 상실에 의해서든 시술 그 자체에 의해서든 의식을 잃기까지 시간이 짧을수록 좋다. 외과 의사들은 시술의 정확성 및 신속성을 위해 분투했다.

오랜 기다림 끝에 등장한 마취 가스는 외과 시술을 일거에 혁신했다. 그러나 초창기 마취 가스 애호가는 외과 의사도 내과 의사도 아니었고, 독특한 개성을 가진 화학자들과 치과 의사들이었다. 18세기 말 처음 알려진 아산화질소(웃음 가스)는 (오늘날의 본드 흡입과 마찬가지로) 짧은 시간 내에 몽롱하게 취한 상태에 도달하려는 목적으로 사교 모임('유쾌한 소동'이라고 불렸다.)에서 애용되었다. 1799년 영국의 화학자 험프리 데이비(Humphrey Davy)는 동물과 사람을 대상으로 아산화질소와 산소 혼합 가스를 흡입시키는 연구를 한 결과, 이것이 외과적 통증 완화에 효과가 있을 수 있다는 결론을 내렸다.

치과 의사 호러스 웰스(Horace Wells)도 1844년 아산화질소를 사용했다. 웰스는 대중 앞에서 '무통 발치' 시범을 보였는데, 아산화질소에 마취되지 않는 사람을 상대로 시범을 보이다가 '사기꾼'으로 조롱을 받았다. 그러나 한때 그의 동업자였던 윌리엄 토머스 그린 모턴(William Thomas Green Morton)은 에테르를 사용하여 성공을 거두었다. 모턴의 성공에 대한 질투에 눈이 먼 웰스는 클로로포름에 중독되었다. 그는 중독 상태에서 창녀에게 황산을 던져 뉴욕 교도소에 투옥되었으며, 그곳에서 자살로 생을 마감했다.

이 밖에도 미국인 몇 사람이 마취 가스로 실험을 했다. 조지아의 외과 의사 크로퍼드 롱(Crawford Long)은 필라델피아에서의 학창 시절 에테르 파티에 참석한 경험이 있었는데, 1842년 겨울 8회의 간단한 수술에 에테르를 실험적으로 사용했다. 그러나 그는 부정적인 여론 때문에 실험을 중단했으며, 수년 후까지도 그 결과를 발표하지 않았다. 보스턴의 화학자 찰스 잭슨(Charles T. Jackson)은 자기 자신을 상대로 에테르를 실험한 후 모턴에게 치과용 마취제로 사용해 볼 것을 권했다. 전기 전신과 모스 부호를 누가 먼저 발명했는가를 놓고 새뮤얼 핀리 브리즈 모스(Samuel Finley Breese Morse)와 분쟁을 치른 적이 있는 잭슨은 이후 마취에 대해 또 다른 우선권 분쟁에 휘말리게 되었으며, 이때 그는 롱으로 하여금 우선권을 주

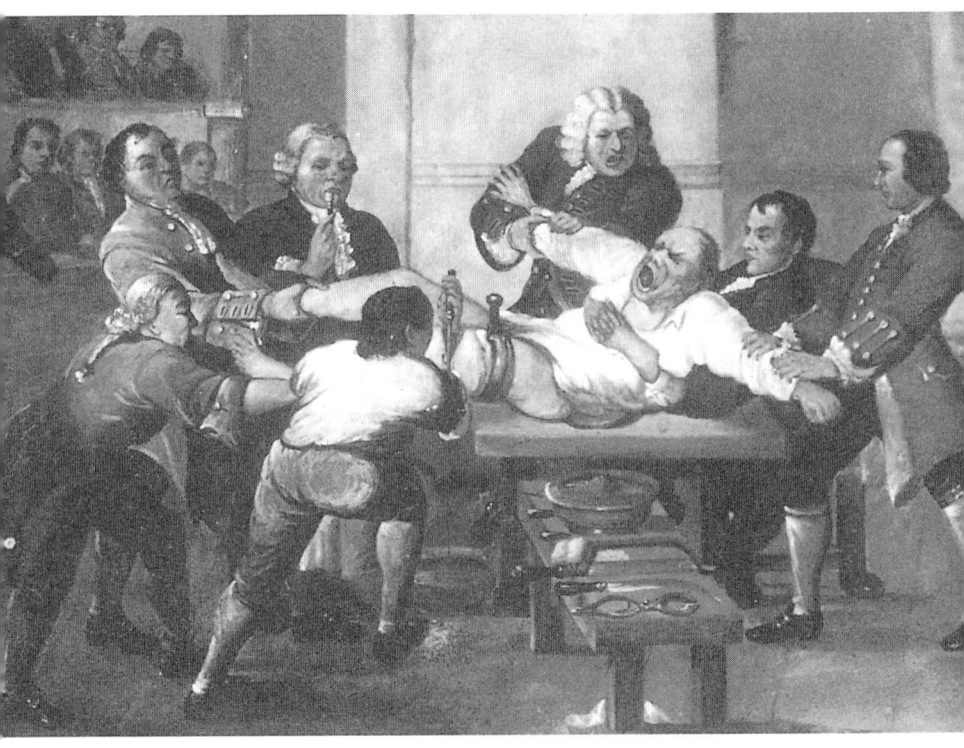

그림 10. 4 서더크 세인트 토마스 병원의 마취술 도입 전의 수술 장면(18세기 말). 헌터 박물관. 왕립 외과 의사회, 런던.

장하라고 부추겼다.

웰스와 잭슨의 뒤를 이은 모턴은 발치용 일반 마취제로 흡입 에테르를 몇 차례 사용했다. 그러던 중 1846년 10월 16일 보스턴의 매사추세츠 제너럴 병원에서 외과 의사 존 콜린스 워렌(John Collins Warren)이 길버트 애벗(Gilbert Abbott)이라는 청년의 목 종양 제거 수술을 하는 동안 에테르를 투여해 주는 일을 담당했다. 이때 워렌은 웰스의 비극을 떠올렸는지 사람들에게 "이것은 사기가 아니오." 하고 중얼거렸다고 한다.

모턴은 당초 특허권을 얻기까지는 마취 물질의 성분을 공개하지 않으려고 했다. 그러나 경쟁의 압력에 밀려 성분을 밝히게 되었다. 1846년 11월 18일 헨리 비걸로(Henry J. Bigelow)는 보스턴 내·외과 잡지에 에테르 사용 경험을 발표했다. 추앙받는 작가이자 의사인 올리버 웬들 홈스는 이 기적적인 신발명에 'anesthesia'라는 단어의 사용을 제안했다. 로버트 힝클리(Robert Hinckley)가 1882년에 그린 저명한 그림은 1846년 애벗의 수술을 주제로 하고 있으며, 매사추세츠 제너럴 병원은 당시의 '에테르 돔' 수술 강당을 사적(史蹟)으로 보존하고 있다.

최초로 마취술을 외과에 도입한 날이 1846년 10월 16일이라고 알고 있는 사람들이 있으나 이것은 사실이 아니다. 웰스와 롱, 모턴이 마취제를 사용한 것은 이보다 수년 전의 일이었다. 그러나 권위 있는 사람들이 그렇게 인정해 온 만큼, 많은 사람들이 이를 받아들이고 있는 것이 사실이다. 1846년 10월은 마취술의 지루한 발견 전사(前史)가 매듭지어진 날이다.

클로로포름은 1847년 스코틀랜드 의사 제임스 영 심프슨(James Young Simpson)이 처음 외과 수술로 도입했으며, 이것을 산과 영역에 사용할 것을 권장했다(제11장 참조). 1840년대 말은 모든 종류의 마취가 논쟁에 휩싸이던 시기이다. 가스 폭발이라는 명백한 위험성은 논쟁을 더욱 심화시켰다. 그러나 마취로 인한 환자 사망이 알려지기까지는 적지 않은 시간이 걸렸는데, 수술을 받는 환자의 병이 대개 중증이어서 원인을 판별하기가 어려웠기 때문이기도 했다.

고대부터 복강이나 흉강, 내장에 칼을 대면 감염으로 죽는 것이 확실했다. 마취술이 도입되어 더 길고 복잡한 수술이 가능해지자 외과 의사들은 흉강과 복강이라는 성역을 침범해 볼 마음을 먹기 시작했다. 그러나 감염의 문제가 해결되기까지는 20년을 더 기다려야 했다. 이 공백기의 풍경은 좀 이상스럽게 느껴질 정도이다. 비유하자면, 저명한 외과 의사들이 우아한 프록코트를 입고 긴 머리, 콧수염, 턱수염을 미풍에 휘날리며 무대의 전면에 서 있는데, 막상 장갑을 끼지 않은 그들의 맨손은 왠지 겉보기에만 깨끗하고 실은 불결해 보이는 우스꽝스러운 풍경을 연상시킨 것이다.

소독법과 무균법

마취와 마찬가지로 소독법(antisepsis)에도 짧지 않은 전사가 있다. 1847년 제멜바이스는 산욕열을 예방하기 위해 손과 기구를 염

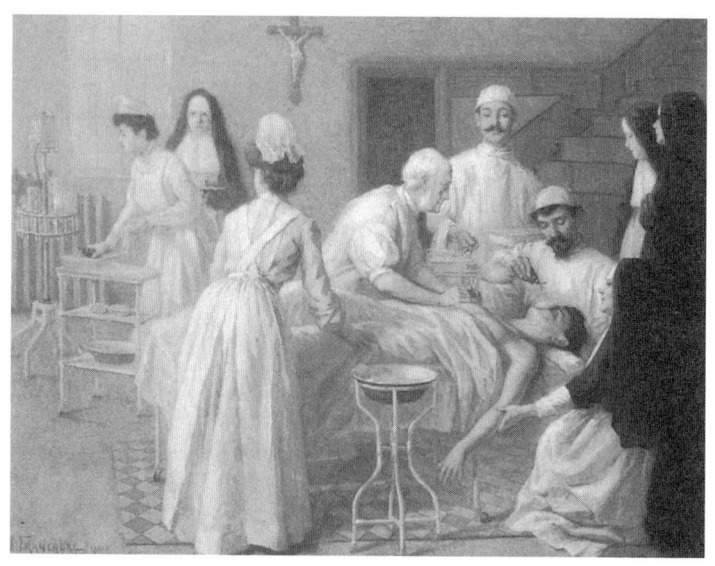

그림 10. 5 F. C. 프랑쉐, 「수술실의 킹스턴 박사」(1905). 종교적 분위기를 연출하는 몬트리올에서 가장 오래된 병원에서 수녀와 신종 전문직인 간호사의 도움을 받아 수술하는 외과 의사의 모습. 그는 마취술을 사용하고 있으나, 맨손으로 수술을 하고 있어 소독법에 회의적인 견해를 가진 사람이라는 것을 알 수 있다.

소 수용액으로 세척하는 방법을 도입했지만 1860년까지는 이 결과를 발표하지 않았다(제11장 참조). 1867년 스코틀랜드의 의사 조지프 리스터(Joseph Lister)는 개방 골절을 석탄산으로 소독한 실험 결과를 발표했다. 리스터는 박테리아가 상처 감염을 일으키는 것으로 보인다는 견해를 밝힘으로써 프랑스 화학자 파스퇴르의 이론을 뒷받침했다(제4장 참조).

리스터의 실험은 빠른 속도로 전파되었으나, 아직 세균설이 확고하게 지위를 굳히지 못했던 당시까지는 소독법을 적용하는 방식에 따라 결과가 들쑥날쑥하다는 점이 비판자들의 표적이 되었다. 처음에는 상처에 서식하고 있다고 생각되는 세균을 죽이기 위해 소독제를 손가락으로 튀기거나 공중에 뿌리는 방법이 사용되었다. 그러나 수술을 위한 개방창은 원래부터 '깨끗' 했다. 상처 오염을 예방하기 위한 무균법(asepsis)은 1877년 에른스트 폰 베르그만 (Ernst von Bergmann)이 처음 도입했다. 그가 만든 고무장갑은 이듬해 특허를 받았다. 리스터는 당초의 견해에 계속 집착했지만, 1896년에는 결국 소독법보다 무균법이 좋다는 사실을 받아들였다.

캐나다에 소독법을 널리 보급한 사람은 몬트리올의 토머스 로디크(Thomas G. Roddick)와 해밀턴의 아치볼드 에드워드 말로크 (Archibald Edward Malloch)이다. 회의론자 윌리엄 카니프(William Canniff)와 F. J. 셰퍼드(F. J. Shepherd)는 소독법이 상처가 아무는 데 도움이 되지만, 청결이라는 훌륭하고도 오랜 규범을 소홀하게 하는 단점이 있다고 비판했다.

소독제를 분무하던 몬트리올에서의 수술

로디크가 펜윅을 보조했으며 나는 수술 장면을 관찰했다. 수술이 끝난 뒤 나는 왜 환자 대신 벽에 분무했는지를 물어 보았다(그들은 수술 중 잠시도 쉬지 않고 분무를 해 댔지만, 분무기가 환자를 향하지는 않았던 것이다.). 사실을 알고 보니 그들이 깜박 잊었던 것이다. 그러나 환자는 괜찮았다.

——F. J. 셰퍼드(Howell, 1934, 108쪽)

외과적 낙관론과 그 옹호자들, 1870~1970년

마취술과 소독법에 대한 반대가 가라앉자 하늘 높은 줄 모르는 낙관주의의 시대—소위 외과 의사의 세기—가 도래했다. 이때부터 새로운 외과적 업적들은 '승리', '정복' 등의 군사 용어를 수식으로 달게 되었고, 외과 분야의 장애들이 결국은 모두 제거될 것이라고 상상하는 사람들이 생겨났다. 의학의 역사에서 19세기 말과 20세기 초의 외과 의사들보다 더 큰 명성을 누린 영웅들은 없었다. 이들은 인체 내의 병리에 대해 전 같으면 상상도 하지 못할 대담한 도전을 했다. 지금도 그들이 개발한 의료 기구와 시술법의 명칭에서 그들의 이름을 확인할 수 있으며, 이 당시 외과 의사들의 공헌 목록은 교회의 호칭 기도처럼 끊일 줄 모르고 길게 이어진다.

독일인 헤르만 폰 헬름홀츠(Hermann von Helmholtz)는 1851년 검안경을 발명했다. 이 기구는 수술 안과학, 특히 같은 독일인인 A. 폰 그레페(A. von Graefe)가 고안한 홍채 절제술과 사시 교정술에 큰 도움이 되었다. 빈의 테오도르 빌로트(Theodor Billroth)는 무균법을 받아들이고 1870년대와 1880년대에 걸쳐 위 수술과 담낭 수술의 최고 권위자가 되었다. 그의 수술 강당은 학생들과 추종자들로 넘쳐 났다. 미국인 찰스 맥버니(Charles MacBurney)는 장(腸) 수술의 대가였고, 1889년 충수염 증상을 기술한 후 충수염의 통증 부위에 그의 이름이 늘 따라다니게 되었다. 런던의 프레더릭 트레베스(Frederick Treves)는 1902년 에드워드 7세의 대관식 며칠 전 그를 수술함으로써 충수염 수술을 유명하게 만들었다. 코카인과 모르핀을 자신에게 실험하다가 스스로 중독이 되었던 윌리엄 홀스테드(William Halsted)는 W. H. 웰치(W. H. Welch)의 권유로 오슬러와 켈리에 합류하여 존스 홉킨스 의과 대학을 창립했다. 1890년에 소개된 홀스테드의 근치적 유방 절제술은 암에 걸린 유방 조직만이 아니라 국소 재발의 가능성이 있는 모든 부위를 제거하기 위해 개발된 것이다.

인체 내부의 구조를 변경하는 이 새로운 능력은 질병에 대한 해부학적 지식을 한층 발전시켰다(제4장 참조). 예를 들어, 충수염 수술의 배경이 되는 질병 개념은 채 100년도 되지 않는 짧은 역사를 가지고 있었다. 복막염은 1802년 라에네크가 처음으로 기술했으며, 충수돌기가 파열되면 복막염이 일어날 수 있다는 것은 1812년 존 파킨슨(John Parkinson)이 발견했다. 물론 마취술과 소독법이 등장하기 전에도 뉴욕의 윌러드 파커(Willard Parker) 같은 사람들은 과감하게 복부에 칼을 댔다. 그러나 그들의 수술은 히포크라테스의 흉강 천자술처럼 복벽을 통해 농양을 배출시키는 정도에 머물렀다.

새로운 외과적 해결 능력은 해당 부위의 해부학적 문제들에 대한 탐구를 자극했다. 예를 들어, 장이 밑으로 처지는 내장 하수증(內臟下垂症, visceroptosis)이라는 흥미로운 질병은 요통을 포함한 각종 증상의 원인으로 여겨졌다. 때문에 사람들은 처진 내장을 다시 들어 올리는 수술을 하면 증상이 완화될 수 있다고 믿었다. 마그달레나 비에르네커(Magdalena Biernacka, 의사, 퀸스 대학교, 1998년)가 밝혔듯이 내장 하수증에 관한 의학 논문은 1880년대 이후 계속 이어졌는데, 의사들이 이것에 신경 쓸 수 없었던 양차 세계 대전 기간에만 일시적으로 줄어들었다. 그 후속물이라고 할 수 있는 신장 고정술(nephropexy)은 아직까지도 주요 시술 목록에 등장한다. 그렇다면 질병이 그것을 치료할 새로운 능력을 충족시키기 위해 고안된 것인가? 전쟁이 일어났다고 해서 어떻게 그런 만성 질환이 줄어들 수 있을까?

뇌나 심장과 같은 가장 복잡한 기관의 문제를 해결하기 위해 점점 더 정교한 수술이 개발되었다. 외과 의사들은 마치 성인처럼 존경을 받았는데, 이런 경향은 특히 미국에서 심했다. 예를 들어, 시카고의 J. B. 머피(J. B. Murphy), 최초로 마취과를 개설한 것을 자랑으로 여기는 미네소타 주 로체스터 지방의 의사 메이오 형제(C. H. Mayo와 W. J. Mayo), 직접 수혈법을 개척한 크릴(George Crile), 신경외과 의사 하비 쿠싱(Harvey Cushing), 헬렌 타우시그(Helen Taussig)와 함께 팔로 4징(tetralogy of Fallot) 등의 선천성 심장병 치료법을 개발한 심장 외과 의사 앨프리드 블레일록(Alfred Blalock) 등이 그렇다. 스위스의 테오도르 코허(Theodor Kocher)는 갑상선의 생리와 수술에 관한 연구로 외과 의사로서는 처음으로 1909년 노벨상을 받았다. 얼마 후 오랜 기간을 미국에서 활동한 프랑스 외과 의사 알렉시스 카렐(Alexis Carrel)도 이식 수술의 초석이 된 혈관 문합술로 노벨상(1912년)을 받았다.

'외과 의사의 세기' 중에도 전쟁은 외과학에 계속 영향을 미쳤다. 미국의 남북전쟁은 엄청난 분량의 외과 환자 치료 기록과 역학을 남긴 최초의 전쟁이었다. 1859년 솔페리노 전투에서 참상을 목격한 스위스의 사업가이자 자선가 장 앙리 뒤낭(Jean Henri Dunant)은 1863~1864년에 국제 적십자사를 창립했고, 전쟁 부상자들과 그들을 간호하는 사람들의 중립을 보장하는 제네바 조약(1864년)을 체결했다. 뒤낭은 1901년 노벨 평화상을 받았다. 국제 적십자사는 1917년과 1944년에도 전재민 구호로 노벨상을 받았지만, 대다수의 학자들은 이 기구가 대학살 희생자들을 위해 더 많은 일을 해야 했다고 비판했다. 전쟁 부상자들에 대한 중립적인 치료를 위해 만들어진 적십자사는 설립 후 얼마 지나지 않아 군대식 구조를 받아들였으며, 역사가 존 허친슨(John Hutchinson)이 최근 지적한 것처럼 바로 이 점이 적십사의 성공에 방해 요인으로 작용했을 수 있다.

제1차 세계 대전 당시 참혹한 전상의 자극을 받아 뉴질랜드의 해럴드 길리스(Harold Gillies)는 화상 관리와 성형외과 분야를 크게 발전시켰다. 제2차 세계 대전 중에는 여러 연구 기관에서 박피 이식술과 피부 성형술에 대한 연구가 이루어졌는데, 영국의 이스트 그린스테드도 그중의 하나이다. 여기서 일하던 뉴질랜드인 아치볼드 매킨도(Archibald McIndoe) 팀에는 스스로를 기니피그 클럽(Guinea Pig Club)이라고 부르는 비행사 환자들이 포함되어 있었다. 1917년 처음 시도된 적이 있는 전장에서의 수혈은 제2차 세계 대전에서는 보편적으로 적용되었으며, 성분 수혈의 등장으로 수혈은 더욱 편리해졌다. 이로써 평화 시의 심장 수술을 시행하는 데 있어서 마지막 장애로 남은 것은 수혈의 안전성뿐이었다(제8장 참조).

1954년 조지프 머리(Joseph E. Murray)는 론 헤릭(Ron Herrick)이라

는 환자에게 쌍둥이 형제 리처드 헤릭(Richard Herrick)의 신장을 이식함으로써 사상 최초로 신장 이식에 성공했다(1955년 JAMA 보고). 1990년 머리는 이 업적으로 노벨상을 수상했다. 1967년에는 남아프리카 외과 의사 크리스티안 네트링 바너드(Christiaan Neethling Barnard)가 인체 심장 이식에 성공했다. 심장 이식의 첫 수혜자는 3주 만에 사망했지만, 언론은 이 성과를 크게 경축했다. 오늘날 신장, 간, 골수, 폐, 심장의 이식은 이미 표준적인 치료로 정착했고, 당뇨병 환자를 위한 췌장 이식 등 다른 장기들에 대한 실험도 계속되고 있다. 인간 백혈구 항원(HLA, Human Leukocyte Antigen) 검사법 덕분에 서로 다른 대륙에 사는 뇌사 제공자와 수증자의 이식 적합성 검사가 가능해졌고, 기증 의사가 있는 건강인을 관리하고 장기를 보관하는 '은행'도 생겼다. 또한 피츠버그나 시애틀 같은 도시는 간 이식 전문가인 토머스 시라즐(Thomas E. Srarzl), 골수 이식 프로그램의 창시자로 노벨상을 수상한 토머스 등을 중심으로 한 인적 자원과 시설 기반을 갖추어 장기 이식의 중심지가 되었다.

캐나다 역사에도 훌륭한 외과 의사들이 많다. 의사이자 역사가이며 캐나다 의사 협회(Canadian Medical Association)의 창설자 중 하나인 윌리엄 카니프(William Canniff)는 캐나다 최초의 외과 교과서를 저술했다(1866년). 온타리오 주 퍼거스의 시골 의사 에이브러햄 그로브스(Abraham Groves)는 1883년 식탁을 수술대로 사용하여 최초로 충수돌기 절제술을 시행했다고 전해진다. 베순은 스페인 내전 중에 혈장 수혈을 위한 기동 부대의 창설을 도왔다. 저명한 몬트리올 신경학 연구소의 설립자인 미국 태생의 신경외과 의사 와

일더 펜필드(Wilder Penfield)는 대뇌 각 부위의 기능을 밝히는 연구로 명성을 얻었다. 또한 전후 척수 손상 군인들을 위한 재활 치료의 혁신은 토론토의 신경외과 의사 에드문드 해리 보터렐(Edmund Harry Botterell)과 물리 치료사 앨빈 주세(Albin Jousse)의 학제 간 협력 연구의 결과이다. 또한 몬트리올의 애벗은 선천성 심장 기형을 종합적으로 기술하고 정의했다. 헤파린과 저체온 수술법도 캐나다 인의 업적인데 토론토의 D. W. 고든 머리(D. W. Gordon Murray)와 윌프레드 비걸로(Wilfred G. Bigelow)는 이를 개심술(開心術)에 적용했다. 최근의 대표적인 인물로는 선천성 심장 질환 수술법을 개발한 윌리엄 머스타드(William T. Mustard), 심장이식 전문가 윌버트 컨(Wilbert J. Keon), 그리고 정형외과 수련 기간 중의 연구를 촉진하고 선천적 둔부 변위를 위한 무명골 절골술(innominate osteotomy)과 관절 치유를 위한 등속성 운동 치료(continuous passive motion)를 개발한 로버트 샐터(Robert B. Salter) 등이 있다. 캐나다 온타리오 주 런던에 있는 웨스턴 온타리오 대학교는 내과 의사 캘빈 스틸러(Calvin R. Stiller)의 지휘 아래 다(多)기관 이식 서비스 체계를 세웠으며, 스틸러는 1984년부터 1996년까지 이곳의 책임을 맡았다.

낙관론의 퇴조

관상 동맥 우회로 이식술(coronary-artery-bypass grafts)은 시행만 하면 틀림없이 환자에게 이롭다는 점 때문에, 시술을 위한 의료 팀과 완벽한 준비를 갖춘 수술실을 항시 대기시키자는 야심만만한 구상을 탄생시켰다. 장기 이식과 마찬가지로 이런 시술은 비용이 아주 많이 들고 시술을 원하는 수요도 많다. 그렇다면 누가 비용을 지불할 것인가? 계속 상승세를 타던 외과 낙관론이 20세기 중반 들어 퇴조하기 시작한 데에는 의료 비용의 증가와 정부 재정 감축이 영향을 미친 것으로 보인다. 또한 새로이 개발된 외과 시술이 이전의 방법보다 비용이 적게 들고 결과가 더 좋다고 할지라도 인간의 질병에 수술로 대처하는 방식 자체에 의문이 제기되고 있는 것이 사실이며, 특히 국가 의료 체계를 갖고 있는 나라에서는 더욱 그러하다.

미국처럼 민간 의료 체계를 가지고 있는 사회에서는 부유층이라도 고가의 수술을 받는 것이 쉽지 않지만, 적어도 보험료를 감당할 수는 있다. 그러나 미국과 같은 양극화된 체제에서 빈곤층은 의료 혜택을 충분히 누리지 못하거나 전혀 받지 못하는 일이 생긴다. 캐나다의 경우에는 고비용을 세금으로 충당하고 있지만, 비용이 많이 드는 수술은 소수의 대규모 의료 센터에서만 받을 수 있다. 즉 의료 비용의 절감을 위한 선택적 수술의 제한이 환자의 지불 능력이 아니라 시술 지연——지연은 시술 대기자에게 좌절과 불안을 준다.——에 따라 이루어지는 것이다. 뿐만 아니라, 외과학 자체가 예방 의학이나 역학(疫學, epidemiology)의 경제 논리에 공격을 받고 있다(제6장 참조).

병에 걸린 환자들과 그들을 치료하는 의사들이 보기에 의료의 비용 효과와 공공 보건을 앞세운 이 같은 논리는 재정 지출을 줄이려는 관료들의 허울 좋은 핑계일 뿐이며, 그 근거로 과학에 대한 국가 지원이 상대적으로 빈약하다(감소하고 있다.)는 점을 든다. 외과학과 생물 의학의 혁신은 귀중한 생명을 구할 수 있을 뿐만 아니라, 사고력과 창의성에 높은 가치를 두는 '건강한' 사회의 징표라는 것이 그들의 주장이다. 이제까지 극복할 수 없었던 문제들에 대한 외과적 해결책을 발견하는 일은 인류 지성의 찬란한 도약임에는 틀림이 없다. 게다가 환자들의 고통을 덜 수 있는데 왜 그것을 마다하는가?

역학은 여러 측면에서 외과학과는 다른 방향으로 발전해 온 점에서 특히 두드러진 차이가 있다. 1970년대 역학 연구자들은 외과학이 문제를 해결한다고 하지만, 그 이면에서는 유전자 풀(pool)을 약화시킴으로써 오히려 문제를 더 악화시킬 것이라는 우려를 표명했다. 예를 들어, 유문 협착증(pyloric stenosis)을 가지고 태어나는 신생아의 비율은 낮고 치료를 받지 못하면 유아기에 사망한다. 그러나 유문 협착증을 수술로 교정 받은 사람들의 자손은 유문 협착증을 가지고 태어날 위험률이 높다. 따라서 치료를 하면 할수록 수술의 수요는 늘게 된다는 것을 사람들은 깨닫게 되었다. 그러나 다른 모든 측면에서는 건강한 아기를 수술하지 않고 내버려 두어 죽게 한다는 것도 받아들이기는 어려운 일이다. 유문 협착증 환자가 늘어나 보건 의료 체계가 붕괴될 지경에 도달한 것은 아니기 때문이다. 그런데 1990년대 초부터 유문 협착증의 발병률이 감소한 것으로 나타났는데, 아직 그 원인은 밝혀지지 않았다.

1950년대 미국과 캐나다 아동의 3분의 1에게 시술된 편도선 절제 수술은 비용 효과 측면에서 비판을 받았는데, 이제는 비율이 많이 감소했지만, 아직도 남용되고 있다는 연구 결과가 나오고 있다. 매니토바 주의 한 연구진은 편도선 절제 수술의 비율이 높은 나라일수록 건강 관리 수준이 낮은 것으로 볼 수 있다고 지적했다. 또한 관상 동맥 우회로 이식술이나 자궁 절제술과 같은 수술의 시술 비율이 각 나라마다 큰 편차가 있는 점에 주목한 역학 연구자들은 경제적 요인이 이런 수술의 적응증과 어떤 관련이 있는지를 조사하고 있다.

유방 절제술도 역학에 의해 외과 시술이 중단된 사례 중의 하나이다. 고대부터 잘 알려진 유방암은 북아메리카 여성 사망 원인의 10퍼센트를 차지한다. 유방 절제술은 외과술의 역사만큼이나 오랜 역사를 가지고 있는데, 이는 유방이 ── 손가락이나 발가락처럼 ── 체강(體腔)을 열지 않고도 절단할 수 있는 기관이기 때문이었다. 17세기와 18세기에는 유방암을 가장 빠르고 안전하게 제거할 수 있는 다양한 방법들이 소개되었다. 이 장의 앞부분에 실려 있는 소묘와 같이, 마취 없이 유방을 절제하는 고통에 관한 인상 깊은 기록들은 이 당시의 이야기들이다.

참을 수 없는 고통, 그리고 국소 절제술로 전신 질환을 치료하기는 어려울 것이라는 회의론 때문에 유방 절제술은 한동안 냉대를 받았다. 19세기 중엽 외과의 인기가 절정에 도달하자 국소적 혹은 외과적 질환으로서의 유방암 개념이 다시 고개를 들었다. 그러나 외과 의사들은 수술 중 종양을 건드려 전이를 유발할 수 있다는 점을 우려했다. 때문에 그들은 더 많은 주변 조직과 국소 림프절을

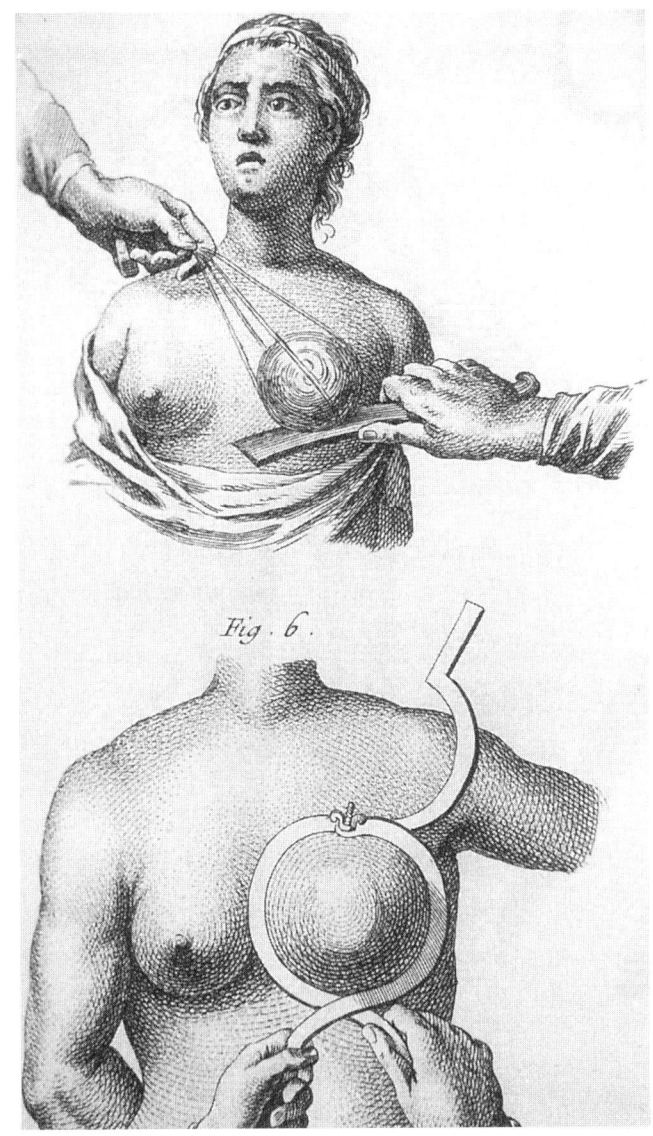

그림 10. 6 유방 절제술. 디드로와 달랑베르, 『백과전서』(1772), 금속판, 제3권, 도판 29.

제거하면 전이의 가능성이 줄어들 것이라고 생각했다. 이 생각의 절정을 보여 주는 것이 바로 흉벽의 근육까지 제거하는 홀스테드의 근치적 유방 절제술이다. 이 수술의 부작용으로 림프 수종이 생기면 평생 부어오른 팔로 살아야 했지만, 목숨을 구한 것에 비하면 대수롭지 않은 일로 여겨졌다. 홀스테드의 수술법은 이후 70여 년 동안 유방암 수술의 표준이 되었다.

1970년대의 한 역학 조사는 근치적 유방 절제술이 국소적인 재발을 방지할지는 모르지만 생존율을 높이지는 않는다고 보고했다. 이 연구의 결과 근치적 유방 절제술은 점차 부분 절제술로 대체되어 갔다. 사람들은 생명 연장을 위해 유방을 들어내는 수술이 반드시 필요한지, 특히 진단 시점에 이미 전신에 암이 퍼진 경우에도 그럴 필요가 있는지에 의문을 품기 시작한 것이다. 이에 따라 '보조적' 화학 요법이 도입되었으며, 소위 '완치' 수술로 병을 제거한 후에 보조적 화학 요법을 쓰는 병행 치료가 이루어졌다. 이때부터 외과 의사는 기술적으로 뛰어나야 할 뿐만 아니라 통계학과 종양학의 전문가가 되어야 했다. 또한 그들은 덜 침습적이고 비용도 적게 들며 미용상으로도 좋은 암종 절제술과 기존 유방 절제술이 환자에게 주는 정신적 충격을 비교하기 위해 정신 의학에도 눈을 돌려야 했다. 1980년대와 1990년대 사회를 떠들썩하게 한 인공 유방 이식 재료의 부작용은 보존적 수술이 환자에게 더 유익할 가능성을 시사한다. 그러나 비용이 적게 드는 보존적 수술이 생존율을 감소시키는 것은 아닐까?

1990년대 복강경 담낭 절제술의 등장은 외과적 시술을 다시 한

번 급속하게 변화시켰다. 이 방법은 단 5년 만에 복부 절개 담낭 절제술을 완전히 밀어내 버렸다. 외과 의사들은 이 시술법을 서로에게 가르쳐 가며 보급했는데, 이렇게 보급 속도가 빨랐던 데에는 신속한 퇴원에 대한 환자들의 성원과 입원 일수의 단축이라는 경제적 동기가 영향을 미쳤을 것이다.

복강경 담낭 절제술의 신속한 보급에 비하면 암종 절제술이 유방 절제술을 대체한 속도는 눈에 띄게 느렸다. 그 이유는 무엇일까? 새로운 기술과 기구의 매력(복강경에는 존재하고 암종 절제술에는 존재하지 않는다.) 때문일까? 아니면, 악성 재발에 대한 두려움(유방암에는 존재하고 담당 질환에는 존재하지 않는다.) 때문일까? 이 흥미로운 질문에 대한 답을 얻을 수 있다면 우리 시대 외과학의 개념적, 사회적 상호 교착(相互交錯)의 한 측면을 들여다볼 수도 있을 것이다.

생명을 구하는 응급 수술은 지금도 그 무엇과 바꿀 수 없을 정도로 중요하다. 오늘날의 현미경 수술이나 레이저 수술을 포함한 정교한 손재주와 테크놀로지의 전통은 사라지지 않았다. 그러나 이제 외과학은 내과학이나 경제학, 윤리학, 역학 등과의 밀접한 유대로 그 어느 때보다도 신중하고, 사려 깊고, 정확하고, 정교해져 가고 있다. 20세기 중반까지만 해도 엄청난 시술 규모를 자랑하던 수술들의 규모가 점차 작아지고 있는 것이다.

제11장

의학사 속의 여성들 | 산과학과 부인과학의 역사

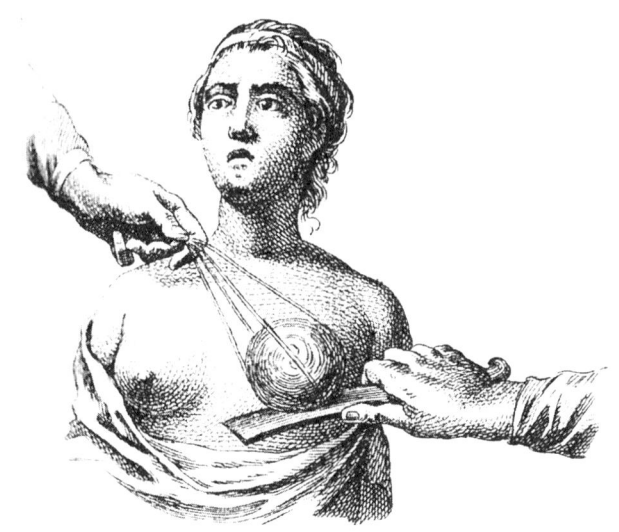

인간이 아이를 낳아야만 한다면, 앞으로는 단 한 명씩만 낳을 것이다. —다이애나, 영국의 황태자비

사람들은 역사가 지나간 시대에 관한 것이라고 하지만 역사는 현재에 관한 것이다. 인물들과 사건들을 연대순으로 나열한다고 해서 역사가 되는 것은 아니다. 물론 날짜와 사건의 정확한 기록은 필수 조건이다. 그러나 오늘의 세계에 대한 만족이나 불만족을 반영하는 해석이 없다면 그것은 역사라고 할 수 없다. 우리가 과거에 대해 던지는 질문들은 현재의 경험에서 나온다. 다시 말하자면, 훌륭하게 기술된 역사는 해석이 명료하고 고증이 철저하다. 따라서 동일한 사건을 기술한 역사라고 해도 누가 어떤 목적으로 무엇을 주제로 기술했는가에 따라 그 방향은 완전히 달라진다(제15장 참조).

역사철학자 레이 어니(Ray Arney)는 산과학의 역사를 예로 들어, 역사가 보는 사람에 따라 완전히 다른 시각에서 해석될 수 있다는 것을 설명한 적이 있다. 어떤 역사가들의 견해에 따르면 산과학의 역사는 찬란한 현재를 향해 매 시기마다 점차적으로 발전해 온 진보의 역사이다. 1960년 시어도어 생프랑시(Theodore Cianfranci)가 제시한 그래프가 그 전형적인 예인데, 이 그래프는 산과학의 역사에서 시대가 흐름에 따라 훌륭한 업적들이 기하급수적으로 증가하는 것을 보여 주고 있다. 생프랑시는 Y축에 이름을 붙이지 않았지만, 아마도 '진보 점수'쯤 될 것이다. 역사학계에서는 생프랑시와 같은 입장을 '현재주의(presentism)' 혹은 '휘그주의(Whiggism)'

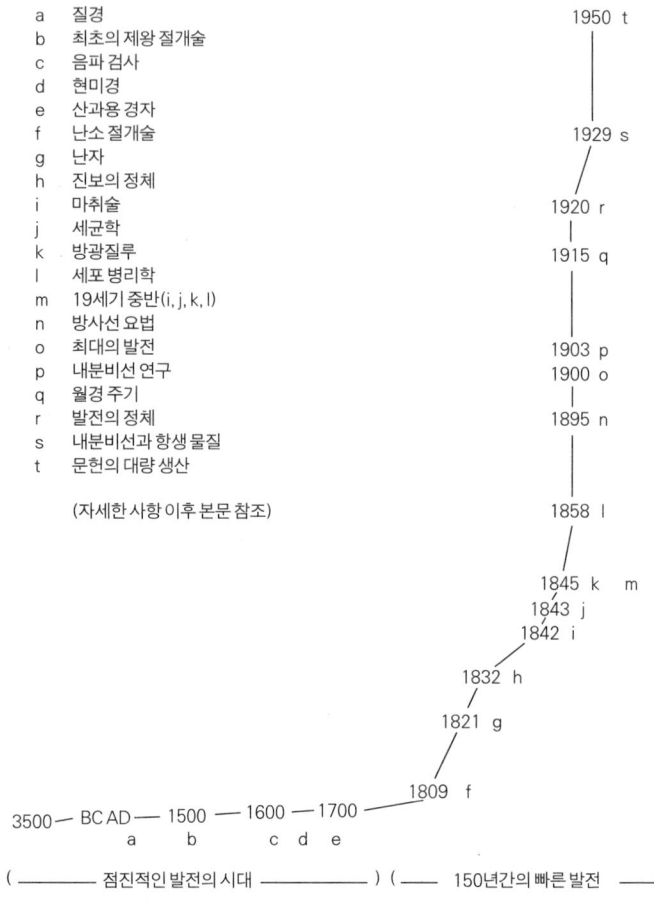

a   질경
b   최초의 제왕 절개술
c   음파 검사
d   현미경
e   산과용 겸자
f   난소 절개술
g   난자
h   진보의 정체
i   마취술
j   세균학
k   방광질루
l   세포 병리학
m   19세기 중반(i, j, k, l)
n   방사선 요법
o   최대의 발전
p   내분비선 연구
q   월경 주기
r   발전의 정체
s   내분비선과 항생 물질
t   문헌의 대량 생산

(자세한 사항 이후 본문 참조)

1950 t

1929 s

1920 r

1915 q

1903 p
1900 o

1895 n

1858 l

1845 k   m
1843 j
1842 i

1832 h

1821 g

1809 f

3500 — BC AD — 1500 — 1600 — 1700 —
              a   b   c d e

(————— 점진적인 발전의 시대 —————) (—— 150년간의 빠른 발전 ——

그림 11. 1 한 의사의 눈에 비친 산과학과 부인과학의 발전사를 보여 주는 그래프. 생프랑시, 『산부인과학 약사(略史)』(1960), viii쪽.

라고 한다(제15장 참조). 휘그주의는 과거를 기술하는 데 그치지 않고 현재의 시각에서 그 가치를 평가한다.

그러나 오늘날의 산과학을 혹독하게 비판하는 입장에 있는 역사가들은 생프랑시의 해석을 받아들이지 않는다. 어니는 이 같은 비판적 견해의 대표적 인물로 페미니즘 철학자 메리 달리(Mary Daly)를 예로 들었다. 달리는 시간이 흐를수록 "의사가 관여하는 질병이 증가하고 있으며", 산과학은 "여성 말살"의 "가부장제적 프로그램"이라고 보았다. 사회 구성주의적으로 표현하자면(제4장과 제7장 참조) 의사들이 사회의 언설(言說)을 좌우해 왔고 역사상 의사들은 대부분 남성이었기 때문에, 여성이 '병리화'(아픈 존재로 만들어짐)되었다는 달리의 지적은 일각의 학자들에게 공감을 얻고 있다.

의학을 좀 아는 사람이라면 달리의 주장을 반박하기는 어려운 일이 아니다. 지난 세기에 이루어진 모성 사망률과 태아 사망률의 극적인 감소를 돌이켜 본다면 산과학을 여성 말살이라고 비난하는 것은 부당하다. 그렇다면, 달리는 어떻게 반론할까? 아마도 달리는 산모와 태아의 생존율이 높아진 것은 의학 때문이 아니라 공중 위생과 식생활 개선 덕분이라는 소위 맥퀸의 가설(제5장과 제7장 참조)을 제시할 것이다. 그러나 이에 대해서도 의사들은 설사 산과학이 여성의 생존율을 향상시키지는 않았다고 하더라도 이를 방해한 일은 없다고 반박할 수 있다.

그러나 달리의 패배를 성급하게 단정 짓지는 말자. 생프랑시의 그래프에는 많은 허점이 있다. 첫째, 그는 질경, 산과용 겸자, 마취술, 소독법에 높은 점수를 주었다. 그러나 처음에 안전하다고 믿었던 테크놀로지 중에는 뒤늦게 부작용이 드러난 것들이 많다. 겸자와 마취술은 산모와 태아에게 해를 끼칠 수 있다는 것이 밝혀졌다. 둘째, 생프랑시는 그래프의 경사가 가장 가파른 시기의 중간에 두 차례의 일시적 소강기를 그려 넣었다. 그는 현재를 정당화하려는 생각에 사로잡혀 역사적 사실을 있는 그대로 받아들이지 못하고 있는 것이다. 여기서 알 수 있듯이 생프랑시는 자신의 가설에 내재해 있을 수 있는 오류를 수정할 의사가 전혀 없는 듯하다.

역사가들은 소박한 상식적 관념을 과거에 적용하는——의료인들에게서 종종 발견되는——경향을 지닌 휘그주의 역사관의 천진성과 '내부자적(internalist) 시각'을 비판한다. '내부자적 시각'은 당대의 의료는 당연히 정당하다고 믿고 그것이 사회, 정치, 경제, 문화, 테크놀로지에 미치는 영향을 (의도적인 것은 아니겠지만) 무시한다. 한편 이들은 '외부자(externalist)' 입장에 서 있는 역사가들을 '의학이 없는' 의학의 역사를 쓰는 사람들, 오늘날의 의학과 의료인을 어떻게든 비난하려고 혈안이 된 사람들이라고 비판한다. 그러나 제삼자의 입장에서 본다면 양쪽 모두 현재주의라는 비판을 받아 마땅하다. 역사 연구에서도 우연한 뜻밖의 발견이 있지만, 기본적으로 역사적 발견이란——과학에서와 마찬가지로——그것을 찾고자 할 때 발견되는 것이다.

이번 장에서는 산과학의 역사를 전통적 시각과 비판적 시각의 2가지 관점에서 살펴볼 것이다. 본격적인 논의에 들어가기 전에 여성과 여성의 신체를 문화적 현상으로 보는 견해를 살펴보도록 한다.

여성의 영역으로서의 출산

아이를 가질 수 있는 능력이 여성의 신체 부위 중 어디에서 비롯되는지는 선사 시대 사람들도 잘 알고 있었고, 선사 시대의 부조나 그림에는 여성의 2차 성징들이 과장되게 표현되어 있다. 출혈이 생명에 미치는 영향을 감안한다면 월경은 불가사의한 현상이었고, 따라서 주기적인 월경은 여성이라는 존재를 규정하는 가장 중요한 특징이었다. 어떤 사회는 월경을 일종의 저주로 여겼으며 그 흔적은 오늘날의 언어에서도 찾아볼 수 있다. 정통파 유대교 문화권에서는 월경이 끝나고 종교적 의식인 '미크바' 목욕을 미처 하지 않은 여성은 불결한 존재라고 믿었다. 고대의 여신들이 담당한 역할도 농사, 수태, 출산, 재생, 치유 등 여성성과 관련된 것들이었다. 고대 이집트의 하토르(Hathor) 여신 —— 암소 —— 은 세상 만물을 살찌우는 대지의 어머니였으며, 이시스(Isis)는 기름진 나일 강의 여신이며 동시에 의술의 여신이었고, 하마인 타우레(Tauret)는 출산을 돌보는 여신이었다. 바빌로니아의 이슈타르(Ishtar)와 그리스의 아프로디테(Aphrodite)는 사랑의 수호신이었으며, 로마의 유노(Juno)는 임신과 출산, 수유를 담당하는 모성의 수호신이었다. 에페소스의 처녀 아르테미스(Artemis, Diana) 여신상의 가슴에는 수많은 유방 혹은 달걀이 매달려 있다. 아르테미스를 숭배하던 전통은 동정녀 마리아를 숭배하는 기독교 전통 속에 계승되고 있다.

역사상 어느 시기에나 출산은 여성만의 독점적 영역이었다. 때문에 남성이 여성을 진찰할 때에는 신체적 접촉을 차단하는 특별한 장치가 이용되었다. 예를 들어, 14세기 중국에서는 의사와 환자의 직접 접촉을 피하기 위한 진단용 인형이 개발되었다. 이때부터 귀족 신분의 중국 여성은 의사가 몸을 보거나 만지지 않고도 진단할 수 있도록 자신의 증상을 인형에 그려 넣어 주었는데, 이 관습은 20세기까지 이어졌다(1986년 J. F. 미킨스(J. F. Meakins)는 자신이 소장하고 있던 최고 수준의 진단용 인형 컬렉션을 오슬러 도서관에 기증했다.). 서구 사회에서 남성 의사들은 17, 18세기 이전까지는 출산에 관여하지 않았다.

여성들을 위한 의학?

　남성 의사들이 출산에는 관여하지 않았지만 임신이나 출산에 관한 의학적 이론은 존재했다. 히포크라테스는 여성이나 조산(早産)에 관한 저작들을 남겼다. 『여성의 질병(Diseases of Women)』 I~III, 『여성의 본성(Nature of Woman)』, 『소녀(Girs)』, 『아동의 본성(Nature of Child)』, 『칠삭동이(Seven Months' Child)』, 『팔삭동이(Eight Months' Child)』 등이 있다. 히포크라테스의 글에는 '유주 자궁(遊走子宮, wandering womb)'이 등장하는데, 이것은 여성에게서 나타나는 많은 증상들의 원인을 설명하기 위한 가설적 개념이다. 자궁이 제자리를 벗어나 돌아다니는 것이 질병의 원인이라고 생각했으므로 자궁을 원래의 자리로 돌려보내는 것이 치료의 목표가 되었다. 한편 2세기경 에페소스의 소라누스(Soranus)를 비롯하여 고대의 의사들은 자궁 내 태아의 여러 태위와 출산 시의 자세들을 기술하고 있다. 이 같은 지식들은 훨씬 이전부터 산파(産婆) 사회에서 구전으로 전해져 온 것들이다.

출산의 의료화는 분만의 의도적 지연이나 임신 중절(中絶), 조기 분만 유도, 분만 촉진 등을 위한 각종 기구의 등장과 직접적으로 관련되어 있다. 비정상적으로 오래 끄는 산통을 빨리 해소시킬 수 있는 능력——'산고(産苦)'로부터 여성을 구제하는 능력——은 중재자(대개는 의사)에게만 있는 능력으로서 단순한 보조자(대개는 산파)들에게는 없던 능력이다. 생프랑시의 그래프에는 1세기의 질경이 고대의 유일한 진보로 되어 있는데, 묵직한 조절 나사가 달린 이 세 날 검경은 79년의 화산 폭발 때 땅속에 묻혔다가 폼페이 유적 발굴 당시 세상에 모습을 드러냈다. 그리스 로마 시대에는 외과용 기구들 외에도 칼, 소식자(消息子), 탐침, 갈고리, 천공기 같은 것들이 산과용 기구로 사용되었다. 소라누스의 책에는 갈고리를 사용해 죽은 태아를 적출하는 방법이 나온다. 산과용 겸자는 17세기에 발명되었다고 하지만, 사실은 고대부터 이용되었을 것으로 추정된다. 로마 인근 유적지에서 발견된 대리석에 새겨진 분만 그림에도——후세의 조작이라고 보는 학자들도 있지만——산과용 겸자와 비슷한 기구가 등장한다.

제왕 절개

제왕 절개술은 고대에도 잘 알려져 있었으나 산모가 살 가망이 없거나 이미 사망한 경우에만 시술되었다. 제왕 절개는 로마법('렉스 레기아(*lex regia*)' 혹은 '렉스 카이사리아(*lex caesaria*)'라고 함)에도 나오는데, 다른 선택의 여지가 없는 경우나 산모가 죽어서 아기를 구해야 할 경우에 시행하라고 되어 있다. 기원전 2세기 무렵의 히브리 경전(미슈나(Mishnah)의 니다(Niddah, 월경 중인 여자) 편 제5장 제1절)에는 유대 민족이 아주 오래 전부터 제왕 절개를 시행해 왔으리라는 것을 짐작하게 하는 문구가 나온다. 또한 이슬람의 책들과 14세기 무렵의 그림들을 보면 당시 중동 지역에서 죽어 가는 산모의 복부 분만이 시행되었다는 것을 알 수 있다. 마취나 소독, 조직 접합면이나 봉합술에 대한 체계적인 지식이 없는 상태에서 이 치명적인 수술을 시행한 것이다. 13세기 유럽의 교회는 산모가 죽으면 제왕 절개를 시행하여 태아에게 세례를 줌으로써 그 영혼을 구제하라고 강력히 권고했다. 이런 관습은 19세기에도 유럽의 일부 지역(브르

영웅들에게 질 분만은 너무 진부한가?

그리스 신화에 나오는 의술의 신 아스클레피오스는 아버지 아폴론이 살해 당한 어머니의 배를 갈라 끄집어내어 세상에 태어났다. 부처도 어머니 마야의 옆구리에서 태어났다. 그러나 흔히 알려진 것처럼 율리우스 카이사르(Julius Caesar)가 제왕 절개로 태어났다는 것은 사실이 아닌 듯하다. 카이사르가 태어난 후에도 그의 어머니가 수년을 더 생존했기 때문이다. 또한 셰익스피어의 영웅 맥더프는 『맥베스』의 마지막 장면에서 자신이 "너무 일찍 절개된 어머니의 자궁에서 나왔다."라고 고백한다.

타뉴)에 남아 있었다. 출산을 다룬 근대 초기의 저작들에도 제왕 절개 수술이 등장하지만, 실제로 시행된 경우는 매우 드물었다.

1581년 프랑수아 루세(François Rousset)는 살아 있는 산모에게 복부 분만을 권할 만한 15가지 사례를 발표했다. 그는 플리니우스(『자연사(*Natural History*)』 제7권, 9쪽)의 글을 인용하여 이 수술을 '분만 절개술(*enfantement césarien*)'이라고 불렀으나 정작 그 자신은 이 수술을 시행한 적이 없다고 고백했다. 구전에 따르면 복부 분만 후 살아남은 최초의 여성은 16세기 스위스에 살던 누퍼(Nufer)라는 돼지 거세꾼의 아내라고 전해진다. 누퍼는 아이를 꺼낸 후 아내의 배를 실로 꿰맸다고 한다. 복부 분만 후 산모가 생존한 최초의 사례는 1610년으로 기록되었으나, 그녀는 몇 주를 넘기지 못하고 죽었다. 제왕 절개 후 산모가 자주 죽곤 하자 산모를 구하기 위해 태아를 포기해야 하는 경우가 많았다. 제왕 절개술에서 산모의 생존율을 높일 수 있는 방법은 19세기 말에야 등장했다.

근대 초기의 조산술

15세기 후반 인쇄술이 발명되자 '산과' 출판물들이 쏟아져 나왔다. 독일의 의사 오이차리우스 뢰슬린(Eucharius Rösslin)이 독일어로 쓴 『장미 정원(Rosengarten)』(1513)은 유럽 최초의 산과학 인쇄 서적으로 기록되고 있다. 산파용 편람을 목적으로 한 이 책에는 분만용 의자를 비롯한 다양한 분만법이 소개되어 있는데, 분만용 의자는 중력을 이용해 분만을 쉽게 하는 이점이 있으나 산파의 시야가 확보되지 않는 단점이 있었다. 『장미 정원』은 큰 인기를 누려, 재판본과 번역본을 합쳐 100종이 넘는 책이 출판되었다.

당시의 산파용 서적은 겉보기에는 산파나 의사들을 위해 출판된 듯하지만, 단순히 그렇게 보기에는 의문이 많다. 당시 남성 의사들은 분만에 관여하지 않았고, 여성 산파들 중에는 글을 읽을 수 있는 사람이 거의 없었다. 그렇다면 이 책들은 누구를 위한 것이었을까? 최근의 연구에 따르면 이 책들은 부유층이나 상류층의 관음증(觀淫症)을 충족시키는 데 쓰였을 가능성이 있다.

16세기의 위대한 외과 의사 파레(제10장 참조)도 여성의 질병에 관한 책을 라틴 어가 아닌 프랑스 어로 썼다. 그는 환자들의 오랜 경험에서 나온 아이디어를 채택하여 분만법을 혁신했지만, 다른 사람들처럼 이 방법들을 자신의 공으로 돌리지는 않았다. 자궁 탈출증 환자를 위한 페서리나 분만 의자 같은 것이 그 예이다. 또한 파레는 소라누스의 책에 나오는 '족위 회전술(足位回轉術, podalic version)'을 재발견하여 보급하는 데 공헌했다.

파레의 족위 회전술: 그는 선인인가, 악인인가?

어쩌면 산모가 지치지 않을 수도 있지만, 아무튼 의사는 산모가 포기하거나 탈진하지 않도록 하면서 태아를 끄집어내야 한다. ……의사는 먼저 산모의 두 다리가 침대 양끝에 닿을 정도로 벌리고, 조수로 하여금 산모의 다리와 어깨를 꼭 붙잡고 있게 해야 한다. 그러고는 자궁으로 공기가 들어가는 것을 막고 또 환자가 수치심을 느끼지 않도록 음부와 허벅지를 따뜻한 겹 리넨으로 덮는다.

의사는 손톱을 짧게 깎고, (반지를 끼고 있다면) 반지를 빼야 하며, 팔을 완전히 걷고, 팔에 기름을 잘 바른 다음 조심스러운 손길로 자궁 경부의 양 귀퉁이를 벌려야 한다. 그런 다음 자궁 입구에 기름을 바르면서 조심스럽고 매끄럽게 손을 집어넣는다. 손이 다 들어가면 태아가 쌍둥이가 아닌지, 포상기태(태반이 포도송이 모양으로 변하는 태반 이상 현상 — 옮긴이)는 아닌지 태아의 형체와 상태를 파악한다.

태아가 정상이고 머리가 자궁 입구로 향했는지 확인하면, 태아를 조심스럽게 들어올려 다리가 자궁 입구를 향하도록 돌린다. 다리가 아래쪽으로 오면 다리 하나를 자궁 밖으로 조심스럽게 끄집어내어 폭이 넓고 부드러운 끈으로 발뒤꿈치 약간 위를, 매듭이 도드라지지 않게 묶은 다음 다리를 자궁 속으로 다시 집어넣는다. 의사는 자궁 속으로 손을 다시 집어넣어 나머지 다리 하나를 찾아서 이것도 자궁 밖으로 끄집어낸다. 그러고는 먼저 묶은 다리 하나를 잡아당겨 끄집어내어 나중에 꺼낸 다리와 함께 단단하게 끈으로 묶고 아주 조금씩 아이의 몸 전체를 자궁 밖으로 잡아당긴다. 이때 아이가 더 잘 나오도록 하려면 옆에 있는 다른 여성이나 산파로 하여금 환자의 복부를 아래쪽으로 압박시키는 것도 좋다.

— 파레, T. 존슨 옮김, 1649(톰스, 1935, 102~104쪽 재인용)

족위 회전술은 횡위(橫位)를 비롯하여 정상 분만이 어려운 몇 가지 난산에 적용되는 기술이다. 의사는 자궁에 손을 집어넣어 태아의 한쪽 발을 밖으로 꺼내고, 천으로 만든 끈에 발을 묶은 다음 끈가닥을 밖에 남겨둔 채 발을 다시 자궁 속에 넣는다. 이어서 나머지 발을 찾아 꺼낸 다음, 이미 끈으로 묶어 놓은 다른 쪽 발을 꺼내어 함께 묶는다. 조수들이 산모의 배를 마사지하는 동안 의사는 태아의 다리가 자궁 입구로 오도록 태아를 회전시킨 후 다리를 천천히 잡아당겨 분만시킨다. 필자는 지난 10여 년간 의학사를 가르치면서 파레의 족위 회전술에 대한 학생들의 반응이 천차만별이라는 것을 알게 되었다. 여성학을 공부하는 학생들은 파레의 글에 배어 있는 차갑기 이를 데 없는 임상적 객관주의에 주목하는 반면, 의과 대학생들은 환자를 위한 배려와 예의범절에 주목하는 경향이 있다.

현미경 관찰 결과 정자에는 '애너맬큘(animalcules, 극미동물(極微動物))'이 들어 있다는 레벤후크의 학설은 고대 아리스토텔레스의 생식 개념에 일치한 듯했다. 한 현미경 관찰자(니콜라스 하트소커(Nicolas Hartsoeker), 1694년)는 머리 부분에 아주 작은 탄환 모양의 태아가 웅크리고 있는 정자의 그림을 그렸는데, 훗날 그는 그것을 실제로 관찰한 적은 없다고 고백했다. 아이를 9개월 동안 배 속에서 키우고 출산의 고통을 겪는 것은 여성임에도 불구하고 당시 대부분의 학자들은 생명의 씨앗이 전적으로 남성에게서 온다고 생각했다. 아이들이 엄마를 닮는 일이 종종 있었지만, 그것은 잉태환경의 영향 때문이었다. 아이를 만드는 것은 아버지였다. 정자 세

발견이 있기 전에 상상이 앞선다

인간의 정자는 17세기의 초창기 현미경으로도 관찰되었다. 그러나 이보다 수천 배나 더 큰 난자 —— 이전에도 상상된 적은 있으나 —— 는 1827년에 이르러서야 카를 에른스트 폰 베어(Karl Ernst von Baer)에 의해 관찰되었다. 이 발견은 남성과 여성 중 어느 쪽이 생식에 더 중요한가 하는 논쟁을 촉발시켰다. 여기서 다시 한 번 우리는 큰 것이 반드시 먼저 발견되는 것은 아니라는 사실을 확인할 수 있다. 어떤 것의 발견이 이루어지기 위해서는 먼저 그것을 상상하고 찾으려는 과정이 선행되어야 한다.

포의 발견은 (문자 그대로!) 고대의 가부장적 철학에 힘을 실어 주었다.

17세기에 들어서자 부유층 가정에는 남성 산파가 나타나기 시작했다. 남성 산파의 진출은 고객의 치부를 가리기 위한 가림 담요와 같은 새로운 풍속을 만들어 냈다. 그런데, 여성들은 왜 이 시기에 갑자기 남성이 출산에 관여하는 것을 받아들이게 되었을까? 산모 측의 요청 때문이었을까? 아니면 남성 의사들의 시장 확대 전략 때문이었을까? 당시의 남성 산파나 산모들은 책을 통해 배운 의사들의 지식과 의사들이 가지고 다니는 새로운 분만용 기구에서 기존의 산파들과 차별화되는 장점을 발견했던 것일까? 이 새로운 현상은 남성이 생명의 씨앗이라는 것을 입증한 현미경적 발견과 관련이 있는 것은 아닐까? 역사가 에이드리언 윌슨(Adrian

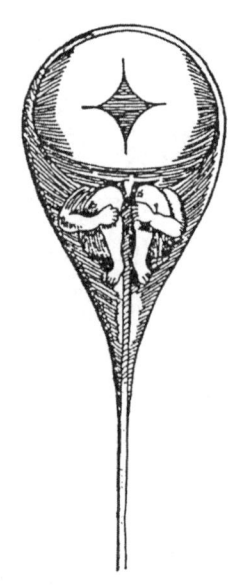

그림 10. 7 정자 속에 들어 있는 것으로 상상한 호문쿨루스(*homunculus*, 작은 인간). 하트소커, 『광굴절학론(光屈折學論, *Essay de dioptrique*)』(1694).

Wilson)이 주장하듯이, 과거 사회적으로 동질적이던 여성이 경제 수준과 교육 수준에 따라 계층 분화되는 과정에서 일어난 현상일까? 왕권을 보호하기 위해 혹은 후계자 출산을 남성이 목격할 필요 때문에 일어난 현상일까? 아니면, 건강과 관련된 모든 부문에서 의사들의 영향력이 증가하는 거시적 변화 ── 문화 전반에 걸친 의료화 과정의 초기 단계 ── 에 따른 하나의 현상에 불과한 것일까?

　남성 의사들이 분만실에 들어온 이후에도 여성 산파들은 여전히 번성했다. 여성 산파의 양성 체제는 내과 의사와는 전혀 달랐고 오히려 외과 의사(제10장 참조)의 도제 제도와 비슷했다. 산파들 중에도 드물지만 이름을 남긴 인물들이 있는데, 식민지 아메리카의 앤 허친슨(Anne Hutchinson)이나 파리의 빅투아르 부아뱅(Victoire Boivin)이 그 대표적인 예이다. 14명의 자녀를 둔 허친슨은 포상기태를 출산했다고 한다. 이 때문에 그녀는 마녀로 몰려 재판을 받고 파문당했으며, 유배지에서 원주민의 반란을 맞아 살해되었다. 부아뱅은 포상기태가 융모막에서 발생한다는 것을 알고 있었던 것 같다.

겸자

분만 겸자의 기원을 이야기하려면 17세기 영국의 체임벌린(Chamberlain) 가문을 언급하지 않을 수 없는데, 이 가문에서 특히 유명한 사람으로는 피터(Peter)와 그의 세 '산파' 아들 중 하나인 휴(Hugh)가 있다. 원래 프랑스계였던 체임벌린 가문은 1645년경 산과용 겸자를 창안(재발견이라고 해야 옳을 것이다.)했지만, 가문의 비전(秘傳)으로 감추고 공개하지 않았다. 산파들은 산모가 난산으로 고생하면 체임벌린 집안에 사람을 보내 도움을 요청했고, 체임벌린 가문의 사람들은 그 속에 무엇이 들어 있는지 알 수 없는 비밀스러운 보따리를 들고 왕진을 왔다. 분만 과정에는 아무도 참관할 수 없었는데, 때로는 태아가 죽기도 했지만 어쨌든 산모는 고통에서 해방되었다. 체임벌린 가문의 사람들은 자신들이 발명품을 공개하지 않는 것은 서투른 사람들이 비방을 잘못 사용하여 산모에게 해를 입힐 것이 염려되기 때문이라고 했다. 그러나 그들이 여러 차례 분만 겸자를 비싼 값에 팔려고 시도한 흔적이 있는 것을 보면 환자의 안전보다는 탐욕 때문이었으리라 짐작할 수 있다. 비밀은 곧 새어 나가 18세기 초에는 겸자가 널리 사용되기 시작했으며, 용도에 따라 다양한 형태의 겸자들이 개발되었다.

자궁과 태아의 해부

해부학이 학문으로 자리를 잡아 가자(제2장 참조) 산과를 주업으로 삼은 의사들은 임신 시 자궁의 구조를 연구하기 시작했다. 스코틀랜드의 의사 윌리엄 스멜리(William Smellie)는 18세기 전반 런던에서 교육자이자 임상가로 활동하면서 빈민 진료에 헌신한 사람이다. 그는 자신의 경험을 바탕으로 조산술에 관한 도해서를 펴냈는데, 이 책에는 개량된 겸자의 그림과 골반 위와 태위 전환 시 겸자 사용법을 설명하는 그림이 실려 있다. 그가 고안한 골반 측정법은 난산을 예측하는 중요한 지표가 되었다.

스멜리의 책이 나온 몇 년 뒤 윌리엄 헌터(William Hunter)는 런던 지방에서 해부학 교사로 이름을 떨치게 되었다. 그는 외과 의사인 형제 존 헌터와 함께 해부 표본들을 수집했는데, 오늘날 런던에 있는 웅장한 헌터 박물관과 스코틀랜드의 글래스고와 이스트 킬브리드에 소재한 2개의 컬렉션의 근간이 되었다. 헌터의 저작 『임신 자궁의 해부학(*Anatomy of the Gravid Uterus*)』(1774)에 실려 있는 삽화는 뛰어난 데생화가 얀 반 림스디크(Jan van Rymsdyk)가 그린 것이다. 이 도해서는 해부학을 실제 임상에 접목시키려는 당대의 경향

가문의 비방에 대한 체임벌린의 변명

번역자 체임벌린은 "아무리 좋게 넘어가려 해도 사산아든 살아 있는 태아든 갈고
리를 가지고 끄집어내는 모리셔(Mauriceau)의 방법에 대해서는 혐오감을 표하지
않을 수 없다."라고 했다(제17장, 270쪽). 체임벌린은 독자들에게 자신의 서문을 참
조하라고 했는데, 서문에는 다음과 같이 씌어 있었다.

> 갈고리를 사용하지 않고 아이를 꺼낼 수 있는 비방을 공개하지 않은 데 대해 양해
> 를 구하고자 한다…… 사실을 말하자면, 내 부친과 두 형제가 이 기술을 터득하고 있
> 고 내가 그 기술을 내 것으로 여겨 다른 사람에게 양도하거나 출판할 수도 있었겠지
> 만, 그랬다면 사람들에게 해를 끼치지 않을 수 없었을 것이다. 물론 나도 사람들에게
> 아무런 기여를 하지 않았다고 생각하지는 않는다. 그러나 위에 언급한 우리 집안의
> 세 사람과 내가 위급한 상황에 처한 사람들을 그 누구보다도 안전하게 구할 수 있다
> 는 것을 이참에 밝혀 두고 싶다.
>
> —— 프랑수아 모리셔, 『아이를 가진 여성의 질병
> (*The Diseases of Woman with Child*)』,
> 휴 체임벌린 옮김(London: Darby, 1683)

을 대표하는 저작이지만, 여기서도 의학적 시선을 발견할 수 있다.
이 책에 나오는 이미지들은 의학적 기록일 뿐만 아니라 문화적 기
록이기도 하다. 역사가 루드밀라 조르다노바(Ludmilla Jordanova)는
헌터의 책에 나오는 절단된 허벅지나 외음부 단면도에 내재된 폭

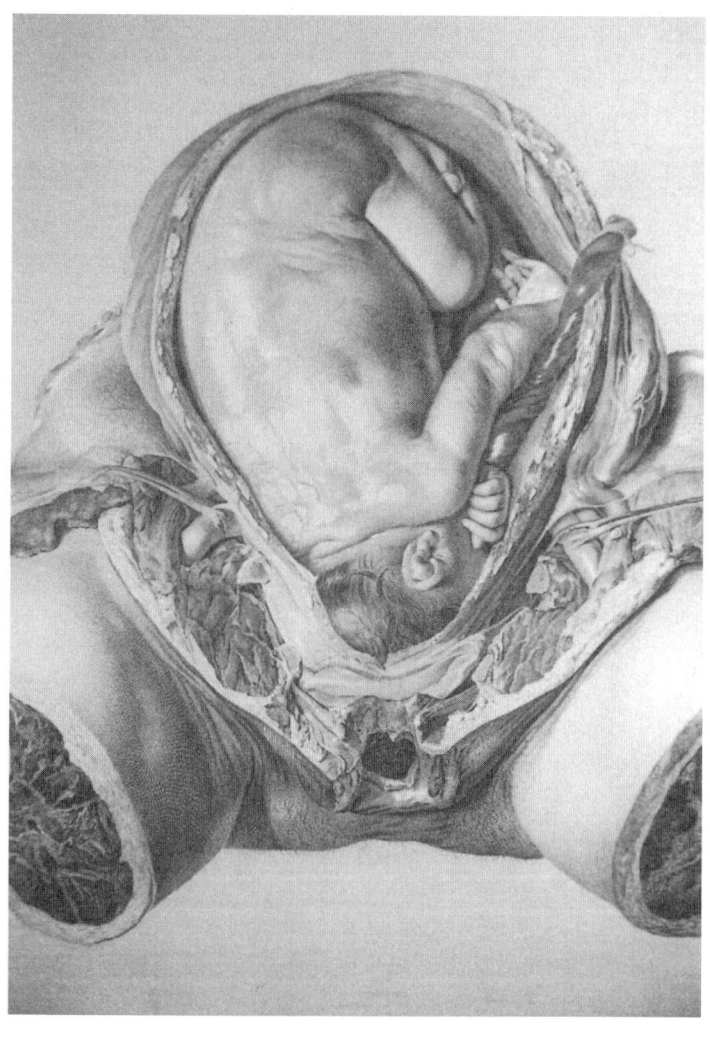

그림 10. 7 자궁 속에 있는 임신 말기의 태아. 산모는 태반 박리로 사망했다. 림스디크 도판, 헌터의
『임신 자궁의 해부학』(1774)에 실려 있는 그림.

력에 주목했다. 이 같은 과정을 거쳐 임신에도 그 자체의 특징적 구조와 규칙적인 구조의 변화, 그리고 해부학적 병리가 부여되었다. 이제 생리학적 현상이 부여될 차례가 되었다.

청진법이 등장하고 얼마 지나지 않아 장 레주모 드 케르가라데 크(Jean Lejumeau de Kergaradec)은 임신부의 복부를 청진해 보았다. 그는 태아의 심장 박동 소리와 태반 혈관 속에 피가 흐르면서 나는 태반 '잡음(souffle)'을 기술했다. 이로써 자궁 속에 들어 있는 태아의 생존 가능성을 미리 예측할 수 있게 되었다. 산모가 아직 태동을 느끼지 못한 상태에서도 의사는 청진을 통해 임신의 객관적 지표를 얻을 수 있게 되었다(제9장 참조).

지혈

임신과 출산의 병리가 밝혀짐에 따라 의사들은 임산부의 비정상적인 상태를 바로잡기 위한 체계적인 방법을 찾아 나서기 시작했다. 지금도 마찬가지지만 그 당시에도 임산부의 주요 사인은 출혈과 감염이었으며 의학적 개입을 가로막는 가장 큰 장애는 통증이었다. 호밀에 기생하는 곰팡이 세칼 코르뉴툼(*Secale cornutum*)에서 추출한 맥각(麥角, ergotamine)으로 산후 출혈을 억제할 수 있다고 밝혀졌는데, 이 물질은 소동맥과 자궁의 평활근(平滑筋)을 수축시키는 작용을 했다. 독일인 H. F. 파울리츠키(H. F. Paulitsky)와 미국인 의사 존 스턴(John Stearns)은 (각각 1787년과 1807년에) 자궁의 수축 부전으로 인한 지연 분만, 잔류 태반, 산전 산후 출혈, 그리고 심지어 출혈이 예상되는 상황에서도 맥각을 투여할 것을 주장했다.

스턴은 이 약물의 부작용도 밝혀냈지만 사실 스턴과 파울리츠키는 발견자라기보다는 보급자라고 부르는 편이 옳을 것이다. 호밀 가루에 서식하는 곰팡이인 맥각은 이미 9세기 무렵에 알려져 있던 성 안토니우스 열병(St. Anthony's fire)의 원인균이다. 맥각에 중독되면 살갗이 타는 듯한 통증과 경련이 나타나며 심한 경우 전신의 혈관 경련으로 사망한다. 산파나 민속 치료사들은 이 병에 걸린 산모의 출산 장면을 반복적으로 관찰함으로써 호밀 녹균의 지혈 효과를 이미 오래전부터 터득하고 있었던 것으로 보인다. 1822년 스턴은 맥각의 지혈 효과를 누군가에게서 전수받았음을 인정했다. "나는 어느 무지한 스코틀랜드 여성의 손에 들려 있는 이 약물의 놀라운 효과를 알게 되었다."(Thoms, 1935, 24쪽)고 그는 회상했다.

진통

산과 영역에 마취제를 도입하는 과정에는 논란이 많았다. 초창기 아산화질소를 사용해 보려는 시도들이 있었는데, 아산화질소가 사나운 마누라를 하이에나로 변신시켜 남편들을 고통에서 구제해 줄 것이라는 우스갯소리가 따라다녔다. 1846년을 기점으로 외과 수술 영역에서 에테르 마취의 사용이 점차 증가하기 시작했다(제10장 참조). 이듬해 심프슨은 분만 중 클로로포름 흡입 마취가 산통의 억제에 도움이 된다고 주장했다. 그러나 분만 중인 산모의 마취에 대해서는 반대 여론이 거셌는데, 여기에는 마취가 태아의 안전을 위협할 수 있다는 점 외에도 일종의 철학적 이유가 작용했다. 의사나 성직자 등 소위 사회적으로 권위 있는 사람들은 여성이 출산의 고통을 겪도록 태어났으며, 출산의 고통에는 다른 무엇과도 바꿀 수 없는 내재적 가치가 있다고 믿었다. 그들은 출산의 고통이 육체적 욕망이라는 '원죄(原罪, original sin)'에 대한 신의 형벌이라고 보았고, 그 근거로 성서(「창세기」 3장 16절)를 인용했다. 산고의 '근본적 원인(original cause)'은 육체적 욕망이라는 것이다. 이에 대해 마취 옹호론자들은 죄는 남녀가 함께 지었는데, 여성만 고통을 받으라는 것은 불공평하다고 논박했다. 이들은 신이 아담의 갈비뼈를 떼어 내 이브를 만들 때 아담을 잠들게 했다는 성서 구절을 근거로 마취의 정당성을 주장했다.

브로드 가의 펌프(제7장 참조)로 유명한 스노가 유난히 자식이 많았던 빅토리아 여왕의 초청을 받아 1853년과 1857년 두 차례의 출산에서 클로로포름을 사용한 것을 계기로 적어도 영국에서는 마취를 둘러싼 논쟁이 종식되었다. 1858년 스노가 펴낸 책에는 영국 여왕을 묘사한 것으로 추정되는 젊은 귀부인이 조심스럽게 클로로포름을 흡입하고 있는 그림이 실려 있다. 이후 상류층 여성들은 의사에게 클로로포름을 사용해 줄 것을 강력히 요구하기 시작했다.

그래도 마취제를 사용하는 의사들은 소수였으며, 또 모든 환자가 마취제를 처방받을 만한 경제적 여유가 있는 것도 아니었다. 그러나 당시 미국에서 막강한 영향력을 발휘하던 필라델피아의 찰스 메이그스(Charles D. Meigs)는 여전히 반대 입장을 고수했다. 필자는 19세기 캐나다의 의료를 연구하는 과정에서, 당시 분만 중에

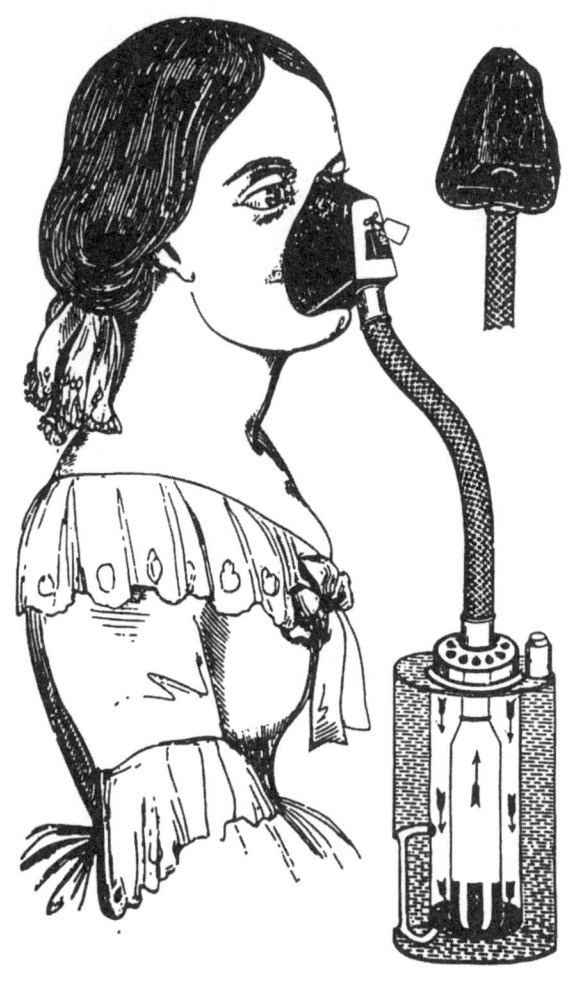

그림 10. 8 빅토리아 여왕을 닮은 여성이 클로로포름을 흡입하고 있는 모습. 존 스노, 『클로로포름에 관하여』(1858), 82쪽.

클로로포름을 사용한 여성들은 법률가, 성직자, 신문사 편집장, 의사 등 상류층의 전문직을 남편으로 둔 여성들이었음을 발견했다. 이런 여성들은 어떻게 마취를 사용할 수 있었을까? 그들이 중하류 계층의 사람들보다 더 많은 정보를 알고 또 그것을 주장할 수 있는 위치에 있었기 때문일까? 아니면 남편들이 모르는 척하면서 비용을 지불하여 마취를 방조했기 때문일까? 그 이유를 알 수 있는 사료는 아직 없다. 여하튼 마취를 도입하기 시작하면서 출산 비용은 2배로 늘어났다.

여성들이 새로운 테크놀로지를 활용한 통증의 완화를 적극적으로 옹호했다는 근거를 밝힌 연구들이 있다. 20세기 중반에 이르기까지 여러 종류의 전신 마취법이 분만에 적용되었는데, 이중 대표적인 것으로 기억 상실 마취법인 '반마취(半麻醉, twilight sleep, Dämerschlaf)'가 있다. 1906년 독일 프라이버그의 가우스(C. J. Gauss)는 스코폴아민이나 모르핀 등의 마약을 사용하는 이 마취법을 500명의 여성에게 최초로 임상 시험했다. 그러나 이후 전신 마취법은 2가지 방향으로 대체되어 갔다. 첫째, 태아에게 덜 위험하고 산모가 깨어 있게 하는 국부 마취가 발전했다. 둘째, 통증 억제를 위한 투약 대신 공포를 다스리는 훈련(심리 예방법, psychoprophylaxis)을 강조하는, 그랜틀리 딕리드(Grantly Dick-Read)와 페르낭 라마즈(Fernand Lamaze)의 자연 분만법(natural childbirth) 또는 분만 훈련법(prepared childbirth)이 각광을 받기 시작했다.

환자를 잠재우는 것을 임무로 여기던 마취 의사들은 이제 어떻게 하면 환자를 잘 깨울 것인가를 연구하기 시작했다. 20세기 중반 뉴욕의 마취과 의사 버지니아 아프가(Virginia Apgar)가 신생아의 건강 상태를 신속하고 정확하게 평가하는 방법을 개발한 후 신생아 의학은 급속한 발전의 길에 들어섰다. 아프가는 원래 외과를 전공했으나 주변의 권유로 마취과로 옮겼으며, 이후에는 주산기 의학(perinatology, 출산 전후 기간의 모체와 태아를 다루는 의학)과 선천성 장애를 연구했다.

산욕열

19세기 중반에 들어서자 출혈, 산통, 지연 분만 등의 고질적인 문제는 맥각, 마취제, 분만 겸자에 의해 부분적으로나마 해결되었다. 그러나 치명적인 산욕열의 문제는 여전히 그대로 남아 있었다. 오늘날 산욕열은 박테리아, 특히 연쇄상구균에 의한 자궁 내막의 감염이 원인이라고 밝혀져 있다. 그러나 세균학이 등장하기 전까지 산욕열은 환자가 옮기는 전염성 질병이 아니라 주변 환경의 장기(瘴氣, miasma)에 의해 발생하는 유행병으로 이해되었다. 산욕열이 출혈보다도 더 높은 발생률과 사망률을 보이는 경우도 있었다. 역사가들의 연구에 따르면 위험한 박테리아에 노출될 기회가 별로 없었던 산파의 도움을 받은 산모의 경우 감염된 환자들과 접촉하고 오염된 기구를 사용하는 의사의 진료를 받은 산모보다 산욕열의 발생률이 더 적었을 가능성이 높다. 당시 의사의 도움을 받아 분만한 것 때문에 사망한 산모의 수가 얼마나 되는지는 아무도 알 수 없다.

의사들이 분만에 관여하는 비율이 높아짐에 따라 산욕열 발생률은 상승하기 시작했다. 수치 의학(數値醫學)이라는 새로운 방법론(제4장과 제7장 참조)이 내놓은 통계치에서 그 단서를 찾을 수 있다. 당시의 의사들 중에도 산욕열이 전염병이라고 생각한 사람들이 있었다. 알렉산더 고든(Alexander Gordon)과 홈스는 각각 1795년과 1843년 환자 사이에 산욕열을 전파시키는 장본인은 의사와 산파라고 주장했다. 홈스는 의사는 분만장에 들어가기 전에 산욕열로 사망한 여성의 부검을 하지 말라고 경고했다. 그러나 장기설의 우위는 한동안 계속되었다.

19세기 빈의 산과 병원에 근무하던 헝가리 출신의 의사 제멜바이스도 모성 사망률 통계에서 비슷한 결론을 얻었

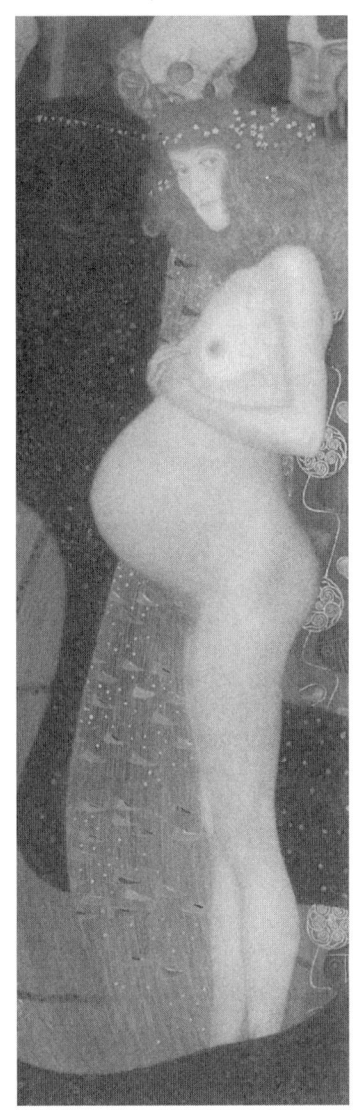

그림 10. 9 구스타프 클림트, 「희망 1」(1903), 캐나다 국립 미술관 소장.

다. 그는 산파들이 담당하는 병동보다 의사와 의대생이 담당하는 병동에서 산욕열이 더 많이 발생한다는 것을 발견했다. 두 병동의 대기 환경 ── 장기 ── 은 동일했다. 유일한 차이는 의사들은 산욕열로 사망한 환자들을 부검하는 반면 산파들은 부검을 하지 않는다는 것뿐이었다. 제멜바이스는 시신에 있는 병을 옮기는 어떤 물질이 의사와 학생들의 손을 매개로 임산부의 연약하고 상처 난 조직으로 옮겨지는 것이라고 추론했다. 그는 염소 용액으로 손을 세척하는 방법을 도입했고 뒤이어 산욕열 발생률이 떨어지는 것을 관찰할 수 있었는데, 1847년 이전의 일로 추정된다.

이 같은 성공에도 불구하고 제멜바이스는 비판과 조롱을 받다가 병원에서 해고당했다. 10년 후 그는 자신의 주장을 장황하게 설명한 두툼한 책을 펴냈는데, 이 책은 1983년에야 영어로 번역되었다. 물론 그사이에도 그의 새로운 방법은 입에서 입으로 전파되었다. 세균학이 등장하기도 전에 홈스와 제멜바이스가 산욕열 예방법을 발견한 것을 보면, 의학사에서는 반드시 원인이 밝혀져야만 해결 방법이 등장하는 것은 아니라는 사실(제7장 참조)을 다시금 확인할 수 있다. 한편, 마취술의 도입을 반대한 필라델피아의 메이그스는 산과 영역에서의 소독법 도입에도 반대했다.

부인과 수술: 난소 절제술과 방광 질루 복원술

19세기 중반 마취술과 소독법이 출현함에 따라 부인과 수술도 급속히 발전하기 시작했다. 물론 제왕 절개나 난소 절제 등 몇몇 부인과 수술은 그 전에도 이미 시행되고 있었다. 1809년 미국 켄터키 주의 의사 에파림 맥도웰(Ephraim McDowell)은 복부 팽만과 심한 복통을 호소하는 여성의 난소를 절제하는 데 성공했다. 맥도웰은 무려 10킬로그램에 달하는 여성의 난소를 마취도 하지 않고 떼어낸 것이다. 그러나 환자는 맥도웰보다도 몇 년 더 살았다. 맥도웰은 이후에도 난소 절제를 여러 차례 시행했는데, 나중에는 진통을 위해 알코올과 아편제를 사용했다. 그가 수술 부위를 처치하는 데 사용한 유일한 예방 조치는 청결이었는데, 훗날 그는 사실 자기 자신도 환자가 살 것이라고 기대하지는 않았다고 고백했다.

맥도웰의 난소 절제술은 어떤 시술이라도 기꺼이 실험 대상이 되겠다고 나설 만큼 절망에 빠져 있던 환자들에게 구원의 소식이었다. 그러나 19세기 말이 되자 난소 절제술은 정신과 질환을 비롯한 수많은 여성 질환에 대한 치료법으로 받아들여지게 된다. 캐나다 등 여러 지역의 정신 병원에서 난소 절제술이 얼마나 많이 시행되었는지를 조사한 역사가들이 있다. 이들에 따르면, 난소 절제술과 그 밖의 부인과 시술을 하던 당시 의사들은 자신들의 시술이 진정으로 여성을 위한 것이라고 믿고 있었으며, 여성을 생리의 횡포에서 구하기 위해서는 이 시술을 해야 한다고 설파했다고 한다. 이들은 대부분 환자들에게 무한한 존경을 받던 의사들이었다.

어느 시대에나 자궁 질환의 빈도는 높았지만 자궁 적출술이나 자궁 경부 절단술은 1800년 이전에는 거의 시도된 적이 없고 이후에도 질을 통한 시술만이 이루어졌다. 1878년 독일의 빌헬름 알렉산더 프로인트(Wilhelm Alexander Freund)는 악성 종양 절제를 목적으로 복부 절개 자궁 수술을 도입했다. 이어서 1900년 오스트리아의 에른스트 베르트하임(Ernst Wertheim)은 자궁암을 치료하기 위해 자궁을 적출하면서 동시에 난소 절제와 림프선 절단을 하는 과감한 수술법을 개발했다. 심프슨이 한때 "절대로 정당화될 수 없는 시술"이라고 부른 적이 있는 이 수술은 얼마 지나지 않아 자궁경부암, 섬유종, 자궁 탈출증의 표준 치료법으로 정착되었다. 한편 이와 같은 질병 상태들은 외과적인 수태 조절의 구실로도 악용되었다. 1928년 조르제 파파니콜라우(George Papanicoulou)가 개발한 세포학적 선별 검사인 자궁 세포진 검사(Pap smear) 덕분에 이 같은 대수술의 필요성이 줄어들었지만, 자궁 세포진 검사의 실익에 대한 실험-대조군 연구(controlled trial)는 아직 한 번도 이루어진 적이 없다.

19세기 중엽 미국 태생의 외과 의사 제임스 매리언 심스(James Marion Sims)는 요실금과 만성 감염, 그리고 일상생활의 불편과 사회적 소외를 가져오는 분만 후유증의 하나인 방광 질루(膀胱膣瘻, vesicovaginal fistula)의 치료에 몰두했다. 1845년부터 1857년까지 심스는 측와위(側臥位) 수술 자세와 그가 고안한 3가지 기구——검경, 은철사, 고정 도뇨관(導尿管, catheter)——를 사용하여 방광 질루의 성형 수술을 실험했다. 그는 또한 질경련(vaginismus)의 생리학적 기전을 밝혀냈으며 자궁 경부 절제를 위한 '자궁 길로틴(guillotine)'을 개발했다. 방광 질루는 당사자에게는 참을 수 없는 질병이지만, 생명에는 지장이 없다는 이유로 오랜 세월 동안 간과되어 왔다. 심스가 죽자 많은 사람들이 진심으로 그의 죽음을 슬퍼했으며, 1894년

아메리카 대륙과 유럽의 추종자들은 성금을 모아 뉴욕에 그의 동상을 세웠다. 그러나 1970년대에 들어 일부 학자들이 심스의 윤리성에 의문을 제기했다. 그가 수술법을 완성하는 과정에서 흑인 여성들을 대상으로 여러 차례 반복 실험을 했다는 사실이 드러난 것이다. 이 같은 비판에 대해 심스의 후예인 산과 의사들이 으레 제기하는 '그런 일이 있었군, 그러나' 하는 식의 궤변은 제법 흥미로운 읽을거리이며, 제1장에서 언급한 '영웅과 악인 게임'에 적당한 주제 중의 하나이다.

존스 홉킨스 의과 대학의 창립 멤버 중 한 사람인 하워드 켈리 (Howard A. Kelly)는 방광 질루 복원술, 자궁 적출술, 난소 절제술을 발전시켰고 공기 방광경을 발명했다. 켈리는 또한 위장관 수술과 비뇨기 수술 영역에서도 많은 업적을 이루었지만, 부인 외과(婦人外科) 영역의 위상에 대해 언급하면서 성차별적인 태도를 보이고 있다.

여성 문제에 대한 의학적 태도는 여성을 바라보는 사회적 태도와 결코 무관할 수 없다. 여성을 바라보는 사회적 기대치가 여성에 대한 적절한 치료가 무엇인지를 결정한다는 것이다. 예를 들어, 1950년 크리스틴 요겐슨(Christine Jorgenson)의 첫 사례 이후 사회는 성 전환 기술을 둘러싼 논쟁으로 소용돌이쳤다. 당시의 여론은 설사 남성이 여성으로 바뀔 수 있다고 하더라도 실제로 그렇게 하는 것은 말이 되지 않는다고 주장했다. 또한 최근의 통계를 보면 자궁 적출술을 비롯한 부인과 시술의 빈도는 동일 국가나 동일 주(州) 안에서도 큰 편차를 보인다. 마크 케어스(Marc Keirse)는 이 현상을 밖으로 "유주하는 자궁"이라고 비꼬아 표현했다(『탄생(*Birth*)』 20권, 1993, 159~161쪽). 외과 의사들은 이처럼 나름의 기준이 있으며, 이 기준은 생물학적 판단 근거보다는 사회적 태도에 따라 결정된다. 이 경우도 편도 절제술과 마찬가지로 외과 시술의 빈도가 높을수록 의료 수준이 낮은 것으로 해석될 수 있다(제10장 참조).

런던 기 병원(Guy's Hospital)의 존 브랙스턴 힉스(John Braxton Hicks) 같은 사람들은 임신에서 더 나아가 산통과 분만을 생리학적

성적(性的) 정체성과 직업상의 정체성

오늘날 부인 의학의 생사를 판가름하는 핵심적인 질문은 '그녀(부인 의학)가 과연 평생 미혼으로 살아갈 운명을 타고났는가?' 하는 것이다. 왜냐하면 우리는 그녀의 옆에 산과학이라는 조상이 그녀의 환심을 사려고 따라다니는 것을 보기 때문이다. 그는 그녀를 다시 한 번 사악하고 헛된 동맹으로 끌어들이려고 하지만, 만일 그 동맹 속으로 들어가면 그녀는 생식 능력을 잃고 평생을 산과의 요람에 갇혀서, 이미 쇠락하여 아무런 자양분도 나오지 않는 조상의 손가락에 헛된 희망을 걸고 이것을 빨면서 서서히 시들어 가게 될 것이다(복잡한 은유를 사용하는 것을 양해 바람). 다른 한 편, 우리는 일반 외과라는 강성하고 남성미 넘치는 구혼자가 그녀에게 손을 내미는 것을 바라보고 있다. 그는 그녀의 자율을 박탈하고 그의 집으로 끌어들여 그의 이름 아래 관리하고 그녀의 정체성을 지워 버리고자 한다.

— 하워드 켈리(Garrison, 1922, 652쪽)

으로 규명했다. 이 분야의 연구가 진전됨에 따라 정상적인 산통을 물리학적, 화학적으로 정의내리는 것이 가능해졌으며 응급 상황이 발생하기 전에 문제를 미리 예측하는 것도 가능해졌다. 즉 진통 중인 산모의 복부와 태아의 머리에 감시기를 대고 그 상태를 관찰하게 된 것이다. 물론 이것을 좋지 않게 보는 사람들도 있다. 분만을 감시하는 표면적인 이유는, 희박하지만 그러나 분명 가능성으로 존재하는 어떤 잘못된 상황을 늦기 전에 바로잡기 위한 것이라고 하지만 반면 자신의 생리를 관장할 권한을 여성들에게서 박탈하는 측면이 있다는 것이다. 자궁 세포진 검사와 마찬가지로 이에 대해서도 실험-대조군 연구는 아직 이루어진 적이 없다. 산모와 태아 감시 장치가 폭넓게 통용되는 이유를 경제적 압력에서 구하는 연구자도 있다.

월경 주기와 임신의 호르몬 화학은 20세기에 등장한 개념인데, 정자의 현미경 관찰과 난자의 현미경 관찰 사이의 오랜 시간 차를 연상시키는 측면이 있다. 호르몬의 화학에도 '여성이란 것은 남성성의 부재(不在)'라는 고대적 관념이 개입되어 있다. 프랑스의 의사 테오필 보르되(Théophile Bordeu)가 고환 호르몬이 존재할 것이라는 가설을 처음으로 내놓은 것은 1775년이다. 또한 1845년 독일의 생리학자 아르놀트 아돌프 베르톨트(Arnold Adolf Berthold)는 동물 실험을 통해 거세된 남성에게 남성 생식선을 이식하여 거세 효과를 대체하는 가능성을 보여 주었다. 그러나 난소 호르몬의 존재에 대한 가설은 1923~1924년에야 미국의 생리학자 에드워드 애들버트 도이지(Edward Adelbert Doisy)와 E. 앨런(E. Allen)이 처음으로 제안했다.

뇌하수체에서 분비되는 성선 자극 호르몬 그리고 이 호르몬이 임신 및 월경 주기에 미치는 영향은 1928년 임신 테스트를 개발한 셀마어 애슈하임(Selmar S. Aschheim)과 베른하르트 존덱(Bernhard Zondek)을 비롯한 몇몇 학자들에 의해 1920년대 말을 전후하여 거의 동시에 밝혀졌다. 또한 캐나다의 헨리 프리슨(Henry Friesen)은 황체 자극 호르몬(프로락틴(prolactin)) 연구로 명성을 얻었다. 임신 테스트가 일상화된 요즘 사람들은 월경의 중단이나 젖멍울, 젖꼭지의 변색, 입덧, 자궁 경부의 변색, 자궁 크기의 변화, 태동 등 미묘한 변화만을 가지고 임신을 추측한다는 것이 얼마나 어려운 일이었는지 짐작도 못할 것이다.

현대의 의학 기술은 출산만이 아니라 임신 그 자체에도 많은 영향을 미치고 있다. 밴쿠버의 유전학자 퍼트리샤 베어드(Patricia Baird)를 위원장으로 한 생식 테크놀로지에 관한 캐나다 왕립 위원회(Canada's Royal Commission on Reproductive Technologies)는 나팔관의 소통 여부나 배란 능력, 자궁 경부의 임신 적격성, 재태 일수 등을 테스트하는 진단 기법과 체외수정, 대리 임신과 같은 기술에 대한 사회적 논쟁 때문에 만들어진 조직이다(1993년에 보고서가 나옴). 여성 생리의 화학적 주기에 관한 이해가 없이는 불가능했을 오늘날의 산아제한 기술은 여성 해방 운동과 1960~1970년대의 성 혁명, 그리고 에이즈를 비롯한 성병의 전염 패턴 형성에도 영향을 미쳤다. 그런데 최근 세계 보건 기구의 통계에 따르면 산아 제한 기술의 시술 빈도는 지역에 따라 큰 편차를 보이고 있으며, 성공률이 높은 기술이 보편적으로 보급되었음에도 불구하고 산아 제한 성공률을 결정하는 가장 중요한 요인은 여성의 교육 수준이었다.

산부인과학은 근거 중심 의학(evidence-based medicine)을 가장 먼저 진료에 적용한 분야이다(제14장 참조). 1979년 아치 코크런(Archie L. Cochrane)은 무선 대조군 연구(randomized controlled trial)의 영향을 가장 적게 받은 분야로 산부인과를 선정하여 '최하위상'을 수여한 바 있다. 그러나 1980년대 초 이언 찰머스(Iain Chalmers)가 이끄는 한 연구 집단은 각종 산부인과 시술에 대한 무선 대조군 연구들을 엄밀하게 평가하여 근거가 있는 것과 그렇지 않은 것들을 분류함으로써, 그 당시 상상을 불허할 정도로 널리 시행되던 몇몇 시술의 허점을 밝혀냈다(엔킨 등, 1989). 그 결과 주산기 의학은 코크런 공동 연구(Cochrane Collaboration)로 대표되는 근거 중심 의학의 견인차 역할을 담당하고 있다. 이같이 자신의 전문 영역에 대한 도전을 적극적으로 수용하는 태도는 산부인과학이 가지고 있는 역사적 배경과 관련이 있을 것이다. 일찍이 제멜바이스는 산모의 사망률 통계로부터 통찰을 얻은 바 있고, 그의 후배들은 늘 숫자에 대해 일종의 경외심 같은 것을 가지고 있다.

페미니즘의 입장: 의학의 전통적 사고방식에 대한 비판

이제까지 살펴본 산부인과의 역사는 생프랑시의 기하급수적인 학문 발전상과 일치한다. 토론토의 역사가 에드워드 쇼터(Edward

Shorter)가 쓴 생동감 넘치는 역사서 『여성 신체의 역사(*A History of Women's Bodies*)』도 이와 비슷한 입장에 서 있다. 쇼터는 이 책에서 여성들이 신체의 생물학을 지배할 수 있게 되면서부터 비로소 참정권이나 취업의 권리와 같은 해방을 꿈꿀 수 있게 되었다고 한다. 산부인과적인 발견들에 뒤이어 여성 해방이 일어나기 시작했다는 점에서 보면 쇼터의 주장에도 옳은 면이 있지만, 페미니스트들은 쇼터의 이론에 비판적이다. 여성, 아니 더 넓게 보면 사회 전반이 이 같은 변화의 한 도구일 뿐이었으며, 실제로 의사들은 여성의 교육과 사회 참여에 반대하는 경우가 많았다는 것이다. 이제부터, 지금까지 살펴본 산부인과의 역사를 전혀 다른 측면에서 조명해 보도록 하겠다.

18세기부터 20세기에 이르기까지 산과학의 주역은 남성이었다. 이 시기 여성 의사에 대한 차별은 그 이전보다 더 심했던 것으로 보인다. 6세기의 의학서 저자인 아이티우스(Aetius of Amida)에 따르면 기원전 5세기 아테네에는 아스파시아(Aspasia)라는 여성 의사가 있었는데, 그녀는 페리클레스의 정부(情婦)였다고 한다. 로마 시대에도 이름이 알려진 여성 의사들이 있었다. 또한 중세 살레르노(Salerno) 학파의 트로툴라 디 루제리오(Trotula di Ruggerio, 트롯 부인이라고도 불림)라는 여성은 매우 존경받는 교수이자 의사이고 산파였으며, 한 익명의 출산서의 실제 저자로 추정된다. 근대 초 남성 산파의 등장과 더불어 여성들은 산과 진료에서 밀려났으며 이런 현상은 특히 도회지에서 더 심했다. 그러나 시골이나 신대륙의 경우에는 여성 산파가 여전히 산과 의사의 역할을 담당했다.

어느 시대에나 여성들은 의사가 되어 환자를 진료하고 싶어 했다. 이 같은 여성의 열망을 가로막던 19세기 사회의 가치관이 오히려 역설적으로 여성에게 기회의 문을 열어 주었다. 사회가 여성 환자를 위한 의료 공급이 부적절하다고 느끼기 시작한 것이다. 여성 산파를 밀어낸 남성 산파들은 종종 비웃음과 조롱의 대상이 되곤 했다. 예를 들어, 18세기의 메리 토프츠(Mary Tofts) 부인은 자신이 한 무리의 새끼 토끼를 낳은 것처럼 연극을 꾸몄는데 당시의 쟁쟁하던 의사들조차 그녀의 연기에 속아 넘어갔다가 나중에 진상이 밝혀져 망신을 당한 사건이 있었다. 빅토리아 시대의 사회 분위기 속에서 산모와 남성 의사의 관계가 편안할 수는 없었으며, 특히 여성의 생식기에 관련된 문제는 더욱 그랬다. 남성 의사들은 산모를 내진할 때에도 벌거벗은 몸에 시선을 두지 말고 산모의 눈을 바라보거나 허공을 쳐다보도록 교육받았다.

19세기 초 여성들의 전문직 진출이 시작되었는데, 그 첫 번째 영역은 교사였고 두 번째 영역은 간호사였다. 19세기 중반 플로렌스 나이팅게일(Florence Nightingale)은 크림 전쟁에서 비범한 열정과 전례 없는 헌신으로 병사들에 대한 간호를 혁신했다. 그러나 그녀의 활동은 여성의 의료 행위나 남성의 조산 행위에 대한 찬성 진영과 반대 진영 양쪽 모두에게 비판을 받지 않을 수 없었다. 숙녀는 남성의 벌거벗은 몸을, 신사는 여성의 벌거벗은 몸을 접하지 말아야 한다는 것이 당시의 사회규범이었다. 이런 상황에서 나이팅게일은 청결, 인내, 질서, 봉사라는 '여성적인' 덕목을 토대로 새로운 전문직을 확립한 것이다. 반면에 페미니즘 성향의 역사가들은 그녀가 남긴 유산, 즉 나이팅게일 식의 간호사(항상 여성임)가 그들의 상사(항상 남성임)에게 바쳐야 하는 굴종적이고 이타적인 자세를 비판했다. 간호의 역사에는 태생적으로 빅토리아 시대의 성 차별이 깊이 각인되어 있다.

의사가 되기 위해 여성이라는 사실을 감추고 살아간 여성들도 있었는데 그 수가 얼마나 되었는지는 짐작할 수 없다. 캐나다 최초의 여성 의사로 알려져 있는 제임스 미랜다 배리(James Miranda Barry)는 영국군 군의관이자 외과 의사였으며 1857년에는 병원 감독관으로 임명되었다. 에든버러에서 의학교를 나온 그녀가 여성이었다는 사실은 1865년 장례식을 앞두고 염을 할 때에야 비로소 드러났다. 그녀는 1816년경 대영 제국에서 최초로 제왕 절개를 시행했으며, 영국군을 따라서 영국, 남아프리카 등 여러 나라를 무대로 의료 활동을 한 최초의 여성으로 기록되었다. 베리는 크림 반도에서 나이팅게일을 만난 적이 있다. 소위 '등불을 든 여인(The Lady with the Lamp, 나이팅게일을 일컬음)'은 그녀를 땡볕 아래 세워 둔 채 말안장에 앉아 벌을 준 '그/그녀'에게 몹시 화가 났었다고 한다. 두 사람의 만남에 관한 나이팅게일의 기록에는 여성은 부드러운 성품을 갖추어야 한다는 평소의 생각이 스며 있다.

사회 활동의 가치에 눈을 뜬 선진적인 여성들은 산모들과 아이들을 돌보는 데에는 여성 의사가 가장 적합하다고 주장하기 시작했는데, 이 같은 흐름은 미국에서 가장 먼저 나타났다. 이들은 금주 운동이나 참정권 운동에도 앞장선 사람들이었다. 여성 스스로 여성을 진료해야 한다는 시대적 요구에 부응하기 위해 의과 대학

나이팅게일의 눈에 비친 배려

(그는) 나를 많은 병사들과 병참 부대원들, 그리고 군속들이 섞여 있는 무리 속에 세워 두었다. 내가 꾸지람을 듣는 동안 이들은 모두 신사답게 행동했지만, (그녀는) 마치 야수같이 굴었다. (그녀가) 죽은 후, 나는 (그가) 여자였다는 이야기를 전해 들었다. (그녀는) 내가 지금까지 만난 인간 중 가장 비정한 인간이었다.

— 프로렌스 나이팅게일(Hacker, 1974, 10쪽)

들이 여학생을 받아들이기 시작한 것은 1850년 무렵이다. 그럼에도 불구하고 토머스 보너(Thomas Bonner)가 지적하듯이, 여성들은 자신이 원하는 교육을 받기 위해서는 '땅 끝까지' 갈 것을 강요받았다. 1849년 엘리자베스 블랙웰(Elizabeth Blackwell)은 뉴욕 주의 변두리에 있는 제네바 대학을 마쳐 근대 최초로 서양 의학교를 졸업한 여성이 되었다. 블랙웰은 파리에서 유학한 엘리자베스 가렛 앤더슨(Elizabeth Garrett Anderson)과 더불어, 1877년 이전에 영국에서 활동한 단 2명의 여성 의사 중 1명이었다. 1871년 2명의 미국인 여성이 유럽의 의과 대학을 졸업했는데, 파리에서 공부한 매리 퍼트넘 재코비(Marry Putnam Jacobi)와 취리히에서 공부한 수전 디모크(Susan Dimock)가 그들이다. 그러나 이들에게 손톱만큼 벌어졌던 문틈도 다시 굳게 닫히고 이에 따라 여성만을 교육하는 여의 양성 학교가 필라델피아와 뉴욕에 문을 열었다. 1893년 설립된 존스

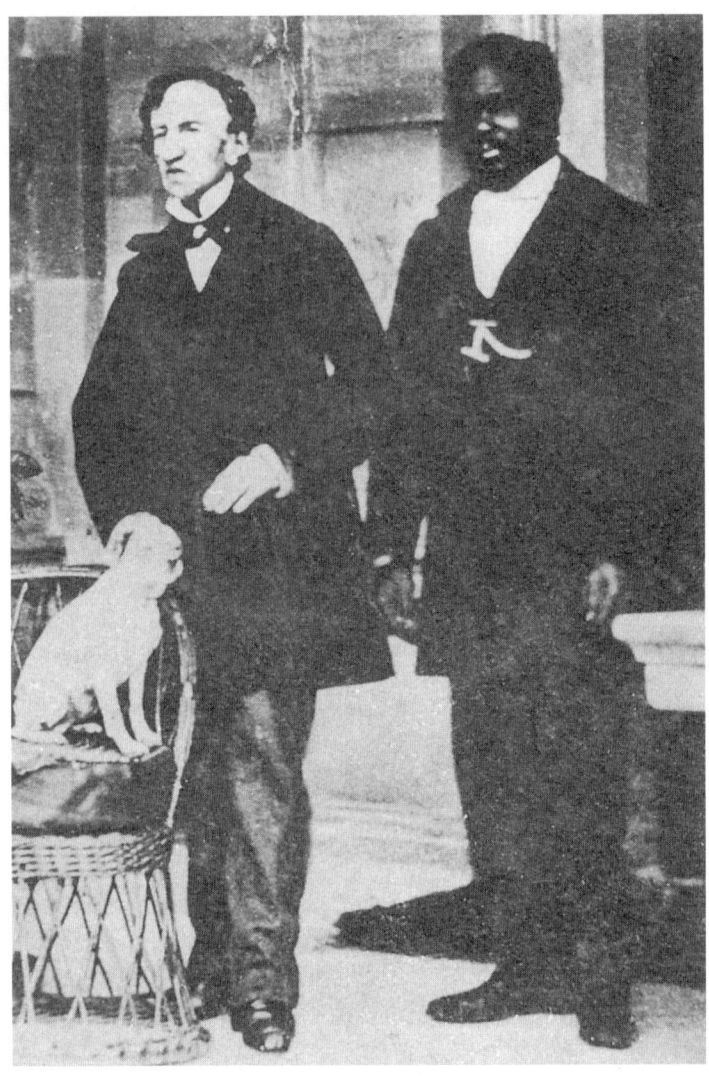

그림 10. 10 자메이카에 머물던 시절, 개를 데리고 하인과 함께 포즈를 취한 배리(1865). 캐나다에서 서양 의사로 활동한 최초의 여성으로 널리 알려져 있는 그녀는 평생을 남자로 위장하고 살았다고 한다. 영국, 올더샷, RAMC 역사 박물관의 허락을 받아 전재.

홉킨스 의과 대학은 정원의 10퍼센트를 여성으로 채워야 했지만, 이는 큰돈을 낸 설립 기부자(여성)의 강력한 요구 때문에 어쩔 수 없었던 선택이었다. 요즘에도 여성 대신에 흑인이나 유대 인을 비롯한 소수 민족들을 둘러싸고 이와 비슷한 상황이 벌어지는 것을 볼 수 있다.

그 누구도 명시적으로 가로막은 적은 없지만, 실제로는 진료를 하지 못하게 되는 상황도 종종 발생했다. 캐나다 최초의 여의사 중 한 사람인 에밀리 스토(Emily Stowe)는 토론토에서 입학을 거절당한 후 1867년 뉴욕의 여의 양성 학교를 졸업했다. 그러나 그녀는 졸업장을 받은 뒤에도 1880년까지 개업 면허 발급을 거부당했다 (어쩌면 아예 받으려고 시도하지 않았는지도 모른다.). 그녀의 딸 오거스타 스토굴렌(Augusta Stowe-Gullen)은 1883년 캐나다의 의과 대학을 졸업한 최초의 여성이 되었다. 굴렌의 모교와 그 후신인 토론토 의과 대학교는 그 이후 사반세기 동안 단 1명의 여학생도 받아들이지 않고 모든 여성 지원자를 여의 양성 학교로 돌려보냈다. 이보다 몇 해 전 마운트 앨리슨 대학이 캐나다 최초로 여학생들에게 이학사 (1875년)와 문학사(1882년)를 수여한 바도 있어, 스토굴렌이 올린 개가는 여성의 고등교육 진출의 분수령이 되었다. 스토굴렌 모녀는 금주 운동과 여성 참정권, 여성의 피교육권 운동에 앞장섰으며, 여성 환자와 소아 환자만 받았다.

킹스턴은 캐나다 최초로 여성 전문직 교육 기관을 유치한 도시이다. 퀸스 대학교에 여학생을 받아들이게 하려는 시도가 실패한 후 1883년 6월 8일에 설립된 우먼즈 메디컬 칼리지(Women's Medical

College)는 그해 10월 시청 청사에서 수업을 시작했다. 이 대학의 첫 졸업생으로 3명이 배출되었는데, 엘리자베스 스미스쇼트(Elizabeth Smith-Shortt)와 앨리스 맥길리브레이(Alice McGillivray), 엘리자베스 비티(Elizabeth Beatty)가 그들이다. 훗날 산과학 교수가 된 맥길리브레이는 온타리오 주 해밀턴에서 여성과 아동의 권익 향상에 평생을 바쳤다. 비티는 선교사가 되었고, 스미스쇼트는 킹스턴의 여류 명사로 활동했다. 이 대학은 문을 닫기까지 11년 동안 40여 명의 여성 의사를 배출했다. 킹스턴과의 경쟁을 위해 토론토에도 비슷한 기관이 설립되었는데(1883년 10월), 우먼즈 메디컬 칼리지는 결국 이 학교와의 경쟁 때문에 문을 닫았다. 한편 캐나다에서 최초의 여성 학과장이 산과학에서 탄생했다는 것은 전혀 뜻밖의 일이 아니다. 엘리너 블랙(Elinor F. E. Black)은 1952년 매니토바 대학교의 산과학 학과장이 되었다. 또한 1999년 댈후지 대학교와 웨스턴 온타리오 대학교는 캐나다 최초로 여성을 의과 대학 학장으로 선출하는 모험을 감행했다.

여의사들은 주로 여성과 아동, 출산의 문제에 관심을 기울였지만, 공중 보건의 향상에도 많은 영향을 미쳤다. 그들은 병원의 열악한 환경에도 특별한 관심을 기울였다. 또한 여의사들은 알코올, 아편, 물을 주성분으로 한 특허약을 가지고 모든 병을 고칠 수 있다고 선전하는 제약 회사들을 상대로 한 법적 투쟁을 지원했다. 순진한 대다수의 환자들은 제약사의 말을 믿고 의학적 치료를 회피한 채 백해무익한 약물에 중독되어 갔다. 역학 방법론, 통계학, 공중 보건 등의 분야가 발전함에 따라 의사들은 산과 의료의 질이 불균등하다는 것을 깨닫게 되었다. 여성의 건강을 증진시키기 위한 다양한 캠페인이 벌어졌으며, 최첨단의 간호-조산 시설들이 세워졌다.

수태를 제한하는 방법이 등장하기 전에 여성이라는 존재는 이 굴레를 벗어날 수 없었다. 역사가 리비트(Judith Leavitt)는 한 미국인 여성의 일기를 분석하여 22년에 걸친 그녀의 결혼생활이 거의 대부분 임신과 육아로 채워져 있음을 보여 준 바 있다. 1873년 루뱅의 한 천주교 신학자는 피임의 방법으로 불임 주기 성교(sterile cycle sex)를 추천했다. 당시의 산아 제한법으로는 이 '주기법' 외에도 금욕과 중절 성교가 있었는데, 질 세척, 스펀지, 콘돔, 페서리, 피임막, 낙태 등의 다른 방법은 사람들에게 환영받지 못했을 뿐만 아니라 불법이었다. 1892년의 한 캐나다 법에 따르면 피임에 관한 정보를 유포하는 행위는 외설죄로 간주되었으며 2년 이하의 징역에 처해졌다. 유럽이나 미국에도 유사한 법이 있었다.

여성들은 산아 제한 운동에서도 많은 기여를 했다. 과학의 발전에 따라 새로운 방법들이 등장했지만 의사들은 — 여의사들까지도 — 이 방법들을 보급하는 데 별로 도움이 되지 않았다. 산아 제한을 주창한 사람들 중에는 기소되거나 투옥된 사람들이 있었는데, 미국인 간호사 마거릿 생어(Margaret Sanger), 영국의 고식물학자 마리 스톱스(Marie Stopes), 캐나다 온타리오 주 키치너 시의 독지가 도로시어 팔머(Dorothea Palmer) 등이 있다. 팔머는 자선가이자 고무신 제조업자인 A. R. 카우프만(A. R. Kaufman)이라는 남성과 함께 운동을 했는데, 카우프만은 한 번도 기소된 적이 없다. 팔머는

1937년 3월 17일 19일간의 재판 뒤 무죄 선고를 받고 풀려났는데, 이 판례는 캐나다 법정 사상 처음으로 '공익(公益)'이라는 말이 변론 요지에 등장한 재판이었다. 이 재판에서 팔머 측 증인으로 등장하는 인물 중 한 사람인 토론토의 정신과 의사 보록 치점(Brock Chisholm)은 훗날 세계 보건 기구 총재가 되었다(제13장 참조).

누구나 자유롭게 이용할 수 있는 산아 제한 정보 센터가 밴쿠버 (1923년)와 키치너(1930년), 해밀턴(1932년) 등에 세워졌다. 당시 산아 제한이라는 남다른 진로를 선택한 여의사가 두 사람 있는데, 엘리자베스 백쇼(Elizabeth Bagshaw)와 헬렌 맥머치(Helen MacMurchy)이다. 1900년 토론토 의과 대학교를 졸업한 맥머치는 토론토 종합 병원에서 수련한 최초의 여성이었으며, 캐나다에서 고위 관료직에 오른 최초의 여성 중의 한 사람이었다. 그녀는 산아 제한 방법을 보급하기 위한 수많은 팸플릿을 제작했으며, 영아 사망률 감소와 모자 보건 향상 사업에 깊게 관여했다. 그러나 맥머치의 사업을 자세히 조사한 결과 그녀가 추진한 산아 제한의 주 대상은 빈민과 '정신 박약자'들이었으며, 그녀는 오늘날 많은 지탄을 받는 우생학 운동과 밀접한 끈을 가지고 있었다는 것이 밝혀졌다(제13장 참조).

1969년 개신교 대표자들의 연합체로 만들어진 국제 기구와 바버라(Barbara), 조지 캐드버리(George Cadbury) 같은 시민 운동가의 노력으로 1892년의 캐나다 산아 제한법이 개정되었다. 같은해 당사자 간 동의를 전제로 한 21세 이상의 동성애는 금지하지 않는다는 법조항이 만들어졌다.

낙태도 중요한 이슈 중의 하나였다. 미국과 캐나다의 낙태 클리닉에서 일하는 의사나 자원 봉사자가 소위 '정당한 살해(justifiable homicide)' 운동의 일환으로 피격당했고 그중 몇은 죽었다. 플로리다 펜서콜라의 의사 데이비드 건(David Gunn)과 존 브리튼(John Britten)은 각각 1993과 1994년에 피살되었고, 뉴욕 주 애머스트의 바넷 스테피언(Barnett Stepian)은 1998년에 피살되었다. 캐나다에서는 1994년 밴쿠버의 가슨 로말리스(Garson Romalis), 1996년 해밀턴의 휴 쇼트(Hugh Short), 1997년 위니펙의 잭 페인만(Jack Fainman)이 총상을 입었다. 그러나 지역에 따라서는 북아메리카같이 낙태를 금기시하지 않는 곳도 많다. 히포크라테스 선서는 낙태(혹은 특정 기술을 사용한 낙태)를 금지했지만 여타의 그리스 로마 문화권에서는 낙태가 시행되었다. 또한 아메리카 원주민들은 천연 자궁 경부 이완제 등을 사용하여 낙태를 했다. 오늘날 점점 더 안전한 기술이 등장하고 있지만 낙태 문제의 초점은 산모의 안전이 아니라 태아 살해의 윤리 문제이다. 낙태를 죄악으로 보는 종교적 견해는 법률에 영향을 미칠 수밖에 없다. 캐나다의 의사 헨리 모건텔러(Henry Morgentaler)는 여러 주에 낙태 클리닉을 설립한 죄로 지난 30년 동안 수차례 구속과 석방을 거듭했다. 그를 죄인으로 볼 것인가 성자로 볼 것인가는 각자의 철학에 따라 판단할 일이다.

여성 신체의 생물학을 의학적으로 관리할 수 있게 됨에 따라 많은 변화가 일어났다. 출산율이 떨어졌으며, 여성들은 공부를 하고 직장에 나가고 투표를 하게 되었다. 그러나 성 차별에 대한 투쟁이 끝난 것은 아니다. 아직도 여성은 전체 노동 인구의 절반에 미치지

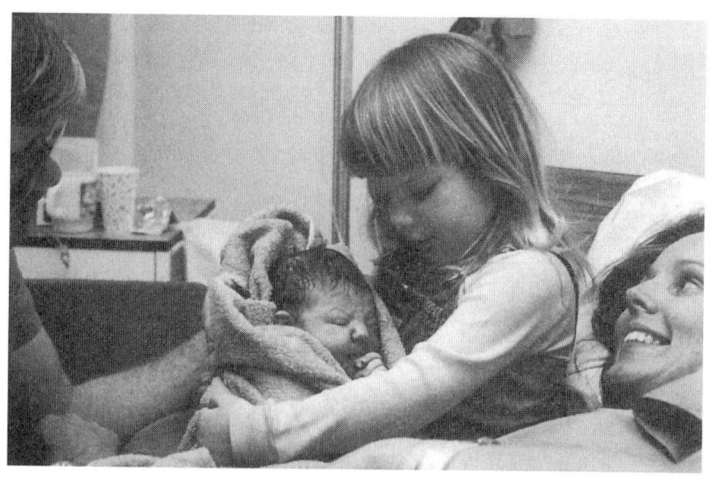

그림 10. 11 가족 중심 출산 후의 행복한 모습. 엔킨 촬영, 해밀턴.

못하며, 게다가 훨씬 낮은 임금을 받는다. 지구상의 50억 인구 중 한쪽에서는 매년 수천의 아동이 굶어 죽어 가고 다른 한쪽에서는 출산율 저하를 걱정하고 있다. 이방인 배척증과 국수주의에 뿌리를 둔 두려움이 도덕적 딜레마라는 가면 속에서 모습을 드러낸다. 여성들은 지금도 눈앞의 적과 맞싸우고 있다.

세월이 흐름에 따라 재가 출산은 점점 더 감소했다. 1989년 통계를 볼 때 캐나다의 몇몇 지역에서는 전체 출산의 4분의 1 이상이 제왕 절개로 이루어졌다. 이 때문에 캐나다는 세계에서 제왕 절개를 가장 많이 시행하는 국가 중의 하나가 되었다. 몇몇 역사가들은 오늘날의 산과학이 갖는 가치를 인정하면서도 그 시술들 중 불가피한 것이 몇 개나 되는지에 관해서는 회의적인 견해를 표명하고 있다. 과연 출산의 모든 과정이 의료화될 필요가 있을까?

이에 따라 '재가 출산으로의 복귀' 운동이 일어났는데, 이 운동은 선사 시대의 분만법을 연상시키는 '혁신적인' 방법을 앞세우며 1960년대에 시작되었다. 산업화 이전 사회에서 보편적이던 자연적인 분만 체위, 가족들의 분만 참여(1960년대 중반 해밀턴의 머리 엔킨(Murray Enkin) 박사가 창안), 그리고 프랑스의 산과 의사 프레데리크 르부아이에(Frédéric Leboyer)와 미셸 오당(Michel Odent)이 출생의 충격을 완화하기 위해 고안한 특수한 분만 환경 같은 것이 그 예이다. 약간 어두운 조명, 온수 목욕, 음악 등을 특징으로 하는 르부아이에의 방법은 적어도 프랑스에서는 높은 의료 수가를 지불해야 하는 특별한 시술에 속한다.

가족 중심의 재가 출산을 지지하는 사람들은 대부분의 산모한테 재가 출산이 병원 출산에 비해 결코 더 위험하지 않다고 주장한다. 또한 재가 출산은 항생제 내성이 있는 세균에 노출될 위험을 줄일 수 있으며, 모자 간의 유대를 강화하는 심리적 장점이 있다고 한다. 캐나다는 지금까지도 세계 보건 기구 회원국 중 조산사의 의료 행위를 법적으로 금지하지 않는 8개국 중 하나이다. 이에 대한 산과 의사들의 이의 제기가 늘자 이 문제에 관한 연구 프로젝트가 여러 주에서 추진되었다. 그 결과 온타리오 주에서는 1993년 조산사 교육이 시작되었으며, 1996년 첫 졸업생을 배출했다. 이 같은 변화가 가능했던 것은 재가 출산이 인격적, 심리적, 의학적인 장점이 있다는 폭넓은 공감대가 형성되었기 때문이었다. 게다가 보다 적은 비용을 지불해도 되는 인력에게 출산을 맡기는 데서 오는 경제적 이득도 작용했다. 그러나 우리가 원하든 원치 않든 국가 의료 보험의 지원을 받는 출산이 일정 정도 의료화되는 것을 피할 수는 없을 것이다. 정부는 만약의 재난에 대한 책임을 피하기 위해 의사들에게 의존할 것이기 때문이다.

산부인과학은 실로 엄청난 진보를 이루었고 임신은 1세기 전에 비해 훨씬 안전해졌지만, 테크놀로지가 모든 딜레마에 대한 해결책을 제시하는 것은 아니다. 테크놀로지는 보다 복잡다단한 선택의 여지를 창출함으로써 오히려 새로운 윤리적 문제를 만들어 냈다. 베로니카 스트롱보애그(Veronica Strong-Boag)나 데버러 고르햄(Deborah Gorham) 같은 페미니스트 역사가들에 따르면 오늘날의 여의사들은 선배들이 추구하던 대의 —— 여성과 아동의 사회적, 생물학적 요구를 충족시키겠다는 대의 —— 를 포기했다. 초창기 여의사들은 페미니즘적인 이슈에 자극을 받고 활동 동기를 얻었다. 그러나 오늘날 의학을 선택하는 여성들은 평범한 의사가 되기를 원하며, 남성 의사들과 별 차이가 없을 뿐만 아니라 그들만큼 보수적이다. 여성의 의학과 의학 속의 여성은 지금 풍요로운 서로의 전통을 혼연일체의 하나로 통합시키는 흥미로운 도전에 직면해 있다.

제12장
악령과의 싸움 | 정신과학의 역사

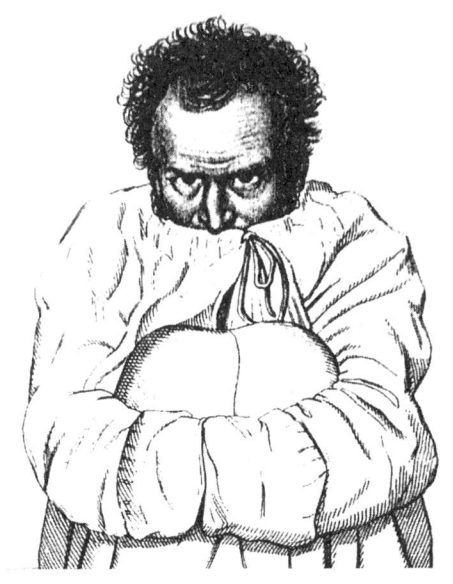

나와 같이 인간의 마음속에 깃들어 있는 길들지 않은 악령들 중에서도 가장 사악한 것들을 밖으로
불러내어 싸움을 거는 사람이라면, 그 누구라 해도 필시 상처를 입을 것이다.

— 지그문트 프로이트, 『도라(Dora)』(1905) 정본, 제7권, 109쪽

정신병은 아직도 물리적, 화학적, 해부학적 검사에 의존하지 않고 환자의 증상이나 행위에 근거하여 진단을 내려야 한다는 특징이 있다. 정신 의학의 역사에는 이 책에서 이제까지 다룬 몇 가지 주제들이 다시 등장한다. 첫째, 생체의 기능을 설명하는 데 있어서 생명력 개념이 갖는 중요성(제3장 참조)과 둘째, 역사상 서로 경쟁해 온 2쌍의 대립적 질병 개념, 즉 질병의 외인설과 내인설의 투쟁, 그리고 개체 질병 이론과 집단 질병 이론의 투쟁(제4장 참조)이다.

　정신은 생명의 원천으로 받아들여져 왔다. 기독교 신학자들이 갈레노스가 주창한 생명력 개념의 영향을 받아 생명력과 영혼을 동일시했던 것처럼 생기론은 정신 의학적 질병 이론에 근거를 제공한다. 오늘날 생기론은 육체적 질병의 원인을 과거의 정서적 상처에서 찾으려고 하는 심체 이론(心體理論, psychosomatic theory)을 통해서 과거의 지위를 회복하고 있다. 때문에 신체와 환경의 관계 교란으로 설명되는 정신과적 장애는 생리학적 혹은 전인적 질병 개념에 가깝지만, 악령의 들림이나 화학적 교란과 같은 어떤 외부적 원인으로 인해 일어나는 인체 내의 불연속적 변화로 설명되는 정신과적 장애는 존재론적 질병 개념에 가깝다는 양면성이 있다.

　그리스 어로 '영혼(soul)' 혹은 '정신(mind)'을 뜻하는 단어와 '치유자(healer)'를 뜻하는 단어의 합성어인 '정신 의학(psychiatry)'이라는 말을 처음 만든 사람은 독일의 의사 요한 크리스티안 라일 (Johann Christian Reil)인데 이 말이 영어권에서 사용된 지는 아직 150년이 되지 않았다. '정신 의학'이라는 단어에는 이 의학이 육체(soma)가 아니라 정신(psyche)을 다룬다는 뜻이 있다. 따라서 당초의 정의대로 정신과 질환은 그 원인과 증상의 측면에서 신체의 이상(異常)이 아닌 정신의 이상이다. 신체에 문제가 생기면 정신적인 이상이 따라올 수 있지만, 그것은 동반 증상일 뿐이다. 정신병을 판별하는 근거는 행동, 지각, 사고, 정서 등이다. 그러나 역사상 대부분의 시대에 정신병은 식생활, 중독, 잠복 감염, 구조적 변화와 같이 눈에 보이지 않는 육체적 변화 때문에 발생하는 것으로 여겨졌다.

해부학이 임상 의학에 통합되기 전까지는 병의 분류 체계, 즉 질병 분류학(nosology)은 순전히 환자의 증상에 기초해 이루어졌다 (제4장 참조). 육체의 병리학이 발전함에 따라 그 이전에 정신 질환으로 분류되던 병 중 일부는 뇌, 신경, 신진대사의 질병으로 재분류되어 신체 질환의 영역에 편입되었다. 간질, 제3기 매독, 정신 지체, 크레틴병, 귀머거리 같은 것들이 있다. 이제 이 병들은 우울증이나 불안 같은 동반 증상과의 관련성 속에서만 정신과 교과서에서 다루어진다. 정신병은 해부학적, 생리학적 기준으로 분류할 수 없거나 아직 분류되지 못한 채 '남겨진' 질병들이다.

현대 정신 의학의 질병 분류는 18세기의 질병 분류학을 연상시키는 주관적 증상학에 머무르고 있다. 수많은 과학적 발견들에도 불구하고 혈액 검사나 생체 조직 검사, 초음파, 방사선 스캔, 전기 역학적 검사 등은 정신과적 진단의 객관적 확증에 도움이 되지 않는다.

정신 의학의 역사에 등장하는 주제들

첫째, 정신병의 신체적 원인론과 정신적 원인론 사이의 긴장은 정신 질환의 역사 전반을 관통하는 주제로서 이 양자의 대립은 지금도 계속되고 있다. 둘째, '정상(定常, normal)' 행동의 범위는 사회적, 문화적으로 결정된다. 따라서 '비정상의', '미친', 혹은 '온전치 않은'이라는 표식이 붙는 행위의 범위도 사회적으로 결정될 수 있다. 예를 들어 한 문화에서 정상이라고 받아들여지는 행위가 다른 문화에서는 그렇지 않는 경우가 흔하다. 근친상간, 식인(食人), 살해, 성기 절단, 정치적 불복종 같은 것이 그 예이다. 결과적으로 한 개인으로 하여금 사회가 용납하지 않는 행동을 저지르게 하는 정신적 상태는 사회적 범죄가 될 수도 있고, 개인의 윤리적 문제가 될 수도 있으며, 또한 질병이 될 수도 있다. 이처럼 정신과적 진단은 사회적으로 구성(socially constructed)될 수 있고 실제로 구성되어 왔다. 즉 정신 의학은 악용의 소지가 있다는 것이다. 더 가까운 예를 들자면, 피고의 정신 상태를 감정하기 위해 채택한 참고인들이 서로 상반되는 소견을 제시할 때 법정은 정신과적 진단의 주관적 특성을 악용할 수 있다.

셋째, 정신병 환자에게는 신뢰하거나 예측할 수 없는 존재이며 그 병에 대해 어떤 책임이 있는 존재라는 낙인이 찍힌다. 신체적 질병들과는 달리 정신 질환 중의 일부는 위장할 수도 있다. 호메로스의 오디세우스와 성서의 다윗 왕을 비롯한 고대의 영웅들은 목적을 달성하기 위해 미친 척했다. 이로부터 남들이 받아들일 수 없는 행동을 하는 사람은 스스로 자제하거나 예방할 수 있고 또 그렇게 해야만 하는 행동을 일부러 택할 수도 있다는 상식이 유래했다.

역사적 개관

　광기(狂氣)는 인류 역사의 초기부터 인지되어 왔지만, 항상 의사들이 담당했던 것은 아니다. 고대의 광기에는 경련이나 절규, 괴이한 웃음, 폭력, 정서적 고통, 학습이나 기억 장애 등 광범위한 증상이 포함되었다. 헬레니즘이나 유대 기독교 전통에서는 광기에 사로잡힌 사람을 예언자라고 보기도 했다. 이를테면 트로이의 공주 카산드라(Cassandra)나 성서의 세례 요한(Saint John the Baptist)이 있다. 고대 학자들 중에 광기가 심리적, 정서적 원인에서 비롯된다고 생각한 사람도 있었지만, 대부분의 학자들은 자연주의적이고 물질론적인 특성을 가진 체액설에 근거하여 광기가 신체적 원인에서 비롯된다고 보았다. 예를 들어 히포크라테스 전집에서는 간질은 뇌 속에 점액이 정체하여 생기는 병이라고 보았고, 우울증은 그 어원인 '멜랑콜리아(melancholia)'에서 알 수 있듯이 흑담즙의 축적에서 생기는 병이라고 보았다. 심기증(心氣症, hypochodria)은 늑골 아래 상복부에서 비롯되는 질병이었으며, 여성의 육체적, 정신적 질병은 유주 자궁 —— 훨씬 후대에 만들어진 용어인 '히스테리(hysteria)'의 어원 —— 때문이었다(제11장 참조).

　2세기의 인물로 당뇨병을 비롯한 여러 신체적 질병들을 생생하게 묘사한 카파도키아(Cappadocia)의 아레타이오스(Aretaeus)는 '조증(躁症, mania)'을 발열을 동반하지 않는 섬망(譫妄, delirium)이라고 하여, 발열을 동반하는 섬망인 '뇌염(腦炎, phrenitis)'과 구분했다. 또한 그는 조증 혹은 격정이 우울증과 번갈아 나타날 수 있다는 것을 알고 있었다(『만성병(*Chronic Disease*)』 제1권, v, vi쪽). 이 같은 상태의 신체적 원인을 강조한 결과 치료에도 식이 요법, 목욕, 연고제, 약물, 휴식 등 신체적인 방법이 사용되었다. 그리스 로마 사회는 두려움과 회피, 치유 기도의 대상이며 대개는 홀로 버려지고 마는 광인들로부터 가족을 보호하기 위한 법률을 만들었다.

9~10세기 무렵, 광인들을 돌보기 위한 최초의 시설인 마우리스탄(*mauristans*)이 바그다드, 카이로, 페즈, 다마스쿠스와 같은 이슬람 도시에 설립되었다. 이슬람 사회에서 광인은 악령에 사로잡힌 존재가 아니라 신에게 영감을 받은 존재라고 여겨져 '베일에 싸인 존재(*majnoon*)', 혹은 '신의 은총에 이끌린 존재(*majthoob*)'라고 불렸다. 때문에 그들을 치료하거나 감금하려 하지 않았고 안락하게 보살피는 데 역점을 두었다. 마우리스탄은 호화로운 환경을 갖추고 있었지만, 폭력적인 발작에 대처하기 위해서는 억제 수단을 사용했다고 한다.

14세기에 들어서면서 유럽에도 스페인의 그라나다, 발렌시아, 사라고사, 세비야, 바로셀로나, 톨레도 등 이슬람 통치 지역을 중심으로 정신병 시설이 등장하기 시작했다. 한때 정신병을 앓은 적이 있는 한 스페인 상인은 나중에 성 요한 기사회(Order of St. John of God)라고 불리게 되는 자선 종교단을 창설했다. 이 시설들은 중동의 마우리스탄과 마찬가지로 치료가 아니라 안락한 보살핌을 목적으로 했다.

일부 학자들은 문헌 자료를 인용하여 중세 초기 사람들이 정신 장애의 정서적 원인을 인지하고, 그에 따라 정서적 치료를 모색한 흔적이 있다고 주장했다(Alexander and Selesnick, 1966, 52쪽). 중세 후기와 르네상스 시대에는 비정상 행위에 대한 사회적 통제가 매우 심했다. 당시 사회는 일탈 행위를 하는 사람을 도덕적 자제력을 잃고 악마에게 영혼을 판 존재로 몰아붙였다. 이들을 대상으로 한 '치료'가 실시되었지만 그것은 박해에 가까웠으며, 구타, 채찍질, 추방, 처형이 횡행했다. 정신 장애자를 보살피는 것은 각 지역 사회의 책임이었는데 아무도 보살필 사람이 없는 것이 환자로서는 그나마 다행이었다. 북유럽의 일부 지역에서는 선원들을 고용하여 대책 없는 일탈자들을 격리했다는 이야기도 있다. 여기서 '바보 배(ship of fools)'라는 말이 생겼는데 이 말은 16세기 독일의 인간 상황을 가리키는 은유로도 쓰인다. 약 300년 동안 일상의 관습에서 일탈한 여성들이 광기의 유행을 두려워하는 가해자들에 의해 마녀로 몰려 화형을 당했는데, 그 수가 얼마나 되는지는 짐작도 할 수 없다. 후세의 사람들은 이 가해자들 역시 집단 히스테리의 희생자라고 규정했다. 한편 자기 자신이나 다른 사람들의 생존을 위협하지는 않을 정도로 가벼운 정신병을 앓는 사람들은 혼자서 병을 견뎌 냈으며 의사들에게 도움을 요청할 생각은 하지 않았다.

인도적인 보살핌을 위해 설립된 병원들은 점차 무시무시한 유폐의 장소로 변해 갔다. 성 요한 기사회가 운영하던 프랑스의 샤리

그 어떤 약이나 수술, 그 어떤 부나 자비, 혹은 권위를 동원한다고 해도 혼란에 빠진 자제심을 완화시키거나 인내하게 하거나, 진정시키거나 물리칠 수 있겠는가? 평온한 마음만이 모든 것을 고칠 수 있다.

— 로버트 버튼(Robert Burton), 『멜랑콜리의 해부학』, 제3부, 4.2.4, 1651쪽

테 드 상리스(Charité de Senlis)는 감금과 체벌 치료를 금했지만 이같은 관용은 예외적인 경우였다. 사회를 보호한다는 명분 아래 범죄자, 거지, 매춘부, 빈민, 만성 병자, 그리고 일부 광인들은 지저분하고 쥐가 득실거리는 장소에 기약 없이 갇혀 있어야 했으며, '이성적'인 행동을 하도록 자극하거나 모욕을 주려는 목적의 가혹한 '치료'를 받았다. 프랑스, 독일, 영국의 이른바 병원 관리자들은 수용자들에게 무소불위의 권력을 휘둘렀으며 법원이나 치안 권력에게도 간섭을 받지 않았다.

1247년 런던에 설립된 베들레헴의 성 마리아 병원(St. Mary of Bethlehem)은 18세기에는 그 이름만 들어도 소름이 끼치는 '베들램(베들레헴 정신 병원이라는 뜻으로 정신 병원의 상징이 됨)'으로 변모했다. 윌리엄 호가스(William Hogarth)는 8장면으로 구성된 판화 『탕아의 편력(The Rake's Progress)』에서 '유쾌한 친구들(bon vivant)'이라고 불리던 탕아들의 당연하지만 비참한 말로를 그렸다. 의료 시설이라기보다는 감금 시설이었던 이 병원들에 의사가 있는 경우는

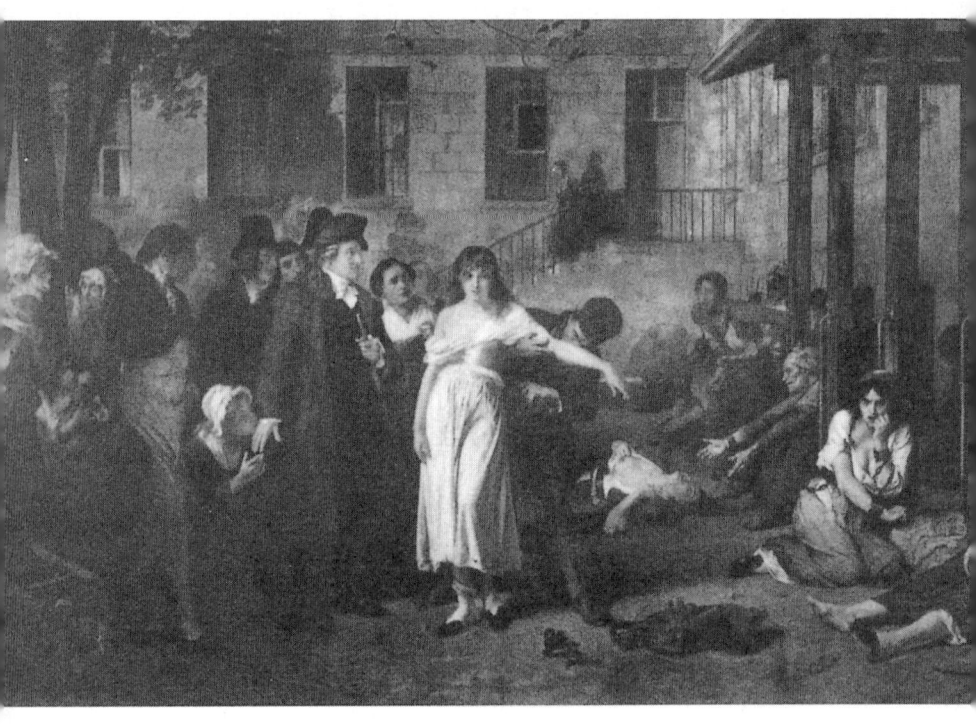

그림 12. 1 광인의 족쇄를 풀어 주는 피넬. 토니 로버트 플뢰리(Tony Robert-Fleury) 그림(1876). 샤르코 도서관, 살페트리에르 병원, 파리.

드물었으며, 수용자들의 신체적 건강도 관심 밖이었다. 입장료를 내고 인간 이하로 보이는 수용자들의 모습을 구경하러 오기도 했다. 그러나 해마다 9만 6000명의 구경꾼이 1인당 1페니씩을 내고 베들레헴의 병동을 관람했다는 이야기는 다소 과장된 듯하다 (Patricia Allderidge, in Bynum and Porter, 1987, vol.2).

18세기 말 서구 세계 전체에 보호 시설 개혁 운동이 확산되었다. '보호 시설(asylum)'을 격리와 간병, 회복을 위한 안전한 장소로 만들기 위한 운동이 시작된 것이다. 이 운동에 앞장선 사람들로는 필라델피아의 벤저민 러시(Benjamin Rush), 영국의 윌리엄 튜크(William Tuke, 퀘이커 교도이며 의사는 아님), 독일의 라일이 있었다. 혁명 후 프랑스에서 피넬은 파리의 두 병원──남성을 위한 비세트르 병원과 여성을 위한 살페트리에르 병원──의 책임자로 임명되었는데, 그는 이곳의 광인들을 상징적으로 '해방'시켰다. 영국 학자들의 영향을 받은 그는 대부분의 환자들은 정서적 혹은 '도덕적' 원인 때문에 병들었으며, 따라서 치료법도 정서적 혹은 '도덕적' 원리를 따라야 한다고 주장했다. 피넬의 일을 해방이라고 표현하는 것은 적절한 비유이며, 그런 맥락에서 다룬 예술 작품도 많지만, 당시 피넬이 한 일은 문자 그대로의 해방과는 거리가 멀었다. 수용자에 대한 폭압은 사라지지 않았다. 환자들은 여전히 감금되었으며 폭력은 구속복(拘束服)으로 대체되었고, 수치료(水治療, 목욕)와 같은 다른 형태의 강압이 대신 등장했다.

보호 시설에는 동일한 증상을 가진 사람들이 다수 밀집해 있었으므로 의사들은 정신 질환의 패턴을 관찰할 기회를 얻었다. 보호 시설의 존립 목적은 보호하는 것, 그리고 '위로하고 분류하는 것'이었다. 여기에 당대 과학의 시대정신까지 영향을 미쳐 정신병(소외(疎外), 혹은 조광(躁狂)이라고도 불림)의 분류는 정신 장애 연구 중 가장 각광받는 분야가 되었다. 에든버러의 컬런은 신경증(neurosis) —— 신경 과민(nervousness)을 라틴 어화한 것 —— 이라는 질병 범주를 만들었다. 그는 신경증이 신경을 통해서 전달되는 외부 자극에 대한 고도의 민감 반응에서 초래되는 기능적 상태라고 보았고, 고대부터 알려졌던 우울증, 히스테리, 심기증, 성적 일탈 등이 여기에 속한다고 했다. 프랑스의 피넬과 그의 제자 장에티엔도미니크 에스키롤(Jean-Etienne-Dominique Esquirol)도 분류법을 개발했다. 그들은 정신 지체, 크레틴병, 노망, 우울증을 구분했고, 아마도 오늘날의 신경증 같은 것을 포함할 성싶은 편집광(monomania)이라는 새로운 범주를 만들었다. 이들은 환자를 현실에서 소외시키는 질병에 관한 전문가라는 의미에서 '에일리어니스트(alienist)'라고도 불렸다.

이 책의 제4장과 제9장에서 살펴본 것처럼 19세기를 거치면서 모든 질병 개념은 점차 해부학적으로 변해 갔다. 이런 흐름 속에서 과학자들은 신경계의 물리적 변화와 행동 장애의 관련성을 하나씩 규명해 냈다. 과거와는 달리 이제 더 이상 정신의 질병이라고 간주하기 어려워진 상태들, 즉 간질, 제3기 매독, 혈관염, 알레르기, 뇌졸중 같은 질병들이 신체 기관의 변화와 어떤 관련이 있는지가 밝혀졌다. 신경 계통의 특이적 변화에 대한 해부학적 관찰을 기반으로 신경학이 정신과학에서 독립하기 시작한 것이다. 반면에

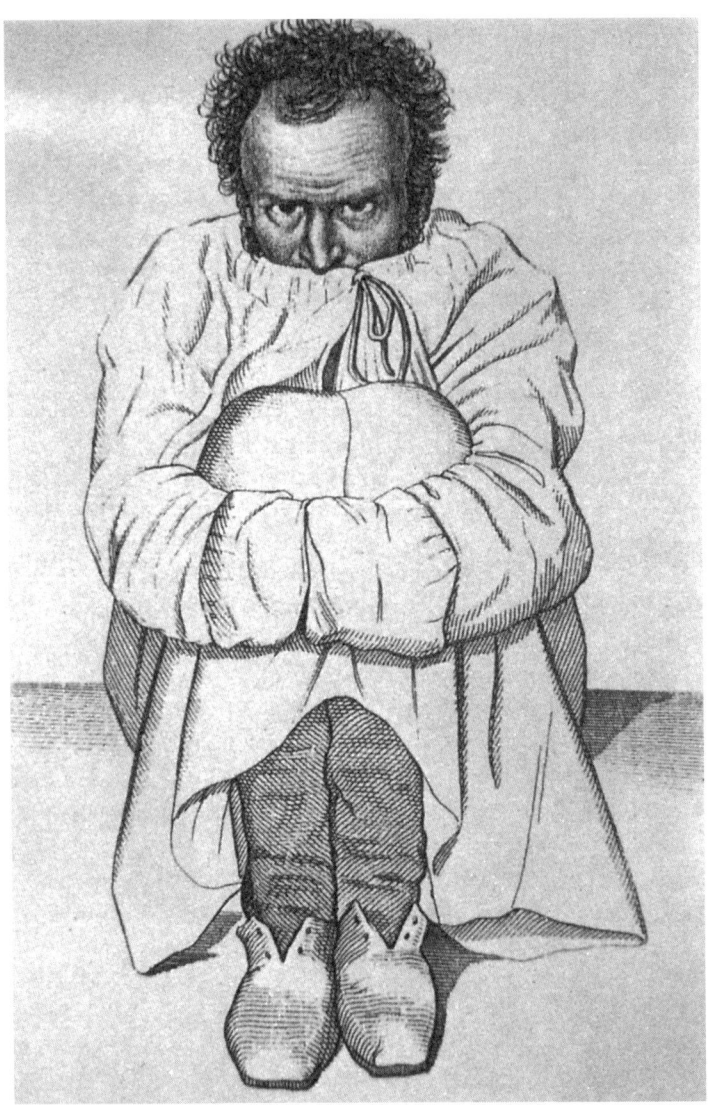

그림 12. 2 조증에 이은 치매. 앙브루아즈 타르디외(Ambroise Tardieu)의 판화. 에스키롤, 『정신 질환(Les maladies mentales)』(1838) 제2권.

컬런에서 특징적으로 드러나는 해부 생리적 정신 질병 이론은 순수한 기능론적 질병 이론으로 대체되었다. 컬런이 만든 신경증이라는 질병 범주가 없어지지는 않았지만, 원인이 될 만한 신경 조직의 변화가 발견되지 않음에 따라 신경증은 '탈신경화(denervation)' 되었다. 19세기 중반부터는 아주 심한 정신 이상이나 완전한 정신 혼란 상태에는 '정신병(psychosis)', 단편적인 정신 이상에는 '신경증' 혹은 '단편적 광기(monomania)'라는 용어가 사용되기 시작했다.

이제 정신 의학은 신경학적 장애를 분리하고 나서 '남은 것'들을 담당하게 되었다. 라일이 창안한 '정신 의학'이라는 신조어는 대개 '~올로지(~ology, ~에 관한 이론)'로 끝나는 여타 의학 분야의 명칭과 달리, 소아과학(pediatrics), 족병학(足病學, podiatry) 등에서 사용되는 '(정신의) 치료학'을 뜻하는 접미사를 가지고 있다. 여기서도 드러나듯이 19세기 초 갓 태어난 정신 의학은 단지 보살피는 데 머무르지 않고 치료할 수 있을 것이라는 낙관적 확신이 있었던 것이다.

당시 들어선 정신 병원들은 이 새로운 전문 분야의 드높은 위신과 능력, 권위를 과시할 수 있도록 웅장하게 지어졌다. 캐나다의 경우 1850년 토론토의 퀸 가(街) 서부 999번지에 최초의 전문 정신 병원이 들어섰다. 이 병원은 수용 인원이 500명이 넘는 규모였지만, 문을 열자마자 정원이 다 찼다. 시간이 흘러 '999'라는 주소가 정신병의 동의어처럼 받아들여지게 되자, 1970년대에 토론토 시는 괴기스러운 이미지를 없애기 위해 이 거리의 이름을 퀸 가 서부 1001번지로 변경했다. 온타리오 주에 세워진 다른 정신 병원들의 규모도 급속하게 커졌다. 1875년 해밀턴에 세워진 정신 병원은 처음에 수용 인원이 200명이었으나, 1914년 말에는 1,300명 이상을 수용할 수 있는 규모로 성장했다. 런던의 정신 병원도 같은 기간 동안 120병상에서 1,130병상으로 성장했다. 이들 기관을 관리하던 토론토 정신 병원의 조지프 워크만(Joseph Workman), 런던 정신 병원의 리처드 모리스 버크(Richard Maurice Bucke)는 도덕적인 인신 구속의 원칙에 입각한 운영으로 명성을 떨치게 되었다.

이 관리자들이 영웅인가 악인인가에 대해서는 역사가들 사이에서도 논란이 있다. 전통적 역사관에서 보면 이들을 영웅이라고 할 수 있다. 이들은 정신 병원의 상태를 개선하려고 노력했고 정신 질환에 대한 더 올바른 이해를 추구했으며, 도덕적 원인과 도덕적 치료라는 이념을 구현했고 정신 질환의 치료법을 발견하려고 노력했기 때문이다. 그러나 의학적 혹은 건축학적 명분이나 그 어떤 미사여구에도 불구하고 정신 병원은 여전히 강제적 감금의 공간이었으며, 정신 질환의 진단에도 계급, 성, 인종에 대한 편견이 개입하는 일이 다반사였다. 이 시기의 정신과학에 대해 비판적인 역사가들은 당시 새로이 등장한 치료법들 중에는 효과가 없는 정도가 아니라 아주 유해한 것들이 있었음을 밝혀냈다. 그러나 이 치료법들이 일부러 환자에게 해를 끼치기 위해 개발된 것은 아니었다. 그렇다면 왜 당시에는 이 치료법들이 합리적이고 환자에게 적용하는 데 문제가 없으며 효과적이라고 생각했을까? 그 대답은 아마도 정신 질환에 대한 19세기, 20세기 사회의 일반적 신념에서 찾아볼 수 있을 것이며, 약 30퍼센트에 달하는 것으로 추정되는 정신 질환의

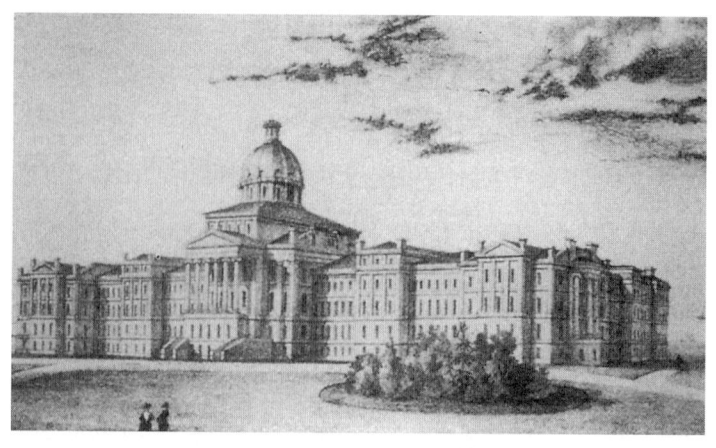

그림 12. 3 주 정신 병원으로 지어진 건물, 토론토, 1854년경. 헨리 허드(Henry Hurd), 『미국과 캐나다에서의 정신병자 치료(*The Institutional Care of the Insane in the United States and Canada*)』(1916) 제1권.

자연 치유율도 당시 의사들의 신념 형성에 기여했을 것이다.

19세기 말이 되자 정신 의학은 전문 분야로서의 신뢰를 잃어 가기 시작했다. 반면에 마취와 소독법, 세균 이론, 그리고 공중 위생의 발달로 외과, 내과, 산과 영역의 의료진이나 환자들은 낙관론에 사로잡혔다. 정신과 의사들은 여전히 이에 상응하는 수준의 발견, 즉 질병을 설명·예측하고 치료·예방할 수 있는 방법을 찾아 헤매고 있는 형편이었다. 캐나다의 도비긴(Dowbiggin)이라는 학자는 정신과 의사들이 유전(遺傳)이나 타락, 자기 학대라는 질병 원인론 ——치료 불능의 원인을 의학이 아닌 환자에게 돌리는 사고방식 ——에 고집스럽게 집착하는 것은 이 같은 막다른 경지의 직업적 좌절 때문이라고 지적한 바 있다.

도덕적 원인과 이에 따른 도덕적 치료 이론이 지배적인 분위기 속에서도 정신병이 '영혼'이 아닌 뇌의 질병이라는 인식이 점차 확산되어 갔다. 정신 활동이 뇌에서 일어나는 것이라면 그에 상응하는 물리적, 생리적 치료도 정당화될 수 있을 것이었다. 예를 들어, 요아네스 프리드리히(Joannes B. Friedreich)는 정신 장애에 대한 신체적 치료법을 강력히 옹호했고, 빌헬름 그리싱거(Wilhelm Griesinger)는 육체적 치료와 정서적 치료를 병행했다. 프랑스의 신경학자 장마르틴 샤르코(Jean-Martin Charcot)는 히스테리의 최면 치료를 연구했는데, 히스테리를 발견하고자 하는 그의 열망에 부응하기 위해 환자들이 히스테리를 재현했다는 에피소드가 몇몇 동시대인들과 역사가들에 의해 밝혀진 바 있다.

장기간에 걸친 환자 추적과 부검 등 정신 질환자들에 대한 정밀한 관찰 자료가 축적됨에 따라 분류 체계에도 변화가 일어났다. 1899년 에밀 크래플린(Emil Kraeplin)은 중증 정신병을 조울증과 조발성 치매(早發性 癡呆, dementia praecox)로 분류하고 후자를 다시 파과병(破瓜病, hebephrenia), 긴장병(緊張病, catatonia), 편집증(偏執病, paranoia)으로 세분했다. 2년 후 폴 유진 블로일러(Paul Eugen Bleuler)는 조발성 치매에 정신 분열증(schizophrenia)이라는 이름을 붙였다. 이 분류법은 이후 많이 수정되었지만, 지금도 사용되고 있다.

20세기의 정신 의학

20세기 초 정신 의학 연구는 정신분석학(psychoanalysis)과 심신 의학(psychosomatics), 정신생물학(psychobiology)이라는 3개의 서로 다른 방향으로 발전하기 시작했으며, 이 같은 흐름은 현재도 계속 되고 있다.

정신분석학

지그문트 프로이트(Sigmund Freud) 이전에도 정신 분석은 존재했 지만, 의학의 한 분야로 인정되기 시작한 것은 프로이트 이후부터 이다. 빈 태생의 유대 인인 프로이트는 처음에는 주로 신체적, 신경 학적 질병에 관심을 기울였지만, 1885년부터 1886년까지 파리에 서 샤르코와 피에르 자네(Pierre Janet)와 몇 달을 함께 지낸 것을 계 기로 신경병리학에서 정신병리학으로 관심 분야를 바꾸었다. 그 러나 프로이트 자신이 이후에 밝힌 것처럼 그를 무의식의 이론으 로 이끈 것은 주로 부유층의 신경증 환자로 구성된 환자들의 '가르 침'이었다.

프로이트의 방대한 저작에 등장하는 개념들, 즉 꿈의 해석, 무의 식, 에고(ego)와 이드(id), 아동기 경험의 중요성, 성적 갈등, 신경성 방어 기제에 대한 수압(水壓) 이론, 억압, 고착(항문, 구강, 생식기), 판 타지, 소망의 성취, 상징(남근 등), 카타르시스, 자유 연상, 분석, 그 리고 고대 신화에 등장하는 인물의 이름을 딴 각종 콤플렉스 등은 문화적 표상이 되었다. 프로이트에 비판적인 사람들은 프로이트의 이론이 그 자신 혹은 19세기에서 20세기로의 전환기 유럽의 중상류층에게만 적용되는 것이며, 남근 숭배 등에서 표출되는 민족 중심적, 남성 중심적 철학 때문에 다른 사람들에게는 적용할 수 없다고 주장한다. 그러나 프로이트에 대한 평가와는 별도로 프로이트가 의학과 정신 의학, 그리고 서구 문화 전반에 심대한 영향을 미친 것은 부정할 수 없는 사실이다. 그의 사상은 엄청나게 빠른 속도로 전파되었는데, 이로부터 당시의 사람들이 얼마나 비육체적인 질병 원인론을 갈구하고 있었는지를 짐작할 수 있다.

프로이트는 1890년대에 첫 책을 발표했다. 그의 이론은 처음엔 반대에 부딪혔으나 프로이트와 그의 동료 카를 융(Carl Jung), 알프레드 아들러(Alfred Adler) 등은 곧바로 폭넓은 지지를 얻을 수 있었다. 1900년에는 큰 영향을 미친 저작『꿈의 해석(The Interpretation of Dreams)』이 출판되었고, 1908년에는 최초의 국제적 정신 분석 학회가 잘츠부르크에서 개최되었으며, 1911년에는 미국 정신 분석 학회가 창립되었다. 질병의 정신 분석 이론은 양차 세계 대전 기간 중 전쟁 스트레스에 노출된 군인들의 질병에 대한 연구를 통해 괄목할 만한 발전을 이루었다. 한편 다른 의학 분야들과는 달리 정신 분석학은 여성 지도자를 쉽게 받아들였는데, 여기에는 융의 영향이 큰 것으로 보인다. 지도적으로 활동한 여성 정신분석학자로는 카렌 호르니(Karen Horney), 안나 프로이트(Anna Freud, 프로이트의 딸), 멜라니 클라인(Melanie Klein), 그레이스 베이커(Grace Baker) 등이 있다. 캐나다의 정신 분석 학자들은 미국 학회를 통해 활동한 탓에 캐나다 정신 분석 학회는 1952년에야 설립되었다.

미국 정신 분석 협회의 설립자 8명 중 2명은 토론토 출신으로, 웨일스 태생의 어니스트 존스(Ernest Jones)와 캐나다 태생의 존 맥커디(John T. McCurdy)가 그들이다. 1903년 프로이트를 접한 존스는 1908년 캐나다에 정신 분석을 처음 소개했으며, 그때부터 토론토 의대 학장이자 최초의 정신과 교수이기도 한 찰스 커크 클라크(Charles Kirk Clarke) 밑에서 일했다. 존스는 여러 차례 성적(性的) 비리로 고소당했으나 유죄판결을 받은 적은 없다. 아마도 존스의 수난은 정신 분석을 아직 신뢰하지 않는 사회에 열성적으로 정신 분석을 보급한 데에 따른 일종의 대가였던 듯하다. 존스는 프로이트의 전기도 남겼는데, 대가와의 개인적 친분으로 큰 권위를 누렸으며 때문에 극히 최근에 이르기까지 그의 견해에 의문을 제기하는 사람이 없었다.

정신분석학에도 이론적인 분파가 생기기 시작했다. 그러나 비록 모든 정신 요법 —— 약물 등의 신체적 요법을 사용하지 않는 대화 치료 —— 이 프로이트를 따른 것은 아니지만, 프로이트의 이념은 여전히 중요한 원형(原型)이 되었다. 한편 정신 요법은 창시자의 편파적 한계 때문에 중류층이나 상류층의 교육받은 신경증 환자에게는 유효하고 하류층의 교육받지 못한 정신병 환자에게는 효과가 없다고 여겨지고 있다. 정신 분석 학자들 사이의 분파는 프로이트에 대한 역사적 연구에도 반영되어 프로이트의 생애, 그의 환자, 그리고 그의 이론의 형성 과정을 둘러싼 논쟁이 지금도 계속되고 있다. 한때 그의 논문에 대한 접근 제한이 스캔들이 되기도 했다(Malcolm, 1985; Gelfand and Kerr, 1992 참조).

> 정신 분석이 인간 내부의 갈등을 해결하는 유일한 방법이 아니라는 것은 다행스러운 일이다. 삶 그 자체는 여전히 지금도 매우 유능한 치료사이다.
>
> —— 캐런 호니(Karen Horney), 『우리 내부의 갈등(*Our Inner Conflicts*)』
> (New York: Norton, 1945), 240쪽

심신 의학

정신 의학 연구의 두 번째 전개 방향은 심신 의학인데, 19세기 말에 시작된 이 흐름은 1930년대 전문 학술 잡지의 창간과 더불어 활성화되었다. 심신 의학은 정신과 육체의 해묵은 인위적 이분법을 타파할 것을 목적으로 강력한 정서적 경험이 신체에 미치는 효과에 관한 연구에 몰두했다. 정신적 변화에만 쏠려 있던 정신 의학의 관심이 오랜 정신적 자극으로 유발되는 신체적 손상으로 옮겨 간 것이다. 예를 들어, 빈 태생의 캐나다 인 의사 한스 셀리에(Hans Selye)는 장기적으로 누적된 스트레스가 일으키는 신체적 결과를 연구했다. 융의 이론에 따라 정상인의 성격 분류 체계가 만들어졌으며, 이 체계에 따라 사람들을 분류하는 측정 도구도 개발되었다. 성격 유형(personality types)에 따라 더 잘 걸리는 병이 있다고 생각했다. 즉 'A 타입'의 사람이 정신적 스트레스를 받으면 궤양이나

관상 동맥 질환에 걸릴 위험이 높다는 것이었다. 최근 이쪽 분야의 연구자들은 만성 피로 증후군이나 계절성 정서 장애와 같은 질병을 설명하기 위해 일광, 스트레스, 탈진, 우울 등이 면역 체계에 미치는 영향을 규명하기 위해 노력하고 있다.

정신생물학

20세기 초 정신 의학이 택한 세 번째 전개 방향은 신체적 성격의 근본 치료를 정신 의학에 도입하는 것이었다. 스피로헤타(spiro-chete)의 발견으로 신경 매독의 해부 임상적 원인이 완전히 규명되었고, 1917년에는 바이러스성 뇌염의 여러 원인 중 하나가 밝혀졌다. 과거 '정신'의 장애로 여겨지던 이 질병들의 원인균과 조직 변화가 밝혀짐에 따라 다른 정신병에도 신체적 원인이 있을 것이라는 기대가 높아졌다. 원인이 밝혀지지 않은 상태에서 각종 치료법들이 등장하기도 했다. 이런 현상은 정신병 환자들을 치료하지는 못하고 단지 보살피기만 하던 19세기 말 정신과 의사들의 좌절 때문이라고 역사가들은 해석한다. 지금의 눈으로 본다면 혐오감을 불러일으키는 각종 치료법들의 개발 과정은 생생한 임상 현장의 일화와 상상력 넘치는 추론으로 가득한, 흥미롭지만 동시에 섬뜩해지는 한 편의 파노라마다.

난소 절제술은 부인과 초창기에 등장한 수술 중의 하나로서 마취술이 개발되기도 전인 19세기 초에 시작되었다(제11장 참조). 19세기 말이 되자 조기 폐경을 유발하기 위해 정상 난소를 절제하는 수술이 정신 질환을 앓는 북아메리카 여성의 표준 치료법이 되었다. 몇몇 의사를 포함한 반대자들은 이 시술의 위험성을 경고하고 환자에게 이득이 전혀 없다는 점을 지적했다. 그러나 찬성자들은 월경과 분만, 호르몬의 변화로 인해 여성들이 겪는 어려움을 내세우면서 이 시술의 정당성을 주장했다. 이 같은 여성성의 거세에 대한 문화적 정당화 논리는 고대의 질병 개념, 그리고 여성의 성적 특질을 밖으로 표출하는 데 대한 빅토리아 시대의 혐오감에 뿌리를 두고 있는 듯하다.

신체적 질병을 고의로 유발하여 정신병을 치료하기도 했다. 발열 상태의 환자에게서 매독 증상이 완화되는 것에 주목한 오스트리아의 정신과 의사 율리우스 바그너야우레크(Julius Wagner-Jauregg)는 제3기 매독 환자에게 말라리아 열 치료법을 시술했다. 그의 업적은 유기적 질병에 대한 유기적 치료로서 정신 의학의 미래를 밝혀주는 귀감으로 받아들여졌다. 바그너야우레크는 1927년 노벨상을 받았으며, 많은 이들로부터 존경을 받은 거의 유일한 정신과 의사이다.

인슐린 쇼크 요법도 우연히 발견되었다. 폴란드 태생의 만프레드 사켈(Manfred Sakel)은 1927년부터 1933년까지 베를린의 한 병원에 근무했는데, 이곳에서 마약 중독 환자를 치료하던 중 마약의 금단이 과다 흥분을 일으킨다는 것을 관찰했다. 그는 과다 흥분이 부신(副腎)과 갑상선의 과민 활동에서 비롯된다고 추측했는데, 당시 이 두 기관에서 분비되는 호르몬이 막 발견되었다. 그는 당뇨병 환자이자 마약 중독자였던 유명한 독일 여배우를 치료하면서 영감을 얻었다고 한다. 치료 중 실수로 환자가 인슐린 혼수상태에 빠지자 더 이상 모르핀에 의존하지 않게 되었다. 처음에 사켈은 인슐린을 마약 중독 치료에만 사용했으나, 정신병을 앓고 있는 중독자를 치료하는 과정에서 정신 장애에도 효과가 있다는 것을 알게 되었다. 사켈은 1933년부터 1935년까지 수년에 걸쳐 여러 편의 논문을 통해 자신이 정신 분열증에 대한 최초의 효과적인 치료법을 발견했다고 주장했다. 이후 인슐린 쇼크에 따른 정신 분열증 증상의 완화를 설명하기 위한 정신 의학적, 생리학적 이론들이 등장했으나 과학적으로 입증된 것은 없다. 이 방법은 한동안 널리 쓰였지만, 시술의 위험과 비용, 그리고 쇼크를 유발하는 더 안전한 방법이 등장함에 따라 1940년대에 폐기되었다.

헝가리 정신과 의사 라디슬라스 요세프 폰 메두나(Ladislas Joseph von Meduna)는 간질과 정신병을 연구한 끝에 간질 환자는 정신병에 걸리지 않는다는 결론을 내렸다(곧 그렇지 않다고 밝혀졌지만). 그는 또 경련을 유발하는 약물이 정신 분열증을 치료할 수 있다고 생각했다. 메두나는 1933년 장뇌(樟腦)를 사용하여 인위적으로 경련을 유발하는 데 성공했으며 나중에는 독성이 더 약한 유도체 메트라졸을 사용했다. 그는 자신이 이 방법을 최초로 사용했다고 믿었으나 사실은 그 이전에도 사례들이 있었다. 장뇌나 메트라졸 투여에 대한 환자의 반응은 예측하기도 통제하기도 어려웠다. 경련은 투약 후 불규칙한 간격으로 일어났고, 발작이 일어나면 뼈가 부러지거나 혀를 깨물거나 이빨이 빠지기도 했다.

전기 충격 요법(ECT, Electroconvulsive shock therapy)도 역시 간질을 연구하던 이탈리아 의사 루치오 비니(Lucio Bini)와 우고 체를레티(Ugo Cerletti)에 의해 개발되었다. 이들은 도살장의 돼지를 대상으로 한 실험을 통해 안전한 전기 충격량을 결정한 후 1938년 4월 최초로 정신 분열증 환자에게 전기 충격 요법을 실시했다. 1941년에는 과도한 발작을 억제하기 위해 쿠라레(curare)를 함께 사용하기 시작했으며, 환자 상태를 더 쉽게 모니터할 수 있는 전기 충격 요법이 화학적 쇼크 요법보다 더 안전하고 효과적인 것으로 받아들여지게 되었다. 전기 충격 요법은 지금도 일부 정신병과 약물에 잘 반응하지 않는 내인성 우울증에 사용되고 있다. 요즘은 뇌에 70~130볼트의 전류를 0.1~0.5초 동안 흘려보내는 것이 일반적이지만 과거에는 이보다 훨씬 많은 전류를 흘려보냈다. 예를 들어, 1948년 L. E. M. 페이지(L. E. M. Page)와 R. J. 러셀(R. J. Russell)은 150볼트의 전류를 1분간 흘려보낸 후 경련이 계속되는 도중에 100볼트를 5회 흘려보내는 집중 충격 요법을 개발했는데, 이 요법을 하루

1~2회 반복했다고 한다.

　최초의 전두엽 절제술은 1935년 앙토니우 데 에가스 모니즈(António de Egas Moniz)와 페드루 마누에 알메이다 리마(Pedro Manuel Almeida Lima)가 시행했다. 포르투갈 출신의 신경외과 의사인 모니즈는 1927년 대뇌 혈관 조영술을 개발한 사람으로 20여 년간 개혁주의 정치가로도 활동했다. 모니즈와 리마는 정신병 환자의 머릿속에서는 병적 생각이 반복적으로 순환하므로 이 순환을 차단하면 치료에 도움이 될 것이라고 믿었다. 그들은 침팬지의 전두엽을 절제하면 양순해지고 감정의 기복이 줄어든다는 미국의 한 실험 결과에서 아이디어를 얻어 충격 요법에 반응하지 않는 강박증 환자에게 이 수술을 하면 적절한 수준의 무관심 상태를 얻어 증상을 '완화'할 수 있을 것이라고 추론했다. 이 두 사람은 1936년 처음 전두엽 절제술에 대한 논문을 발표했는데, 이 논문에서 그들은 20명의 환자 중 7명은 완치되었고 7명은 호전되었으며 6명은 변화를 보이지 않았다고 주장했다.

　전두엽 절제술(lobotomy, 전두엽 조직의 제거)과 이보다 덜 침습적으로 개발된 전두엽 절단술(leucotomy, 뇌 조직 경로의 절단)은 1930년대와 1940년대에 걸쳐 폭넓게 시술되었다. 그러나 여론의 비판이 일어나고 나서야 의료 기관들은 이 수술을 받은 환자들 중 일부가 사람이 완전히 바뀌어 개성이 없는 무뚝뚝한 사람 —— 얼간이 —— 으로 변했다는 사실을 깨달았다. 이 불가역적인 시술의 결과는 치료가 아니라 외과적 구속복이었다. 1970년대에는 누구나 알 수 있는 사실을 20년 전에는 아무도 몰랐던 것이다. 야우레크와 마찬가지로 1949년 모니즈도 노벨상을 탔는데, 이 당혹스러운 역사적 사실이 의사들이 쓴 정신 의학의 역사책에서는 잘 다루지지 않고 있다는 것은 시사하는 바가 크다.

사실은 프로이트도 정신적 과정이 결국 생물·신체적으로 설명 가능하다고 믿었다. 실제로 정신 질환에 대한 몇 개의 신체적 모델, 특히 유전학과 정신약리학 영역의 모델은 성공을 거두었다. 알츠하이머 치매는 20세기 후반에 들어 정신 의학 영역을 벗어나 신경학, 유전학, 약학의 영역으로 편입되었다. 한편 정신 분열증 쌍둥이에 대한 연구는 과거의 정신병 유전론을 현대 유전학의 눈으로 재조명하는 계기를 제공했다. 동시에 여러 종류의 정신병에 효과를 보이는 약제들도 발견되었다. 19세기에 진정제로 등장한 브롬화물(bromides)은 1928년의 통계를 보면 전체 처방의 20퍼센트를 차지할 정도로 인기를 누렸다(Alexander and Selesnick, 1966, 287쪽). 그러나 진정제는 주요 정신병 환자에게는 거의 쓸모가 없었다. 20세기 중엽이 되어서도 정신 병원은 여전히 자활 능력이 없고 스스로를 돌보지 못하는 환자들로 만원이었다. 이 같은 상황은 강력한 정신 작용제(psychoactive drugs)가 출현함으로써 극적으로 반전되었다.

최초의 대 평온제(major tranquilizer)는 아시아 지역에서 오래전부터 진정제로 알려져 오던 뱀뿌리 나무, 즉 라우월피아 세르펜티나(Rauwolfia serpentina)에서 얻은 것인데, 이 약물은 부작용이 많지만 고혈압 치료에도 사용되었다. 페노티아진(phenothiazine)은 항히스타민제 개발 과정에서 부산물로 얻어진 것인데, 1952년 프랑스 정신과 의사인 피에르 데니케르(Pierre G. Deniker)와 장 델레이

(Jean Delay)에 의해 클로르프로마진이라는 유도체 형태로 처음 소개되었다. 페노티아진은 간염, 광과민성(photosensitivity), 지발성 안면 마비(tardive dyskinesia), 발작 역치의 하락 등 많은 부작용이 있었지만, 안절부절못하는 환자를 진정시키고 환각의 빈도를 감소시키며 사고의 혼란을 부분적으로 개선시키는 효과를 보이면서도 이전의 약제들에 비해 졸음을 덜 일으키는 장점이 있었다. 이 약제를 북아메리카 지역에 처음 도입한 사람은 캐나다 의사 하인츠 레만(Heinz Lehmann)으로 그는 이 약을 몬트리올의 베르덩 개신교 병원에서 처음 사용했다.

정신 작용제의 발견은 정신 질환에 대한 이론 정립에도 기여했다. 1956~1957년 우울증 치료제로 2개의 흥분제가 소개되었는데, 모노아민 옥시다아제(MAO) 억제제와 삼환계 항우울제(tricyclic antidepressants)가 그것이다. 클로르디아제폭사이드(chlordiazepoxide, Librium)와 디아제팜(diazepam, 상품명 Valium)으로 대표되는 벤조디아제핀(benzodiazepines) 형태의 소 평온제(minor tranquilizer)는 처음에는 우울증 치료에 사용되었다. 이제는 불안 장애에 주로 처방되지만 1960년대의 환자들 특히 여성 환자에게 과잉 처방되었을 가능성이 있다.

조울병 치료제 리튬(lithium)의 발견은 매우 인상적이다. 1949년 오스트레일리아의 존 케이드(John F. J. Cade)는 조증에 효과가 있는 독소를 발견하기 위한 연구 중이었다. 그는 이를 위해 기니피그를 죽이는 데 필요한 사람 소변의 최소량을 구하는 기이한 실험을 했다. 정신병 환자의 소변은 정상인의 소변보다 더 치명적이었으나 리튬을 혼합하자 치명도가 감소했다. 그는 리튬(소변 없이)을 기니피그와 그 자신에게 투여해 보는 실험을 한 후 조증 환자에게 투여하여 놀라운 효과를 보았다. 리튬의 약효는 너무 극적이고 특이해서 치료 효과 자체가 양극성 장애에 기질적 원인이 있다는 증거로 받아들여지게 되었다.

페노티아진과 리튬의 등장으로 정신병 환자의 사회 복귀 운동, 역사가들의 표현에 따르자면 '비수용화(非收容化, decarceration)' 운동이 일어나 1960년대 후반에서 1970년대 초반에는 정신 병동이 텅 비는 상황이 연출되었다. 곧이어 일반 주택지에 집단 주택이 세워지고 외래 환자 시설이 만들어지자 사람들은 대경실색했다. 한편 LSD(에르고타민과 메스칼린 유도체) 같은 환각제는 정신병과 유사한 상태를 유발하는 것으로 알려져 정신병 연구에 사용되었다. 그러나 이 같은 약물학적 성공의 뒤에는 실패한 약물들의 쓰디쓴 역사가 감추어져 있다. 암페타민과 비타민 B_3가 그 예이다.

오늘날 정신병 치료는 거의 약물 요법에 의존하며 심리 요법 등은 보조적인 수단으로만 쓰인다. 때문에 정신과 의사 중에는 자신들이 생물학적 방법에만 의존하고 정신학적 방법은 심리학자에게 양도해 버렸다고 개탄하는 사람도 있다. 재정적인 이유와 약물학적 이유 때문에 오늘날 대부분의 정신병 환자는 병원 밖에서 관리되고 있다. 그러나 1990년대 노숙자 증가가 치료받지 못하고 방치된 정신병 환자들의 생계 곤란 때문이라는 견해도 있다.

안티 정신 의학 운동

　정신 질환의 진단은 지금도 여전히 증상과 행동의 관찰에 의존하는 '18세기 방식'으로 이루어진다. 이 같은 진단 방식이 주관적임을 인정한 미국 정신 의학 협회의 후원으로 1952년 『진단 및 통계 매뉴얼 제1판(Diagnostic and Statistical Manual, DSM-I)』(1952)이 만들어졌다. 마치 질병 분류 계통도의 각 항목에 주석을 달아 놓은 듯한 체제의 DSM은 서로 유사한 증례의 통계를 제공함으로써 진단과 명명법의 표준을 확립하려고 노력하고 있다. 1952년 초판 이후 새로운 질병의 등재, 하위 분류, 기존 질병의 삭제 등을 위해 총 4차례의 개정판(1968, 1980, 1987, 1994년)이 나왔는데, 날이 갈수록 개정판이 나오는 간격이 짧아지는 추세이다. DSM에 어떤 질병 범주를 새로 편입할까 삭제할까는 최고의 전문가들로 이루어진 위원회에서 결정된다.

　한쪽에서 이렇게 진단을 표준화하고 의사 간의 편차를 없애기 위한 노력이 이루어지는 동안 다른 한쪽에서는 안티 정신 의학 운동이 전개되었다. 이 운동은 약물과 같은 신체적 요법이 날이 갈수록 남용되고 정신 분석을 제대로 해 주는 정신과 의사를 찾아보기 어려워진 데서 촉발되었다. 정신 약물학적 성과들이 쏟아져 나오던 시기에 안티 정신 의학 운동이 시작되었다는 것은 일견 아이러니컬해 보일 수 있지만 안티 정신 의학 운동 진영은 정신 약물의 장점을 인정하지 않았다. 안티 정신 의학은 여권주의와 마르크스주의를 포함한 사회 비판 철학의 영향을 받아 권력의 남용을 폭로하

캐나다에서의 정신 분열증 대논쟁

1950년대 중반 서스캐처원의 호퍼(Abram Hoffer)와 오스먼드(Humphry Osmond) 팀은 급성 정신 분열증에 대한 비타민 대량 투여의 효과에 대한 연구를 시작했다. 그들이 이 실험을 시작한 것은 새로 등장한 정신 작용제의 부작용에 대한 우려 때문이었으며, 비타민이 정신 분열증의 생화학적 원인과 관련이 있다고 믿었기 때문이었다. 실험에 성공했다는 그들의 발표는 대중의 환영을 받았으나 곧 논쟁에 휩싸였고, 결국 캐나다와 미국의 정신 의학 기구들은 그들의 연구 결과를 인정하지 않았다. 그들은 1976년 노벨 수상자 폴링(Linus Pauling)의 지원을 받아 반대 진영의 객관성을 통렬하게 비판했으며 동시에 정신병 연구의 재원 조달 방법에 문제가 많고 무작위 통제 실험에서의 이중 맹검법의 가치는 단지 추정적인 것에 불과하다고 주장했다.

고 이를 예방하기 위해 분투했다. 이들은 전에 병을 앓은 적이 있는 사람을 '생존자'라고 부르고 각종 정신과 진단을 의심의 눈으로 바라보았으며, 정신 치료를 포함한 모든 치료를 환자에 대한 통제 방법이라고 규정했다. 정신병이 아닌 정신 의학 자체가 적(敵)으로 떠오른 것이다. 정신 의학이라는 권력과 환자의 자기 결정권 사이의 투쟁은 켄 키지(Ken Kesey)의 소설을 바탕으로 각색한 할리우드 영화 「뻐꾸기 둥지 위로 날아간 새(One Flew Over the Cuckoo's Nest)」(1975)를 통해 생생하게 표현되었다.

안티 정신 의학 진영은 토머스 사스(Thomas Szasz)와 같은 저명한 의학계 내부인의 지지도 확보했는데, 그는 정신 질환이 현대 의학의 모델에도 맞지 않으며 따라서 근거 없는 사회 통념에 불과하다고 주장했다. 그의 주장은 우리의 세계관이 얼마나 기관(器官) 중심적인 진단에 길들여졌는지를 보여 주는 좋은 예이지만 아주 근본적인 약점을 안고 있다. 만일 신체적 원인이 밝혀진다면, 사스가 말하는 이 '질병 아닌 것'에 어떤 변화가 일어날 것인가? 진짜 질병으로 편입됨으로써 결국 신경학적, 대사적, 화학적 문제가 되어 버린 수많은 정신 질환과 같은 운명을 따르게 될 것인가? 예컨대 뇌전도(EEG)의 등장과 함께 간질은 히스테리성 경련과 구별되었다. 또한 리튬의 치료 효과는 양극성 장애의 화학적 원인을 강력히 시사하고 있다. 히스타민-2-길항제와 헬리코박터균(Helicobacter pylori), 베타 차단제의 등장은 궤양과 고혈압에 걸리기 쉬운 성격이라는 것이 존재하는지에 관한 해묵은 논쟁을 종식시켰다. 그렇다면 어떤 정신병에 대해 새로운 테크놀로지를 활용한 진단 기술이나 효과적인 약제가 등장하면 그 질병에 관한 기존의 정신적인 소견이나 그 질병과 정신의 관련성은 일거에 사라지는가? 기존의 정신적인 소견은 잘못된 것이며 정신과의 관련성은 존재하지 않는다고 해석해도 좋은가? '기관 이전의(pre-organic)' 고통은 무시되어 마땅한가? 바꿔 말하자면, 이 환원주의 일색의 의학 세계에서 정신 의학적 지혜는 더 이상 쓸모가 없는가?

온타리오의 한 안티 정신 의학 잡지인《비상(飛翔)하는 불사조 (Phoenix Rising)》는 "정신 의학에 의한 죽음", "적(敵, 정신과 의사들)을 클로즈업하다", "정신 의학이 죽이고 있다", "강제적인 정신과 치료를 폐지하라"와 같은 매우 드라마틱한 제목의 전권 특집호들을 냈다. 이 잡지의 자극을 받아 비슷한 책들이 쏟아져 나왔는데, 데이비드 레빌(David Reville)이 킹스턴 정신 병원에 입원해 있던 6개월간의 경험을 그린 『나를 엿보지 마라(Don't Spy hole Me)』도 그중의 하나이다. 《비상하는 불사조》는 온타리오 예술 위원회의 자금 지원을 받아 만들어졌는데, 정부의 지원을 받는 의료 사업을 정부의 지원으로 비판하는 것이 문제가 되어 1988년 말 지원이 중단되었다. 지원금이 끊기자 《비상하는 불사조》는 나선 하강을 거듭하여 다시는 날아오를 수 없게 되었다.

불사조의 운명에도 불구하고 안티 정신 의학 운동은 의학사 영역에 폭넓은 영향을 미쳐서 역사가들이 이제는 정신 의학 내부의 논쟁을 이어받은 형국이 되었다. 생물 정신 의학의 편에 선 역사가 쇼터는 변종 프로이트주의에 물든 '광신적 역사가(zealot historian)'들이 왜곡된 렌즈를 통해 과거의 부끄러운 일화들을 파헤치고 있다고 비판했다. 반면 앤드루 스컬(Andrew Scull) 같은 이들은 쇼터가 말하는 광신도들은 과거의 언어를 실제 그것이 쓰였던 맥락에서 구사하고 있을 뿐이라고 반박한다. 정신병에 대한 승리를 장담하기에는 아직 시기가 이르며, 쇼터의 말을 빌리자면 "클로르프로마진은 페니실린이 아니기 때문"이다. 과거의 일화들 중에는 기억으로 되살리기에 불쾌한 것들이 있겠지만 그것을 잊지 말아야 한다는 점만큼은 분명하다.

1950년대 중반 몬트리올의 앨런 메모리얼 연구소(Allan Memorial

Institute)의 도널드 유언 캐머런(Donald Ewen Cameron)은 '정신 조종 (psychic driving)'에 관한 실험을 했다. 스코틀랜드 태생으로 미국 존스 홉킨스 대학교와 스위스에서 교육을 받은 그는 매니토바에서 정신 보건 진료소 네트워크를 구축하는 일을 했다. 캐머런은 1943년 예일 대학교에서 수련을 받은 신경외과 의사 와일더 펜필드에게 발탁되어 맥길 대학교에서 일하게 된다. 2년 후 그는 나치 지도자 루돌프 헤스(Rudolf Hess)의 전범 재판을 위해 초청된 3명의 북아메리카 정신과 의사 중 한 사람으로 뉘른베르크를 방문한다. 그곳에서 그는 과학이라는 이름으로 나치 의사들이 저지른 잔혹 행위를 목도했다. 뉘른베르크 재판을 직접 목격한 의학사가 베르너 라이브랜트(Werner Leibrandt)에 따르면, 나치 의사들(독일 의사 전체의 45퍼센트)은 환자를 단순한 과학적 연구의 대상으로 간주하는 '생물학적 사고'에 사로잡혀 있었다고 한다. 그러나 뉘른베르크에서의 경험에도 불구하고 캐머런은 비슷한 범죄를 저질렀다.

제2차 세계 대전 종전 직후의 사회 분위기 속에서 캐머런과 그의 동료들은 공산주의 진영이 갖고 있는 정신 조종 능력을 두려워했다. 이 문제의 국제적 중요성과 당시의 긴박한 분위기는 그로 하여금 정신 조종을 통해 정신 조종을 예방하는 방법에 관한 연구에 착수하게 만들었다. 결론부터 말하자면, 그는 정신 질환자를 대상으로 불필요할뿐더러 아주 유해한 치료를 시행했다. 연구비는 캐나다 정부와 미국 중앙 정보국(CIA)에서 비밀리에 지원되었다.

캐머런의 야망은 맥길 대학교에 있는 자신의 연구소를 심신 정신 의학 혹은 생물 정신 의학 역사상 최초의 성공적인 구심으로 만드는 것이었다. 1950년대 중반 그는 동료 하산 아지마(Hassan Azima)와 함께 러시아의 수면 치료 기술을 원용한 '정신 조종' 기술을 개발했다. 그들은 환자에게 새로 개발된 안정제를 대량으로 투여하거나 환각제와 병행 투여하는 방법을 썼다. 환자들은 몇 시간, 며칠, 혹은 몇 주 동안 잠에서 깨어나지 못했고 그동안 녹음기에서 나오는 개인적 메시지를 반복적으로 들어야 했는데, 이 메시지들 중에는 환자의 개인적 결함과 관련된 것들이 있었다. 그들은 이렇게 퇴행(regression)을 유도하면 정신 치료에 대한 저항력이 분쇄될 것이라는 논리로 고문을 정당화했다.

1956년 캐머런은 자신의 방법이 성공을 거두었다고 발표했다. 그러나 30여 년이 지난 후 환자들 중 상당수가 세뇌의 후유증으로 돌이킬 수 없는 손상을 입었다는 진실이 밝혀졌다. 그들은 개성, 생계, 가족을 모두 잃었다. 펜필드와 관계가 소원해지자 캐머런은 1964년 몬트리올을 떠나 뉴욕 주 올버니의 한 실험실로 자리를 옮겼다. 그는 3년 후 사망할 때까지 명성을 유지했고 생전에 정신 의학계 최고의 명성을 얻었으며, 퀘벡 정신 의학 협회와 캐나다 정신 의학 협회, 미국 정신 의학 협회, 세계 정신 의학 협회, 미국 정신병리학회 그리고 생물 정신학회의 회장을 두루 역임했다. 1992년 캐나다 정부는 캐머런의 정신 조종 실험 희생자들에게 보상했다.

정신 분석의 모호한 위상

　정신 의학적 진단이란 무엇이며, 어떤 치료를 어디까지 수용할 것인가는 중요한 문제이다. 캐나다 건강 보험은 정신 분석 치료에 대해 보험료를 일부만 지급하기 때문에 환자들은 정신 분석 치료를 받으려면 고액의 치료비를 부담해야 한다. 게다가 온타리오 주는 외래 정신 요법의 비용을 지불하지 않을 것을 검토하고 있다.

　왜 정신 요법은 보험 지급에서 제외되어야 하는가? 비용이 너무 많이 들기 때문일까, 아니면 효과가 없기 때문일까? 모든 사람이 모든 문제에 대해 평등할 것을 요구하는 현 사회에서 정신 요법을 용인하는 것은 불평등을 용인하는 것이기 때문일까? 아니면 정신 요법이 생물학적 원인의 중요성을 경시하는 경향이 있기 때문일까? 정신 요법을 인정하지 않는 변화의 결과는 무엇일까? 부유한 계층만 정신 요법을 이용하게 되고 빈민과 중산층은 더욱더 약물에만 의존해야 하는 상황이 오는 것은 아닐까? 혹은 정신 질환이 신체적 질병이라는 입장을 공적(公的)으로 선언하는 결과는 아닐까?

　정신병의 진단은 진단 가능한 신체 기관의 이상을 모두 배제한 후 증상의 관찰에 기초해서 내려진다. 행동, 생각, 기분이 적절한지 적절하지 못한지, 건강한지 병적인지를 분별해야 하는 것이다. 소위 부적절한 행동을 질병으로 간주하므로 정신 의학은 문화, 인종, 종교, 정치, 계급의 편견에서 자유로울 수 없다. 바꿔 말하자면, 정상에 대한 정신 의학적 정의는 의학의 다른 어떤 분야보다도 집단중심(ethnocentric) 경향이 있다.

역사가들은 과거의 정신 의학이 편견으로 물들어 있었음을 보여 주었다. 예를 들어, 구소련에서는 정치적 반대자를 감금하는 데 정신 병원이 악용되었다. 북아메리카에서는 사회 규범을 잘 따르지 못한다는 이유로 수백 명의 여성이 거세되었다. 빈민과 범죄자들은 아무 병이 없이도 때로는 병원 관리자들의 반대를 무릅쓰고까지 정신 병원에 감금되었다. 사안(邪眼)이나 부두교 같은 한 사회의 문화적 신념도 이질적인 지배 사회의 눈으로 볼 때에는 정신 의학적 분석의 대상이 된다. 정신 이상 진단은 통제의 수단으로 남용되어 왔으며, 정신 장애자들은 인권을 박탈당하고 부당한 실험에 의해 불구가 되었다. 이 같은 역사를 감안할 때 오늘날의 정신 의학 체제에 편견이 없다고 본다면 너무 순진한 견해다.

사회적 비판이 날로 증가하는 가운데, 과거에는 질병으로 여겨졌던 상태들 중 일부가 정상의 변이로 편입되었는데 동성애도 그 중의 하나이다. 고대 그리스 사회는 동성애를 인정했다. 그러나 유대 기독교 문화에서 동성애는 죄악으로 받아들여졌으며, 더 확대하면 범죄가 되었다. 19세기 말 동성애는 도덕적 금기(법률적 금기는 아니었지만)의 영역을 벗어났고, 리처드 폰 크라프트에빙(Richard von Krafft-Ebing)과 헨리 해블록 엘리스(Henry Havelock Ellis)에 의해 질병으로 재구성되었다. 필자가 의과 대학을 다니던 1970년대만 해도 동성애는 질병이라는 것이 사회 통념이었지만 의사들은 이를 달갑게 여기지 않았다. 동성애가 질병이라면 당연히 치료가 필요한 것이고 만일 치료 방법이 없다면 연구에 착수하는 것이 옳았다. 그러나 동성애는 생명을 위협하는 것도 아니고 '치료'하는 것이 거의 불가능할뿐더러 치료를 원하는 '환자'들도 거의 없었다. 오히려 동성애자들은 사회의 불관용이 치료되기를 소망했다.

생명에 영향을 미치지 않는 '불치의 상태'를 처리하는 방법 중의 하나는 그것이 병이 아니라고 결정하는 것이다. 동성애는 1973년 대부분 남성이자 백인이며 이성애자들로 구성된 정신과 의사들의 표결을 거쳐 DSM에서 빠졌는데, 만장일치는 아니었다. 이로부터 25년이 지난 지금 동성애는 정상의 변이로 인식되고 있다. 문화적 조류와 사회 정치적 분위기가 이 같은 변화를 가능하게 한 것이다.

어떤 상태가 질병인가 아닌가를 고학력 중상층 전문가들의 표결로 결정하는 것이 과연 정당한가? 신체 질환의 진단도 이렇게 결정되는가? 그렇지는 않더라도 신체 질환의 경우 당초 질병의 정의에 어떤 보편적 동의가 내포되어 있는 것은 아닐까? 맹장염, 당뇨, 백혈병, 간질, 암, 관절염에 대해 표결을 한 적이 있는가? 정신 의학 고유의 특성과 문화적 주관성을 인식한다면 이런 식의 표결은 거부해야 하는 것 아닌가? 내 생각은 그렇지 않다.

정신 의학은 최신의 약물학적, 신경학적 연구 성과와 섬세한 인도주의적 이상의 환상적인 복합체이다. 정신 의학이 추구하는 목표는 불행한 사람들이 만성적인 무능의 상태에서 벗어나 자기 충족과 삶의 만족을 얻도록 돕는 것이다. 긍정적인 결과가 얻어진다면 환자들은 안녕을 회복할 수 있으며 지역 사회에 기여할 기회를 다시 얻을 수 있다. 아마도 우리는 아직 실체가 명료하지 않은 '질병'을 완전하게 근치하겠다는 오랜 야망을 버리고 대신에 사람들이 그들 자신과 세계에 순응하도록 돕겠다는 보다 현실적인, 그러나 여전히 가치 있는 목표를 추구하게 되었는지도 모른다. 과거의 승리와 일탈을 들추어냄으로써 정신 의학 특유의 약점을 시인한다고 해서 정신 의학이 제 할 일을 못하는 것은 아니다. 정신 분석에서와 마찬가지로 역사에서도 "자기 자신에게 전적으로 솔직해지는 것이 좋다."(프로이트, 1897년 10월 15일, 『오리진』, 1954, 223쪽).

제13장
아동이 없으면 국가도 없다 | 소아과학의 역사

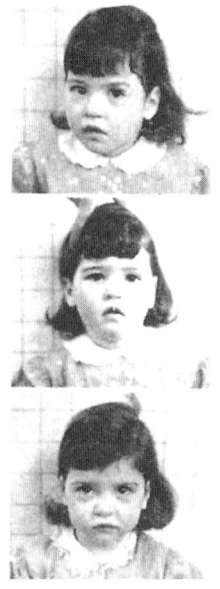

소아과는 작은 남성과 작은 여성, 작은 신체만큼 적은 분량의 약과 그만큼 적은 종류의 질병을 다루는 의학이 아니다.……
소아과는 자기만의 독자적인 영역과 지평이 있으며, 일반 의학에서 받기만 하는 것이 아니라
그에 못지않게 많은 것을 주기도 한다.

—에이브러햄 제이코비(Abraham Jacobi), 1889(P. English, 1989, 254쪽)

유아나 아동에게 특히 흔한 질병이나 건강상의 문제들이 있다는 것은 고대인들도 잘 알고 있었다. 그러나 아동을 대상으로 한 의료——부모의 보살핌이 아니라——가 등장한 것은 아동에 대한 사회적 태도가 현저하게 변화된 17, 18세기부터이며, 소아과(pediatrics, '아동'과 '치료자'를 뜻하는 그리스 어에서 유래)라는 전문 분야가 형성된 것은 19세기다. 이처럼 소아과의 역사는 아동이라는 개념의 역사와 떼어서 생각할 수 없다. 이번 장에서는 이 2가지 주제를 함께 다루도록 한다.

소아과는 질병과 장애의 치료보다는 예방에 초점을 맞추어 왔다. 때문에 소아과는 의학의 다른 어떤 분야보다도 신속하게 그리고 효과적으로 건강에 영향을 미치는 사회 경제적 결정 요인들과 씨름해 왔다.

자기 아이는 누구나 사랑하는가?: 아동과 아동기의 역사

필리프 아리에스(Philippe Aries)는 1960년 출간되어 큰 반향을 일으킨 저서에서 소아기는 문화적으로 결정된다——사회적으로 구조화된다(제4장과 제7장 참조).——고 주장했다. 자라나는 아이들에 대한 보살핌은 아이들에 대한 사회의 기대에 따라 이루어진다는 것이다. 얼마나 자주 먹여야 하는지, 무엇을 먹여야 하는지, 어떤 옷을 입혀야 하는지, 어떤 장소에서 어떤 놀이를 얼마나 자주 하도록 해야 하는지, 어떤 이야기를 들려주어야 하는지, 언제 어떤 장소에서 잠을 재워야 하는지, 그리고—아리에스가 가장 중요하게 여기는 질문으로—교육을 시켜야 하는지, 만일 시켜야 한다면 어떻게 시켜야 하는지? 아리에스는 중세부터 20세기까지의 사료를 분석하여 이런 질문들에 대한 답이 시대마다 달라진다는 것을 밝혀냈다. 천진난만함과 놀이, 배움의 시기로서의 아동기라는 개념은 전적으로 근대적 개념이라는 것이 그의 결론이다.

아리에스에 뒤이어 몇몇 학자가 유사한 이론을 내놓았다. 예를 들어, 로이드 드 모스(Lloyd de Mause)는 아동의 양육이 인류 문명의 지표이며 고대의 야만기(野蠻期)에서 현대의 조력기(助力期)에 이르는 실증적 6단계를 거쳐 발전해 왔다고 주장했다. 반면에 어떤 학자들은 모스의 자기만족적인 6가지 범주가 사실은 시대와 지역에 따른 경제적 현실의 발현일 뿐이라고 보았다. 즉 어떤 곳에서는 어린이가 가족의 부를 증대시키고 부모를 부양할 '재정적 자산'이었고, 다른 곳에서는 양육을 위해 투자와 부채가 필요한 '재정적 책무'였다. 사회가 이 2가지 입장 중 어느 쪽으로 경도되는가에 따라 아동기로 인정되는 범위가 결정되었다는 것이다.

오늘날 대부분의 학자들은 어린이에 대한 야만적 행위를 인정하는 사회적 전통은 인류 역사상 존재한 적이 없다고 생각한다. 모스가 말하는 야만기란 구체적 실상을 알 수 없는 과거에 대한 현재주의적 투사(presentist projection)라는 것이다. 뿐만 아니라 겉보기에 문명화된 20세기의 선진국에서도 여전히 유아 살해와 아동 학대가 아동 사망의 중요 원인 중 하나라는 점도 지적된다. 그러나 시대에 따라 아동기의 기간과 성격이 달랐다는 점에 대해서는 역사가들 사이에 이견이 없다.

고대의 육아와 아동 건강

고대에는 소아과라고 할 만한 의학 분야가 없었다. 지금까지 전해지는 고대의 문헌들을 샅샅이 살펴 아동에 관한 언급들을 조사한 역사가들이 있다. 이들의 조사에 따르면 히포크라테스 전집(기원전 5세기)에는 치아의 형성과 조산(早産)에 대한 글이 있으며 『신성한 병(Sacred Disease)』에는 아동 간질 환자에 대한 예리한 관찰이 실려 있다.

켈수스(1세기), 소라누스, 아레테우스, 갈레노스(이상 2세기), 오리바시우스(Oribasius, 4세기) 등도 아동에 관한 글을 남겼다. 고대인들이 알고 있던 아동기 질병은 아프타(aphthae, 궤양이나 아구창, 혹은 디프테리아로 추정됨), 뇌수종, 구루병, 안염, 발진, 간질(소아 경련), 세이리아시스(뇌막염 또는 탈수증으로 추정됨) 등이 있다. 그러나 이렇게 언급되는 질병이 몇 되지 않는 데서도 알 수 있듯이 고대 그리스의 의학에서 아동은 그리 중요한 존재가 아니었다. 아리스토텔레스의 『동물사(History of Animals)』에 사람의 출생에 관한 고대의 가장 세밀한 관찰이 나온다는 메틀러의 지적도 이 같은 견해를 뒷받침한다. 당시 아이들은 어머니나 노예와 마찬가지로 가장(家長)의 소유물로 간주되었던 것 같다. 하지만 아이들의 건강을 관리하는 책임은 의사가 아니라 여자들, 즉 어머니나 산파, 유모에게 있었다.

고대의 육아는 어떤 방식으로 이루어졌는가? 고대인들은 태어난 갓난아이의 눈을 제외한 온몸을 알칼리성 소다 재에 '절인' 다음, 태지(胎脂)를 씻어 냈다. 선사 시대부터 내려온 것으로 보이는 이 방법은 1000년경까지도 존속되었다. 아랍 문화권에서는 소다재보다 기름을 선호했고, 보다 후대에는 물을 탄 포도주가 추천되었다. 갓난아이는 (단단하게) '강보에 싸서' 길렀는데, 제멋대로 굴러다니지 못하게 하는 것 외에도 체온을 유지하고 곧은 체형으로 자라게 하려는 목적이 있었다. 안전을 위해 강보에 고리를 달아 공중에 매달아 놓기도 했다. 그리고 당연히 모유를 먹었다. 소라누스의 책에 나오는, 모유의 질을 평가하는 '손톱 시험'에 따르면 모유 한 방울을 손톱에 떨어뜨렸을 때 방울 형태가 그대로 유지되고 너무 묽거나 너무 진하지 않은 것을 좋은 모유라고 한다. 이 방법은 18세기 스멜리의 책에서도 언급되고 있다(제11장 참조). 돌이 지나면 벌꿀과 야채 새순, 보리죽, 그리고 염소젖이나 소젖을 혼합한 죽을 먹였다. 이앓이 등으로 계속 보챌 때에는 아편이나 포도주를 먹이기도 했다.

이견이 없지는 않지만 고대 그리스와 로마 시대의 문헌 기록과 인구 통계에서는 기형아를 죽게 내버린 흔적이 발견되며, 때로 여자 아이의 경우 건강에 이상이 없어도 내버리는 일이 있었던 것으로 보인다. 그러나 이런 식으로 죽은 아이들이 얼마나 되는지는 파악할 길이 없다. 부유층 여성들은 유모를 고용해 썼는데 나중에는 모든 계층이, 심지어는 노예까지도 유모를 썼다. 젖을 먹이는 동안 임신이 되지 않는다는 것은 당시에도 잘 알려진 상식이었다. 노예의 아기를 떼어서 양육하면 그 노예는 일을 계속할 수 있을뿐더러 새 노예를 임신할 수도 있기 때문에 이익이었다. 아기가 병에 걸리면 유모에게 약을 먹여 젖을 통해 약이 전달되도록 했다. 고아나 버려진 아이를 키우는 사람들이 유모를 구하지 못하면 인공 수유를 해야 했다. 그러나 무엇을 먹여야 할지에 대한 지식은 별로 없었고, 스펀지나 대롱, 그릇, 스푼을 사용해서 먹인다고 하지만 번거롭고 위험했다. 20세기 이전의 인공 수유는 대개 좋지 않은 결과를 가져왔다.

고대의 육아법에 대한 지식은 문헌 외에도 유아용 급식 용기, 음식 주입용 도관(導管), 요람, 옷가지, 신발, 부적, 장난감과 같은 유물에서도 얻을 수 있다. 난장이, 만곡족(彎曲足), 고관절 탈구 등의 선천 기형도 고대의 그림들에서 확인된다. 캐나다의 소아과 의사이자 영양학자인 시어도어 드레이크(Theodore G. H. Drake)는 고대에서 현대에 이르기까지 육아에 관한 인쇄물, 책, 그리고 급식 용기 250여 점을 포함한 일상 용품을 광범위하게 수집하여 연구했는데, 이 컬렉션은 현재 토론토의 캐나다 보건 박물관에 소장되어 있다(Spaulding and Welch, 1991 참조).

아랍과 중세, 르네상스의 소아과

아랍의 책들은 대체로 그리스 로마의 육아 관습을 이어받고 있으나 아동에 대한 사회의 책임을 인식하고 있다는 점이 다르다. 예언자 마호메트가 고아였던 때문인지 코란은 부모가 없는 아이들을 보살필 것을 설파했다. 또한 코란은 여아 살해와 여성 차별을 금지했다.

중세에도 '소아과'라고 할 만한 영역은 존재하지 않았고, 대부분의 의학 서적들에서 소아에 관한 언급은 별로 발견되지 않는다. 10세기 페르시아의 라지(제4장 참조)는 증상과 징후의 차이를 근거로 천연두와 홍역이 서로 다른 질병이라는 것을 밝혔으며, 어린이가 이들 질병에 걸렸을 때 나타나는 특이한 양상을 기술했다. 그러나 어린이가 특히 잘 걸리는 병은 고대 이래로 거의 변화가 없었다. 이븐 시나(Ibn Sina, Avicenna)는 유아의 질병에 관해 당시까지 알려져 있던 모든 지식을『의학 정전(Canon)』에 망라했다. 이븐 시나도 유모를 치료의 도구로 보았다. 예를 들어, 유아에게 사혈이 필요한 상황에서는 대신 유모에게 사혈이나 흡각(吸角)을 했다. 살레르노의 트룻이나 빙겐의 힐데가르트와 같이 아무래도 아이 키우는 데 익숙할 수밖에 없는 여성 학자들조차도 출산만 언급하고 있을 뿐 육아에 대해서는 거의 언급하지 않고 있다.

어린이에 관한 언급이 중세의 저작에 별로 나타나지 않는다고 해서 당시 육아에 관한 관습이나 이론이 없었던 것은 아니다. 이 분야에 관한 지식은 유식한 남성들의 몫이 아니었고 지혜로운 (그러나 문맹인) 여성들 사이에 구전으로 전승되었다. 독일의 역사가 주도프는 2종류의 육아서가 6세기부터 9세기에 이르기까지 여러 명의 손을 거쳐 필사본으로 전승되는 과정을 연구한 바 있다. 저자가 누구인지, 누구를 대상으로 쓴 것인지는 분명치 않지만 이 책들은 그리스 로마 시대나 아랍의 책들과 유사한 내용을 담고 있다(Ruhräh, 1925, 22~26쪽 참조).

육아법이 구전으로 전승되었다는 것을 시사해 주는 또 다른 근거는 육아시(育兒詩)라는 독특한 장르의 존재이다. 인쇄술이 등장하고 얼마 지나지 않아 육아에 대한 운문들이 라틴 어가 아닌 각 지방어로 묶여 나왔다. 수도사 하인리히 폰 뢰펜부르크(Heinrich von Louffenburg)가 쓴『바른 신체 관리(Versehung des Leibs)』는 뮌헨에 보관되어 있던 1429년의 원고를 1491년에 출판한 것이다. 이 책은 시대를 훨씬 거슬러 올라가는 살레르노의『위생법(Regimen Sanitatis)』

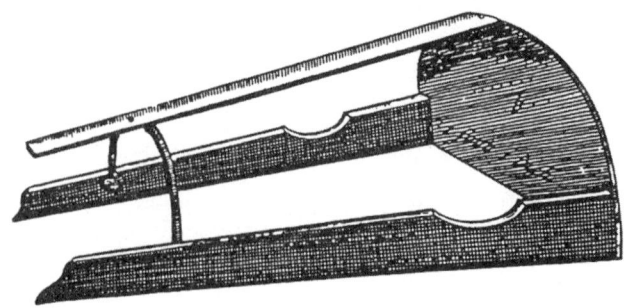

그림 13. 1 아기의 압사를 방지하기 위한 아큐티오. 이 속에 넣고 재우면 한 침대에서 자는 부모에게 눌려 죽는 사고를 막을 수 있다.《철학 회보(*Philosophical Transactions*)》(1732) 제422호, 223쪽.

(1000년경)의 라틴 어 필사본을 모체로 한 것이다. 이 시들은 15세기에 출판되었지만 지어진 시기는 훨씬 오래 된 것으로 보는 것이 옳을 것이다. 호메로스의 시가(詩歌), 노르웨이의 영웅담, 자장가, 앵글로색슨 족의 「베오울프(Beowulf)」 등과 마찬가지로 이 육아시들은 오랜 세월 동안 외우기 쉬운 운문으로 전승되던 것을 글로 옮긴 것으로 추정된다.

기독교는 영아 살해, 낙태, 피임을 인정하지 않았다. 때문에 이 같은 관습은 줄어들었지만 완전히 사라지지는 않았다. 아동 매매는 여전히 남아 있었고 아이들을 유괴해 노예로 팔기도 했다. 쓸모 있는 거지가 되게끔 일부러 불구로 만들기도 했다. 중세에 들어서면 새로운 아동 사망 원인이 등장하는데 그것은 압사(壓死)였다. 한 침대에서 같이 자는 어른에게 깔려 죽는 것을 방지하기 위해 아큐티오(*arcutio*)라는 특별한 장치도 개발되었다. 그러나 역사가들은 실제로 압사가 일어날 가능성은 낮기 때문에 이 새로운 '병'이 영아 살해를 은폐하기 위한 것이었을 가능성이 높다고 본다.

아동에 대해 침묵했던 전 시대의 의학 서적들과는 달리 인쇄술이 등장한 이후 초창기 의학 인쇄물 중에는 소아 질환에 대한 새로운 저작들이 많다. 파올로 바젤라디(Paolo Bagellardi)는 소아기 질병만을 다룬 최초의 의학 서적『아동의 생활에 관하여(*De regimine infantiae*)』를 저술했다. 이 책은 1472년 파도바에서 인쇄되었다. 이듬해 아우크스부르크의 바르톨로마이오스 메틀링거(Bartholomaeus Metlinger)도 소아 질환에 대한 독일어 서적을 펴냈다. 10년 후 코르넬리우스 로일란스(Cornelius Roelans)도 책을 펴냈는데 이 책은 아주 희귀해서 지구상에 2권밖에 남아 있지 않다. 여러 차례 중판된 뢰슬린의 조산서『장미 정원』(1513)에도 육아에 관한 내용이 실려 있다(제11장 참조). 옴니보누스 페라리우스(Omnibonus Ferrarius)가 1577년 펴낸 도해서에는 착유기(搾乳器), 머리 손상을 방지하기 위한 헬멧, 보행기, 유아용 변기 의자 등 거창한 장치들의 그림이 실려 있다. 또한 파도바의 히에로니무스 메르쿠리알리스(Hieronymus Mercurialis)는 소아 질환에 대한 주석서를 편찬했는데, 이 책은 기생충을 비롯한 각종 주제에 대해 풍부한 주석을 담고 있다. 이 시대에도 인공 수유는 중요한 관심사여서 묽은 수프에 해당하는 '파나다(panada)', 가루를 주재료로 만드는 '팝(pap)'의 조리법이 소개되어 있다. 이 책들은 새로운 발견을 소개하는 것이 아니라 고대와 페르시아의 지식들을 집성할 목적이었으며, 결과적으로 어린이를 의사들의 관심 영역 안에 끌어들이는 효과를 가져왔다.

계몽 시대: 아동 사망률의 발견

계몽 시대에는 17~18세기의 의학을 지배하던 2가지 경향——하나는 질병 분류학의 발전, 즉 아동기 질병의 분류이고 다른 하나는 의학 통계의 발전——의 영향을 받아 아동의 건강이 강조되기 시작했다.

질병 분류학은 각 질병을 독립된 실체로 분류하고 서로 구분하기 위해 증상을 비교 연구하는 과정에서 발생했다(제4장 참조). 소아 질환의 대부분은 고대부터 알려져 있었지만 아이들에게만 특이하게 나타나는 질병들이 이 시기에 새로 발견되었다. 10세기 라지가 천연두와 홍역을 구분한 이후 별다른 진전이 없었는데 17세기 들어 몇 개의 질병이 새로 기술된 것이다(표 13. 1 참조).

1689년 런던의 월터 해리스(Walter Harris)는 각종 질병에 대한 기술을 모아 라틴 어로 책을 펴냈는데, 급성 소아 질환에 관한 근대 최초의 교과서로 인정받았다. 어떤 역사가는 이 책이 "실제에 비해 과도한 명성을 누렸다."라고 평하면서도 출간 이후 반세기 동안 영어, 프랑스 어, 독일어, 라틴 어로 8판까지 나올 정도로 영향력이 컸다는 점만큼은 인정하고 있다(Still, 1931, 291쪽). 해리스의 기록은 1784년 마이클 언더우드(Michael Underwood)에 의해 깨졌는데 언더우드의 책은 초판이 나온 지 60여 년 후에 마지막 판이 나왔다. 언더우드는 이전의 질병 분류 체계를 확장하여 신생아 황달, 소아마비, 선천성 심장 질환을 추가했다. 미국의 러시는 구토와 설사를 동반하여 '여름 앓이'라고 불리는 고대부터 알려져 있던 질

표 13. 1 17세기 소아기 질병의 '고전적' 기술

수두(水痘): 사넬 1610년
무도병(舞蹈病): 시드넘 1686년
크레틴병: 플라터 1625년
디프테리아: 빌라레알 1611년
신생아 매독: 길레뮤 1609년
신생아 파상풍: 앤드류 1678년
류머티즘: 바유 1640년
구루병: 루스너 1582년, 휘슬러 1645년, 길슨 1650년
옴: 뷔르츠 1612년
성홍열: 제네르트 1641년, 시드넘 1676년
아구창: 뷔르츠 1612년
흉선사(胸腺死, thymic death): 플라터 1614년
백일해: 바유 1640년, 윌리스 1675년

병에 신생아 콜레라라는 새로운 해석을 시도했다. 이와 같은 특정한 질병의 기술은 그에 대한 특정한 치료법의 탐구를 촉발시켰다.

소아의 질병에 경도되어 있던 사람들의 관심을 자극한 또 하나의 사건은 유럽과 북아메리카 지역에서 아동 사망률의 발견이었다. 이슬람교든 기독교든 영아 살해는 금기였기 때문에 고아나 버려진 아이를 위한 시설이 여러 지역에 형식적이나마 존재했다. 아동 보호소는 787년 밀라노를 시작으로 유럽 도처에 세워졌다. 설립자들은 주로 주교나 신부 등의 성직자들이었고, 그중에는 성 빈센트(St. Vincent de Paul)도 있었다. 이들 시설 중에는 인노켄티우스의 플로렌스 병원(Florence's Hospital of the Innocents)과 같이 그 이름에 값하는 곳도 있었지만, 오늘날의 자선 시설과는 전혀 달랐다. 당시의 보호소는 치유의 장소가 아니라 일종의 창고였다. 아이들은 짐꾼들의 짐마차에 실려 들어왔으며 짐꾼들은 아이들을 날라

다 주고 정기적으로 돈을 받았다. 보호소 문 앞에 젖먹이를 버리는 부모의 신분을 가리고 아이들을 감추려는 목적으로 영어와 프랑스 어로 공히 '투어(tour, 회전)'라고 불리던 회전식 출입문이 널리 유행했다. 각 도시는 젖먹이가 자라서 자기 밥벌이를 할 수 있을 때까지 돌보기 위한 양육 시설을 운영했다. 생존한 아이들은 직업 교육을 받은 후 대체로 8세가 되면 세상으로 내보내졌다. 사생아를 낳은 여성이라고 해도 자기 아이를 키우면서 다른 아이를 함께 돌보면 환영을 받았다.

18세기 들어 이 시설들의 높은 사망률이 세상에 알려지자 사람

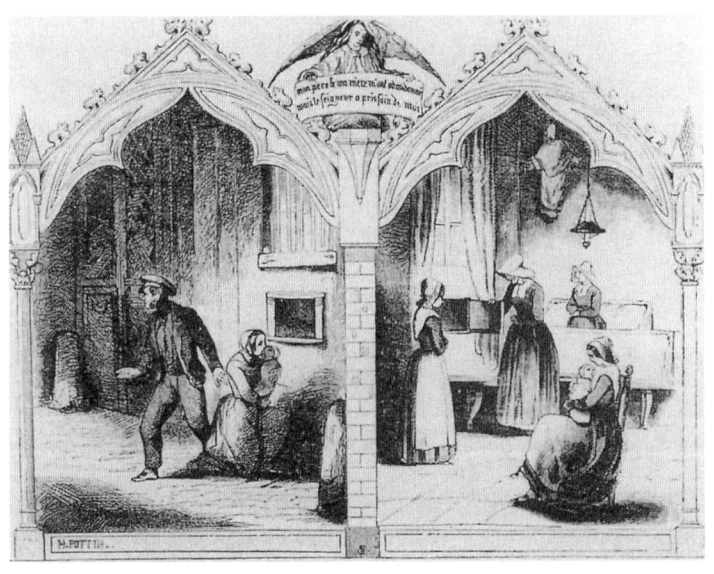

그림 13. 2 버려진 아이: 투어의 안과 밖. 17세기 원화를 옮긴 앙리 포탱(Henri Pottin)의 판화. 회전 문 밖에서는 부모가 아이를 버리고 있고, 안에서는 수녀들이 아이를 데려오려고 기다리고 있다. 토론토, 캐나다 보건 의학 박물관, 드레이크 전시실 소장.

들은 경악했다. 더욱이 사망률은 날로 증가하고 있었다. 필리프 가비트(Philip Gavitt)는 15세기 피렌체의 기아(棄兒) 사망률이 무려 12퍼센트에서 60퍼센트였음을 밝힌 적이 있는데, 존 셔우드(Joan Sherwood)는 이로부터 300년이 지난 후에도 매년 마드리드 보호소에 새로 들어오는 아이들의 53~87퍼센트가 사망했으며 그것도 증가하는 추세였음을 보여 주었다. 당시의 경제·문화적인 요인 때문에 새로 들어오는 아이들의 수는 느는 반면 구호품은 줄어들고 밀 가격은 올랐다. 식솔은 늘고 유모와 각종 물자를 위한 재원은 줄어든 것이다.

혁명 직전의 파리에서는 매년 5,000에서 6,000명의 아이들이 버려졌다. 도라 와이너(Dora Weiner)에 따르면 이 수는 18세기 내내 꾸준히 증가했다. 도시든 시골이든 보호소의 사정은 비슷해서 60퍼센트는 돌이 되기도 전에 죽었고, 돌을 넘긴 아이들 중 30퍼센트는 5세가 되기 전에 죽었다. 런던의 상황도 크게 다르지 않았다. 1730년부터 1750년까지의 사망 기록을 보면 태어난 전체 아이의 75퍼센트가 5세를 넘기지 못했다. 이 같은 참극에는 계급도 소용이 없었다. 앤 여왕은 17명인가 18명의 아이를 낳았지만 단 1명도 아동기를 넘기지 못했다. 어느 해든 전체 사망 인구의 40퍼센트는 5세이하의 아동이었다. 디드로와 달랑베르의 『백과전서』에 나오는 아동에 관한 기록을 모두 조사한 역사가 다니엘 티세이르(Daniel Teysseire)는 18세기 프랑스의 아동은 1명도 빠짐없이 병들어 있었다는 결론을 내렸다. 산업혁명과 더불어 공장의 노동 착취, 저임금 노동의 영향이 본격화되자 버려지거나 보호소에 수용되지 않은

기아 보호소에 관한 맬서스의 기록

이 높은 아동 사망률의 대부분은 소위 자선이라는 잘못된 이름이 붙은 시설들 탓임이 분명하다. ……

　만일 수단 방법을 가리지 않고 인구를 억제하고자 한다면 기아 보호소를 충분히 만드는 것보다 효과적인 방법은 없을 것이다.

— 맬서스, 『인구론(*Essay on the Principle of Population*)』,
제2권, iii쪽(1803; 재판, Cambridge, 1989), 177~179쪽

아이들의 건강조차도 악화되기 시작했다.

　죄 없는 어린이들의 운명은 이제 국가적 자존심의 문제가 되었다. 자유주의적인 사회 정치 사상의 시대적 조류와 의사 출신인 존 로크(John Locke)나 장자크 루소(Jean-Jacques Rousseau) 같은 철학자들의 영향으로 유년기의 학습과 유희의 기간을 연장해야 한다는 사회적 가치가 확립되기 시작했다. 아동에 관한 끔찍한 통계 수치, 그리고 새로이 각광받기 시작한 수치 의학 방법론의 영향을 받아 의학의 사고방식도 예방 쪽으로 경도되어 갔다. 황폐한 광경에 눈을 뜬 개혁가들은 뭔가 행동을 취하지 않을 수 없었다. 그러나 아이들의 생명을 구하기 위해 무엇을 해야 하며 또 무엇을 할 수 있는지 아직 명료한 것은 아니었다.

아동 복지의 여명

어린이들이 일단 아동기 급성 질환에 걸리면 좀처럼 회복되기가 어려웠고, 이런 점에서 의학은 아이들을 도울 수 없다는 것을 인정해야 했다. 반면에 아이들은 적어도 태어날 때에는 대개 건강했다. 따라서 출생 당시의 건강 상태에서 벗어나지 않도록 하는 것이 목표가 될 수밖에 없었다. 개혁가들은 진료소와 병원의 개혁, 위생 개선 정책, 의학 상식 문헌의 보급, 내과 및 외과적 연구, 법률의 제정 등 몇 가지 서로 다른 수준의 일을 동시에 진행시키기 시작했다.

위생과 계몽

박애주의자들은 기아 보호소의 환경을 개선하는 동시에 무료 진료를 위한 진료소를 설치했는데, 이 과정은 정신 질환자들을 위

어머니들이 바라는 것과 그들에게 필요한 것

어머니는 자식들이 되도록 행복하기를 바라며, 그렇게 바라는 것이 옳다. 그러나 그렇게 만들기 위한 방법이 잘못되었을 때, 우리는 어머니들을 계몽해야 한다.

— 언더우드, 마이클(Michael Underwood),
『아동 질병론(*Traité sur les maladies des enfants*)』
(1784, Québec: Noubelle Imprimerie, 1803)

한 정신 병원 개선 운동과 유사한 과정을 밟았다(제12장 참조). 유럽의 다른 주요 도시들과 달리 런던에는 높은 아동 사망률이 사회문제로 부각되기 전까지 기아 보호소가 없었다. 1741년 상인 토머스 코람(Thomas Coram)이 처음으로 '런던 기아 병원(London's Foundling Hospital)'을 설립했다. 그러나 건강한 유아들을 이렇게 한곳에 모아 놓는다고 해서 생존이 보장되는 것은 아니었다. 코람과 그의 동료들은 엄마가 없는 아이들을 생존시킬 방안을 강구하기 시작했다. 인공 수유가 시도되었지만 역시 실패로 끝났다. 인공 수유(유모가 키운다는 뜻의 'wet-nursing'과 대비해 'dry-nursing'이라고 부름)의 옹호자인 조지 암스트롱(George Armstrong)은 1767년 런던에 병든 '어린 빈민'을 위한 무료 진료소를 열었다. 암스트롱은 유문 협착증을 기술하기도 했다. 3년 후 존 코클리 렛섬(John Coakley Lettsom)의 주도하에 또 다른 진료소가 문을 열었는데 렛섬은 암스트롱의 방식을 신랄하게 비판했다. 박애주의는 정치적으로 이용되었으며, 의사들은 명망을 위해 서로 경쟁했다. 1730년부터 1810년까지 런던의 사망 기록은 5세 미만 사망률의 꾸준한 감소(75퍼센트에서 40퍼센트로)를 보여 준다. 혁명 후 프랑스에서도 아동 보호 시설의 청결과 감독의 강화로 1798년 83퍼센트 정도였던 아동 사망률이 1813년에는 13.5퍼센트로 떨어진 것으로 추정된다.

유아 사망률을 감소시키기 위한 다각적 노력의 일환으로 부모, 특히 빈민층 부모를 대상으로 한 교육도 추진되었다. 의사들은 아이들을 어떻게 하면 건강하게 키울 것인가를 조언하는 일이 자신들에게 주어진 고귀한 의무라고 자임했다. '런던 기아 병원'의 아동 관리 지침은 1748년 발표된 윌리엄 캐도건(William Cadogan)의 논문에 근거한 것이다. 캐도건은 (처음에는 익명으로) 전통적인 육아법과 정반대로 헐거운 옷을 입히고 매일 목욕을 시키며 모유 수유를 할 것을 주장했다. 1761년 스위스의 위생학자 시몽 티소(Simon A. Tissot)는 주거지의 난방과 환기, 적절한 식사, 운동 등 육체적, 정신적 건강을 위한 생활 규칙을 확립했다. 티소는 수음(手淫)의 해악을 주장한 최초의 학자들 중 한 사람이기도 한데, 수음은 20세기까지도 육체적, 정신적 타락을 조장한다고 여겨졌다. '학교 위생'의 발원지인 독일에서도 유사한 지침서들이 나왔다. 요한 페터 프랑크(Johann Peter Frank)는 1780년의 책에서 아동을 돌보고 교육하는 데 있어서 국가의 책무를 강조했다. 프랑크의 책은 여러 나라 말로 번역되어 널리 읽힌 베른하르트 파우스트(Bernhard C. Faust)의 책 『건강 문답집(Catechism of Health)』(1794)에 영향을 미쳤다. 그러나 사회 위생 운동은 고의든 고의가 아니든 아이가 병들고 죽는 책임을 어머니와 유모에게 돌리는 경향이 있었다.

대개 글을 읽을 줄 모르는 집단, 특히 어머니들에게 이 같은 의학적 지혜를 전파한다는 것은 쉬운 일이 아니었다. 일부 지역에서는 잘 키워 살아남은 아이의 숫자에 따라 금전을 보상하는 정책이 만들어지기도 했다. 이런 정책의 흔적은 지금도 남아 있다. 프랑스나 캐나다의 퀘벡 주는 적극적인 출산 촉진 정책의 일환으로 다산가족(familles nombreuses)에게 세금 경감과 각종 비용 할인 혜택을 주고 있다. 여성의 문맹률이 감소함에 따라——연감 종류나 자가 치료 지침과 같은——가정용 계몽서가 보급되기 시작했는데, 판을 거듭하여 출간된 윌리엄 버컨(William Buchan)의 『가정 의학 (*Domestic Medicine*)』이 그 대표적인 예이다. 시골 식자층을 대상으로 한 이 책들은 육아를 특히 강조하고 있어 이채롭다. 대학에 몸 담고 있는 학자들도 이 운동에 동참했다. 독일의 저명한 자유주의 자이자 교수로 초창기 의학 잡지를 창간한 크리스토프 후펠란트 (Christoph W. Hufeland)는 『인간 생명을 연장하는 기술(*The Art of Prolonging Human Life*)』이라는 통속적인 대중서를 펴냈다. 1803년 언더우드는 퀘벡에서 병든 아이를 돌보는 어머니들을 위한 요약 지침서를 펴냈다. 몬트리올 대학교의 위생학 교수 세버린 라차펠 라(Severin Lachapelle)는 일반 대중을 위한 지침서를 여러 권 펴냈으 며, 시카고 대학교의 교수 헨리 리만(Henry M. Lyman)의 인기 저작 『실용 가정의(*Practical Home Physician*)』를 번역했다. 이들 지침서가 권하는 내용들은 서로 차이가 많았으며, 특히 유아식 처방들 중에 는 현재의 눈으로 보면 이상한 것들이 발견된다. 예를 들어, 초기 유아식으로 달걀을 먹이되 바나나는 먹이지 말라고 되어 있다. 세 부적인 내용은 많이 바뀌었지만 이 같은 대중 지침서의 전통은 오 늘날 벤저민 맥클레인 스폭(Benjamin McLane Spock) 박사의 저명한 지침서로 이어졌다.

내과적, 외과적 진보

아동기 질환에 대한 해부학적 연구가 진척됨에 따라 오랜 세월 미결이던 문제들에 대한 외과적, 내과적 해결책들이 등장했다.

1827년에는 후펠란트가 자궁 내 질환에 대한 논문을 발표함으로써 태아도 의학적 주목의 대상이 되었다. 1826년 피에르 브르토노(Pierre Bretonneau)는 17세기 초 몇몇 의사들이 디프테리아 환자의 구명술로 제안한 적이 있는 기관 절개술을 확립했다. 그러나 이 시기의 여러 업적들 중 무엇보다 강조되어야 할 것은 1798년 발표된 제너의 우두법이다(제7장 참조).

만성 질환에 대한 관심도 높아졌다. 1741년 니콜라스 앙드리(Nicolas Andry)는 정형외과(*orthopédie*, '곧음'과 '아동'을 뜻하는 그리스어에서 유래)라는 말을 소개했다. 그의 저서에는 내반족과 고관절 장애의 교정법이 나오지만 이 책이 외과적인 내용만 다루는 것은 아니다. 그는 이 책에서 틱, 위황병(빈혈증), 발진, 손발톱 질환, 여드름, 사마귀, 혀 짧은 소리, 말더듬 등에 대한 치료법을 제시하고 있다. 한편 귀머거리 어린이들은 미국의 토머스 홉킨스 갤러뎃(Thomas Hopkins Gallaudet)과 프랑스의 장마르크 가스파르 이타르(Jean-Marc Gaspard Itard)의 공헌으로 의사소통법을 배울 수 있게 되었다.

이제 비로소 의학은 병들거나 장애를 가진 아이들에게 뭔가를 해 줄 수 있는 상태에 도달했다. 이에 따라 특정 질병으로 고통 받는 아이들에게 (창고에 수용하는 것이 아니라) 특수한 치료를 제공할 수 있는 특수 병원들이 세워졌다. 1802년 4월 파리에서는 세계 최초의 어린이 병원이 문을 열었다. 신생아 매독에 걸린 유아들은 즉시 파리 보기라르(Vaugirard)의 성병 전문 병원으로 옮겨져서 고대의 전통적 방식 —— 유모가 수은을 복용하는 방식 —— 으로 '치료'를

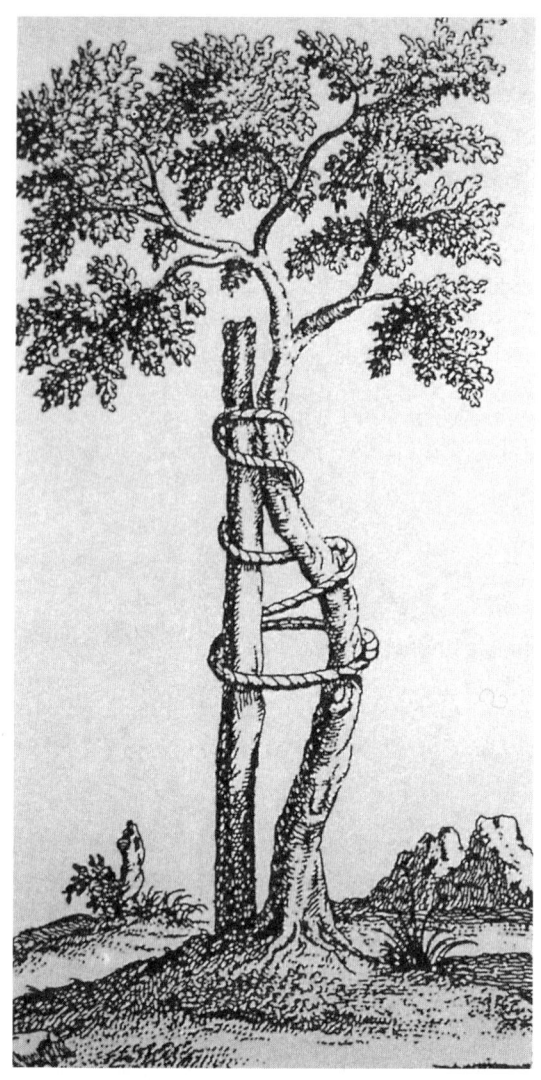

그림 13. 3 기둥에 묶은 나무가 정형외과의 영역을 상징한다. 안드리, 『정형외과 혹은 아동의 기형을 교정하고 예방하는 기술(*Orthopedia, or the Art of Correcting and Preventing Deformities in Children*)』 (1743) 제1권, 211쪽.

제13장 아동이 없으면 국가도 없다: 소아과학의 역사

받았다. 아동 병원은 독일(1840년대), 런던(1852년), 뉴욕(1854년), 필라델피아(1855년), 에든버러(1860년), 시카고(1865년), 보스턴(1869, 1846년에 세워진 이 병원의 전신이 문을 닫은 후), 토론토(1875년)에도 설립되었다. 의사들은 이 병원들이 환자에게 치료를 제공할 뿐만 아니라 의학 연구를 위한 인적 자원을 제공해 주기를 바랐다. 한편 입원 환자들은 대부분 가난하고 교육받지 못한 사람들이었기 때문에 개혁가들은 이 병원들을 도덕적 훈련의 장소로도 활용하고자 했다.

소아과학의 전문화

이후 수십 년에 걸쳐서 대학에 소아과 교수직이 생기고 전문 학회와 학술지가 만들어지는 등 소아과학의 전문화가 진행되었다. 아동의 건강에 관한 논문만 싣는 수많은 정기 간행물이 1790년대부터 1920년대 사이에 창간되었다(목록은 Garrison and Abt, 1965, 125~130쪽 참조). 소아과학 교수직은 파리에서는 1879년, 베를린에서는 1894년에 처음 생겼고, 소아과 전문 학회도 독일(1883년), 모스크바(1885년), 미국(1888년) 등에 창립되었다. 소아과 전문의 제도는 1933년 미국에서 처음 시작되었다. 캐나다에서는 1937년에 전문의 제도가 시작되었는데, 1942년에는 소위 '조부조항(祖父條項, grandfathering)'에 의해 기존의 의사들 중 면허를 인정해 주었으며, 정식 면허 시험은 1946년에 치러졌다.

소아과 의사들 중 대부분이 생물학적 문제에 대한 사회적인 해

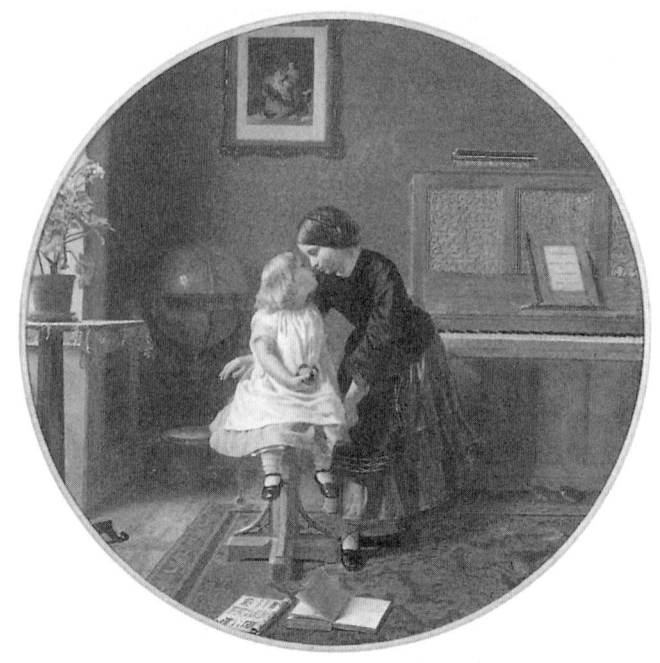

그림 13.4 제임스 콜린슨(James Collinson), 「유년(幼年)」(1855), 캐나다 국립 미술관 소장.

결책이 존재한다는 확신을 가지고 정치적으로는 자유주의에 경도되었다. 미국 소아과 학회 초대 회장을 지낸 애이브러햄 제이코비는 원래 독일 출신이지만 1848년의 우익 혁명 후 고국을 등진 사람이다. 소아과 의사이자 역사가인 피터 잉글리시(Peter C. English)가 지적하듯이, 제이코비가 추구한 소아과학의 이상은 기아 보호소의 높은 사망률(당시에도 75퍼센트 이상)을 타파하기 위해 사회가 개입해야 한다는 그의 생각에서 잘 드러난다. 제이코비는 아동 사망의 주요 원인인 설사와 호흡기 질환을 근절하기 위해서는 빈곤과 주거 문제를 근원적으로 해결해야 한다고 역설했다.

소아과 전문 학회들이 창립된 시기는 1882년 코흐가 결핵균을 발견하여 악명 높은 폐병이 우유를 통해 전파될 수 있다는 것이 밝혀진 직후였다. 이에 따라 소아과 의사들은 당시에 이미 알려져 있던 수유법과 살균법들을 활용하여 더 안전한 인공 수유법을 개발할 수 있었다. 고무젖꼭지(1845년 미국 특허)는 인공 수유에 일대 혁신을 가져왔으며 1864년 파스퇴르가 개발한 저온 살균법은 우유의 안전성을 높였다. 19세기 말이 되자 아동을 출생 당시의 건강 상태로 유지하는 것이 실현 가능한 현실로 다가왔다.

19세기 말과 20세기 초 공중 위생론자들은 아동 사망률의 개선에 몰두했다. 육아 상담과 아동 건강 진단을 위한 진료소가 파리(1892년)와 뉴욕(1893년)을 시작으로 각 주요 도시에 생겼다. 또한 위생적인 우유를 안정적으로 공급하기 위한 우유 공급소도 만들어졌다. 아메리카 대륙 최초의 우유 공급소는 1897년에 문을 연 뉴욕 주 로체스터 시립 우유 공급소라고 한다. 이 같은 사업의 성공 여부는 해마다 사망률 조사를 통해 평가되었다. 몬트리올은 북아메리카에서도 영아 사망률이 가장 높은 도시로 악명이 높았는데, 1901년 영어와 프랑스 어 사용 주민에게 안전한 우유를 공급하기 위한 클리닉 '우유 저장소(*Gouttes de lait*)'가 처음 개설되었다. 이 시스템은 1915년 28개의 보급소 망으로 확대되었다. 한편 도시와 농촌 지역에서 보건 간호사들은 여성들을 대상으로 위생의 원칙과 유아 수유 방법을 가르쳤다. 1905년과 1911년 사이에 우유 공급에 관한 국제 회의가 파리, 브뤼셀, 베를린에서 연이어 개최되었는

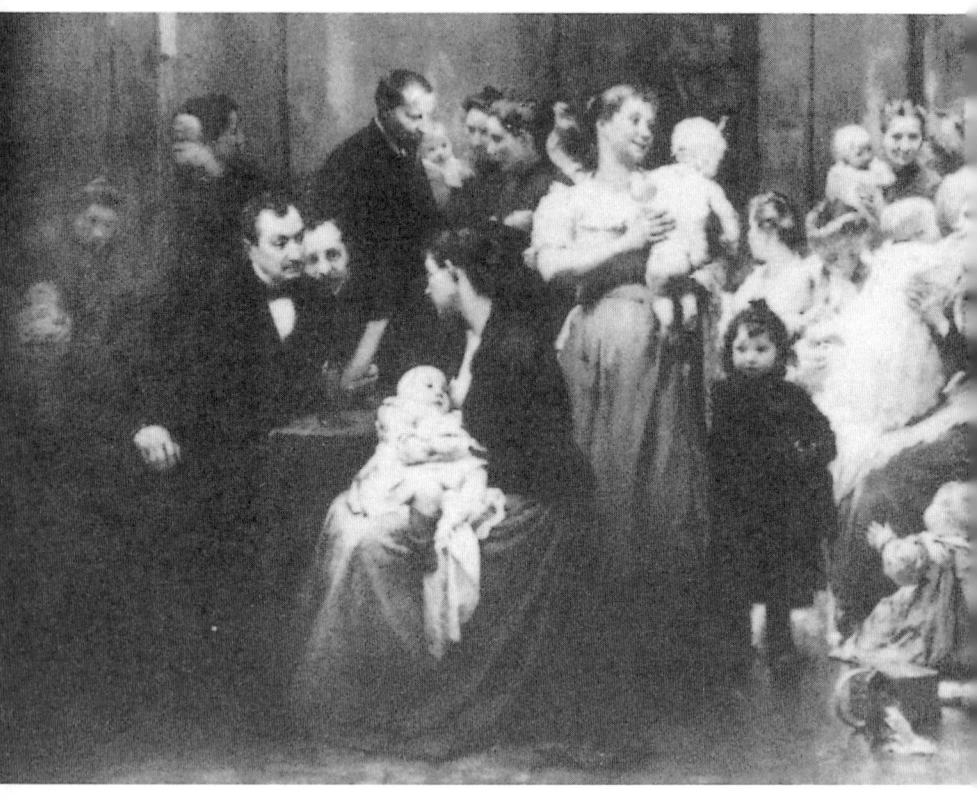

그림 13. 4 앙리 조프루아(Henri Geoffroy)의 3부작 중 일부, 「벨빌의 우유 저장소」. 파리 근교 빈민 지역의 한 진료소에서 아이를 건강하게 키우려는 열망으로 가득 찬 어머니들에게 의사들이 우유를 배급하며 상담을 해 주고 있다. 파리, 공공 보조 박물관 소장.

데, 이들 회의에서는 우유 공급만이 아니라 유아 사망의 모든 원인이 토론 주제가 되었다.

위생의 개선과 더불어 사망률은 감소하기 시작했다. 그러나 아직 항생제와 백신이 등장하지 않은 상태에서 위생 개선만으로는 한계가 있었다. 캐나다의 경우 이 시기에 아동 사망률이 다소 감소하는 것으로 나타나지만 허수일 가능성이 있다. 사망률 감소가 출생 신고의 신뢰도 증가와 시기적으로 일치하기 때문이다. 또한 이 시기의 성공은 일단 아동을 살리려는 일반적인 마음가짐에 힘입은 바가 클 수도 있다(다음의 '사회 소아과학' 참조).

성장의 의료화

세균론과 백신, 디프테리아 톡소이드(toxoid), 호르몬, 유전학, 비타민, 항생제 등 20세기 초에 이루어진 몇몇 극적인 발견들은 이제까지 여성과 기업가들에게 속했던 영역을 의사와 과학자, 그리고 거대 자본의 권한 아래 편입시키는 결과를 가져왔다. 홍역, 디프테리아, 볼거리, 백일해, 성홍열, 류마티스 열과 그 후유증으로 오는 심장 및 콩팥 질환 등 아동기의 재앙들은 하나씩 하나씩 극적으로—완전히 제거된 것은 아니지만—약해져 갔다. 1950년대 초의 소아마비 유행은 솔크와 세이빈이 개발한 백신에 의해 저지되었고, 오늘날 전문가들은 소아마비가 지구상에서 완전히 사라질 것이라고 예측하기에 이르렀다(제7장 참조). 생명에는 지장이 없더라도 아이들을 만성적인 불구로 만들었던 선천성 심장 질환이나 선천성 고관절 탈구 같은 병을 가지고 태어난 아이들도 이제는 건강한 성인으로 자라 사회의 생산적인 구성원으로 활동할 수 있게 되었다.

세부 전문 분야

소아과는 아동의 연령을 기준으로 몇 가지 세부 전공 분야로 분화되었다. 신생아학은 1950년대 중반에 이루어진 몇몇 업적의 덕택으로 독립적 지위를 얻었다. 예를 들어 뉴욕의 마취과 의사 아프가는 신생아의 건강 상태를 신속하게 측정할 수 있는 측정법을 개발했다(제11장 참조). 1958년에는 신생아 황달의 치료를 위한 광선치료법이 개발되어 아주 흔한 그 질환의 후유증을 급격히 감소시켰다. 또한 1959년 미숙아 호흡 곤란 증후군에 있어서 폐계면 활성제의 역할이 메리 엘런 에이버리(Mary Ellen Avery)와 제리 미드(Jere Mead)에 의해 밝혀졌다. 이 덕분에 재태 연령 26주밖에 되지 않는 미숙아의 생명을 유지시킬 수 있는 기술적 진보가 가능해졌다.

예방을 강조하는 입장을 견지해 온 소아과 의사들은 임산부의 흡연, 음주, 약물 사용이 갖는 위험성에 쉽게 눈을 떴다. 1963년 Rh 음성인 여성에게 Rh 항체를 미리 투여함으로써 아직 수태되지 않은 아기의 태아 적아구증을 면역학적으로 예방할 수 있게 되었다. 이 분야의 선구적인 인물로는 위니펙의 브루스 차운(Bruce Chown)이 있는데, 1944년 설립된 그의 연구소는 매니토바 주 전 지역에

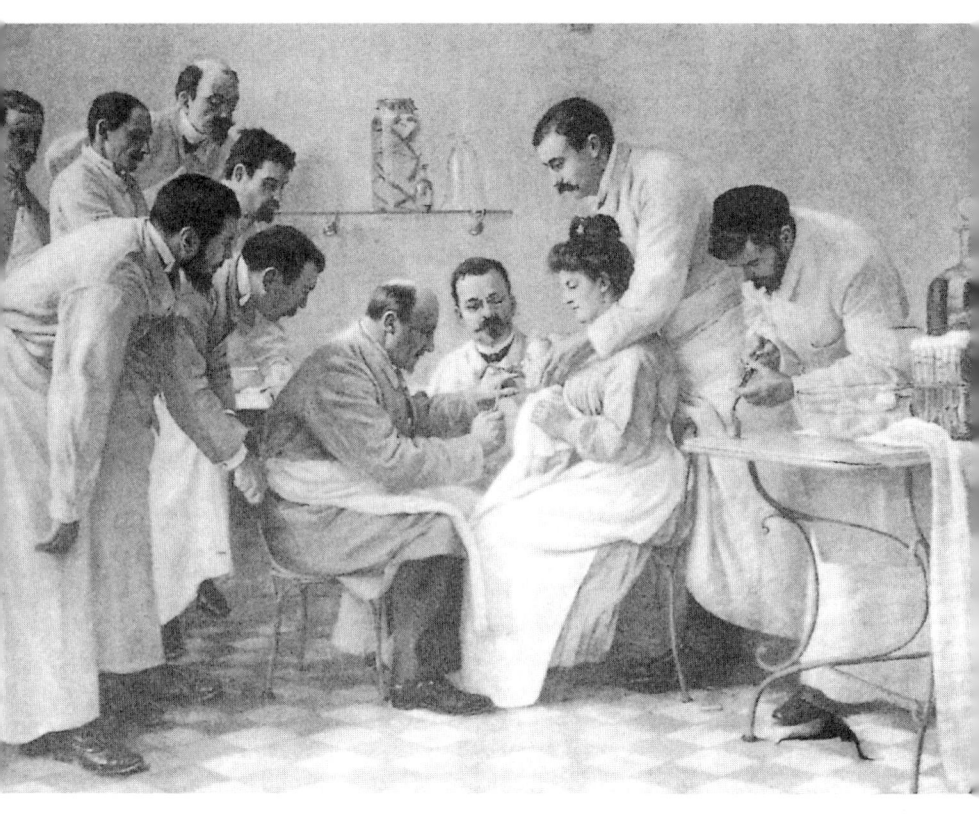

그림 13.5 삽관. 20세기 초 G. 치코토(G. Chicotot)의 작품으로 추정. 디프테리아에 걸린 한 아이가 근심 어린 어른들에 둘러싸인 채 한 의사로부터 삽관술을 받고 있다. 아마도 이 의사는 삽관이냐 기관 절개술이냐 하는 당시의 논란에서 삽관을 옹호한 인물인 것 같다. 화면의 시선이 아이의 목 부분에 집 중된다. 파리, 공공 보조 박물관 소장.

거주하는 산모의 면역 상태를 측정하고 관리하는 일을 맡았다

유전학과 우생학

사회 위생 운동은 태생적으로 선진국의 욕망과 밀접한 관계가 있었다. 아이들은 곧 미래였고 아이들의 복지에는 국가의 미래가 반영되어 있었다. 아이들의 생명을 구하는 것이 가능해지자 더 근본적인 질문이 제기되었다. 즉 모든 생명이 구제되어야 마땅한가? 바꾸어 말하자면, 모든 국민이 부모가 되어야 하는가? '우생학 (eugenics)'이라는 말은 1883년 영국의 생리학자 프랜시스 골턴 (Francis Galton)이 '이상적인 혈통'을 표현하기 위해 만들어 낸 개념이다. 한쪽에서 과학이 유전적 장애를 찾아내고 이를 예방할 수 있게 되었다는 것은 다른 한쪽에서 지배 민족과 지배 이데올로기가 소위 '우월성'을 규정하는 정치적 목적으로 이 지식을 이용할 수 있게 되었다는 것을 의미했다. 우생 철학은 이 정치적 사업에 과학적 근거를 제공하는 역할을 담당했다.

1902년 개로드가 알캅톤뇨증이 멘델 법칙의 지배를 받는다는

아이가 없으면 국가도 없다.

— 헬렌 맥머치(Helen MacMurchy), 『캐나다 어머니의 책(*The Canadian Mother's Book*)』, 리틀 블루 북 모성시리즈, 제1권(Ottawa: Dept. of Health, 1927), 8쪽

것을 밝혀냄으로써 이 병은 최초로 '유전성'이 입증된 질병이 되었다. 뒤이어 일련의 선천성 질환들의 유전학적 배경이 밝혀졌다 (제4장 참조). 오늘날 우리들은 이 복잡한 질병들을 DNA 구조와 연관지음으로써 유전 상담을 하고 각각의 질병을 예방하고 치료하기 위한 생명공학 연구를 추진할 수 있다. 그러나 과거의 국가와 의사들은 '이상적인' 유전학을 구현하기 위해 훨씬 더 과감한 수단에 의존했다.

나치 과학은 '인종 위생(racial hygiene)'과 아리아 족 우월 사상에 뿌리를 두고 있었다. 나치 과학은 '궁극적 해결책'으로서 유대 인, 집시, 정신 장애자, 신체장애자들에 대한 강제적 단종(斷種)이나 대량 학살을 택했다. 1933년 아돌프 히틀러(Adolf Hitler)의 당선 후 일어난 비윤리적 실험과 수백만 명에 이르는 대학살에 의사들과 과학자들이 어떻게 개입했는지를 폭로하는 수많은 문헌들이 그것을 입증한다. 제2차 세계 대전 후 뉘른베르크에서 의학적 연구의 표준 규약이 만들어졌지만, 학자들에 따르면 이 규약은 미국의 의학 연구에는 거의 영향을 미치지 못했다.

우리는 독일 제3제국에 대한 강한 혐오감 때문에 우생학이 북아메리카에서도 유행한 적이 있다는 사실을 너무 쉽게 망각하고 있다. 시험관 인공 수정의 비판자들은 과학의 승리에 대한 자기 도취를 경계한다. 앨버타에서 자행된 소위 정신 지체아들의 단종 정책 같이 아주 교묘하고 잘 드러나지 않는 일들이 또 재현될 수 있다는 것이다. 그러나 당시 캐나다의 우생학자들은 '괴물'이 아니었을 뿐만 아니라 '아둔한 반동분자'도 아니었다. 그들은 "스스로 과학과 의학, 사회 복지를 통합하고자 하는 진보주의자"로 자처했다(McLaren, 1990, 166쪽). 맥머치를 비롯한 관료들과 교육자들도 백인, 중류 계급, 개신교도라는 캐나다의 이상을 열광적으로 지지했다(제11장 참조). 이 사업은 '의지할 데 없는 사람들'을 위한 '도움'이라는 형태로 호소력 있게 포장되었으며, '정신 박약자'의 집단 이주, 교육, 단종 같은 문제에 역점을 두었다. 현재의 눈으로 보면 시민권의 무참한 유린이 분명한 이 해결책이 당시로서는 겉보기에 아주 합리적이었다는 사실에서, 우리는 어떤 과학적 개입에 내포된 복잡한 측면들을 그것이 실제로 시행되기 전에 파악하기가 얼마나 어려운지를 미루어 짐작할 수 있다.

비타민과 영양분

비타민의 발견은 20세기 소아과 영역에서 가장 흥미로운 업적 중 하나이다. 고대부터 아동의 질병에 대한 치료법은 주로 우유나 음식의 배합이나 급식 방법의 조절이었다. 비타민의 발견과 함께 그동안 전혀 원인을 짐작하지 못했거나 외관상 전염성 질환으로 파악된 다수의 질환이 특정한 음식물의 결핍에 의한 것으로 판명되었으며, 이에 따라 과학적으로 진단하고 예방할 수 있는 존재로 바뀌었다.

과학자들이 비타민 C의 존재를 추정하기 전까지 비타민 C 결핍으로 생기는 괴혈병은 못 먹어서 생기는 병으로 여겨졌다. 16세기 카르티에는 원주민에게서 괴혈병을 예방하는 비방의 차를 전수

받았다고 한다(제5장 참조). 1753년 영국 해군 선장 제임스 린드 (James Lind)는 오렌지 주스(비록 끓인 것이지만)가 괴혈병 예방에 효과가 있다는 것을 밝혔다. 영국인을 비하하는 속어 '라이미(limey, 라임 주스를 마시는 사람)'는 영국 해군이 감귤 종류의 과일을 가지고 다닌 데서 비롯되었다고 한다. 그러나 오늘날 영양 결핍 질환으로 밝혀진 질병들 중 상당수는 전염병과 구별하기 어려웠다. 결핍 질환은 유행성 감기나 홍역처럼 일정한 시간과 지역, 그리고 특정 인구층에 '돌발'적으로 일어났다. 세균학이 승리를 거두자 수많은 연구자들이 펠라그라나 구루병의 원인균을 찾는 일에 열광적으로 매달렸으나, 결국 이들이 밝혀낸 것은 이 '유행병들'이 전염병이 아니라 영양병이라는 사실이었다.

1896년 네덜란드의 의사 크리스티안 에이크만(Christiaan Eijkman)은 '더 질이 좋다.'고 여겨지는 정백미를 먹인 비둘기에서 사람의 각기병과 비슷한 마비성 질환이 나타나고, '질이 나쁜' 현미를 먹이면 이 증세가 없어지는 것을 관찰했다. 1901년 그의 동료인 게리트 그라인스(Gerrit Grijns)는 쌀겨에 항각기병 물질이 함유되어 있다는 가설을 세웠다. 또한 조지프 골드버거(Joseph Goldberger)는 펠라그라 환자의 분비물을 자신과 동료들에게 접종하는 실험을 했다. 접종을 통한 전염의 실패는 펠라그라가 전염성 질환이 아니라는 증거로 받아들여졌다.

비타민에 대한 화학적 연구가 진척됨에 따라 그동안 생명에 큰 영향을 미쳐 온 모호한 질병들의 원인이 밝혀지고 치료법도 등장했다. '비타민'이라는 용어는 1912년 폴란드의 생화학자 카치미에르츠 풍크(Kazimierz Funk)가 처음 사용했다. 풍크는 프레더릭 가울랜드 홉킨스(Frederick Gowland Hopkins)와 함께 쥐에게 우유를 먹여 키우는 실험을 한 결과 비타민이 영양소의 촉매제 역할을 한다고 주장했다.

이후 50여 년 동안 비타민의 발견, 명명, 분리, 합성이 연달아 이루어졌다. 일단 생화학적 개념이 확립된 후부터는 비타민을 발견한 시점부터 분리, 정제가 이루지기까지의 시일이 점차 단축되어 갔다. 티아민(B₁)의 경우 30년이나 걸린 것이 리보플라빈(B₂)과 비타민 K('응고(Koagulation)'에서의 역할을 표현하기 위해 칼 페테르 헨리크 담(Carl Peter Henrik Dam)이 붙인 이름)에서는 2년 이하로 단축되었다. 비타민의 발견에 대한 당시의 열광적인 사회 분위기를 반영하듯 이들에게는 곧바로 노벨상이 수여되었다. 홉킨스와 에이크만은 1929년, 조지 호이트 휘플(George Hoyt Whipple, 공동 수상)은 1934년, 폰 너지러폴트 알베르트 센트죄르지(von Nagyrapolt Albert Szent-Györgyi)는 1937년, 그리고 담은 1943년에 각각 노벨상을 받았다.

유아식을 비타민과 단백질, 지방, 탄수화물이라는 구성 성분으로 환원함으로써 의사들은 더 높은 권위를 얻었다. 오늘날 '유아 처방'의 성분은 모유의 성분과 거의 유사한 상태에 도달해 있다. 이제 수유 일정을 엄격하게 지키고 살균을 해야 한다는 것은 상식이 되었고, 의사들이 전파하는 수유법은 한편으로 엄마들의 불안을 덜어 주면서 다른 한편으로 기업들의 경제적 욕망을 충족시켜 주고 있다. 이 같은 상황은 엄마가 없는 아이들에게는 더할 나위 없이 다행이지만, 충분히 좋은 영양을 공급하기 위해서는 과학을

표 13. 2 비타민 역사의 이정표

	명명/발견	연도(년)*	정제/분리	연도(년)*	구조 규명/합성 연도(년)*
A	블로흐	1924	카러	1931~1937	1937
B₁	에이크만과 그라인스	1896	얀센	1926	1936
B₂	BMRC/바르부르크	1927/1932	쿤	1933	1935
B₃	골드버거/보에그틀린	1914~1915	펑크/서바로우	1914/1937	1867
B₆	센트죄르지	1936	케레체트시 등	1938	1938
B₁₂	휘플	1922	릭스 등	1948	1955
C	풍크	1911	센트죄르지	1928	1933
D	멜란비(화학)	1918	파펜하이머	1921	
	헐드친스키(광)	1919	앵거스	1931	
E	에반스 등	1922~1923	에반스 등	1936	1938
K	담	1934	담	1939	1939

출전: 굿맨과 길먼(Goodman and Gilman), 『치료의 약리학적 기초(*Pharmacological Basis of Therapeutics*)』(뉴욕: 맥그로 힐, 1996); 쿠츠키(Roman J. Kutsky), 『비타민, 미네랄, 호르몬 핸드북 (*Handbook of Vitamins and Minerals and Hormones*)』, 제2판(뉴욕: 반 노스트란트 라인홀트, 1980).

* 완료일 혹은 발표일

따르는 것이 좋다는 그릇된 신념 때문에 정상적인 여성의 건강한 아이조차도 이 영향을 받는다는 새로운 문제를 초래했다. 그러나 모유 대용품은 모유가 가지는 면역학적 가치를 결코 따라갈 수 없으며, 한때 아기들을 질식과 기아에서 구했다고 칭송받던 고무젖꼭지는 오늘날 독물학의 감시 대상이다.

역사가 리마 애플(Rima Apple)과 캐서린 아르넙(Katherine Arnup)이 지적했듯이 최근 의사들은 인공 수유에 관한 정보를 더 많이 제공하는 경향이 있지만 기본적으로는 모유를 먹이는 것이 유익하다고 주장해 왔다. 그러나 인공 수유 편의 승리였다. 1970년대 초 모유를 먹고 자란 아이들은 전체의 3분의 1에도 못 미쳤다. 이 같

젖가슴과 소, 그리고 아기

모유는 아기를 위한 것이고, 우유는 송아지를 위한 것이다. …… 모유가 최고다. 데울 필요가 없고, 소풍 갈 때 가지고 갈 수 있으며, 고양이가 손댈 수 없고, 아주 사랑스러운 용기에 담겨져 있기 때문이다.

—— 앨런 브라운(Alan Brown), 토론토 아동 병원 의사(Arnup, 1994, 97쪽)

은 추세를 막기 위해 모유 연맹(La Leche League, 1956년 설립)과 보건 전문가들은 자연의 방식으로 돌아가자는 운동을 전개했다. 이들은 이런 추세로 가면 여성들이 모유 수유에 더 익숙하지 않게 됨으로써 사태가 더 악화될 것을 우려했다. 이들의 활동은 때마침 일어난 과학 기술 회의론과 이에 따른 문화적 가치관 전환의 도움을 받아 20세기 후반 모유 수유의 부활을 가져왔다. 그럼에도 불구하고 기업들은 값만 비싸고 건강에 좋지 않은 인공 수유를 제3세계에 계속 수출하여 비난을 받고 있다.

부모들을 위한 전문가의 자문: 블라츠 박사와 스폭 박사

선진국 사회의 일각이 질병의 생물학적 원인들을 정복하는 데 몰두하고 있는 동안 다른 일각에서는 행동과학적, 심리학적 연구가 고개를 들고 있었다. 아동기 연구와 청소년 의학이 행동과학적이고 심리학적인 복지를 강조하는 새로운 분야로 부각하게 되었다. 사회학자 시드니 핼펀(Sydney Halpern)은 상아탑의 소아과학이 생물학적 요인보다 심리학적 요인을 강조하는 경향이 있는 데에는 정부 자금의 영향이 있을 가능성에 대해 시사했다.

이미 1924년에 의사이자 심리학자인 윌리엄 블라츠(William Blatz)는 토론토 대학교의 아동 연구 센터의 소장을 역임하면서 자유방임적인 아동 교육법을 개발한 바 있다. 블라츠는 많은 연구를 했지만 특히 논란이 된 것은 디온의 다섯 쌍둥이에 대한 연구이다. 블라츠는 이 다섯 쌍둥이의 육아실을 본성과 양육의 효과를 비교 분석하는 '실험실'로 만들었다. 그의 연구는 1938년 피험자 가족의 압력을 받은 온타리오 주의 지시로 종결되었다. 그러나 이 사건은 아이를 건강하게 키우는 데 있어서 과학이 어떤 역할을 할 수 있는지 일반인들에게 널리 알리는 계기가 되었다.

뉴욕의 소아과 의사 벤저민 맥클레인 스폭(Benjamin McLane Spock)이 부모들을 위해 쓴 아동 교육 지침서는 성서와 셰익스피어에 이어 세계에서 세 번째로 많이 팔린 책이다. 예일 대학교를 나온 스폭은 메이오 클리닉과 케이스 웨스턴 리저브 대학교의 교수직을 역임했다. 그의 『유아와 아동의 양육(Baby and Child Care)』은 쉬운 용어와 간결한 문장으로 아동에게는 사랑이 필요함을 역설했고, 수유와 배변 훈련, 복장, 놀이 등에 관한 기존의 엄격한 관습을 완화할 것을 주장함으로써 프로이트의 이론을 평범한 미국인들에게 전파했다. 스폭은 부모들이 납득할 수 있는 이론을 제시함으로써 부모들의 자신감

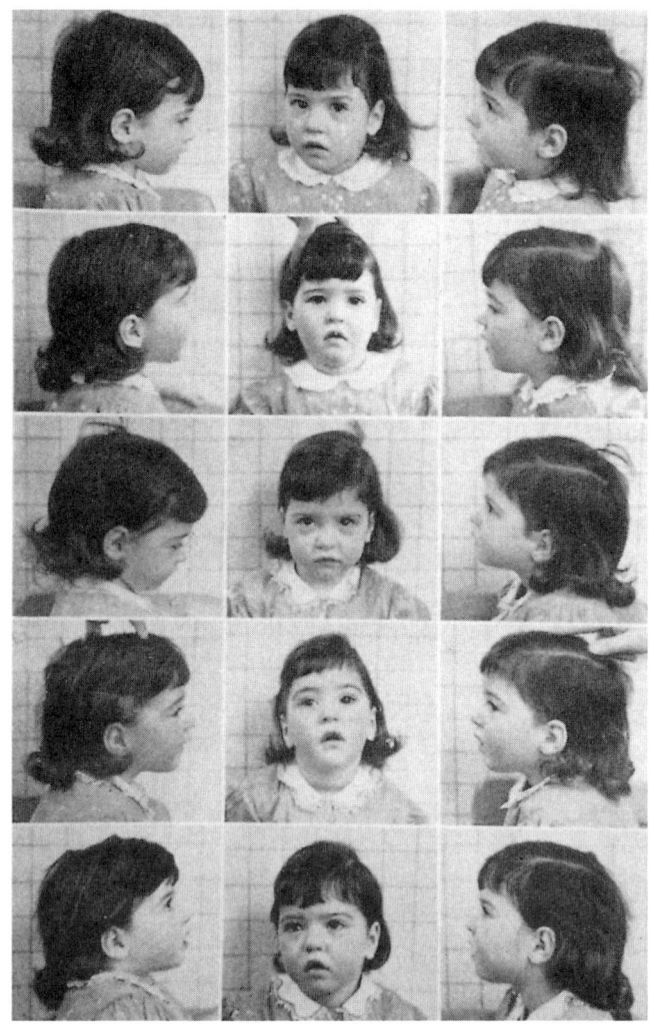

그림 13.5 블라츠 등 엮음, 『디온의 다섯 쌍둥이에 대한 생물학적 연구』(1937)의 속표지. J. W. 맥아더(J. W. MacArthur)와 노마 포드(Norma Ford) 사진. 이 합성 사진에는 본성과 양육을 비교하려는 연구자의 시각이 반영되어 있다. 그러나 동시에 이 사진에는 지금이라면 결코 용인되지 않을, 다섯 아이와 그 가족에게 자행된 '과학적' 침해 또한 잘 드러나 있다.

을 북돋아 주었다. 그는 상식에 호소함으로써 자식의 신체적, 정서적, 도덕적 성장을 이끌어 주는 동시에 자식을 즐겁게 해 주고 싶은 부모의 내면적인 욕구를 보듬어 준 것이다. 1946년에 출간된 이 책의 초판은 10개월도 되지 않아 50만 부 이상이 팔렸다. 이 책은 아직까지도 베스트셀러로 39개 국어로 번역되었으며, 매년 4000만 부 이상이 팔린다.

1960년대 중반 스폭은 베트남 전쟁의 참상과 자신이 쓴 지침서의 영향 아래 자란 젊은이들이 이 전쟁에서 부당하게 희생되는 것에 큰 충격을 받았다. 군비 축소와 평화 운동에 공개적으로 나선 그는 반전 운동에 참가한 혐의로 여러 차례 체포되었고, 1968년에는 징병에 반대하는 시위를 모의한 혐의로 기소되어 5,000달러의 벌금형을 선고받았다. 당시의 사회 분위기 속에서 마치 공산주의에 찬성하는 것처럼 비친 그의 반정부적 태도에 화가 난 대다수의 미국인들은 노쇠한 이 소아과 의사에게 등을 돌렸다. 그들은 한 발 더 나아가 훈육보다 사랑을 강조한 스폭의 교육 방식 때문에 젊은이들이 방종에 휩쓸려 이기적으로 자라났다고 불만을 터뜨렸다. 또한 성적, 정치적, 사회적 혁명을 추구하는 히피 운동에 대해서도 스폭에게 책임을 돌렸다.

스폭은 자신의 저서가 그와 같이 엄청난 영향을 미쳤을 리가 없다고 부인했다. 그는 자신의 책이 보급되지 않은 나라에서도 비슷한 문화적 혼란이 일어나고 있으며, 또한 자신의 책이 큰 영향을 미친 나라라 할지라도 모두 미국과 같은 사회적 격동은 일어나지 않는다고 지적했다. 그러나 학자들은 그의 책에 담긴 지식이 시대에 뒤떨어진 것이라고 비판하기에만 바빴고, 자신이 미친 영향에 대한 스폭의 겸허한 평가에는 귀를 기울이지 않았다. 그래도 대중 앞에 나서기를 꺼리지 않은 이 90대의 소아과 의사는 1992년 9월 기자 간담회에 참석하여, 모유를 먹여야 하며 우유는 어린이에게도 성인에게도 해로울 수 있다고 경고했다. 늘 그랬듯이 그는 북아메리카 전역의 낙농업자들과 관련 기업가들을 화나게 하는 데 성공했다.

사회 소아과학

사회 위생 운동의 영향으로 성인이 될 때까지 살아남은 아이들의 비율은 증가했지만, 통계 수치를 보면 계층 간 지역 간 불균형이 여전했다. 사회적 지원이 아동의 건강을 결정한다고 하지만 모든 나라가 이를 동등하게 구현하는 것은 아니었으며, 같은 나라에서도 지역에 따라 편차가 컸다. 프레스턴(Preston)과 하인스(Haines)가 지적하듯이 인구 과밀 지역에 살거나 빈곤이나 인종 때문에 혹은 부모에게 버림받아서 불리한 조건에 처한 아동들은 같은 미국에 살지만 더 많은 특권을 누리는 동년배들에 비해 평균 수명이 훨씬 짧다.

미성년 노동과 아동 실험

서구 사회에서 유아 살해를 금지하는 법률은 살인을 금지하는 법률만큼이나 오랜 역사가 있으나 그것이 일상적으로 강제되어 온 것은 아니다. 유아 살해로 기소된 여성이 법정형을 제대로 받는 경우는 드물고 특히 남편이 없거나 가난에 시달리는 여성인 경우에는 더욱 그랬다. 아동을 보호하는 법률은 해당 사회가 아동의 사회적 가치를 어떻게 여기는가에 따라 자의적으로 해석될 소지가 있다. 노동 법규와 유사한 측면이 있다.

19세기 초 노동 시장에 동원된 아동들은 디킨스의 소설에 생생하게 묘사된, 차마 눈뜨고 볼 수 없는 상황에 처했다. 영국은 1830년대 이전에 아동의 공장 취업을 금지하는 법률을 제정했다. 그러나 농업 위주의 경제 구조를 가졌고 산업화가 더뎠던 북아메리카에서는 1870년대와 1880년대에 이르러서야 공장과 광산에서의 아동 노동을 금지하는 법률이 통과되었다. 하지만 이 법규는 모든 아이들에게 평등하게 적용되지 않았다. 당시 틀림없이 일자리를 구할 수 없었던 런던의 고아들은 그 수가 점차 늘어나 감당할 수 없는 지경에 이르렀다. 영국 전역에 보호소를 세운 토머스 버나도(Thomas J. Barnardo)는 1868년 아이들을 캐나다의 가정이나 일자리로 수출하기 시작했다. 가랑비가 잦으면 소나기가 되듯 1883년에는 이 수가 크게 늘었으며, 1925년 중단되기까지 이런 식으로 수출된 아동의 수는 8만 명에 이르렀고 이들 중 3만 명은 '버나도의 아이들'이었다. 이 아이들은 수출되지 않았더라면 런던 거리에서 몇 해 살지 못했을 가능성이 높았다. 그러나 파(Parr)가 분석한 바에 따르면 수출된 아이들은 대부분 입양아가 아니라 노동자가 되었다. 게다가 이들 중 최소한 3분의 1은 고아가 아니었으며, 10퍼센트 정도는 부모의 동의 없이 혹은 부모도 모르게 '자선적 유괴'를 통해 보내졌다. 아이들의 복지를 보장하기 위한 방책들이 강구되었으며, 아이들의 임금은 꼼꼼히 축적되었다. 버나도의 사업은 고국 영국의 부랑아 관리 비용을 감축시키는 효과도 가져와 이에 직접적으로 관련된 기관과 은행의 재정적 이해를 만족시켜 주었다. 아이들을 학교가 아니라 공장에 보내는 이유를 정당화시켜 주는 특수한 상황은 언제, 어디서든지 다시 벌어질 수 있다. 아동 노동은 지금도 여전히 전 세계적으로 중요한 문제이다.

아동을 보호하는 법률의 이중성은 캐나다의 '유료 탁아소(baby farms)' 사례에서도 드러난다. 이 탁아소의 '암시장'은 미혼모와 그 아이들이었다. 이를 금지하는 법률이 19세기 말에 제정되었지만 수많은 유료 탁아소가 개인 병원을 가장한 채 운영되고 있었다. 예를 들어 노바스코샤의 '아이디얼 마터니티 홈(Ideal Maternity Home)'은 형편없는 위생 수준과 잔혹한 처우, 높은 (그러나 보고되지 않은) 사망률로 1925년부터 1945년까지 적어도 그 지방 사람들에게는 악명이 높았다. 그러나 이 사실은 1988년 '버터박스 베이비(butterbox babies)' —— 버터 상자로 관을 만들어 매장했다는 탁아소 근무자의 진술에서 딴 암시적 제목 —— 라는 제목이 붙은, 탐사(探査) 저널리스트 베트 카힐(Bette Cahill)의 기사가 보도되기 전에는 세상에 알려지지 않았다.

아동을 대상으로 한 실험에 대한 사법적 태도의 변화도 관찰할 수 있다. 의학은 지난 수세기 동안 아동의 생명을 보호하기 위해 아동 특유의 질병들을 연구해 왔다. 제너는 천연두 백신을 8세 소년에게 실험한 후, 성공을 입증하기 위해 이 아이에게 활성 천연두균을 접종했다. 이와 유사한 19세기의 실험 중—예를 들어, 홍역 예방을 위한 실험의 경우—에는 진행성 환자의 혈액을 채취하여 대도시 빈민 구호소와 고아원 아이들에게 접종한 예도 있었다. 수전 레더러(Susan E. Lederer) 등이 밝혀낸 바에 따르면, 시설에 수용된 아이들은 각종 백신과 감염 병, 영양 결핍 질환의 실험 대상이 되었고, 실험의 성공은 수용된 아이들에게도 큰 행운이라고 여겨졌다. 그러나 모든 실험이 성공을 거두는 것은 아니며 실험 과정에는 통증과 고통이 수반된다. 1970년 뉴욕의 윌로브룩 스테이트 스쿨(Willowbrook State School)에서 중증 정신 지체아들을 대상으로 '어차피 걸리게 될' 간염을 교묘하게 감염시키는 실험이 15년 동안이나 자행되어 왔다는 사실이 폭로되자 대중은 격노했다. 그 결과 생물 의학 연구를 통제하는 법률이 제정되었고(미국 1974년, 캐나다(MRC) 1978년) 뒤이어 모든 인간, 특히 아동을 대상으로 한 실험 윤리 지침과 강령이 제정되었다.

20세기를 거치면서 주로 전염성 질환과 설사의 억제에 힘입어 선진국의 유아 사망률은 급격히 하락했다. 즉 1900년 신생아 1000명당 150명이었던 유아 사망률은 1954년에는 26.6명, 1979년에는 13.1명으로 감소했다(Williams, 1985, 29~34쪽). 이에 따라 선진국의 소아과 의사들은 점차 다른 지역의 아동들에게 관심을 기울이기 시작했다. 예를 들어, 자메이카 태생으로 옥스퍼드에서 수련을 받은 세실리 윌리엄스(Cicely Williams)는 아프리카와 말레이시아에서 활동했는데, 1935년 그녀는 단백질 결핍증인 콰시오르코르(kwashiorkor)를 처음 기술했다. 아프리카 골드코스트(현재의 가나)의 방언에서 따온 이 병명은 문자 그대로 '동생을 본 아이의 병'이라는 의미이다. 전체론적 질병관을 가지고 있는 이 지역의 사람들은 이 병이 동생의 출산에 의해 일어나는 사회적 문제라고 생각하고 있었다. 1942년 2월 싱가포르 인근에서 활동하던 윌리엄스는 체포되어 ——7만 명의 연합군과 수천 명의 연합국 시민, 그리고 다수의 의사들과 함께—— 1945년 8월까지 일본군 포로 수용소에 수용되었다. 종전 후 그녀는 세계 보건 기구에 초빙되어 모자 보건부를 지휘했다. 당시 세계 보건 기구의 주된 관심사는 인구 과잉이었지만, 그녀는 개발도상국 여성들은 아동 사망률이 억제되기 전에는 산아 제한에 관심을 갖지 않을 것이라는 사실을 잘 알고 있었다.

세계 보건 기구의 초대 사무총장(1948~1953년)을 역임한 사람은 캐나다 의사 치점이었다. 일반과에서 정신과로 전공을 바꾼 그는 제2차 세계 대전 당시 사병으로 군에 입대했으나 승진을 거듭하여 마침내 캐나다 군 의무 부대의 최고 지위까지 올랐다. 아동 교육에 대한 치점의 입장, 특히 종교에 대한 회의적 입장과 산타클로스를 비롯한 신화나 미신을 아이들에게 가르치면 안 된다는 주장은 많은 논란을 불러일으켰다. 때문에 그는 캐나다 관료 사회로부터 끊임없는 사직 요구를 받았으나 세계 보건 기구에 임용되면서 사직 요구는 잠잠해졌다. 치점은 국가 간 전쟁은 관용과 상호 이해를 위한 목적 의식적 노력 없이는 근절될 수 없다고 믿었다. '사회적 책무를 위한 의사회(Physicians for Social Responsibility)'의 핵심 창립 멤버(제11장 참조)이기도 한 치점은 산아 제한을 역설했지만, 산아 제한보다 먼저 사망률을 낮춰야 한다는 윌리엄스의 입장을 지지했다. 치점은 전 지구적 보건 문제에도 깊은 관심을 기울여 핵무기와 인구 과잉, 환경 오염의 위험성을 일깨워 주었다.

세계 보건 기구의 통계를 보면 아동 사망률이 감소하기는 했으나 아직도 많은 문제가 있음을 알 수 있다. 지금도 해마다 100만 명 이상의 어린이가 말라리아로 사망하고 있고, 수십만 명의 어린이가 신생아 파상풍, 설사, 홍역 등으로 죽어 가고 있다. 이 질병들은 생물학적 원인만이 아니라 사회적 원인과도 깊은 관련이 있기 때문에, 효과적으로 관리하기 위해서는 성이나 인종, 종교, 전통과 얽혀 있는 문화적 관습에 대한 체계적 개입이 필요하다. 또한 이 문제들을 해결하고 나면 인구 과잉 상태가 급속히 악화되어 영양 실조와 기아 같은 또 다른 문제를 야기할 것이다. 따라서 피임은 여전히 중요한 문제로 남는다. 그러나 산아 제한법은——유아 처방식과 마찬가지로——기업에 큰 이익의 기회를 제공했다. 최근의 연구 결과에 따르면 피임약이나 피임 기구의 보급보다는 소녀들에 대한 교육이 출산 억제에 효과적이라고 한다(제11장 참조).

치점이나 윌리엄스와 같은 사람들 덕분에 소아과 의사들은 세상에 눈을 뜨고, 말도 안 되는 아이러니를 목격할 수 있었다. 기아와 불결한 환경 때문에 해마다 수천 명씩 죽어 가는 아이들, 그리고 한 종족을 멸종시킬지도 모르는 전쟁 앞에서 죽을 운명을 기다리고 있는 수백만 명의 아이들 앞에서는 그리 치명적이지 않은 전염병에 걸린 아이들 하나하나의 생명을 구하려는 노력은 무색해진다. 오랜 세월 동안 예방적 사고에 길들여진 소아과 의사들은 그 어떤 의술로도 핵 재앙을 막을 수 없다는 점을 일찍이 깨달았고, 이에 따라 '핵전쟁 방지를 위한 국제 의사회'와 같은 기구들의 창립에 앞장섰다(제6장 참조).

의지할 데 없는 아이들——고아들과 '비행 소년들'——은 여전히 학대받고 있으며, 국가가 운영하는 '안식처'나 수용소에 있는 아이들은 특히 더 그렇다. 우리는 기숙 학교의 원주민 청소년들에게 '원조'라는 이름으로 자행된 죄악을 금전으로 보상할 수 없다는 것을 너무도 잘 알고 있다. 빈곤층 아이들은 진정한 사랑의 보살핌을 받는다고 해도 이미 신체적, 지적, 정서적으로 불리하다. 아동 빈곤의 수치가 날로 높아지면서 세계 보건의 문제는 이제 더 이상 강 건너 불이 아니게 되었다. 1997년 캐나다 정부는 점증하는 아동 빈곤에 대처할 것을 공약했는데, 아동 빈곤은 캐나다가 국제 연합 평가에서 1등급을 받지 못하게 한 옥의 티였다.

소아과 의사들은 여전히 예방의 전문가이지만, 예방이라는 행위에는 항상 합리적이고 정당한 개입과 이질 문화나 개인 생활에 대한 부당한 침해 사이의 긴장이 존재한다. 한때 의학적인 구원이라고 불리던 행위들 중에는 법률적으로 자리를 굳힌 것들도 있지만 떠올리기도 부끄러운 착취나 과오로 판명된 것들도 있다. 앞으로 나아가는 도중에는 바른 길이 어디인지 분간하기 어려울 때가 있다. 예방과 건강의 사회적 (그리고 생물학적) 결정 요인에 대한 소아과 의사들의 관심은 의학의 여타 분야에도 많은 영향을 미쳤지만, 지구상 모든 생명의 생존을 지키기 위한 모델을 창출하는 데에도 기여했다.

제14장
만능 의사 | 가정 의학의 몰락과 재탄생

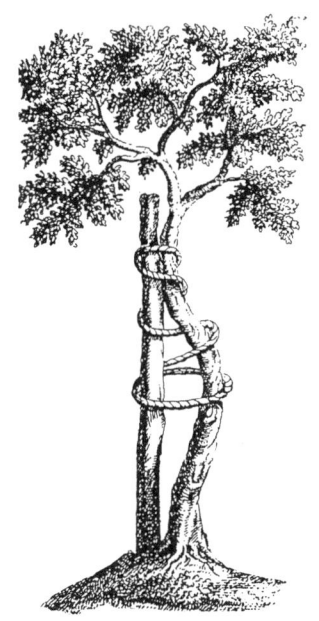

나는 하루 종일 흉부 청진만 하거나 하루 종일 목구멍만 들여다보거나
하루 종일 직장(直腸)만을 들여다보면서 지낸 적이 없다. ……
유능한 일반의(一般醫)는 가장 뛰어난 진단가가 되어야 하기 때문에 일반 의학이라는 영역은 의학의 모든 분야 중에서도
가장 어려운 분야이다. 일반의는 자신이 환자에게 도움이 될 수 있는지를 판단해야 할 뿐만 아니라,
더 중요한 것은 자신이 다룰 수 없는 상황을 신속하게 판단하고
그런 심각한 환자를 자신보다 전문적 치료를 할 수 있는 사람에게 의뢰할 수 있어야 한다.

—W. 빅터 존스턴(W. Victor Johnston), 『기적의 시대 이전에(*Before the Age of Miracles*)』(1972), 8~9쪽

가정 의학의 역사를 다룬 책을 읽다 보면 이 분야의 역사서가 놀라울 정도로 드물다는 지적으로 글을 시작하는 저자를 종종 접하게 된다. 이들의 논지는 일반 의학(general medicine)은 그 어떤 전문과보다 먼저 형성되었으므로 역사가 가장 오랜 분야이며, 따라서 가장 오랜 역사 기록의 전통을 가지는 것이 당연하다는 것이다. 그러나 가정 의학의 역사가 등한시되어 온 것처럼 보이는 데에는 2가지 이유가 있다.

사실 일반 의학 혹은 가정 의학은 오래된 분야가 아니라 모든 전문과 중에 가장 최신의 분야이다. 20세기 초 의학의 각 전문과가 발전함에 따라 모든 것을 다루던 의사들—— 매우 그럴듯한 불어 표현을 빌리자면 '만능 의사(omnipracticiens)'—— 은 향수 속으로 사라지고 회고담이나 전설의 소재가 되어 버렸다. 가정 의학의 등장은 전후(戰後) 현상이다.

둘째, 의학의 역사—— 아니 모든 역사—— 는 1950년 이후 관심 축의 일대 변화를 겪었다. 이전의 역사가들은 뛰어난 의사들이나 학술적인 문제, 그리고 지적 기술적 측면의 큰 변화에 주로 관심을 기울였다. 일반 의사는 이들의 관심 밖이었다. 역사가들이 '일상생활'에 관심을 갖기 시작한 것은 20세기 중반에 들어서면서부터이다. 이때부터 역사가들은 역사를 뒤바꾸어 놓은 단속적(斷續的) 사건에만 시야를 고정시키지 않고, 지속적(持續的)인 일상의 맥락——즉 장기 지속(longue durée)의 역사——을 탐구하기 시작했다. 이 2가지 사실——가정 의학은 새로운 분야이며, 역사가들은 일상적인 것과 지속적인 것을 무시해 왔다는 사실——을 고려한다면 가정 의학의 역사가 이제 비로소 씌어져야 한다는 것은 전혀 놀라운 일이 아니다.

이번 장에서는 우선 가정 의학의 전사(前史)——과거의 평범한 의사들의 일과 생활에 대해 우리가 파악할 수 있는 것들——를 간략하게 살펴보도록 하겠다. 그다음에는 가정 의학의 전문화를 초래한 사회적, 정치적, 경제적, 지적 원동력을 살펴보고, 마지막으로 가정 의학이 다른 전문과에 미친 영향을 살펴보도록 하겠다.

일반 진료의 전사

17~18세기 남자 산파가 등장하고 19세기 초 내과와 외과가 개념적으로 병합된 이후(제10장과 제11장 참조) 약 1세기 동안은 거의 모든 의사가 '일반의'였다. 대학의 교수나 연구자만이 전문과를 내세울 수 있었는데, 개중에는 자신에게 전문과의 딱지가 붙는 것을 불쾌해 하는 사람들도 있었다. 의사의 진료 행위를 규제하는 규칙은 나라마다 법률로 공식화되며 여기에는 사회적 기대가 반영된다. 예를 들어, 캐나다에서는 18세기 말부터 의사 면허를 받으려면 내과와 외과, 산파 3영역의 훈련을 이수했다는 인증 서류를 제출하거나 이 3영역의 시험을 통과해야 했다.

일반의에 대한 우리의 지식이 늘어나는 데에는, 역사가들의 관심이 예외적인 것에서 일상적인 것으로 전환된 것 외에도 컴퓨터 테크놀로지의 발달이 많은 영향을 미쳤다. 장기간에 걸친 수많은 변수의 상호 작용을 밝히는 연구에는 방대한 데이터의 축적과 조작이 필요하며, 이렇게 해야만 진료 행위의 실태와 그것의 지속성 혹은 점진적 변화에 관한 신뢰할 수 있는 결론을 얻을 수 있다. 최근의 역사학계는 아주 다양한 연구 기법을 동원하여 오래전의 일반 진료의 모습을 구체적으로 그려내고 있다.

특정 시대, 특정 지역에서 생성된 건강과 질병, 출생과 사망에 관한 지역 사회의 기록을 분석하는 것도 방법 중의 하나이다. 역사가 힐러리 말랜드(Hilary Marland)는 시약소와 병원, 종교 조직과 자선 조직의 기록을 활용해 19세기 영국의 서로 대조적인 두 도시의 의료 상태를 추적했다. 이를 통해 그녀는 이런저런 요법이 뒤섞여 있는 '자가 치료'부터 '제도적' 의료에 이르기까지 아주 다양한 형태의 의료 행위가 존재했었다는 것을 밝혀냈다. 에스테(Estes)와 굿맨은 뉴햄프셔 포츠머스에 위치한 한 병원의 100주년 행사를 준비하는 과정에서 그 도시에 관한 엄청난 자료를 발견하고는 연구의 범위를 확장하여 약 3세기 반에 걸친 출생, 질병, 사망, 그리고 '정규' 및 '비정규' 의사들의 실태를 분석했다. 이처럼 방대한 자료가 남아 있는 지역이 거의 없기 때문에 이들의 연구 결과는 평범한 미국 도시의 의료 상황을 대표하는 것으로 받아들여지고 있다. 향후 다른 지역에 대한 연구가 더 진행되면 포츠머스와는 다른 질병 패턴과 의료 행위가 새로이 모습을 드러낼 것이다.

한 의사의 회상

나는 병마의 처절함을 처음 접했다. …… 그 거리를 따라 몇 무리의 사람들이 긴 줄을 이루면서 천천히 내려왔다. 선두의 무리를 이끄는 사람은…… 우리 아버지였다. …… 농장 마차의 바닥에는 직사각형 상자 3개가 놓여 있었다. …… 날이 저물어 갈 무렵, 나는 이 마차가 내 친구 셋의 시체가 담긴 관을 운반하고 있다는 것을 알았다. 바로 뒤에는 5개의 관이 더 따라 오고 있었다. 불과 열흘 사이에 한 가족의 아홉 아이들 중 여덟을 디프테리아로 잃은 것이다. 살아남은 아이는 아홉 달된 갓난아기 하나뿐이었다. 아이들 엄마는 농사일을 하러 갈 때에도 이 아기를 데리고 다니곤 했다. 제 엄마의 품에서 떨어질세라 매달려 있는 이 아이는 마치 주변의 깊은 슬픔을 알기라도 하는 듯이 유난히 큰 눈을 동그랗게 두리번거리고 있었다. ……

그 비운의 시절에는 보호 기도문이 문자 그대로 하늘을 가득 채웠다. 의학이라는 과학에 호소하는 소리는 들리지 않았다. 의학은 존재하지 않았기 때문이다.

— 아서 헤즐러(Arthur Hertzler), 『말과 마차 의사(*The Horse and Buggy Doctor*)』
(New York and London: Harper, 1938, 1~2쪽)

특정 기간이나 지역의 의료 행위자 집단을 분석하는 것도 또 다른 접근 방법이다. 현재까지 이루어진 이런 유형의 연구로는 영국과 프랑스를 대상으로 한 것이 있다. 역사가 어빈 라우든(Irvine Loudon)은 1750년부터 1850년까지 영국에서의 의료 행위의 성격을 약종상과 외과 의사, 산과 의사의 관계를 중심으로 살펴보았다.

그가 활용한 사료에는 의회 기록, 의학 관련 정기 간행물, 공문서, 그리고 의사들의 개인적 기록 등이 포함되어 있다. 이 연구에서 그는 1815년 약종상법이 제정되고 나서 일반의의 지위가 향상되었다는 이상한 사실을 발견했다. 약종상법은 이름과는 달리 약물과는 아무 관련이 없었고 의료 행위와 지역 면허 기구의 국가적 표준을 확립하기 위한 준비 단계의 법이었다. 약종상법이 제정되자 일반의들 사이에 조직화의 움직임이 일어났다. 그러나 일반의들이 자격 인증의 완전한 자율성을 보장받기 위해서는 1세기를 더 기다려야 했다.

이와 유사한 연구 방법을 혁명 전후의 프랑스에 적용한 역사가 매튜 램지(Matthew Ramsey)는 다양한 의료 행위자들로 구성된 당시의 복합적인 의료 상태를 파악하기 위해 수십 개 주와 의료 시설, 의사 단체를 조사하여 보건과 의료에 관련된 자료들을 찾아냈다. 그는 1770년의 의료 행위자의 경계가 불분명했다는 것을 밝혀냈다. 당시 '공식적'으로 훈련받은 의사가 존재했지만 이들은 다양한 범위의 민속 치료사, 떠돌이 약장수, 무자격 의사, 약종상, 그리고 '마녀'와 경쟁해야 했다. 그러나 1830년에는 법률과 관행의 영향으로 많은 것이 달라져서 경쟁자들과 완전히 구별되고 적어도 이론적으로는 모든 종류의 의료 행위를 할 수 있는, 자격증을 가진 단일 집단이 전면에 나서게 되었다. 이보다 후대에 관한 유사한 연구가 겔펀드(Gelfand), 레오나르드(Léonard), 바이츠(Weisz)에 의해 이루어졌다. 영국과 프랑스, 미국에서의 전문화를 비교하는 바이츠의 연구는——일반의의 통계라는——흥미로운 결과를 보여 줄 것이다. 캐나다의 경우에는 베르니어(Bernier), 코너(Connor), 기드니(Gidney), 밀라(Millar), 로마노(Romano), 투니스(Tunis) 등이 정규 자격을 가진 의사 집단과 대체 의료 집단의 전문직 정체성의 양상, 업무, 그리고 수입을 비교 분석했다.

의료 행위가 법에 의해 어느 정도 규제되었는가를 보면 당시 일반 대중이 정규 교육을 받은 의사의 자율성을 얼마만큼이나 인정했는가를 알 수 있다. 미국의 경우 의사들은 면허와 교육의 자율성을 아주 성공적으로 획득했다. 미국 의사 협회는 1846년 동종 요법자를 비롯한 여타 '비정규 의사'를 제치고 독점적인 압력 단체로 부상했다. 반면 유럽과 캐나다는 대체 의료에 대해 상대적으로 관용적인 편이었다. 그러나 이는 의사들이 대체 의료를 받아들였기 때문이 아니라 경쟁자들을 배제하도록 정부를 설득하는 데 실패했기 때문이라는 점이 지적되어야 한다. 예를 들자면 1967년까지도 온타리오 의사회의 자문 회의 석상에는 동종 요법 시술자의 대표가 앉아 있었다.

일반의의 역사에 대한 의사 중심적인 접근 방법의 변형이라고할 수 있는 것이 의사 개개인에 대한 연구이다. 의사들 중에는 자서전이나 일기, 회고록을 남긴 사람들이 있다. 이런 기록들은 오랜 세월 동안 의사들에게 흥미로운 읽을거리를 제공했지만, 역사가들은 주관적인 서술에 내포되어 있을 수 있는 왜곡의 가능성 때문에 이것들을 무시하거나 불신했다. 그러나 오늘날 역사가들은 이같이 낡고 해묵은 이야기들 속에는 후대 사람들에게는 하찮을지 모르지만, 당대의 환자와 의사들에게는 중요하게 여겨졌던 주제들이 담겨 있다는 것을 안다. 최근 이 같은 직접적 기록들이 다수 출판되어 과거의 의학적 삶을 들여다볼 수 있는 매력적인 기회를 제공하고 있다(표 14.1 참조). 캐나다 의사들의 비망록을 조사한 쇼트는 이들의 업무가 내과, 외과, 산파의 3영역으로 구성되어 있었으며, 의학교에서의 이론 교육과 진료 현장의 현실 사이의 괴리가 이들의 공통적인 불만이었다는 것을 밝혀냈다.

진료 일지와 병원 기록을 통해서도 일상의 의료 행위를 파악할 수 있다. 의사의 하루하루를 적은 기록에서 역사적 가치가 있는 사실을 찾아내는 작업에는 특히 컴퓨터가 도움이 된다. 필자는 온타리오 주의 의사 제임스 마일스 랭스태프(James Miles Langstaff)의 진료를 분석할 목적으로 그가 40년에 걸쳐 작성한 일지와 계산서를 데이터베이스 프로그램에 옮겨 넣은 뒤 이로부터 그의 환자들의 프로필과 질병, 진단과 처방, 그가 읽은 잡지, 그의 수입 등을 뽑아냈다. 분석 결과 그의 진료 행위가 시대에 따라 어떻게 변천했는지를 확인할 수 있었다.

19세기 말, 20세기 초의 평범한 의료 행위는 오늘날의 눈으로 보면 아주 흥미롭고 이색적이다. 의사들은 진료실이 자기 집에 있었지만, 환자들은 대개 자기 집에서 의사의 왕진을 받았다. 헤즐러가 일깨워 주었듯이 당시 진단의 주종을 이루는 것은 디프테리아를 포함한 감염 병, 홍통, 설사, 산욕열, 성홍열 등이었다. 의사들은 분만 시에도 불려 가 여성 조산인의 요청이 있을 경우 분만 겸자를 사용하기도 했다. 또한 발치나 농양의 절개, 상처의 봉합, 골절이나 탈구의 정복 등 작은 수술도 시행했다. 아주 드물기는 하지만 절단, 유방 절제, 내반족이나 언청이 같은 선천성 기형 수술을 하기도 했다. 1883년 그로브스는 온타리오 주 퍼거스의 주방 식탁에서 북아메리카 최초로 충수돌기 절제술을 시행했다(제10장 참조). 이전에도 그로브스는 질을 통한 자궁 절제술, 난소 절제술, 소규모의 수혈을 한 적이 있다고 한다. 왕진을 할 때 환자의 집까지 먼 길을 가는 것에 대해 그는 "혼자서 마차를 몰고 가는 동안 환자에 대해 이리저리 생각해 볼 시간이 있어서, 그렇게 시간을 보내는 것은 전혀 낭비가 아니었다."라고 회고했다(1934, 5쪽).

소설 속의 일반의

자신의 경험을 기록으로 남긴 의사 출신 작가들의 감동적인 픽션을 나열하면 표 14.1과 비슷한 목록이 만들어진다. 존 브라운(John Brown, 스코틀랜드), 안톤 체호프(Anton Chekhov, 러시아), 올리버 웬들 홈스(Oliver Wendell Holmes, 미국), 토비아스 스몰렛(Tobias Smollett, 영국), 윌리엄 칼로스 윌리엄스(William Carlos Williams, 미국) 등이 그들이다.

의사가 아닌 작가들 중에도 일반의에 대해 인상적인 일화를 남긴 사람들이 있다. 가장 널리 알려진 것으로는 조지 엘리엇(George Eliot)의 『미들마치(*Middlemarch*)』와 귀스타브 플로베르(Gustave Flaubert)의 『보바리 부인(*Madame Bovary*)』에 나오는 의사 이야기이다.

더 알고 싶은 독자는 단행본인 『문학과 의학에 관한 온라인 데이터베이스(*Online Database of Literature and Medicine*)』나 http://endeavor.med.nyu.edu/lit-med/lit-med-db/index.html를 참조하라.

표 14. 1 일반의에 대한 1차 사료

시기(년)	장소	저자*
1832~1842	브리티시컬럼비아	톨미에(Tolmie)
1871~1930	온타리오	그로브스(Groves)
1893	래브라도	커원(Curwen)
1894~1930년대	캔자스	헤즐러(Hertzler)
1885~1965	사우스웨스트 퀘벡	게지에(Geggie)
1907~1912	새스캐처원	맥린(MacLean)
1929~1931	노스 앨버타	잭슨(Jackson)
1930년대	사우스웨스트 뉴펀들랜드	러스테드(Rusted)
1933~1947	유콘	던컨(Duncan)
1935	아클라빅	어커트(Urquhart)
1924~1954	온타리오	존스턴(Johnston)

* 더 상세한 정보는 이 책 뒤쪽의 「더 읽을 거리」를 보라.

진료비 청구 기록을 분석한 연구에 따르면 19세기의 의사들은 진료비를 제대로 받는 경우가 별로 없었다. 해디(Haddy) 등은 1930년대 중반 의사의 수입과 60년 후 일반 의사의 수입을 비교했는데, 1960년 후에는 외과적 수술이 크게 줄어들고 1930년대에 흔했던 진단들은 백신과 항생제 덕분에 거의 사라졌음을 확인할 수 있었다. 시대에 따른 이 같은 변화는 의사 개개인에 관한 자료에서도 관찰할 수 있다. 랭스태프의 처방 행태의 변천을 보면 비록 느리기는 하지만, 다른 주요 병원의 처방 변화와 일치하는 경향을 보여 준다. 지방의 의사들도 마취, 무균술, 체온계, 전기 장치 등의 진단 및 치료의 새로운 테크놀로지를 받아들였다는 것이다. 그러나 1880년대가 되면 랭스태프의 외과 수술은 토론토 인근의 외과 전문의와의 경쟁에 밀려 줄어들기 시작한다.

일을 떠나 있을 시간이 거의 없고 진료비를 제대로 받지도 못했지만 시골 의사들은 안락한 생활을 즐겼으며 지역 사람들의 존경을 받았다. 그러나 19세기 말 20세기 초에 들어 진료 능력이 의심받기 시작하면서 친절한 일반의의 이미지와 그에 대한 존경은 빛을 잃기 시작했다.

일반의의 위기

일반의가 진료를 담당하는 지역의 감소와 무능력에 대한 비판으로 일반의의 위기가 도래했다. 19세기 말 도시 지역에서는 전문의의 수가 증가하기 시작했고 일반의는 으레 시골에 개업하는 것으로 되어 '근대적 도시' 대 '낙후한 지방'이라는 문화적 이분법이 여기에도 그대로 적용되었다. 과학 낙관주의의 시대적 분위기 속에서 사람들은 시골의 허름한 의사들보다 도시의 '과학적인' 전문의가 더 유능하다고 여겼다. 전화기, 자동차, 고속도로, 비행기가 등장하기 전에는 가까운 인근에서 쉽게 만날 수 있다는 점에서 일반의의 역할이 인정되었고, 도시에서 멀리 떨어져 사는 사람들은 모든 영역의 진료를 담당할 수 있는 일반의에 만족했다. 그러나 지역 간의 거리가 단축되고 전문의 수련을 받은 사람이 늘어나자 일반의들은 '어둠 속을 바라보는 침울한 불안의 눈길로' 그들의 직업이 결국 사라져 버릴 것을 예견하게 되었다(Hattie,《캐나다 의사 협회 잡지(*Canadian Medical Association Journal*)》22호(1930), 548쪽).

전문의 대 일반의

지식이 급격하게 증가함에 따라 일에 집중하는 것은 필수 요건이 되었다. 전문주의는 이미 여기에 있고, 앞으로도 있을 것이다. …… 전문 지식에 대한 욕구는…… 너무 커서, 가족 의사는…… 구시대의 유물이 될 위험에 처해 있다.

— 오슬러, 《보스턴 내과·외과 잡지(*Boston Medical and Surgical Journal*)》
126호(1892), 457~459쪽

미국, 프랑스, 영국 등의 인구 밀집 지역에서는 일반의의 비율이 줄어들기 시작했다. 사회학자 윌리엄 로스스타인(William G. Rothstein)에 따르면 1930년과 1962년 사이 미국의 일반의는 인구 10만 명당 90명에서 37명으로 줄었고 전체 의사 중 71퍼센트였던 것이 27퍼센트로 줄었다. 이에 비해 캐나다와 오스트레일리아처럼 땅이 넓고 인구가 적은 나라에서는 전문의 진료는 비현실적이고 거의 무익하기 때문에 일반의의 전반적 비율은 여전히 높았다. 그러나 1948년의 통계를 보면 토론토 의대 졸업생의 4분의 3은 결국 일반의로 진출했지만, 졸업 당시에는 3분의 2 이상이 전문의 수련을 계획하고 있었다. 일반의로의 진출은 2류 의사를 위한 차선책으로 인식되었다.

1940년대 중반 일반의는 커다란 정체성 혼란에 빠졌고 이것이

밴쿠버 섬에서의 일화

빅토리아 시가 생기고 얼마 지나지 않았을 때에는…… 신체 각 부분별로 전문의가 존재하지는 않았다. 헬름켄(Helmcken) 박사는 모든 병을 보았다. …… 사람들은 박사가 계단을 올라오는 소리만 듣고도 증세가 좋아졌다. 그는 세상에서 가장 끔찍한 처방을 가지고 있었다. …… 내가 바늘 위에 넘어져 무릎에 바늘이 박혔을 때…… 박사는 내 무릎을 째고서는 상처에 손가락을 집어넣은 바늘을 찾느라고 다음 3시간 동안이나 상처를 헤집었다. …… 그는 "얘야, 소리를 질러라 소리를! 그러면 아프지 않을 거야." 하고 외쳤다. 나는 소리를 질렀다. 그러나 통증이 없어지지는 않았다.

── 에밀리 카(Emily Carr), 『유년기의 책(*The Book of Small*)』
(London and Oxford: Oxford University Press, 1942), 199~200쪽

또 다른 위협 요소가 되었다. 일반의의 질적 수준을 유지하고 보장하는 메커니즘의 부재는 능력에 대한 의문을 다시금 불러일으키는 요인이었다. 의사 중에도 실력의 차이가 있을 수 있다는 것은 의사나 일반 대중이나 인정하는 바였다. 2류 시민 취급을 받기 시작한 일반의들은 일반의 진료가 사라지는 것은 필연이라고 체념했다. 그러나 개중에 보다 낙관적인 사람들이 모여 전문 조직을 형성하고 중노동과 분야를 가리지 않는 진단적 접근, 다양성, 연속성, 종합적 진료 등 일반의의 장점을 주장하고 나서기 시작했다. 시간이 갈수록 일반의 자체를 전문 영역으로 인정해 달라는 요구

가 점차 늘어나기 시작했다.

샬럿 보스트(Charlotte Borst)는 20세기 초 산과 의사와 일반의의 경쟁 관계를 규명하는 과정에서 흥미로운 아이러니를 발견했다. 의사의 도움을 받는 출산을 주장하면서 산파를 몰아낸 일반의가 이제는 산과 전문의에 의해 '결국 분만실에서 밀려나게' 되었던 것이다(1995, 130쪽). 역사가 데이비드 애덤스(David Adams)는 1945년 오하이오 주 신시내티의 한 병원에서 이비인후과 의사만 편도절제술을 할 수 있게 하려는 시도가 있었음을 밝혔다. 날이 갈수록 수가 늘어나던 이비인후과 전문의들은 항생제의 발달에 따라 내과적으로 치료할 수 없는 편도염의 비율이 더 낮아질 것을 잘 알고 있었다. 의사는 늘고 수술은 줄게 된 것이다. 속으로는 일반의의 편도염 시술이 경제적 위협이라고 생각했으나 그들은 환자의 안전이라는 도덕적 구실을 내세웠다. 그러나 이들의 시도는 실패했다. 일반의들은 조직을 만들고 소요를 일으켜 결국 병원은 결정을 취소했다. 이 사건을 통해 형성된 일반의의 단결력은 곧바로 오하이오 주와 전국으로 확산되었다. 1947년 드디어 미국 일반의 학회(American Academy of General Practice)가 결성되었다. 종전 후 일과 이익에 대한

표 14. 2 일반의/가정의 등장의 지표

	전문 학회(년)	수련(년)	'가정' 의학(년)
미국	1947	1969	1969
영국	1952	1965	
캐나다	1954	1966	1967
오스트레일리아	1958	1973	

침해와 위협이 일반의들의 분노와 결집을 유도한 것이다.

일반의의 전문화

새로 구성된 전문 조직들은 곧바로 다방면의 활동에 들어갔다. 일반의는 자신들이 무능하다는 비판에 대항하기 위해, 보수 교육을 위한 워크숍을 개최하고 수련의에 대한 면허 인정권을 요구하는 2가지 전략으로 대응했다. 병원과 의괴 대학 내에 지리를 만들려는 노력도 기울였다. 그들이 주장했듯이 외래 진료는 (전문의의 경우에도) 졸업 후 진료의 대부분이었으니 따라서 이 점이 의학 교육에 반영되어야 했다. 이 같은 움직임은 그동안 악평을 뒤집어써 온 일반의들의 사기를 고양시켰으며 일반의들이 자축연을 벌일 시기가 코앞에 다가온 것처럼 보였다. 그러나 목표 달성에는 시간이 좀 더 걸렸다.

1954년 밴쿠버에서 열린 한 연어 오찬에서 캐나다 일반의 학회

> 수많은 면(面)을 갖고 있는 다이아몬드가 보석 중에서도 가장 귀하듯이…… 다각적인 시각을 가지고 있는 가정의는 전문의 중 그 누구에게도 뒤지지 않는다.
>
> ── 존스턴, 1948(Woods, 1979, 28쪽)

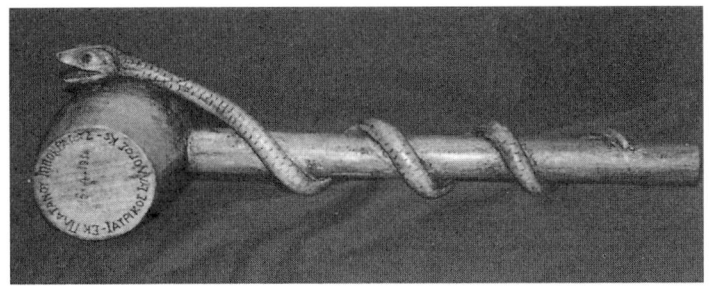

그림 13.5 히포크라테스가 제자들을 가르쳤다는 장소의 나무 목재로 만든, 아스클레피오스의 뱀이 휘감은 지팡이 모양을 한 의사봉. 코스의 의사회가 캐나다 가정 의학회에 증정한 선물.

(Canadian College of General Practitioners)가 발족하여 토론토에 상설 사무소를 설치했다. 초대 의장에는 온타리오 출신의 일반의 W. 빅터 존스턴(W. Victor Johnston)이 선출되어 10년간 자리를 지켰다. 이 사건을 기념하기 위해 그리스 코스 섬의 히포크라테스 의사회는 의사봉을 선물했는데, 아스클레피오스의 뱀이 주위를 둘러싸고 있고 '히포크라테스가 그 밑에서 제자들을 가르쳤다는 플라타너스 나무'로 조각한 의사봉이다. 캐나다 일반의 학회는 그보다 조금 앞서 결성된 미국과 영국의 일반 의사회에 자문과 지원을 요청하는 동시에 다른 나라의 일반의 조직을 지원하기 시작했다. 제트기로 대륙을 넘나드는 시대에 탄생한 이 새 조직은 과거의 조직들과 달리 초기부터 활발한 국제 연대를 전개했다. 1964년 몬트리올에서 최초의 일반의 국제회의가 열렸다. 이 회의는 1972년 출범한 WONCA (World Organization of National Colleges, Academies, and Academic Associations of General Practitioners/Family Physicians)의 첫 국제 회의로 기

록된다. 일반의 국제 회의는 1980년 이후 3년마다 개최되었다.

캐나다 일반의 학회에게 가장 큰 장애는 전문의였다. 초창기 설립자들은 1929년 전문의 자격인증을 위해 설립된 '캐나다 왕립 내과·외과 의사회(Royal College of Physicians and Surgeons of Canada)'의 냉랭한 반응을 잊지 못한다. 1960년 두 조직은 냉전을 거두기 위해 합동 회합을 가졌지만 마찰은 한동안 더 계속되었다. 의과 대학 교육 과정을 독차지하던 전문의들은 학교 조직이나 교육 과정에 틈새를 주고 싶어 하지 않았다. 병원은 그래도 나은 편이어서 일반의들은 산과, 소아과, 정신과 등에 들어가 진료할 수 있는 권한을 인정받기 위해 전문의들보다 적은 보수를 받으면서 일했다. 연방 정부는 앨버타 주의 캘거리, 온타리오 주의 런던에서 일반의 수련 시험 연구를 후원했다. 1960년 캐나다에서는 33개의 병원이 일반의를 위한 수련 과정을 개설했다. 그러나 대학의 학과 개설과 면허 제도는 이때까지도 이루어지지 않았다.

의사 집단 내의 정치적인 입장 차이도 영향을 미쳤다. 충분한 수련을 받고 연령대가 높으며 수입도 많은 전문의들은 보수적인 성향을 가지고 있었던 데 비해 젊은 의사와 의과 대학생, 인턴들은 좌익 성향이 강했다. 제2차 세계 대전에 참전한 젊은 군의관들은 러시아의 지방 자치적인 지역 사회 보건 정책과 펠트셔(feldsher, 지역 의사) 시스템을 접했고 이와 비슷한 체제를 캐나다에 도입할 구상을 했다. 보수와 지위에 대한 집착이 상대적으로 낮고 공공 복지에 관심이 많은 이 이상주의적 의사들은 시골 의사들과 연대하여 일반의 문제를 들고 나왔다. 동시에 그들은 보건 의료의 평등을 주장하면서(제6장 참조), 간호 의사(nurse practitioner), 사회 복지사 등 여타 보건 전문가들과의 협력을 촉구했다. 그러나 전후 냉전의 분위기 속에서 그들의 열정은 순진하고 아마추어적이며 위험한 발상으로 매도되었다. 이 같은 캐나다 의료계의 정치적 다양성은 바로 이웃한 미국의 획일성과 극적인 대조를 이룬다.

일반의들의 끈질긴 투쟁에 견디다 못한 전문의 집단은 캐나다 왕립 내과 · 외과 의사회의 한 분과로 일반의에 대한 전문의 면허를 수용함으로써 일반의를 '끌어안아 죽이려는' 시도를 하게 된다. 그러나 면허 인정권을 가져야만 자율성을 보장받을 수 있다고 본 일반의들은 이 새로운 도전에 완강하게 저항했다. 1963년 일반의들은 퀘벡 일반의의 정치 경제적 이권을 옹호하되 면허는 거부하는 퀘벡 일반의 연맹(Fédération des médecins omnipracticiens du Québec)의 결성으로 또 다른 장애에 직면하게 되었다. 1966년 결국 레지던트 수련이 시작되자 캐나다 일반의 학회는 이를 대승리로 자축했으며, 1969년에 첫 면허가 주어졌다. 이로부터 30년이 지난 지금 이 의사 조직들은 과거의 상호 불신을 망각한 듯 서로 우호적인 관계와 긴밀한 교류를 맺고 있다.

레지던트 수련이 시작되자 일반의들은 의과 대학에 대한 공략을 시작했다. 당시에 이미 일부 대학은 일반의의 진출을 허용한 상태였다. 예를 들어, 전문의가 아닌 일반의를 전문의 교육 프로그램에 고용하거나 학생들을 개인 의원에 파견하여 교육하고, 역학(疫學)과나 공중 보건과에 일반 진료 파트를 개설하는 등의 변화가 이미 진행되고 있었다. 1967년 캐나다 맥매스터 대학교는 북아메리카 최초로 가정 의학 레지던트 프로그램을 개설했다. 이듬해 웨스턴 온타리오 대학교는 일반의 권위자인 이언 맥위니(Ian R. McWhinney)를 영국에서 초빙하여 첫 교수로 임명했다. 곧 다른 대학들도 선례를 따라 1979년에는 캐나다의 16개 의과 대학 모두에 가정 의학과가 개설되었다. 미국은 이보다 변화가 느려서, 1976년 미국 연방 정부는 일반의 양성 학과를 개설한 대학의 비율을 67퍼센트로 끌어올리기 위한 재정 지원을 했다.

대학에 학과가 개설되었다고 해서 전문의들에 의해 독점되었던 학부 교육 과정에 일반 진료 영역이 곧바로 반영되는 것은 아니었다. 로스스타인에 따르면 1983년까지도 미국과 캐나다의 의과 대학 중 4학년 과정에서 가정 의학 실습을 필수 과목으로 개설한 대학은 56퍼센트에 불과했다. 3학년에 과정이 개설된 비율은 이보다 훨씬 적으며, 가정 의학 실습은 지금도 여러 대학의 고민거리이다. 그럼에도 불구하고 캐나다 의과 대학 졸업생의 40퍼센트가 '가정 의학' 수련을 받고 있다. 오랜 투쟁을 거치면서 가정 의학이라는 이름 자체가 큰 이름값을 누리게 된 것이다.

'가정 의학'의 등장

라우든은 '일반 진료'라는 단어가 처음 사용된 것은 1809년경이라고 하면서 그 이전 시대에서 이 단어의 흔적을 찾는 것은 시대 착오적인 행위라고 경고했다. 18, 19세기에 사용된 '일반 진료'라

이름이 의미하는 것?

미국의 가정 의학 전문의 제도를 창립한 사람들은 학계에서 경시하는 종류의 진료를 연상시키는 '일반 진료'라는 명칭을 버릴 필요를 깨달았다······ 이 분야의 명칭 '가정 의학'과 구성원의 호칭 '가정의'는 우리가 하는 일을 정확하게 묘사해 줄 뿐만 아니라 위엄이 있다. 그러나 우리는 대부분 형식적인 이름의 변화에서 한 발 물러서서 상황에 따른 변화를 받아들일 것이다.

— 맥위니, 《란셋》1호(1950), 419쪽

는 단어는 대개 가정 의사나 만능 의사의 업무 영역을 일컫는 것이 아니라 보통 의사들의 통상적인 의료 행위를 일컫는 것이기 때문이다. 이 단어는 1차 진료의 영역에 있어서 일반의를 위협하는 '일반 내과', '일반 내과 의사'라는 개념의 등장과 함께 20세기 말에 이르러 다시 떠오른다. 반면, '가정의'라는 단어는 19세기의 의학 문헌에서 거의 찾아볼 수 없다. 대신에 이 단어는 '자가 치료용' 의학 백과사전, 혹은 의학의 권위를 혐오하거나 의사를 접하기 싫어하는 사람들을 위해 쓰인 조언서의 제호에 흔히 사용되었다. 프랑스의 의학 대중서를 연구한 역사가 마르타 힐드레트(Martha Hildreth)에 따르면, 당시 질병의 새로운 과학이란 '가정'에 대한 강조가 의학의 지나친 과학화를 막는 해독제가 될 수 있다는 의미였다.

이름이란 상징적이다. '일반의'에서 '가정의'로의 의도적인 명칭 변경은 단지 어의적인 변화가 아니라 정치적인 변화이며, 여기에는 경제적·문화적 의미가 함축되어 있다. 명칭의 변경은 1960년대 말에 일어났는데——1차 진료라는——또 하나의 절박한 이슈와 밀접한 관련이 있다.

1966년 캐나다는 무료 의료 서비스에 대한 보편적 접근을 보장하는 새로운 보건 의료 체제를 공포했다. 의사는 자신이 제공한 모든 서비스의 대가를 받지만, 비용은 치료를 받은 환자가 아니라 익명의 납세자가 부담한다. 과학적 훈련을 받았다고 자임하는 소아과, 산과, 일반 내과 의사들은 새로운 체제가 도입되면 상대적으로 비싼 자신들의 진료비 때문에 환자가 찾아오지 못하는 일은 더 이상 생기지 않을 것이라고 예측했다. 전문의를 찾는 환자가 늘어날 것은 분명했다. 별로 심하지 않은 환자를 돌보면서 금고를 더 쉽게 채울 수 있다니 세상에 이보다 좋은 일이 있을까? 이미 미국의 부유한 환자들은 전문의에게——아이들은 소아과 의사에게, 여성은 부인과 의사에게, 그리고 성인이나 노인은 내과 의사에게——1차 진료를 받고 있었다. 전문의가 1차 진료를 제공한다는 새로운 가능성은 흥미로운 사회적 이슈가 되었으며 의학 문헌에도 자주 등장하기 시작했다.

그러나 캐나다의 일반의들은 이 같은 가능성의 싹을 잘라 내는 데 2가지 측면에서 기여했다. 첫째, 새로운 진료비 지급 체제에서 일반의 대 전문의 문제는 국가의 재정적 책무라는 새로운 문제로 전환되었다. 불필요한 의료 서비스 때문에 납세자들이 곤란을 겪어서는 안 되므로 환자가 전문의를 만나기 위해서는 다른 의사의 의뢰를 받아야 했고 의뢰를 받지 않은 전문의는 낮은 진료비를 감수해야만 했다. 온타리오 주의 관련 법률을 보면 이런 조항은 진료비의 '용어와 정의' 항과 그에 뒤이은 '윤리적 청구의 원칙' 항에 규정되어 있다. 이 조항 때문에 전문의들은 1차 진료에 매력을 잃었다. 반면, 미국에서는 아직도 이 문제가 열띤 논쟁의 대상이다.

둘째, 일반의들은 그들이 하는 일을 '가정 의학'이라고 재규정했다. '가정'이라는 단어는 단란한 가정의 안락한 이미지를 연상시키며, 긍정적 측면에서 모든 것을 포괄하는 진료를 의미한다. 또한 '가정'은 그동안 무능력이라는 비난을 초래해 온 '일반'이라는 모호한 용어의 부정적 어의를 제거 —— 맥위니의 표현을 빌리자면, "인연을 끊었다." —— 했다. 모든 영역에 전문성을 갖춘 의사가 어떻게 세상에 존재할 수 있겠는가? 그러나 '일반'과는 달리 '가정'은 변명조가 아니며 그 자체로서 명료하다. 이 용어에는 한 사람의 의사가 한 가족의 관계를 총체적으로 고려하면서 환자를 돌볼 수 있다는 의미가 있다. 아동이든 여성이든 노인이든 모두가 가정의를 믿고 가정의에게서 1차 진료를 기대할 수 있다는 것이다.

1967년 레지던트 수련이 시작되자 캐나다 일반의 학회는 캐나다 가정의 학회로 이름을 바꿨고 뒤따라 미국에서도 명칭이 변경되었다. 1968년 맬컴 힐(Malcolm Hill) 등은 온타리오 주 해밀턴 지역 주민을 대상으로 '가정의'라는 용어의 타당도를 평가해 보았다. 먼저 4명의 의사가 관할하고 있는 600개의 가정 중 86퍼센트에서 1명의 의사가 전 가족을 충분히 진료할 수 있다는 긍정적인 답변을 얻을 수 있었다. '가정의라는 용어가 타당한가?'를 묻는 질문에도 응답자들은 그렇다고 대답했다. 맥위니는 영국의 일반의들이 이 새로운 흐름에 저항할 것이라고 예견했지만, 1984년 옥스퍼드 대학교가 새로 발간한 학술 잡지에는 '가정 진료(Family Practice)'라는 제호가 붙었다.

가정 의학에서의 연구: 자가당착인가, 아니면 뇌물인가?

가정 의학은 일단 학부 교육과 졸업 후 교육 시스템 내에 위상을 정립하고 나자 다른 영역에서는 접할 수 없는 연구의 기회가 있다고 주장하고 나섰다. '연구를 수행하는 일반 의사'라는 발상은 많은 의사들의 조롱거리가 되었다. 가정의 자신도 이 문제에 관해 두 패로 갈라져 논쟁을 벌였다. 한쪽에서는 가정의가 연구에 집중하면 전인적, 포괄적, 지속적인 진료라는 가장 핵심적인 목적을 망각

콜링스의 선고

나는 그동안의 관찰에 근거하여 지금과 같은 형태의 일반 진료에게 사망선고와 다를 바가 없는 선고를 내리지만, 동시에 일반 진료의 중요성을 인식하고 또 일반 진료가 마치 그 자신이 아닌 어떤 다른 존재처럼 자신을 가장하는 일의 위험성을 인식한다.

— 조지프 콜링스(Joseph S. Collings),《란셋》1호(1966), 555쪽

하게 되어 결국 자멸할 것이라는 우려를 제기했다. 이들은 연구를 새로이, 어렵게 획득한 학문적 지위에 따른 불필요한 특권——가정의들이 필연적으로 과학적 연구에 몰두하게 함으로써 아주 협소한 영역의 전문가가 되게 만들 바람직하지 못한——으로 간주했다. 전문의들에게서 면허권을 성공적으로 지켜 낸 가정의들은 전문의가 독점하는 낡은 대학 구조에 이 같은 뇌물을 바칠 필요를 느끼지 못했던 것이다.

그러나 미국의 가정의 존 기먼(John P. Geyman) 같은 이들은 지속적이고 포괄적인 의료를 강조하는 가정 의학의 특성 자체에서 연구의 엄청난 잠재력을 발견했다. 이들은 일반의들이 컨소시엄을 형성하고 진료 기록을 모아 여기에 통계 기법을 적용하면 전문의들이 눈을 돌리지 않는 중요한 문제들에 대한 해답을 얻을 수 있을 것이라고 주장했다. 영국에서는 일반 진료를 통한 연구를 '가장 매혹적인 일'이라고 추어올리는 고전적 저작들이 다시 인쇄되어 출판되었다.

1956년 홍역에 페니실린이 무익하다는 것을 입증한 영국의 역학 연구도 초창기 일반의 연구 프로젝트 중의 하나이다. 보다 최근의 예로는 WONCA의 국제 위원회들이 연합하여 수행한, 흔한 생물학적 질병 연구에 적용할 수 있는 환자의 활동 능력 평가를 위한 분류 체계 연구 같은 것이 있다. 그러나 지역에 따라서는 인구 집단을 대상으로 한 연구——특히 사망률이나 유병률에 관련된 것일 경우——가 가정의의 이론적, 통계적 능력을 마땅치 않게 여기는 공중 보건 전문가들의 고유 영역으로 굳어진 곳도 있다. 1992년 밴

쿠버에서 세계 각국 4,000여 명의 대표가 참석한 가운데 개최된
WONCA 회의의 주제는 평화를 지키고 환경을 보호하여 전 지구
적 건강을 보존하자는 것이었다.

일반의들은 그들 자신의 존재와 업무에 대한 연구에도 관심을
기울였으며 이를 위해 사회학자를 초빙하여 용역을 주기도 했다.
예를 들자면 이런 것들이다. 가정의와 가정 진료 서비스에 영향을
미치는 요소들은 무엇인가? 보다 효율적인 진료 활동은 어떻게 가
능한가? 혼자서 일하는 것이 집단으로 일하는 것보다 나은가? 시
설 좋은 진료실이 있으면 왕진은 불필요한가? 널리 알려진 콜링스
보고서(1950)에 자극을 받아 영국에서 이루어진 몇 가지 연구는 변
화를 위한 권고안들을 내놓았다. 1963년 케네스 클루트(Kenneth
Clute)는 두 지역의 비교 연구를 통해 캐나다 일반 진료의 문제점을
분석했다. 그는 이 연구에서 의사들이 업무 스트레스로 전문 지식
을 재충전할 시간과 환자 진료, 가족, 친구를 위해 할애할 시간이
부족하다고 지적했다. 그는 보건 의료 공급 체계의 급격한 변화가
의사들에게 해로운 영향을 미칠 것이라고 예견했다. 10년 후 올프
(Wolfe)와 배글리(Badgley)도 비슷한 연구를 했다. 의사의 생활과
업무의 질과 양에 관한 연구는 지금도 이 분야에서 많이 다루어지
는 연구 주제 중 하나이다.

이처럼 역학 조사에 중점을 두던 가정 의학 연구는 최근에 행동
과학과 정신 치료 분야의 문제들로 관심을 옮기기 시작했다. 연구
자들이 통계에 대한 환상에서 깨어 나게 된 것도 이 변화의 원인 중
하나이다. 토머스 오스본(Thomas Osborne)에 따르면 일반의들은

인구 집단 대상 연구에 한계를 느꼈으며, 서로 멀리 떨어져 있는 연구자들 간의 집단 연구가 다소 불편하기도 했다. 그는 '단일성에 민감한' 일반의들은 개개인에 초점을 맞추도록 훈련을 받아 왔고 인간 중심적인 모델에 적응이 되어 있기 때문에 그럴 수밖에 없다고 보았다. "자신에 대한 주관적인 감시가 질병에 걸린 인구 집단에 대한 객관적인 감시를 대체하게 된 것이다." 오스본의 표현을 빌리자면 환자와 의사 관계나 커뮤니케이션, 내적 성찰과 같은 일종의 "구세(救世)적인 이데올로기"가 연구의 추동력이 되었다.

30년이 지났지만, 가정 의학 분야의 연구는 지금도 여전히 논쟁거리이다. 대학의 승진과 정년 제도라는 유형의 보상이 과학적 연구를 강제하는 시대가 되었지만 일반의들은 여기에 전력을 기울이지 않고 있다. 1990년대 초 온타리오 주 해밀턴의 맥매스터 대학교에서는 역학 연구자와 내과 의사들을 중심으로 진료의 타당성 문제를 다루기 위한 '근거 중심 의학'이 등장했다. 가정의들은 이 새로운 경향을 의심과 흥미의 눈길로 바라보고 있다.

전문의 영역에 대한 가정 의학의 영향

가정 의학은 모든 의학 영역에 다양한 방식으로 영향을 미쳤는데, 특히 연수 교육의 중요성과 계속적인 평가의 필요성을 부각시킨 점을 빼놓을 수 없다. 캐나다 일반의 학회는 설립 당시부터 회원들에게 매 2년마다 최소한 100시간의 연수 교육을 의무화했다.

차별성 만세!

지난 20년간 학문으로서의 가정 의학은 상당한 진보를 이룩했지만, 아직 우리는 학문적 환경에 익숙하지 못하다. 사람들은 가정 의학이 주변의 인정을 받기 위해서는 보다 덜 실질적이고 또 보다 이론적이 되어야 하며, 양적 연구를 보다 많이 해야 한다고들 이야기한다.

나는 가정 의학이 몇 가지 근본적인 측면에서 아카데미즘의 주류와 차이가 있기 때문에 경계인적인 존재라고 믿으며, 의학에 있어서 우리의 주된 존재 가치는 이 차이에 있다고 믿는다. 결국 우리가 아카데미즘의 주류를 따르기보다는 그들이 우리를 따르게 될 것이라는 것이 내 신념이다.

— 맥위니, 《캐나다 가정의(*Canadian Family Physician*)》 43호 (1997), 193쪽

의학은 끊임없이 변화한다는 역사적 교훈이 이 조직의 구조에 당초부터 각인되어 있는 것이다. 환자들은 캐나다 일반의 학회의 인증을 받은 의사들이 공인된 교육을 한 차례가 아니라 반복적으로 이수하는 사람이라는 데에 안심한다. 이같이 평생 교육과 사회적 책임을 강조함으로써 가정 의학은 연수 교육 시장을 형성하는 데 일조했으며 교육적 의사소통의 방식에 대한 각종 연구를 촉발했다. 캐나다 일반의 학회가 설립된 지 30년이 지난 후 캐나다 왕립 내과·외과 의사회는 전문의들을 위한 '능력 보수' 프로그램을 도입했고 세계 각국의 전문의들이 비슷한 프로그램의 도입을 고려

하고 있다.

가정의들은 안정된 의과 대학 내에 학문 분과로 자리 잡으려는 노력을 전개하는 와중에 가정 의학을 학문적으로 정의하는 철학적 작업에도 착수했다. 이 과정에서 가정의들은 자신의 학문적 정체성과 교육 과정의 테두리를 정했으며, 새로이 이 영역에 진입할 사람들에게 요구할 전제 조건도 확립했다. 이런 작업을 거친 후 가정의들은 여러 국가의 학자들을 초빙하여 수련 프로그램과 연수 교육 프로그램의 평가 지표를 개발하고, 평가 그 자체에 대한 평가 지표도 개발했다.

오늘날은 테크놀로지의 '기적'과 급속한 세부 전문화를 특징으로 하는 시대지만 오히려 이것이 가정 의학의 통합적 능력을 정당화시켜 주고 있다. 가정의가 존재함으로써 세부 전문의는 제한된 영역에서 고유의 기능을 할 수 있다. 뒤집어 말하자면 노령 인구, 중합 약물 투여, 의인성(iatrogenic) 질환, 병원 중심적인 의료 시설의 비인격적 측면 등의 만성적인 문제들이 결합되어 결과적으로 가정의에게 지속적인 역할의 기회를 제공해 주는 것이다. 환자와 그 가족을 실제로 알고 기억하는 의사의 필요성은 절실하다. 가정의는 각 환자를 진단하고 치료할 수 있는 특정한 세부 기술을 선별하고 조정하며, 더 중요하게는 이를 환자에게 설명해 준다. 날이 갈수록 의학 회의론자가 되어 가는 일반 대중에게 전인적 의료를 제공할 수 있는 능력을 가지고 있는 것은 지속성과 맥락성의 뿌리 깊은 전통을 갖고 있는 가정 의학이라는 것이다.

제15장
의문의 탐구와 과학 | 의학사 방법론

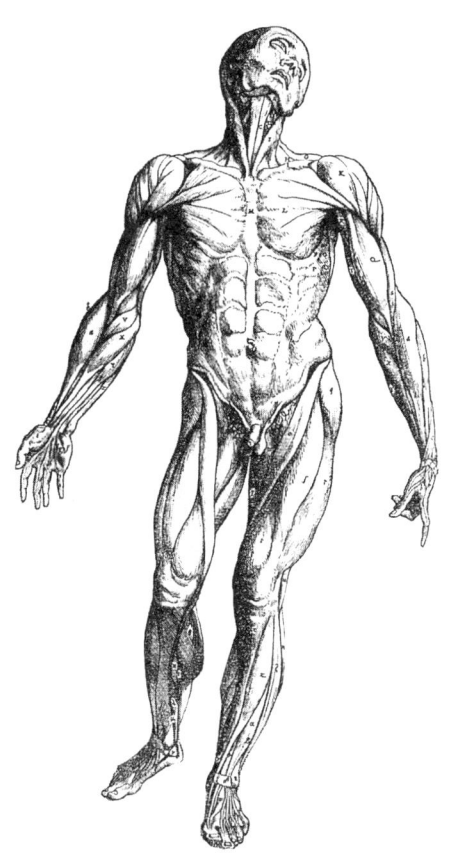

역사적 인물의 이름과 시대를 단순히 나열하는 식의 역사는 무미건조하고 따분할 수밖에 없다. 그러나 우리가 현재 하고 있는 일을 왜 하는지, 현재 하고 있는 생각을 왜 하는지를 묻고 이에 대한 해답을 구하는 일은 아주 흥미로운 일이다. 마찬가지로 사람들이 왜 과거에 그런 생각을 했으며 그런 일을 했는지를 묻는 것도 흥미로우며, 특히 당시의 생각과 행동이 지금의 눈으로 볼 때 잘못된 것일 때에는 더욱 그렇다. 역사가들은 탐정들이 겪는 긴장과 흥분을 충분히 즐길 수 있지만, 총에 맞을 위험은 훨씬 적다.

잘못 쓰인 의학사는 의학사라는 학문 영역 전체를 불리한 입장에 처하게 한다. 의과 대학생에게 역사를 가르치려는 목적으로 쓰인 책들이 대개 왜 역사를 알아야 하는가에 관한 궁색한 설명에서 시작하는 이유가 이 때문이 아닐까? 해부학이나 생리학, 약리학이라면 왜 교육 과정에서 그런 것을 배워야 하는지를 궁색하게 설명하지는 않는다. 반면에 잘 쓰인 역사는 보건 의료 교육에 직접적으로 도움을 준다. 역사는 하나의 근본적인 명제를 되풀이하여 일깨워 준다. 즉 만물은 시대와 장소에 따라 서로 다른 속도로 그리고 서로 다른 이유로 변화한다는 것이다. 보건 의료의 어느 영역이나 문화권에 대해서든 이 명제의 다양한 차원들을 탐구하는 것이 바로 역사이다. 역사 연구의 목적은 유능한 의사가 되기 위해 필수적인 평생 학습이나 근거 중심 의학의 목적과도 일치한다. 충실한 역사 연구는 여러 측면에서 과학과 비슷하다. 역사 연구는 과학과 마찬가지로 의문과 해답에 관한 것이다.

필자는 이번 장에서 역사를 연구하는 방법을 제시하고자 한다. 이것은 필자가 개인적으로 시행착오를 거치면서 얻은 주관적 결과물이다. 그렇다고 독창성을 주장하고 싶지는 않다. 하나의 역사에 대해서도 접근 방법은 무수히 많다. 나의 방법론은 의학과 역사 분야의 스승들과 동료들, 여러 책의 저자들, 편집자들 그리고 특히 우리 학생들에 의해 만들어졌으며, 또 앞으로도 그럴 것이다. 누구든 자신이 제시하는 방법의 약점이나 오류를 파악한다는 것은 쉽지 않은 일이므로 이 점을 감안하여 독자들은 이 방법론을 각자 주의 깊게 활용하기 바란다.

연구 문제의 명료화: 연구 문제란 과학 실험의 가설과 같은 것이다

역사를 연구하려는 사람은 자신이 찾으려는 것이 무엇이고 그것을 찾는 이유가 무엇인지를 명료하게 이해하고 있어야 한다. 증례 발표회의 준비, 보고서 작성, 만찬 연설, 업무 개선의 제안, 정책 개발, 때로는 단순한 호기심 같은 것들이 의과 대학생이나 의사가 역사적인 의문을 품게 되는 여러 이유들 중의 예가 될 것이다. 이같이 한번 만들어진 연구 문제는 주변에서 얻은 정보와 예측되는 결론, 그리고 무엇보다도 조사를 수행하는 사람 자신에 의해 끊임없이 다듬어지는 과정을 겪는다. 따라서 최종 단계의 연구 문제가 처음에 떠올린 연구 문제와 전혀 달라진 경우가 많다.

어쨌든 연구자의 머릿속에는 자신의 연구 문제에 대한 솔직하고 간결한 진술이 있어야 한다. 연구 문제가 복잡한 것이라면 유사한 문제를 해결하려고 노력했던 기존의 연구자들이 제시한 이론적 설명을 미리 살펴보아야만 한다. 그러나 단순하다고 해서 반드시 좋지 않은 연구 문제는 아니며, 새로운 이론을 산출할 수 없는 것도 아니다.

역사가는 이렇게 연구 문제를 다듬어 나가는 중에도 자신이 이미 연구를 진행하고 있다는 것 ─ 주제를 선택하는 데 있어서 취향의 문제, 효과적인 연구 방법의 선택, 별 소득이 없을 것으로 보이는 연구 경로의 배제 등에 있어서 ─ 을 인식해야 한다.

사료의 추적 : 사료란 과학 실험의 재료와 같은 것이다

사료(史料)는 과거에 대한 진술의 근거가 된다. 일반적으로 사료는 1차 사료와 2차 사료로 나뉘지만, 둘의 경계가 명료하지 않은 경우도 있다. 경우에 따라 다르지만 2차 사료로부터 연구를 시작하는 것이 쉬울 수 있다. 2차 사료에서는 연구 문제에 대한 답을 비교적 금방 찾을 수 있기 때문이다. 부록 B의 「의학사 자료 및 연구 도구」에는 각종 주제에 대한 대표적인 2차 사료가 소개되어 있다. 그러나 2차 사료에서 얻은 정보는 신중한 해석의 과정을 거쳐야만

한다. 가장 값진 근거는 1차 사료에서 나온다고 보는 것이 좋다.

1차 사료

1차 사료란 연구의 대상이 되는 시대에 만들어진 기록이나 연구의 대상이 되는 사람이 남긴 기록이다. 때로는 1차 사료 자체가 연구 문제가 될 수도 있다. 예를 들어 처음으로 발견된 문헌 같은 경우 그 기원이나 작성된 경위를 밝히는 것이 연구 문제가 된다. 한 개인을 대상으로 한 연구의 1차 사료에는 그 사람의 출판물, 원고, 학위증, 진료 기록, 실험 노트, 일기, 타인과 주고받은 편지, 사진첩 등이 포함된다. 또한 그 인물이 살던 당시의 기록들, 서적, 잡지, 신문 등도 1차 사료이다. 연구 대상이 질병이나 치료법, 테크놀로지라면 1차 사료에는 그 질병에 대한 최초의 기술과 후대에 들어 바뀐 부분, 각종 해설서, 그리고 현존 유물 등이 포함된다. 연구 대상이 특정 의료 기관이나 시대, 지역이라면 1차 사료는 그 기관, 그 시대, 그 지역에서 생성된 모든 기록들에서 나올 수 있다. 어떤 인구 집단의 건강을 연구하고자 할 때에는 정부 기록, 인구 조사 통계, 정부 기관의 조사 보고 등이 1차 사료로서 가치가 크다.

1차 사료의 채택 범위를 정할 때에는 연구 대상의 맥락을 신중히 고려해야 한다. 역사가는 연구 주제를 시대와 장소의 맥락 속에서 파악해야 한다. 어떤 의학적 주제도 — 그것이 인물이든, 시술법이든, 의료 기관이든, 테크놀로지이든, 의학 사상이든 간에 — 정치적, 사회적, 경제적, 문화적 환경을 함께 살펴보지 않고서는 결코 완전히 파악할 수 없다. 때로는 다른 지역과 비교 대조해 보면 그 지역에 특이한 환경적 조건이 드러나기도 한다. 예를 들어, 한 나라에서는 혁명과 기근이 의학에 영향을 미쳤지만 평화와 번영을 누리던 다른 나라의 의학은 영향을 받지 않았다는 사실이 지역 비교를 통해 발견될 수 있다.

전통적으로 역사는——그 자체도 글로 구성되지만——글로 남겨진 것을 가장 확실한 사료로 인정해 왔다. 그러나 이런 태도는 글을 쓸 수 없거나 발표할 수 없었던 사람들, 즉 여성, 아동, 환자, 문맹, 사회적 약자들의 증언을 배제함으로써 과거를 은폐하거나 왜곡할 소지가 있다. 뿐만 아니라 글로 쓰여 있다고 해서 반드시 신뢰할 수 있다는 보장은 없다. 역사적 문서는 아주 강력한 증거가 되지만 몇 가지 문제점을 안고 있다. 어떤 경우는 문헌이 너무 많아 감당할 수 없는 반면 어떤 경우에는 거의 찾아볼 수 없으며, 문헌에는 기록자의 가치관이 반영될 수밖에 없고 기록 과정에도 결함이 있을 수 있기 때문이다. 최근 들어 역사가들의 관심이 위대한 인물, 위대한 발견, 위대한 국가에서 평범한 인물, 평범한 일상으로 옮겨 가고 있다. 결과적으로 1차 사료는 더욱 다양해질 수밖에 없어 요즘은 '구술사'(인터뷰 기록), 그림, 영화, 소설, 미술 작품, 음악, 예술 소품 등이 1차 사료의 중요한 부분을 차지한다.

인쇄된 1차 사료를 찾으려면 도서관——크면 클수록 좋다.——이나 서지 목록, 색인에 의존하게 된다. 고대의 주제를 연구할 때에는 2차 사료에 나오는 주장이나 인용문을 전문 학술 판(로브 고전 총서(Loeb Classical Library)나 그리스 의학 전집(Corpus Medicorum Grecorum)

등)과 비교 검증해야 한다. 인터넷을 이용하면 집에서 맥길 오슬러 도서관(McGill's Osler Library)이나 미국 국립 의학 도서관(National Library of Medicine) 같은 거대한 기관의 목록을 검색할 수 있다. 또한 대부분의 대학 도서관에 소장되어 있는 프랑스(Bibliothèque Nationale), 영국(British Library), 미국의 국립 도서관(National Union Catalogue) 서지 목록도 방대한 서지 정보를 담고 있다.

대부분의 의학 도서관에는 '미국 의무감실 도서관 인덱스 카탈로그(Index Catalogue of the Library of the Surgeon General's Office)' 초기 시리즈가 소장되어 있다. 1880년 처음 나온 이 목록은 현재 미국 국립 의학 도서관에 소장된 자료에 색인을 붙인 것인데, 수세기를 거슬러 올라가는 수많은 의학 서적과 학술지 기사가 참고 문헌으로 수록되어 있다. '인덱스 메디쿠스'의 초기 판본도 유용한데, 다만 연도별로 되어 있는 것이 흠이다. 최근의 주제를 연구하는 데에는 '메들라인(Medline)'과 신문들(The New York Times Index, The Times Index, Canadian Periodical Index 등)을 포함한 각종 정기 간행물 색인이 출발점으로는 좋지만 한계가 있다(다음을 보라.). 모턴(Morton)의 '서지 목록(Bibliography)'은 서구 의학사상 가장 중요한 공헌을 한 문헌들을 망라하려는 시도이다(부록B 두 번째 항목 참조).

출판되지 않은 1차 사료를 추적하는 일은 이보다 훨씬 더 어렵다. 역사가가 자신의 연구 주제에 관련된 종이 한 장까지 모두 빼놓지 않고 살펴보았다고 자신할 수 있는 경우는 아주 드물다. 문서 보관소는 매우 다양한 형태로 존재하며 여러 곳에 흩어져 있다. 국가 문서 보관소나 의료 기관의 문서 보관소가 자료의 추적을 처음 시작하기에는 적합할 것이다. 출판된 소장 문서 목록이 있는 경우도 있고 보통 '파인딩 에이드'라고 불리는 안내지에 색인이 붙어 있는 경우도 있다. 편지나 이메일로 질문을 보내면 대개는 문서 보관소 사서가 답을 보내온다. 그러나 문서 보관소는 뒤지라고 있는 것이다. 직접 찾아가 뒤질 경우에도 문서 보관소 사서가 도움이 된다.

뭔가 잘못된 사회가 아니라면 모든 중요 문서는 문서 보관소에 보존된다. 정부나 각 기관의 문서는 반드시 보존하도록 법률에 규정되어 있다. 모든 국가, 모든 주 정부, 대다수의 도시, 대학, 병원, 각급 조직, 연합체 들이 기록을 보존한다. 그러나 실제로는 보존이 완벽하게 이루어지는 경우는 드물다. 또한 어떤 문서 보관소에 자기가 원하는 문서가 있으리라는 확신이 있더라도 복잡한 분류 체계를 추적하여 막상 그 문서를 찾기란 쉬운 일이 아니다. 게다가 '공식적인' 정부 기록을 찾았다고 하더라도 그것에 —— 공식적 —— 한계가 있다는 것을 잊지 말아야 한다. 공식 문서에 남아 있는 기록은 관료들의 취사선택을 거친 것이다. 헤아릴 수 없는 분량의 문서들이 망실되었거나 의도적으로 폐기되었을 가능성이 있다는 것이다. 실제로 한 개인이나 기관의 가장 추하고 논란의 소지가 있는 흥미로운 일면들은 이 같은 방식으로 영구히 삭제되었을 가능성이 있다. 또 어떤 문서들은 공개를 꺼리는 지인이나 친척, 후손에게 소속되었을 수도 있고, 또 어떤 문서들은 골동품 중개인이나 수집가의 손에 넘어갔을 수도 있다. 인물 사전이나 교포 인명록의 사망 기사나 기록을 통해서 한 개인에 관한 문서들이 어디에 보관되어 있는지를 알게 되는 경우도 있다. 문서를 찾는 일은 시간이 많이 걸리는 어려운 일이지만 그만큼 돌아오는 보상은 크다. 이런 식으로 어렵게 사료—자신의 생각을 지지하는 한 조각의 증거—를 발견하게 되면 역사가는 "유레카!"를 외치는 것이다.

2차 사료

2차 사료는 역사가들에 의해 작성된 것으로 작성자가 죽었나 생존해 있나는 상관없다. 연구자가 밝히고자 하는 것과 같거나 비슷한 문제를 다룬 모든 연구가 2차 사료에 포함된다. 저자는 후대의 의사, 역사가, 사회학자, 철학자일 수도 있고 연구 대상과 동일한 시대에 살았던 동료나 추앙자, 후손일 수도 있다. 경우에 따라서는 2차 사료가 연구 문제에 대해 즉각적으로 만족스러운 답을 제공할 수도 있다. 그러나 그 같은 정보를 있는 그대로 받아들이기 전에 상자에 있는 9가지 주의 사항을 숙고해 볼 필요가 있다.

필자는 연구 문제에 대한 자문을 요청받으면 미국 국립 의학 도서관이 1964년부터 제공하고 있는 '의학사 서지 목록 (Bibliographies of the History of Medicine)'에서부터 작업을 시작한다. '인덱스 메디쿠스'에 나오는 역사 문헌들을 5년마다 모아 색인을 붙인 이 목록은 주제, 저자, 시기에 따른 상호 참조가 가능하다. 개개의 질병은 '질병'이라는 대주제 아래 따로 분류되어 있다. '메들라인'도 2차 사료에 대한 (20세기 말의 주제라면 1차 사료에 대해서도) 충실한 안내자 역할을 한다. 어떤 MeSH 주제 분류 중 역사를 다룬 기록을 찾으려면 주제어 뒤에 '/hi'를 붙이면 된다(예를 들어, 'nurs-

2차 사료와 관련된 주의 사항들

1. 당신의 연구 문제를 누군가가 이미 제기했다고 (그리고 답을 얻었다고) 생각해 보라.

2. 누가, 언제, 어디서 그랬는지 찾아보라.

3. 만일 당신의 주제를 앞서 연구한 사람이 없다면, 창의적인 접근을 위해 좀 거리가 먼 영역까지 광범위하게 문헌을 찾아보라.

4. 다른 사람의 참고 문헌을 이용해서 1차 사료와 2차 사료를 보완하라.

5. 앞서 연구한 사람들과 의견이 일치할 필요가 없다는 것에 유념하라.

6. 당신이 주로 의존하고 있는 사료에 대한 논평을 찾아라. 당신의 생각은 전문가들의 견해와 일치하는가? 당신의 생각은 믿을 만한가?

7. '학자의 기구(scholarly apparatus)'라고도 불리는 참고 문헌이 붙어 있지 않은 역사 문헌은 신뢰하지 마라.

8. 근거가 되는 1차 사료를 언급하지 않은 기록은 믿지 마라.

9. 왜 그것을 기록했는지 이해할 수 없는 기록은 믿지 마라.

ing/hi'). 역사에 관한 MeSH 주제 표제는 세기 단위로만 분류되어 있으므로, 검색 결과를 제한하려면 키워드를 조합해서 검색해야 한다. 그러나 메들라인에만 의존하는 것은 좋지 않다. 메들라인에는 역사에 관심을 두고 있는 학술 잡지의 일부만이 수록되며, 역사적 정보를 담고 있는 모든 문헌에 역사 주제 표제나 키워드를 붙이는 것은 아니고, 1966년 이전에 발표된 문헌은 전혀 포함되어 있지 않으며 단행본과 편집본에 관한 정보가 (에세이 리뷰에서 다루고 있지 않는 한) 없다는 한계가 있기 때문이다. 반면 '인덱스 메디쿠스'나 SCI(Science Citation Index) 같은 인쇄본 목록에는 1966년 이전의 문헌과 단행본이 포함되어 있다.

완벽한 조사를 하려면 보건 의료 문헌의 영역에 시야를 제한해서는 안 된다. 철학, 인류학, 역사학, 사회학, 경제학, 지리학, 정치학, 공공 행정에 관한 정기간행물에 유용한 정보가 담겨 있을 수 있다. 이를 위해서 인문학, 사회과학, 신문, 기타 정기간행물에 관한 데이터베이스나 인쇄본 목록을 참조할 수 있다. 필요하면 사서에게 도움을 구하면 된다.

1차 사료와 2차 사료의 구분이 모호한 경우가 많다. 예를 들어, 사망 광고는 1차 사료가 될 수도 있고 2차 사료가 될 수도 있다. 마찬가지로 연구 주제와 동시대에 쓰인 역사는 1차 사료가 될 수도 있고 2차 사료가 될 수도 있다. 여러 잡지를 분석하여 특정 주제에 대한 기사의 빈도를 조사하는 연구는 1차 사료를 2차 사료로 전환하는 것이 될 수도 있고 그 반대가 될 수도 있다. 왜냐하면 수적인 분석 결과가 새로운 연구 문제를 제기하기 때문이다. 특정 주제에 대한 역사가들의 기록을 분석하는 일은 2차 사료를 1차 사료로 전환하는 일로서 '사학사(史學史, historiography)'라는 흥미로운 분야가 다루는 영역이다. 사학사는 역사 서술의 경향과 문제점, 방법론, 공백, 해석 방식을 연구한다. 사학사는 미망에 사로잡혀 있는 맹신자를 일깨우는 데 도움이 된다(다음의 시사점 참조).

방법과 해석

사료의 분석은 연구 문제에 대한 해답을 뒷받침하는 근거나 '주장'을 제공한다. 역사학적 방법론은 과학 실험의 방법론과 일대일로 상응하는 측면을 가지고 있다. 보통 사료를 읽는다고 표현하지만 이 행위에는 선택과 해석, 그리고 자료의 조작 — 현재의 역사학적 행위의 기준과 연구자의 기호나 상상력의 영향을 강하게 받는 — 이 내포되어 있다.

근거를 수집할 때 관련 있는 1차 사료와 2차 사료를 모두 검토할 수 있다면 이상적이다. 그러나 때로는 정보가 너무 많아서 — 병원 기록 같은 경우 — 표본을 추출해 분석하지 않으면 안 되는 경우가 있다. 역사 연구를 혁명적으로 변화시킨 컴퓨터 덕분에 아무리 방대한 자료에서도 가치 있는 데이터를 뽑아낼 수 있게 되었지만, 역시 자료 선별 과정은 필요하다. 어떤 자료를 선택하고 어떤 자료를 버릴 것인가를 결정하려면 연구자 자신이 이 과정에 개입

다른 역사가를 포함해 과거의 인물들에게 물어야 하는 가장 중요한 질문은 이것이다. 기록자는 자신이 알고 (생각하고) 있는 것을 어떻게 알게 되었는가? 바꿔 말하자면, 그들은 자신의 신념을 어떻게 정당화했는가?

— 그르멕 (의사이자 역사가)

시킬 수 있는 편견을 신중하게 견제해야 한다.

2차 사료도 분석을 거쳐야 한다. 2차 사료의 분석은 과학 논문에서의 문헌 고찰과 마찬가지로 기존 연구자들이 형성해 놓은 연구의 맥락 속에서 자신의 연구 —— 연구 문제와 해답 —— 가 어떤 위치를 차지하는가를 규정하는 행위이다. 역사가도 사람이기 때문에 자기 논문이 인용되는 것을 좋아한다. 그러나 인용이란 허영심을 채워 주기 위한 입에 발린 말이나 명성에 대한 아첨이 아니다. 인용은 잘 쓰인 역사와 잘못 쓰인 역사를 구별 짓는 지표이다. 왜 그런지 살펴보도록 하자.

잘 쓰인 역사는 단순히 과거에 대한 정보를 나열하지 않으며 기존 연구자들이 기술해 놓은 주제 영역 안에 자신의 사료와 아이디어를 위치 지운다. 잘 쓰인 역사는 새로운 사료를 찾아내 기존의 아이디어를 뒷받침하거나 과거를 설명할 수 있는 새롭고 독창적인 아이디어를 내놓는다. 어떤 일이 왜 어떻게 일어났는지, 혹은 왜 어떻게 변화되었는지를 밝히는 참신한 이론은 미래의 연구에 적용되고 또 미래의 연구에서 다시 검증될 수 있다. 바꿔 말하자면 —— 과학에서와 마찬가지로 —— 온전한 역사 연구는 미래의 연구를 촉발하는 새로운 질문을 이끌어 내게 된다.

연구 문제와 마찬가지로 사료의 해석에도 연구자의 정치적, 철학적 편견이 스며들기 마련이다. 연구자가 마르크스주의자, 자본주의자, 사회주의자, 페미니스트, 국수주의자, 인종주의자, 영혼창조론자, 과학자, 침례교도, 무신론자, 해체주의자, 조산부, 간호사, 의사, 외과 의사, 환자인가에 따라 동일한 과거에 대해서 전혀 다른 해석이 나올 수 있다(제11장 참조). 실험 연구에서 가장 중시되는, 모든 주관적 변인을 통제한다는 아주 그럴듯한 실증주의의 목표는 역사에서는 도달 불가능하며, 사실은 과학에서도 마찬가지일 것이다. 그러나 과학자들과는 달리 역사가들은 — 비록 20세기 초 짧은 기간 동안 객관성이라는 것에 헛되게 매달린 적이 있으나 — 그것을 인정한다. 대신에 역사가들은 해석에 편견이 개입될 수밖에 없음을 명료하게 인식함으로써 그것을 극복하려고 하며, 누구나 재현 가능한 방식으로, 완벽하고 체계적인 표본추출에 의해 선택된 일련의 사료로 구성된 신뢰할 만한 근거를 가지고 그들의 주장을 뒷받침한다. 연구자의 가설을 지지한다는 단순한 이유로 선택된 근거들은 독자에게 확신을 줄 수 없다. 주류 역사학적 사고방식을 무시하는 연구도 재미있고 자극적이고 그럴듯하고, 아주 잘 쓰일 수 있지만, 그것은 역사가 아니라 저널리즘이며 사설 논고에 불과하다.

집필: 편견을 인정하되, 현재로 과거를 재단하지 마라

출판이 목적이 아니더라도 새로 발견된 사실들을 노트나 서지 사항에 기록해 남겨 두는 것이 좋다. 사람의 이름이나 연대는 쉽게 잊히고 출전은 찾으려면 생각나지 않기 일쑤며, 아이디어도 — 아주 뛰어난 아이디어라 하더라도 — 시간이 지나면 잊혀진다. 역사 연구를 마친 후 전 과정을 다시 반복해 보는 사람이야 없겠지만, 일단 글을 써 놓고 참고 문헌을 점검해 보면 으레 오류와 허점이 많이 발견된다. 또한 사료를 처음 읽을 때는 사소해 보였던 문구가 연구를 더 진행해서 생각이 변화된 후에는 갑자기 매우 중요한 문구로 다가오기도 한다. 그때 가서 그 문구를 다시 찾는 일은 아주 힘들다. 단순히 증례 발표회를 위한 조사였다고 하더라도 노트와 오버헤드, 슬라이드를 잘 보관하라. 그 분야에 전문가가 되더라도 근거가 없이는 아무것도 할 수 없다.

　보건 의료인이 역사를 쓰는 데에는 장애가 많다. 과학 논문의 경우에도 마찬가지지만 치밀하고 빈틈없는 서술만으로 좋은 역사가 되는 것은 아니며, 역사에는 구조가 필요하다. 이제부터 필자가 일반적으로 사용하는 역사 서술의 과정을 순서대로 나열하고 그렇게 하는 이유를 설명하도록 하겠다. 다른 방식도 얼마든지 있을 수 있지만, 앞부분부터 쓰기 시작해서 맨 마지막에 결론을 쓰는 식의 순서가 사실은 가장 드물다.

　역사 연구의 결과물이 책으로 출판되려면, 과학 연구의 경우와 마찬가지로 독창성이 요구된다. 기존의 연구들을 모아 다시 고쳐 써 놓은 논문은 흥미를 끌지 못한다. 과학 논문에서도 그렇지만 독창성은 주제, 연구 문제, 사료, 연구 방법, 분석 방법, 결론의 어느 부분에서든 발휘될 수 있다. 새로운 주제는 끊임없이 새로이 등장한다. 예를 들어, 페미니즘은 여성 의사와 환자를 역사의 전면에 내세우는 결과를 가져왔다. 또한 사회 정치적 시각의 변화는 대체 의학이나 환자의 경험에 대한 우리의 지식에 공백이 있다는 것을 깨우쳐 주었다. 충분히 잘 연구된 주제라고 하더라도 새로운 사료,

역사를 서술하는 단계

1. 연구 결과, 즉 근거와 논증, 1차 사료의 기술, 방법, 해석 등을 다루는 중간 부분부터 쓰기 시작하라.

2. 다음에는 결론을 개괄적으로 서술하라. 제1단계에서 논증이 이루어진 후이므로 결론은 대개 명료할 것이다. 결론에는 연구를 처음 시작하게 한 연구 문제에 대한 해답이 있다.

3. 그다음에는 서론을 써라. 서론에서는 2차 사료를 고찰하고 최종적으로 수정된 연구 문제를 제시하라. 다시 말하자면, 해답을 먼저 규정한 '후'에 연구 문제를 재구성하라. 연구를 마치고 해답이 도출된 뒤에야 연구 문제가 가장 흥미로운 형태로 다듬어지는 경우가 종종 있다.

4. 이제 결론으로 다시 돌아가서, 자신의 연구 문제와 연구 결과가 2차 사료로 채택된 기존 연구자들의 연구 문제 및 결과와 어떻게 다른지를 밝힌 후 결론을 수정하라. 역사가들은 좁은 주제에 대한 연구 결과가 과거에 대한 훨씬 넓은 범위에서의 기존 관념에 도전하는 의외의 결과를 낳을 때 커다란 흥분을 느낀다. 사학사적인 '유레카'가 가능한 것도 이 지점이다.

5. 논문에 포함한 모든 참고 문헌을 열거하라.

역사, 방법, 이론, 연구 문제를 가지고 재검토해 보는 것은 의미가 있다. 과거에 대한 의문은 현재에서 나오는 것이기 때문에 모든 역사는 한 세대가 넘어갈 때마다 새로 쓰여야 한다는 말도 있다.

역사 서술은 과학 서술에 비해 상대적으로 1인칭과 능동태의 사용을 용인한다는 특징이 있다. 과학 논문은 실험 연구의 실증주의적 이상을 반영하기 위해 관례적으로 3인칭과 수동태를 사용한다. 즉 '혈액이 채취되어 가열되었다.'는 식으로 표현한다. 또한 임상 보고서에서 환자는 '증례'가 되며, 환자가 약을 먹는 것이 아니라 수동적으로 '치료'되는 것으로 표현된다. 1인칭의 '나'나 '우리'가 등장하는 일은 거의 없으며 간혹 있더라도 결론 부분에만 나온다.

　이런 점에서 역사는 과학과 다르다. 물론 겸양하고 형식을 존중하려면 1인칭이나 능동태의 사용을 절제하는 것이 좋겠지만, 이런 표현을 상대적으로 용인한다는 것은 연구의 각 단계에서 연구자에게 허용되는 창의적 역할을 암시하는 것이다. 주관성의 용인은 역사가 과거에 대한 정보에 국한된 것이 아니라는 사실의 공개적 표현이다. 역사는 그것을 표현하는 서술에 의해 이루어지며, 따라서 역사는 미술, 음악, 문학과 같은 인문학의 영역에 속한다.

경계를 넘어서

　국가적 혹은 국제적 의학사 학술 대회의 참석자들이 물과 기름처럼 겉도는 두 집단으로 분리되는 광경을 드물지 않게 볼 수 있다. 의사들(대개 연로하고 남성이 많은)이 한쪽 회의실을 차지하고 역사가들(대개 젊고 여성이 많은)이 다른쪽 회의실을 차지하고 있다. 어쩌다 종합 세션 때문에 한 집단이 다른 집단의 발표를 듣는 일이라도 생기면 짙은 불쾌감이 감돈다. 이 같은 양분——비통한 지적 분리——은 민감한 학문 분야에 으레 존재하기 마련인 논쟁 정도가 아니라 극도의 비생산성을 조장한다. 필자가 보기에 그 원인은 관용의 부족과 의사소통의 실패에 있다. 필자가 의학사라는 분야를 위해 뭔가 후대에 남길 수 있다면, 이 균열의 치유를 유산으로 남길 수 있었으면 좋겠다. 사실 위의 두 집단은 서로 상대가 없이는 제구실을 하기가 어렵다.

의사들은 역사가들이 지루하고, 추상적이며, 임상 현실을 모르고, 사소한 것에 매몰되어 있으며, 의료직에 대해 너무 자주 적대적인 태도를 보인다는 데에 불평을 터뜨린다. 의사들은 의학이 완벽하지 않다는 것을 알고 있지만 의학을 존중하며, 선배들이 그랬듯이 환자에게 해를 끼치지 않기 위해 애쓰고 있다. 그들은 역사가 정치적 목적으로 악용되고 있다고 불평한다. 그들에게 역사는 '사실' 혹은 '진리'의 컬렉션이기 때문이다. 별로 유명하지 않은 역사가의 이름을 인용하는 정도로는 그들의 관심을 끌 수도 없다. 누가 푸코를 언급하면 그들의 눈총은 흐릿해진다.

그러나 역사가들끼리는 서로 지루해하지 않으며, 이론은 그들에게 활력을 준다. 그들은 인문학적 글쓰기, 사고, 담화의 창의성을 즐긴다. 또한 설득력 있는 논쟁을 즐기며, 시간과 공간의 제약을 피할 수 없는 사료의 세밀한 검토에 근거한 논리 정연한, 그러나 상상력 넘치는 해석을 좋아한다. 이들에게 '사실'은 존재하지 않고 '진리'는 상대적이다. 그들은 현존하는 것들에 대한 의학의 집착을 의심의 눈초리로 바라보며, 이것이 지난 과오를 직시하는 것에 대한 거부, 혹은 현재의 의료를 미화하려는 욕망에서 비롯되는 것이라고 곡해한다. '언어'를 통해 그리고 '언어'에 의해 훈련된 역사가들은 이미지에 대한 의사들의 애착에 당혹해 한다. 역사가들에게 이미지는 도무지 종잡을 수 없는 것이며, 특히 '그림'이 완전히 단어들로만 구성될 때에는 더욱 그렇다. 그들의 눈으로 볼 때 이미지는 커뮤니케이션을 하찮게 만들고 역사를 오락, 슬라이드 쇼, 기행담으로 전락시킨다. 만일 역사가들이 푸코를 언급하지 않으면 영리한 청중이나 독자, 편집자는 교묘하게 이를 지적하여 그를 당혹하게 한다. 발표를 할 때에는 중요한 이론가의 이름을 처음에 들먹이고 ── 공통의 방향에 대한 양해 ── 그다음으로 나가는 것이 요령이다. 역사가들 중에는 의사를 싫어하는 사람도 있고 정말 혐오하는 사람도 있지만, 그러나 편집자들이 논문의 질을 평가할 때 내세우는 것은 개인 의견이 아니라 근거와 논증이다.

역사를 쓰려고 하는 의사들은 잘 알지도 못하고 존중하지도 않는 전문 영역을 취미 삼아 건드려 보는 신통치 못한 아마추어거나 우직한 골동품 수집가라는 것이 역사가들의 견해이다. 그들은 이를 은퇴한 역사가가 뇌수술을 하려 드는 꼴이라고 비꼰다. 이 유복한 참견꾼은 어떻게 감히 나이와 경험만으로 역사가가 될 수 있다고 생각하는 것일까?

이 무익한 논쟁에서 양측이 서로 주고받는 비판에서 타당한 면과 부당한 면이 동시에 있다. 질시와 불관용을 극복하면 서로 행복한 공존이 가능하다. 역사가들은 그들의 가정을 어떻게 검증할 것인지, 결과를 어떻게 의사소통할 것인지 등을 의사들에게 배울 수 있다. 그러나 여기서는 역사를 쓰고자 하는 의사들의 문제에 관해서만 논의하도록 하겠다. 당신은 당신의 연구가 학술지에 게재할 만한 가치가 있다는 것을 안면도 없는, 의심 많은 역사학자에게 어떻게 설득할 것인가?

흔히 부딪히는 문제와 극복하는 방법

'출판이냐 사멸이냐(publish or perish)' 하는 시대적 경향을 잘 알고 있는 의학 학술지 편집자들은 역사 관련 기고 논문이 들어오면 전문 역사가에게 심사를 의뢰하는 경우가 많다. 기고자에게 게재 거부 통보는 당혹스럽고 실망스러운 일이다. 그런데 임상 의사의 입장에서 볼 때는 전혀 엉뚱한 '문제'들이 심사 의견서에 지적되는 경우가 많다. 그러나 이 같은 문제는 대개 극복할 수 있는 것들이다. 극복을 위해 첫 단계로 할 일은 그것을 이해하는 일이다. 두 번째 단계는 지적을 받아들이는 일인데 첫 단계보다 어려운 경우가 많다. 그러나 심사 보고서에 답하기 전에 몇 주간 묵혀 두면 도움이 된다. 지적 사항에 동의를 하든 하지 않든 간에 지적을 무시하는 것은 어리석은 일이다. 그 잡지의 편집자(혹은 다른 사람이라고 해도)와 관계를 지속하려면 비평을 존중하는 자세로 논문을 수정해야만 한다. 의사가 쓴 역사에서 가장 흔히 발견되는 결함은 다음과 같은 것들이다.

1. 연구 문제를 제시하지 않는 것. 연대순으로 나열된 이름, 날짜, 사건의 조합은 역사가 아니다. 편집자는 '독자가 이런 글에 관심을 가질 이유가 과연 있는가?'를 물을 것이다. 연구를 충실히 수행한 역사가라면 연구 문제를 제시하는 데 틀림없이 아무런 어려움이 없을 것이다. 그러나 중요한 것은 그것을 잊지 않고 기술해 두는 것이다. 경우에 따라서는 왜 이 문제에 관심을 갖게 되었는지, 왜 다른 사람들도 관심을 가져야 되는지를 쓰는 것으로 문제가 해결되기도 한다. 물론 연구 문제를 보다 매력적으로 기술할 수 있다면 논문의 독창성이 한층 빛날 것이다.

2. 1차 사료를 사용하지 않거나 1차 사료를 찾는 데 쓴 방법을 기술하지 않는 것. 이것은 의학 잡지에 실린 역사 논문의 상당수에서 발견되는 심각한 결함이다. 이와는 좀 다르지만, 비슷하면서 아주 흔한 문제는 저만의 방식으로 사료를 번역하는 것이다. 이는 고대나 중세, 아시아 권의 사료를 이용할 때에 어쩔 수 없이 직면하는 문제지만, 그럴 수밖에 없는 이유를 겸손하게 밝혀 두는 것이 좋다. 번역에는 필연적으로 해석이 내포된다.

3. 연구 대상을 그 시대와 지역의 맥락에서 해석하지 못하는 것. 사회적 요인을 무시하는 연구는 '내부자적'인 연구라고 불린다. 이는 주제를 내부에서 ── 의학 지식의 테두리 내에서 ── 조사하는 것인데, 이런 연구는 결국 사상사(지식의 역사)가 되고 만다. 결과적으로 내부자적 문제와 마찬가지로 중요한 '외부자적' 화제들은 간과되어 연구자는 시대착오적인 가정에 빠져들 수 있다. 그 반대, 즉 '외부자적' 시각에 대한 비판은 일부 사회사적인 논문에 적용

될 수 있을 것이다. 그러나 의사들은 이런 논문을 비판하는 데 외부자라는 용어를 쓰는 대신, '의학이 없는 의학사'라고 비판한다. 의사와 역사가가 서로에게 필요한 것과 마찬가지로 사상만을 고려한 역사 기술이나 사회 현상만을 고려한 역사 기술은 서로 보완하지 않으면 결코 완벽해질 수 없다.

4. 적절한 2차 사료를 인용하지 않는 것. 이 오류는 2가지 측면에서 심각한 문제를 야기한다. 첫 번째는 역사의 본질에 관련된 문제이다. 자신의 논문을 동료 연구자들이 형성해 놓은 일련의 사고 안에 위치 지우는 일은 연구의 중요한 일부분이다. 두 번째는 상식에 관련된 문제이다. 당신의 논문을 심사할 사람은 이미 동일한 주제나 관련 주제에 대한 논문을 발표한 경험이 있는 사람일 가능성이 높다. 만일 당신의 전공 영역을 다룬 논문을 쓰면서 당신의 훌륭한 저서를 한 번도 읽지 않은 막돼먹은 풋내기가 (혹은 괴팍한 늙은이가) 쓴 논문의 심사를 의뢰받았다면 당신은 어떻게 하겠는가?

5. 2차 사료에 지나치게 의존하는 것. 이미 어디선가 출판된 논문들을 짜깁기한 논문을 학술지에 실을 이유가 있겠는가? 당신이 쓴 논문의 독창성을 명료하게 표현하라. 진솔해지라. 만일 독창성이 부족하다면 그 논문을 발표하려는 이유는 무엇인가? 그렇다면 발표를 정당화하는 일이 불가능하지는 않을지라도 결코 쉽지는 않을 것이다. 예를 들어, 당신은 두 종류의 2차 사료에 대한 최초의 통합을 시도할 수도 있고, 당신이 채택한 2차 사료의 논지를 검증하기 위해 1차 사료를 다시 살펴볼 수도 있다. 이렇게 하다 보면 간혹 당신이 인용한 2차 사료의 오류를 발견할 수도 있다. 만일 그렇다

면 당신은 새로운 연구 문제를 갖게 되는 것이다. 다른 사람들의 오류를 재생산하지 않도록 유의하라. 심사를 하는 전문가는 당신의 논문이 신뢰할 만한 1차 사료가 아니라 2류 역사 논문의 혈통을 이어받고 있음을 쉽게 눈치 챌 것이다.

　6. 현재주의와 휘그주의. 다음을 보라.

현재주의와 휘그주의: 우리가 알고 있는 것을 일부러 잊을 필요는 없다. 다만, 주의 깊게 사용하라

　현재주의와 휘그주의는 역사학적 관점에서 볼 때 아주 심각한 문제로서 죄악이라고까지 할 수 있다. 현재주의란 현재의 기준으로 과거를 심판하는 것이다. 선조들이 아직 듣지도 보지도 알지도 못하던 것을 말하거나 보거나 알지 못했다는 이유로 책망하는 것은 공평하지 못한 시대착오적인 행위다. 올바른 역사란 그들이 왜 그렇게 보았는가를 이해하는 것이다. 영국 자유당의 진보적 정치 철학에서 따온 '휘그주의'도 이와 비슷하다. 휘그주의는 과거를 보다 나은 현재로 나아가기 위한 일련의 사건들로 묘사한다. 휘그주의의 바탕에는 모든 변화는 개선이며 지금 우리가 선 자리는 진보의 결과로 도달한 것이라는 생각이 깔려 있다.

　역사가들은 '진보'를 경계한다. 이 단어가 들리기만 해도 정신이 바짝 들고 긴장한다. 정말로 모든 것은 나아지는가? 수많은 테크놀로지와 치료법이 기적의 치료를 주장하면서 등장했지만, 그

중 많은 것들이 결국 예측하지 못했던 부작용 때문에 폐기되지 않았는가? 과거를 돌이켜 보면 오늘날 가장 뛰어난 발견들조차도 수세기 후에는 생태계에 부정적 영향을 미치는 것으로 판명 날 가능성이 있다는 것을 쉽게 알 수 있다. 우리 자신의 행위를 판단하는 것이 시기상조이듯이 과거를 단순히 미래(우리가 살고 있는 영광스러운 현재)를 위한 준비라고 보는 것은 너무 순진한 생각이다. 포스트모던 학자들에게는 사실(facts)이 존재하지 않듯이 진보도 존재하지 않는다. 어떤 것이 진보인가 아닌가를 판단하는 사람이 그것의 덕을 입고 있는 사람과 동일 인물이라면 그렇게 판단된 진보는 틀림없이 문제투성이일 것이다.

그러면 어떻게 하라는 말인가? '진보'라는 말을 쓰지 마라. 그래도 꼭 사용하고 싶다면 왜 그 말이 필요한지를 스스로에게 자문해 보라. 숨을 한 차례 크게 들이쉬어 보고 그래도 안정되지 않으면 발륨(Valium)을 복용하라.

보건 의료인들에게 현재주의와 휘그주의는 가장 극복하기 어려운 문제일 수 있다. 왜냐하면 우리의 연구 문제는 일상의 실천이 뿌리를 내리고 있는 현재에서 나오는 것이기 때문이다. 우리는 눈앞의 의료를 지각하지 않을 수 없으며, 우리의 생각을 담는 그릇인 의학적 언어에 빠져 들지 않을 수 없다. 우리가 아는 것을 모르는 척하는 것은 솔직하지 못한 일이다. 그런 면에서 본다면, 마르크스주의자나 페미니스트, 해체주의자, 그 밖의 다른 이론가들도 현재에서 나오는 의문, 해석, 언어를 사용한다. 이렇게 본다면 이들의 연구도 현재주의적이다. 그러나 이들은 그 같은 비난을 피하는 방

하나의 예: 사혈의 역사에 대한 가설

모든 책에서 사혈은 어떻게 이루어졌고 어떤 환자에게 시행되었으며 어떤 경우에 효과가 있었고 어떤 경우에 효과가 없었는지 혹은 오늘날의 눈으로 볼 때 시행해서는 안 될 상황에서 어떤 식으로 효과가 있어 보였는지를 고찰했다. 그러나 저자마다 내용은 다르다.

현재주의적으로 쓰인 역사에서는 사혈 중 어떤 것은 다른 것들에 비해 '합리적'이었는지를 강조한다. 합리적이라고 보는 것은 사혈이 '효험'이 있었거나 지금도 비슷한 상황에서 사용되는 경우이다(예를 들어, 적혈구 증다증, 혈색소 침착증, 심부전 등). 그러나 사혈이 성행하던 시절에 이런 질병들은 알려지지 않았다.

휘그주의적으로 쓰인 역사에서는 사혈을 하지 않는 것이 좋다는 가정을 가지고 사혈을 다룬다. 이들은 사혈을 정복하기 위한, 현재를 향한 신성한(그러나 존재하지 않는) 십자군의 행진을 칭송한다.

그러나 그다음이 문제다. 의사 출신의 역사가는 사혈의 성행한 이유를 밝히기 위해 혈액 상실에 대한 신경 혈관 반응——안색이 붉은, 열이 있는 사람이 사혈을 하면 창백해지고 체온이 내려가며 서늘해지는——을 동원하여 즉각적 결과가 무엇이었는지를 설명한다. 현대의 지식을 이런 식으로 사용하는 것은 현재주의나 휘그주의가 아니다. 그러나 의사가 아닌 심사자가 좋아할 방식은 아니다.

법을 안다. 필자가 보기에 중요한 것은 언어다. 의학적인 수사는 최소한으로 줄여야 한다. 의학적 수사는 의사가 아닌 사람에게는 배타적인 특수 언어이며 적신호이기까지 하다.

현재주의라는 비판이 부당한 경우도 있다. 읽는 사람은 우리가 사용하는 개념, 글 쓰는 방식에서 현재주의라는 느낌을 받는다. 그러므로 오늘날 사용되는 의학적 개념이나 용어를 꼭 사용해야 한다면 왜 그것을 사용해야 하는지를 각주에 설명하고 현재주의나 휘그주의로 오해될 소지가 있음을 밝히라. 당신이 그런 문제를 알고 있지만 그 문제가 당신의 논문에는 적용되지 않는다는 근거를 밝히라는 것이다. 당신이 하는 일이 무엇인지를 알고 있다는 것을 보여라.

책을 마치며

필자가 제시한 아이디어에 결함이 없지는 않을 것이다. 지금 내 책상 서랍에는 발표하지 못한 논문들이 가득 쌓여 있다. 혹시라도 이 원고들을 보고 싶어 하는 편집자가 있으면 필자에게 소개시켜 주시기 바란다.

더 읽을 거리

제1장 책을 시작하며: 의학사 속의 영웅과 악인

Ackerknecht, Erwin H. *A Short History of Medicine*. Baltimore: Johns Hopkins University Press, 1982

Castiglioni, Arturo. *A History of Medicine*. New York: Knopf, 1958

Garrisson, Fielding H. *An Introduction to the History of Medicine*. 4th edn. Reprint, Philadelphia: Saunders, 1929

Hudson, Robert P. *Disease and Its Control: The Shaping of Modern Thought*. Westport, Conn.: Greenwood Press, 1983

King, Lester S. *Medical Thinking: A Historical Preface*. Princeton, N.J.: Princeton University Press, 1982

Kiple, Kenneth F. *The Cambridge World History of Human Disease*. Cambridge and New York: Cambridge University press, 1993

Irvine London, ed. *Western Medicine: An Illustrated History*. Oxford and New York: Oxford University Press, 1997

Lyons, Albert S., and R. Joseph Petrucelli. *Medicine: An Illustrated History*. New York: Abrams, 1978

Magner, Lois N. *A History of Medicine*. New York: Dekker, 1992

Mettler, Cecilia C. *History of Medicine: A Correlative Text, Arranged According to Subjects*, ed. Fred A. Mettler. Philadelphia and Toronto: Blakiston, 1947

Porter, Roy. *The Greatest Benefit to Mankind: A Medical History of Humanity from Antiquity to the Present*. London: HarperCollins, 1997

—— ed. *The Cambridge Illustrated History of Medicine*. Cambridge: Cambridge University Press, 1996

Rullière, Roger. *Abrégé d'histoire de la médecine*. Paris: Masson, 1981

Singer, Charles Joseph, and E. Ashworth Underwood. *A Short History of Medicine*. Oxford: Clarendon Press, 1962

캐나다 관련 문헌(부록 B2 참조)

Abbott, Maude Elizabeth Seymour. *History of Medicine in the Province of Quebec.* Toronto: Macmillan, 1931

Bernier, Jacques. *La médecine au Québec: Naissance et évolution d'une profession.* Québec: Presses de l'Université Laval, 1989

Canniff, William. *The Medical Profession in Upper Canada 1783-1850.* 1894. Reprint, published for the Hannah Institute for the History of Medicine. Toronto: Clarke, Irwin, 1980

Carr, Ian, and Robert Beamish. *Manitoba Medicine: A Brief History.* Winnipeg: University of Manitoba Press, 1999

Godfrey, Charles M. *Medicine for Ontario: A History.* Belleville, Ont.: Mika, 1979

Heagerty, John J. *Four Centuries of Medical History in Canada and a Sketch of the Medical History of Newfoundland.* Toronto: Macmillan, 1928

Jack, Donald Lamont. *Rogues, Rebels, and Geniuses: The Story of Canadian Medicine.* Toronto: Doubleday, 1981

Marble, Allan Everett. *Surgeons, Smallpox, and the Poor: A History of Medicine and Social Conditions in Nova Scotia, 1749-1799.* Montreal: McGill-Queen's University Press, 1993

제2장 조립된 인체: 해부학의 역사

Armstrong, David. *Political Anatomy of the Body: Medical Knowledge in Britain in the Twentieth Century.* Cambridge and New York: Cambridge University Press, 1983

Barzun, Jacques, ed. *Burke and Hare: The Resurrection Men.* Metuchen, N.J.: Scarecrow Press and New York Academy of Medicine, 1974

Cavanagh, G.S. Terence. *The Panorama of Vesalius: A 'Lost' Design from Titian's Studio.* Athens, Ga: Sacrum Press, 1996; also *Medical History* 27(1983), 77-79

더 읽을 거리

Cazort, Mimi. *The Ingenious Machine of Nature: Four Centuries of Art and Anatomy.* Ottawa: National Gallery of Canada, 1996

Choulant, Ludwig. *History and Bibliography of Anatomic Illustration.* 1852. Trans. Mortimer Frank. New York: Hafner, 1962

Cunningham, Andrew. *The Anatomical Renaissance: The Resurrection of the Anatomical Projects of the Ancients.* Aldershot, England: Scolar Press; Brookfield, Vt: Ashgate, 1997

Dewhurst, Kenneth. 'Locke and Sydenham on the Teaching of Anatomy.' *Medical History* 2(1958), 1-12

Efron, John M. 'Images of the Jewish Body: Three Medical Views from the Jewish Enlightenment.' *Bulletin of the History of Medicine* 69(1995), 349-366

Gilman, Sander L. *Difference and Pathology: Stereotypes of Sexuality, Race, and Madness.* Ithaca, N.Y.: Cornell University Press, 1985

Herrlinger, Robert. *History of Medical Illustration from Antiquity to 1600.* Trans. Graham Fulton-Smith. Munich: Editions Medicina Rara and Heinz Moos Verlagsgesellschaft, 1970

Laqueur, Thomas. *Making Sex: Body and Gender from the Greeks to Freud.* Cambridge, Mass.: Harvard University Press, 1990

O'Malley, C.D., and J.B. de C.M. Saunders. *Leonardo da Vinci on the Human Body.* New York: Schuman, 1952

Persaud, T.V.N. *Early History of Human Anatomy: From Antiquity to the Beginning of the Modern Era.* Springfield, Ill.: Charles C. Thomas, 1984
—— *A History of Anatomy in the Post-Vesalian Era.* Springfield, Ill.: Charles C. Thomas, 1997

Richardson W.F., and J.B. Carman. 'On Translating Vesalius.' *Medical History* 38 (1994), 281-302

Roberts, K.B., and J.D.W. Tomlinson. *The Fabric of the Body: European Traditions of Anatomical Illustration.* Oxford: Clarendon Press, 1992

Schiebinger, Londa. 'Skeletons in the Closet: The First Illustrations of the Female Skeleton in Eighteenth-Century Anatomy.' In *The Making of the Modern Body: Sexuality and Society in the Nineteenth Century,* ed.

Catherine Gallagher and Thomas Laqueur, 42-82. Berkeley: University of California Press, 1987

—— *Nature's Body: Gender in the Making of Modern Science.* Boston: Beacon Press, 1993

Schultz, Bernard. *Art and Anatomy in Renaissance Italy.* Ann Arbor, Mich.: UMI Research Press, 1985

Sherrington, Charles. *The Endeavour of John Fernel.* Cambridge: Cambridge University Press, 1946.

Singer, Charles Joseph. *A Short History of Anatomy from the Greeks to Harvey.* 2nd edn. New York: Dover Publications, 1957

Stafford, Barbara Maria. B*ody Criticism: Imaging the Unseen in Enlightenment Art and Medicine.* Cambridge, Mass., and London: MIT Press, 1991

Von Staden, Heinrich. *Herophilus: The Art of Medicine in Early Alexandria: Edition, Translation, Essays.* Cambridge: Cambridge University Press, 1989

Wolfe, D.E. 'Sydenham and Locke on the Limits of Anatomy.' *Bulletin of the History of Medicine* 35(1961), 193-220

캐나다 관련 문헌

Leblond, Sylvio. 'Anatomistes et résurrectionistes au Canada, et plus particulièrement dans la province de Québec.' *Canadian Medical Association Journal* 95(1966), 1193-1197, 1247-1251

MacGillivray, Royce. 'Body Snatching in Ontario.' *Canadian Bulletin of Medical History* 5(1988), 51-60

Robinson, Clayton L.N. *J.C. Boileau Grant: Anatomist Extraordinary.* Canadian Medical Lives Series, no. 14. Toronto: Hannah Institute and Dundurn Press, 1993

Shepherd, Francis J. *Reminiscences of Student Days and Dissecting Room.* Montreal: The Author, 1919

Bernard, Claude. *An Introduction to the Study of Experimental Medicine.*
1865. Trans. Henry Copley Green, 1927. Reprint, New York: Dover, 1957

Canguilhem, Georges. *La connaissance de la vie.* 1965. 2nd edn. Paris: Vrin,
1980

—— *Ideology and Rationality in the History of the Life Sciences.* Trans. Arthur
Goldhammer. Cambridge, Mass., and London: MIT Press, 1988

Coleman, William. *Biology in the Nineteenth Century.* London and New York:
Cambridge University Press, 1977

Coleman, William, and Frederic L. Holmes, eds. *The Investigative Enterprise:
Experimental Physiology in Nineteenth-Century Medicine.* Berkeley; Los
Angeles; London: University of California Press, 1988

Cranefield, Paul F. *The Way In and the Way Out.* Mt Kisco, N.Y.: Futura, 1974
[on the Bell-Magendie controversy]

Duchesneau, F. *La physiologie des lumères: Empirisme, modèles, et théories.*
The Hague, Boston, London: Martinus Nijhoff, 1982

Farley, John. *The Spontaneous Generation Controversy from Descartes to
Oparin.* Baltimore: Johns Hopkins University Press, 1977

Fleck, Ludwik. *Genesis and Development of a Scientific Fact.* Chicago: University
of Chicago Press, 1979

Fox, Daniel M., Marcia Meldrum, and Ira Rezak, eds. *Nobel Laureates in
Physiology of Medicine: A Biographical Dictionary.* New York: Garland,
1990

Frank, Robert Gregg. *Harvey and the Oxford Physiologists: A Study of
Scientific Ideas and Social Interaction.* Berkeley: University of California
Press, 1980

French, R.K. *William Harvey's Natural Philosophy.* Cambridge and New York:
Cambridge University Press, 1994

French, Richard D. *Antivivisection and Medical Science in Victorian Society.*
Princeton, N.J.: Princeton University Press, 1975

Fye, Bruce. *The Development of American Physiology: Scientific Medicine in*

the Nineteenth Century. Baltimore and London: Johns Hopkins University
    Press, 1987

Geison, Gerald L. Michael Foster and the Cambridge School of Physiology: The
    Scientific Enterprise in Late Victorian Society. Princeton: Princeton
    University Press, 1978

——— ed. Physiology in the American Context, 1850-1940. Bethesda, American
    Physiological Society, 1987

Goodfield, G.J. The Growth of Scientific Physiology. London: Hutchinson, 1960

Grmek, Mirko D. 'Le rôle du hasard dans le genèse des découvertes scien-
    tifiques.' Medicina nei secolo 13(1976), 277-305

——— Première revolution biologigue: Reflexions sur la physiologie et la
    médecine du XVIIe siècle. Paris: Payot, 1990

——— Claude Bernard et la méthode expérimentale. Paris: Payot, 1991

Haigh, Elizabeth. Xavier Bichat and the Medical Theory of the Eighteenth
    Century. London: Wellcome Institute for the History of Medicine, 1984

Hall, Diana Long. Why Do Animals Breathe? New York: Arno Press, 1981

Hall, Thomas S. Ideas of Life and Matter: Studies in the History of General
    Physiology, 600 BC-1900 AD. 2 vols. Chicago: University of Chicago Press,
    1969

Holmes, Frederic L. Claude Bernard and Animal Chemistry: The Emergence
    of a Scientist. Cambridge: Harvard University Press, 1974

——— Hans Krebs. 2 vols. New York: Oxford University Press, 1991-1993.

——— Between Biology and Medicine: The Formation of Intermediary
    Metabolism. Berkeley: University of California at Berkeley, 1992

Ingelfinger, F.J. 'Arrogance.' New England J. Medicine 303(1980), 1507-1511

Judson, Horace Freeland. The Eighth Day of Creation: Makers of the
    Revolution in Biology. New York: Simon and Schuster, 1979

Kawakita, Yosio, Shizu Sakai, and Yasuo Otsuka. The Comparison between
    Concepts of Life Breath in East and West. Proceedings of the 15th
    International Symposium on the Comparative History of Medicine———
    East and West. Tokyo: Ishiyaku EuroAmerica, 1995

Lesch, John E. Science and Medicine in France: The Emergence of

Experimental Physiology, 1790-1855. Cambridge, Mass. and London: Harvard University Press, 1984

Medawar, Peter B., and J.S. Medawar. *Aristotle to Zoos: A Philosophical Dictionary of Biology.* Cambridge, Mass.: Harvard University Press, 1983

Olby, Robert. *The Path to the Double Helix.* Seattle: University of Washington, 1974

Osler, William. *The Growth of Truth.* London: H. Frowde, 1906

Paton, William D.M. *Man and Mouse: Animals in Medical Research.* Oxford and New York: Oxford University Press, 1984

Rothschuh, Karl E. *History of Physiology.* Trans. Guenter B. Risse. New York: Robert E. Krieger, 1973

Taton, René, *Reason and Chance in Scientific Discovery.* London: Hutchinson Scientific and Technical, 1957

Tuchman, Arleen Marcia. *Science, Medicine, and the State in Germany: The Case of Baden, 1815-1871.* New York and Oxford: Oxford University Press, 1993

Vallery-Radot, René. *Life of Pasteur.* Trans. R.I. Devonshire. Garden City, N.Y.: Garden City Publishing, 1927

Williams, Elizabeth A. *The Physical and the Moral: Anthropology, Physiology, and Philosophical Medicine in France, 1750-1850.* Cambridge and New York: Cambridge University Press, 1994

캐나다 관련 문헌

Bensley, Edward H. 'Alexis St Martin.' *Canadian Medical Association Journal* 80 (1959), 907-909

Connor, J.T.H. 'Cruel Knives? Vivisection and Biomedical Research in Victorian English Canada.' *Canadian Bulletin of Medical History* 14(1997), 37-64

Fournier, Marcel, Yves Gingras, and Othmar Keel, eds. *Sciences et médecine au Québec: Perspectives Sociohistoriques.* Québec: Institut québécois de recherche sur la culture, 1987

Fox, Michael Allen. *The Case for Animal Experimentation: An Evolutionary and Ethical Perspective.* Berkeley: University of California Press, 1986

Moore, Terence. *Joe Doupe: Bedside Physiologist.* Toronto: Hannah Institute for the History of Medicine and Dundurn Press, 1989

Pitcock, C.H. 'William Beaumont, M.D. and Malpractice: The Mary Dugan Case, 1844.' *Journal of the History of Medicine and Allied Sciences* 47(1992), 153-162

Potter, Paul, and Hubert Soltan. 'Murray Llewellyn Barr, O.C.: 20 June 1908~4 May 1995.' *Bibliographical Memoirs of the Royal Society of London* 43(1997), 31-46

Segall, Harold N. 'William Stairs Morrow: Canada's First Physiologist-Cardiologist.' *Canadian Medical Association Journal* 114(1976), 543-545.

제4장 질병의 과학: 병리학의 역사

Bates, Don. ed. *Knowledge and the Scholarly Medical Traditions.* Cambridge. Cambridge University Press, 1995

Canguilhem, Georges. *The Normal and the Pathological.* Trans. Carolyn R. Fawcett and Robert S. Cohen. New York: Zone Books, 1989

Cooter, Roger. *Cultural Meanings of Popular Science: Phrenology and the Organization of Consent in Nineteenth-Century Britain.* Cambridge and New York: Cambridge University Press, 1984

Garrison, Fielding H. *An Introduction to the History of Medicine.* 4th edn. Philadelphia: Saunders, 1929

Geison, Gerald L. *The Private Science of Louis Pasteur.* Princeton, N.J.: Princeton University Press, 1995

Gundert, Beate. 'Parts and their Roles in Hippocratic Medicine.' *Isis* 83(1992), 453-465

Hudson, Robert. *Disease and Its Control: The Shaping of Modern Thought.* Westport: Praeger/Greenwood, 1983

King, Lester S. *Medical Thinking: A Historical Preface.* Princeton, N.J.:

Princeton University Press, 1982

—— *Transformations in American Medicine: From Benjamin Rush to William Osler*. Baltimore: Johns Hopkins University Press, 1991

Long, Esmond R. *A History of Pathology*. Baltimore: Williams & Wilkins, 1928

Major, Ralph H. *Classic Descriptions of Disease*. Springfield: Charles C. Thomas, 1945, 1978

Maulitz, Russell C. *Morbid Appearances: The Anatomy of Pathology in the Early Nineteenth Century*. Cambridge: Cambridge University Press, 1987

Porter, Roy and G.S. Rousseau. *Gout: the Patrician Malady*. New Haven and London: Yale University Press, 1998

Risse, Guenter B. 'History of the Concepts of Health and Disease.' In *Encyclopedia of Bioethics*, ed. Warren T. Reich, 2:578-591. 4 vols. New York: Free Press, 1978

Rose, Jeffrey. 'Sick Individuals and Sick Populations.' *International Journal of Epidemiology* 14(1985), 32-38

Rosenberg, Charles E., and Janet Golden, eds. *Framing Disease: Studies in Cultural History*. New Brunswick, N.J.: Rutgers University Press, 1992

Sacks, Oliver. *An Anthropologist on Mars: Seven Paradoxical Tales*. Toronto: Alfred A. Knopf, 1995

Sellers, Christopher C. *Hazards of the Job: From Industrial Disease to Environmental Health Science*. Chapel Hill: University of North Carolina Press, 1997

Shorter, Edward. *From Paralysis to Fatigue: A History of Psychosomatic Illness in the Modern Era*. New York and Toronto: Free Press, 1992

Singer, Charles Joseph. *From Magic to Science: Essays on the Scientific Twilight*. 1928. Reprint, New York: Dover Publications, 1958 [on Hildegard of Bingen]

Sontag, Susan. *Illness as Metaphor*. New york: Farrar, Strauss, and Giroux, 1977

Tomes, Nancy. *The Gospel of Germs: Men, Women, and the Microbe in American Life*. Cambridge, Mass.: Harvard University Press, 1998

Warner, John Harley. *The Therapeutic Perspective: Medical Practice,*

Knowledge, and Identity in America, 1820-1885. Cambridge, Mass. and
   London: Harvard University Press, 1986

Ziporyn, Terra. *Nameless Diseases.* New Brunswick, N.J.: Rutgers University
   Press, 1992

캐나다 관련 문헌

Bliss, Michael. *William Osler: A Life in Medicine.* Toronto: University of
   Toronto Press, 1999

Carr, Ian. *William Boyd: Silver Tongue and Golden Pen.* Canadian Medical
   Lives Series, no. 15. Markham, Ont.: Hannah Institute and Fitzhenry &
   Whiteside, 1993

Cushing, Harvey. *The Life of Sir William Osler.* London and Toronto: Oxford
   University Press, 1940

Letts, Harry, and John Jacques. *A History of the Canadian Association of
   Pathologists / Histoire de l'Association canadienne des pathologistes.* 2nd
   edn. Kingston, Ont.: Allan Graphics, 1994

Rheault, M.J. 'Pierre Masson: His Influence on the Teaching of Pathology in
   Canada.' *Canadian Journal of Surgery* 28(1985), 465-467

Rodin, Alvin E. *Oslerian Pathology: An Assessment and Annotated Atlas of
   Museum Specimens.* Lawrence, Kans.: Coronado Press, 1981

Summers, William C. 'On the Origins of the Science in *Arrowsmith*: Paul de
   Kruif, Félix d'Hérelle, and Phage.' *Journal of the History of Medicine and
   Allied Sciences* 46(1991), 315-332

—— *Félix d'Hérelle and the Origins of Molecular Biology.* New Haven: Yale
   University Press, 1999

Waugh, Douglas. *Maudie of McGill: Dr Maude Abbott and the Foundations of
   Heart Surgery.* Canadian Medical Lives Series, no. 13. Toronto: Hannah
   Institute and Dundurn Press

Ackerknecht, Erwin H. *Therapeutics from the Primitives to the Twentieth Century*. New York: Harper, 1973

Arber, Agnes Robertson. *Herbals, Their Origin and Evolution: A Chapter in the History of Botany, 1470-1670*. Cambridge and New York: Cambridge University Press, 1986

Brandt, Allan M. *No Magic Bullet: A Social History of Venereal Disease in the United States since 1880*. New York: Oxford University Press, 1987

Brody, Howard. *Placebo and the Philosophy of Medicine*. Chicago and London: University of Chicago Press, 1980

Brunel, Jules. 'Antibiosis from Pasteur to Fleming.' *Journal of the History of Medicine and Allied Sciences* 6(1951), 287-301

Clendening, Logan. *Source Book of Medical History*. 1942. Reprint, New York: Dover Publications and Henry Schuman, 1960

Estes, J. Worth. *Hall Jackson and the Purple Foxglove: Medical Practice and Research in Revolutionary America, 1760-1820*. Hanover, N.H.: University of New England Press, 1979

Gehan, Edmund A., and Noreen A. Lemak. *Statistics in Medical Research: Developments in Clinical Trials*. New York: Plenum Medical Book Co., 1994

Haller, John S. *American Medicine in Transition, 1840-1910*. Urbana and London: University of Illinois Press, 1981

Illich, Ivan. *Medical Nemesis: The Expropriation of Health*. London: Calder and Boyars, 1975

Kremers, Edward. *Kremers and Urdang's History of Pharmacy*. 4th edn., ed. Glenn Sonnedecker. Philadelphia: Lippincott, 1976

Kudlien, Fridolf, and Richard J. Durling, eds. *Galen's Method of Healing: Proceedings of the 1982 Galen Symposium, Christian-Albrechts Universität*. Leiden and New York: E.J. Brill, 1991

Leake, Chauncey D. *A Historical Account of Pharmacology to the Twentieth Century*. Springfield, Ill: Charles C. Thomas, 1975.

Lederer, Susan E. *Subjected to Science: Human Experimentation in America before the Second World War.* Baltimore: Johns Hopkins University Press, 1995

Lilienfeld, Abraham. '*Ceteris Paribus*: The Evolution of the Clinical Trial.' *Bulletin of the History of Medicine* 56(1982), 1-18

McKeown, Thomas. *The Role of Medicine: Dream, Mirage, or Nemesis?* 2nd edn. Oxford: Blackwell, 1979

Majno, Guido. *The Healing Hand: Man and Wound in the Ancient World.* Cambridge, Mass.: Harvard University Press, 1975

Mann, Ronald D. *Modern Drug Use: An Enquiry on Historical Principles.* Lancaster, England: MTP Press, 1984

Parascandola, John. *Ths History of Antibiotics: A Symposium.* Medison, Wis.: American Institute of the History of Pharmacy, 1980

—— *Sources in the History of American Pharmacology.* Madison, Wis.: American Institute of the History of Pharmacy, 1983

—— *The Development of American Pharmacology: John J. Abel and the Shaping of a Discipline.* Baltimore: Johns Hopkins University Press, 1992

Peitzman, Steven J. 'When Did Medicine Become Beneficial? The Perspective from Internal Medicine.' *Caduceus* 12(Winter 1996), 39-44

Porter, Roy, and Mikulas Teich, eds. *Drugs and Narcotics in History.* Cambridge and New York: Cambridge University Press, 1995

Riddle, John M. *Dioscorides on Pharmacy and Medicine.* Austin: University of Texas Press, 1985

Rosenberg, Charles E., and Morris J. Vogel, eds. *The Therapeutic Revolution: Essays in the Social History of American Medicine.* Philadelphia: University of Pennsylvania Press, 1979

Sullivan, Robert B. 'Sanguine Practices: A Historical and Historiographic Reconsideration of Heroic Therapy in the Age of Rush.' *Bulletin of the History of Medicine* 68(1994), 211-234

Warner, John Harley. *The Therapeutic Perspective: Medical Practice, Knowledge, and Identity in American, 1820-1885.* Cambridge, Mass., and London: Harvard University Press, 1986

Arnason, Thor, Richard J. Hebda, and Timothy Johns. 'Use of Plants for Food and Medicine by Native Peoples of Eastern Canada.' *Canadian Journal of Botany* 59(1981), 2189-2325

Bliss, Michael. *The Discovery of Insulin*. Toronto: McClelland and Stewart, 1982

Cadotte, Marcel. 'A propos de la description par Jacques Cartier d'une "grosse maladie" survenue au cours de son deuxième voyage au Canada.' *Union medicale du Canada* 113(1984), 651-655

Collin, Johanne, and Denis Beliveau. *Histoire de la pharmacie au Québec.* Montréal: Musée de la Pharmacie du Québec, 1994

Connor, J.T.H. 'Minority Medicine in Ontario: A Study of Medical Pluralism and Its Decline.' PhD dissertation, University of Western Ontario, 1989

—— '"A Sort of Felo de Se": Eclecticism, Related Medical Sects and Their Decline in Victorian Ontario.' *Bulletin of the History of Medicine* 65(1991), 503-527

Crellin, J.K. *Home Medicine: The Newfoundland Experience*. Montreal and Kingston: McGill-Queen's University Press, 1994

Desrosiers, Georges. 'Les observations médicales de Jacques Cartier et Samuel de Champlain.' *Union médicale du Canada* 99(1970), 677-681

Li, Alison. 'J.B. Collip, A.M. Hanson, and the Isolation of the Parathyroid Hormone, or Endocrines and Enterprise.' *Journal of the History of Medicine and Allied Sciences* 47(1992), 405-438

Macbeth, Robert A. 'Louis Hébert: Le père de la Nouvelle France.' *Annals of the Royal College of Physicians and Surgeons of Canada* 30(1997), 37-41

Marks, G.S. 'The History of Pharmacology in Canada.' *Trends in Pharmacological Sciences* 15(1994), 205-210, erratum 349

PMAC annual reports and other publications. 302-1111 Prince of Wales Drive, Ottawa K2C 3T2; tel 613-727-1380; FAX 613-727-1407.

Report of the Thalidomide Task Force. 3 vols. Ottawa: War Amputations of Canada, 1989

Berlant, Jeffrey L. *Profession and Monopoly: A Study of Medicine in the United States and Britain.* Berkeley: University of California Press, 1975

Chivian, Eric, Susanna Chivian, Robert Jay Lifton, and John E. Mack, eds. *Last Aid: The Medical Dimensions of Nuclear War.* San Francisco: W.H. Freeman, 1982

Cook, Harold J. *The Decline of the Old Medical Regime in Stuart London.* Ithaca: Cornell University Press, 1986

Coulter, Harris L. *Divided Legacy: A History of the Schism in Medical Thought.* 3 vols. 1975-1982. Esp. vol. 3, *The Conflict between Homeopathy and the American Medical Association.* Richmond, Calif.: North Atlantic Books, 1982

De Ville, Kenneth A. *Medical Malpractice in Nineteenth-Century America: Origins and Legacy.* New York: New York University Press, 1990

Digby, Anne. *Making a Medical Living: Doctors and Patients in the English Market for Medicine, 1720-1911.* Cambridge: Cambridge University Press, 1994

Forsyth, Gordon. *Doctors and State Medicine: A Study of the British Health Service.* Philadelphia and Toronto: Lippincott, 1966

Freidson, Eliot. *Profession of Medicine: A Study of the Sociology of Applied Knowledge.* New York: Harper and Row, 1970

Ham, Christopher. *Health Policy in Britain: The Politics and Organization of the National Health Service,* 3rd ed. London: Macmillan, 1992

Herman, John R. 'Rejuvenation: Brown-Sequard to Brinkley: Monkey Gland to Goat Gonads.' *New York State Journal of Medicine* 82(1982), 1731-1739

Hodgkinson, Ruth G. *The Origins of the National Health Service: The Medical Services of the New Poor Law, 1834-1871.* Berkeley: University of California Press, 1967

Jackson, Stanley W., ed. 'The Hippocratic Oath.' *Journal of the History of Medicine and Allied Sciences* 51(1996), 403-500

Jones, Helen. *Health and Society in Twentieth-Century Britain.* London and

New York: Longman, 1994

Jones, James H. *Bad Blood: The Tuskegee Syphilis Experiment.* New York: Free Press, 1981

Kater, Michael H. *Doctors under Hitler.* Chapel Hill: University of North Carolina Press, 1989

Kawakita, Yoshio, Shizu Sakai, and Yasuo Otsuka, eds. *History of the Doctor-Patient Relationship. Proceedings of the 14th International Symposium on the Comparative History of Medicine——East and West, Japan, 1989.* Tokyo: Ishiyaku EuroAmerica, 1995

Kett, Joseph F. *The Formation of the American Medical Profession: The Role of Institutions, 1780-1860.* New Haven and London: Yale University Press, 1968

Lederer, Susan E. *Subjected to Science: Human Experimentation in America before the Second World War.* Baltimore: Johns Hopkins University Press, 1995

McVaugh, Michael R. *Medicine before the Plague: Practitioners and Their Patients in the Crown of Aragon, 1285-1345.* Cambridge: Cambridge University Press, 1993

Numbers, Ronald L. *Almost Persuaded: American Physicians and Compulsory Health Insurance, 1912-1920.* Baltimore and London: Johns Hopkins University Press, 1978

Pernick, Martin S. *A Calculus of Suffering: Pain, Professionalism, and Anesthesia in Nineteenth-Century America.* New York: Columbia University Press, 1985

Porter, Roy, ed. *Patients and Practitioners: Lay Perceptions of Medicine in Pre-Industrial Society.* Cambridge: Cambridge University Press, 1985

Rosen, George. *Fees and Feebills: Some Economic Aspects of Medical Practice in Nineteenth-Century America.* Baltimore: Johns Hopkins University Press, 1946

—— *Specialization of Medicine with Special Reference to Ophthalmology.* New York: Arno Press, 1972

Rosen, George, and Charles E. Rosenberg, *The Structure of American Medical*

Practice, 1875-1941. Philadelphia: University of Pennsylvania Press, 1983

Shorter, Edward. *Bedside Manners: The Troubled History of Doctors and Patients.* Harmondsworth, England: Viking Penguin, 1986

Solomon, Susan Gross, and John F. Hutchinson, eds. *Health and Society in Revolutionary Russia.* Bloomington: Indiana University Press, 1990

Starr, Paul. *The Social Transformation of American Medicine.* New York: Basic Books, 1982

Warner, John Harley. 'Power, Conflict, and Identity in Mid-Nineteenth-Century American Medicine.' *Journal of American History* 73(1987), 934-956

Weisz, George. 'Medical Directories and Medical Specialization in France, Britain, and the United States.' *Bulletin of the History of Medicine* 71(1997), 23-68

Wolinsky, Howard, and Tom Brune. *The Serpent on the Staff; The Unhealthy Politics of the American Medical Association.* New York: Putnam, 1994

캐나다 관련 문헌

Badgley, Robin F., and Samuel Wolfe. *Doctors' Strike: Medical Care and Conflict in Saskatchewan.* Toronto: Macmillan, 1967

Bernier, Jacques. *La médecine au Québec: Naissance et évolution d'une profession.* Quebec: Presses de l'Université Lava, 1989

Canadian Medical Protective Association. *Newsletter* 2, no. 2(1987); 11, no. 3(1996)

Crichton, Anne, David Hsu, and Stella Tsang. *Canada's Health Care System: Its Funding and Organization.* CHA Press: Ottawa, 1994

Duffin, Jacalyn. 'The Guru and the Godfather: Henry E. Sigerist, Hugh MacLean, and the Politics of Health Care Reform in 1940s Canada.' *Canadian Bulletin of Medical History* 9(1992), 191-218

Duffin, Jacalyn, and Leslie A. Falk. 'Sigerist in Saskatchewan: The Quest for Balance in Social and Technical Medicine.' *Bulletin of the History of Medicine* 70(1996), 658-683

Gelfand, Toby. 'Medicine in New France.' In *Medicine in the New World: New Spain, New France, and New England*, ed. Ronald L. Numbers, 64-100. Knoxville, Tenn.: University of Tennessee Press, 1987

Gidney, Robert D., and W.P.J. Millar. 'The Origins of Organized Medicine in Ontario, 1850-1869.' In *Health, Disease, and Medicine: Essays in Canadian History*, ed. Charles G. Roland, 65-95. Toronto: Hannah Institute for the History of Medicine, 1984

—— *Professional Gentlemen: The Professions in Nineteenth-Century Ontario*. Toronto: University of Toronto Press, 1994

Godfrey, Charles M. *Medicine for Ontario: A History*. Belleville, Ont.: Mika, 1979

Hamowy, Ronald. *Canadian Medicine: A Study in Restricted Entry*. Vancouver: Fraser Institute, 1984

Jecker, N.S. and E.M. Meslin. 'United States and Canadian Approaches to Justice in Health Care: A Comparative Analysis of Health Care Systems and Values.' *Theoretical Medicine* 15(1994), 181-200

Lewis, David Sclater. *The Royal College of Physicians and Surgeons of Canada, 1920-1969*. Montreal: McGill University Press, 1962

McPhedran, N. Tait. *Canadian Medical Schools: Two Centuries of Medical History, 1822-1992*. Montreal: Harvest House, 1993

Meslin, Eric. 'The Moral Costs of the Ontario Physicians' Strike.' *Hastings Center Report* 17(August 1987), 11-14

Naylor, C. David. *Private Practice, Public Payment: Canadian Medicine and the Politics of Health Insurance*. Kingston and Montreal: McGill-Queen's University Press, 1986

—— ed. *Canadian Health Care and the State: A Century of Evolution*. Montreal: McGill-Queen's University Press, 1992

Neufeld, Victor R., et al. 'Demand-side Medical Eduction: Educating Future Physicians for Ontario.' *Canadian Medical Association Journal* 148(1993), 1471-1477

Shephard, David A.E. *The Royal College of Physicians and Surgeons of Canada, 1960-1980: The Pursuit of Unity*. Ottawa: Royal College of

Physicians and Surgeons of Canada, 1985

Shortt, S.E.D. 'Physicians, Science, and Status: Issues in the Professionalization of Anglo-American Medicine in the Nineteenth Century.' *Medical History* 27(1983), 51-68

Taylor, Malcolm G. *Health Insurance and Canadian Public Policy: The Seven Decisions that Created Canada's Health Insurance System and their Outcomes.* 2nd edn. Kingston and Montreal: McGill-Queen's University Press, 1987

Travill, A.A. *Medicine at Queen's, 1854-1920: a Peculiarly Happy Relationship.* Kingston, Ont.: Faculty of Medicine, Queen's University, 1988

제7장 전염병과 민중: 역사 속의 전염병

Arnold, David. *Colonizing the Body: State Medicine and Epidemic Disease in Nineteenth-Century India.* Berkeley: California University Press, 1993

Beveridge, William Ian. *Influenza: The Last Great Plague.* New York: Prodist, 1978

Biraben, Jean-Noël. *Les hommes et la peste en France et dans les pays européens et méditerranéens.* 2 vols. Paris: Mouton, 1975-1976

Brandt, Allan M. *No Magic Bullet: A Social History of Venereal Disease in the United States since 1880.* 2nd edn. New York: Oxford University Press, 1987

Carmichael, Ann G. *Plague and the Poor in Renaissance Florence.* Cambridge and New York: Cambridge University Press, 1986

Eyler, John M. 'Conceptual Origins of William Farr's Epidemiology: Numerical Methods and Social Thought in the 1830s.' In *Times, Places, and Persons,* ed. Abraham M. Lilienfeld, 1-21. Baltimore and London: Johns Hopkins University Press, 1980

Farley, John. *Bilharzia: A History of Imperial Tropical Medicine.* Cambridge and New York: Cambridge University Press, 1991

Getz, Faye. 'The Black Death and the Silver Lining: Meaning, Continuity, and Revolutionary Change in Histories of Medieval Plague.' *Journal of the History of Biology* 24(1991), 265-289

Grmek, Mirko D. *History of AIDS: Emergence and Origin of a Modern Pandemic.* Trans. Russell C. Maulitz and Jacalyn Duffin. Princeton, N.J.: Princeton University Press, 1990

Hanrahan, S.N. 'Historical Review of Menstrual Toxic Shock Syndrome.' *Women and Health* 21(1994), 141-165

Hirsch, August. *Handbook of Geographical and Historical Pathology.* 3 vols. Trans. Charles Creighton. London: New Sydenham Society, 1883-1886

Hopkins, Donald R. *Princes and Peasants: Smallpox in History.* Chicago: University of Chicago Press, 1983

Hopper, Edward. *The River: A Journey Back to the Source of HIV and AIDS.* Boston, New York, London: Little Brown, 1999

Kiple, Kenneth D., ed. *The Cambridge World History of Human Disease.* New York: Cambridge University Press, 1993

Kunitz, Stephen J. *Disease and Social Diversity: The European Impact on the Health of Non-Europeans.* New York: Oxford University Press, 1994

Lilienfeld, Abraham M., ed. *Times, Places, and Persons: Aspects of the History of Epidemiology.* Baltimore and London: Johns Hopkins University Press, 1980

McKeown, Thomas. *The Role of Medicine: Dream, Mirage, or Nemesis?* 2nd edn. Oxford: Blackwell, 1979

McNeill, William Hardy. *Plagues and Peoples.* Garden City, N.Y.: Anchor Press, Doubleday, 1976

Markel, Howard. *Quarantine! East European Jewish Immigrants and the New York City Epidemics of 1892.* Baltimore: Johns Hopkins University Press, 1997

Miller, Genevieve. *The Adoption of Inoculation for Smallpox in England and France.* Philadelphia: University of Pennsylvania Press, 1957

Rogers, Naomi. *Dirt and Disease: Polio before FDR.* New Brunswick, N.J.: Rutgers University Press, 1992

Rosebury, Theodor. *Microbes and Morals: The Strange Story of Venereal Disease.* New York: Viking Press, 1971

Rosenberg, Charles E. *The Cholera Years: The United States in 1832, 1849, and 1866.* Chicago: University of Chicago Press, 1962

Sigerist, Henry E. *Civilization and Disease.* Chicago: University Chicago Press, 1962

Sontag, Susan. *Illness as Metaphor.* New York: Farrar, Strauss, and Giroux, 1977

Zinsser, Hans. *Rats, Lice, and History: Being a Study in Biography ...* 1934. Reprint, Boston and Toronto: Little, Brown, 1963

캐나다 관련 문헌

Bliss, Michael. *Plague: A Story of Smallpox in Montreal.* Toronto: HarperCollins, 1991

Cassel, Jay. *The Secret Plague: Venereal Disease in Canada, 1838-1939.* Toronto: University of Toronto Press, 1987

Feldberg, Georgina. *Disease and Class: Tuberculosis and the Shaping of Modern North American Society.* New Brunswick, N.J.: Rutgers University Press, 1995

Guérard, François. *Histoire de la santé au Québec.* Montréal: Boréal, 1996

Heagerty, J.J. *Four Centuries of Medical History in Canada and a Sketch of the Medical History of Newfoundland.* 2 vols. Toronto: Macmillan, 1928

Houston, C.S. *R.G. Ferguson: Crusader against Tuberculosis.* Toronto: Hannah Institute for the History of Medicine and Dundurn Press, 1991

Keating, Peter, and Othmar Keel. *Santé et société au Québec: XIXe-XXe siécles.* Montréal: Boréal, 1995

MacDougall, Heather A. *Activists and Advocates: Toronto's Health Department, 1883-1983.* Toronto: Dundurn Press, 1990

Marble, Allan Everett. *Surgeons, Smallpox, and the Poor: A History of Medicine and Social Conditions in Nova Scotia, 1749-1799.* Montreal: McGill-Queen's University Press, 1993

Neary, Peter. 'Venereal Disease and Public Health Administration in Newfoundland in the 1930s and 1940s.' *Canadian Bulletin of Medical History* 15(1998), 129-151

—— '"A grave problem which needs immediate attention": an American Report on Venereal Disease and Other Health Problems in Newfoundland, 1942.' *Newfoundland Studies* 15(1999), 79-103

O'Gallagher, Marianna. *Grosse Ile: Gateway to Canada, 1832-1937.* Ste-Foy, Que: Carraig Books, 1987

Pettigrew, Eileen. *The Silent Enemy: Canada and the Deadly Flu of 1918.* Saskatoon: Western Producer Prairie Books, 1983

Roland, C.G. 'Sunk under the Taxation of Nature: Malaria in Upper Canada.' In *Health, Disease, and Medicine: Essays on Canadian History*, ed. Charles G. Roland, 154-170. Toronto: Hannah Institute for the History of Medicine 1984

Rutty, Christopher J. 'Middle-Class Plague: Epidemic Polio and the Canadian State, 1936-37.' *Canadian Bulletin of Medical History* 13(1996), 277-314

Spaulding, W.B. 'The Ontario Vaccine Farm, 1885-1916.' *Canadian Bulletin of Medical History* 6(1989), 179-183

Wherrett, George J. *The Miracle of the Empty Beds: A History of Tuberculosis in Canada.* Toronto and Buffalo: University of Toronto Press, 1977

제8장 혈액이 특별한 이유: 생명액 개념의 변천사

Buckley, Thomas, and Anna Gottlieb. *Blood Magic: The Anthropology of Menstruation.* Berkeley: University of California Press, 1988

Carter, K. Codell. 'On the Decline of Bloodletting in Nineteenth-Century Medicine.' *Journal of Psychoanalytic Anthropology* 5(1982), 219-234.

Dreyfus, Camille. *Some Milestones in the History of Hematology.* New York: Grune and Stratton, 1957

Freireich, Emil A., and Noreen A. Lemak. *Milestones in Leukemia Research and Therapy.* Baltimore: Johns Hopkins University Press, 1991

Holmes, Frederic L. *Lavoisier and the Chemistry of Life: An Exploration of Scientific Creativity.* Madison: University of Wisconsin Press, 1985

Massie, Robert K. *Nicholas and Alexandra.* New York: Atheneum, 1968

Mazumdar, Pauline M. *Immunology, 1930-1980: Essays on the History of Immunology.* Toronto: Wall and Thompson, 1989

—— *Species and Specificity: An Interpretation of the History of Immunology.* Cambridge: Cambridge University Press, 1994

Rather, L.J. *Addison and the White Corpuscles: An Aspect of Nineteenth-Century Biology.* London: Wellcome Institute of the History of Medicine, 1972

Risse, Guenter B. 'The Renaissance of Bloodletting: A Chapter in Modern Therapeutics.' *Journal of the History of Medicine and Allied Sciences* 34(1979), 3-22

Rosner, Fred. 'Hemophilia in Classic Rabbinic Texts.' *Journal of the History of Medicine and Allied Sciences* 49(1994), 240-250

Wailoo, Keith. *Drawing Blood: Technology and Disease Identity in Twentieth-Century America.* Baltimore: Johns Hopkins University Press, 1997

Wintrobe, Maxwell M. *Hematology the Blossoming of a Science: A Story of Inspiration and Effort.* Philadelphia: Lea and Febiger, 1985

—— ed. *Blood Pure and Eloquent: A Story of Discovery, of People, and of Ideas.* New York: McGraw-Hill, 1980

캐나다 관련 문헌

Baird, Ronald J. '"Give Us the Tools...": the Story of Heparin-as Told by Sketches from the Lives of William Howell, Jay McLean, Charles Best, and Gordon Murray.' *Journal of Vascular Surgery* 11(1990), 4-18

Bigelow, Wilfred G. *Mysterious Heparin: The Key to Open Heart Surgery.* Toronto: McGraw-Hill Ryerson, 1990

Gent, M., H.J. Barnett, D.L. Sackett, and D.W. Taylor. 'A Randomized Trial of Aspirin and Sulfinpyrazone in Patients with Threatened Stroke: Results and Methodologic Issues.' *Circulation* 62(Dec. 1980), 97-105

Jaques, Louis B. 'The Hemostasis Paradigm in 1934 and in 1980.' *Annals of the New York Academy of Sciences* 370(1981), 1-4

Marcum, James A. 'The Development of Heparin in Toronto.' *Journal of the History of Medicine and Allied Sciences* 52(1997), 310-377

Smiley, R.K. 'History of the Canadian Hematology Society/Société canadienne d'hématologie, 1970-1990.' Unpublished paper, Royal College, Ottawa

제9장 테크놀로지와 질병: 청진기와 신체 진단

청진, 심장병학 그리고 19세기 초 프랑스 의학사에 관한 문헌

Ackerknecht, Erwin H. *Medicine at the Paris Hospital, 1794-1848.* Baltimore: Johns Hopkins University Press, 1967

Bishop, J.P. 'Evolution of the Stethoscope.' *Journal of the Royal Society of Medicine* 73(1980), 448-456

Duffin, Jacalyn. *To See with a Better Eye: A Life of R.T.H. Laennec.* Princeton, N.J.: Princeton University Press, 1998

Fleming, Peter. *A Short History of Cardiology.* Amsterdam and Atlanta, Ga.: Editions Rodopi, Clio Medica 40, 1997

Foucault, Michel. *Naissance de la clinique.* Paris: Presses Universitaires de France, 1963

Frank, Robert G. 'The Telltale Heart: Physiological Instruments, Graphic Methods, and Clinical Hopes, 1854-1914.' In *The Investigative Enterprise: Experimental Physiology in Nineteenth-Century Medicine*, ed. William Coleman and Frederic L. Holmes, 211-290. Berkeley and Los Angeles: University of California Press, 1988

Fye, W. Bruce. *American Cardiology: The History of a Specialty and Its College.* Baltimore: Johns Hopkins University Press, 1996

Warner, John Harley. *Against the Spirit of System: The French Impulse in American Medicine.* Princeton, N.J.: Princeton University Press, 1998

Weiner, Dora B. *The Citizen-Patient in Revolutionary and Imperial Paris.*

Baltimore and London: Johns Hopkins University Press, 1993

Weisz, George. *The Medical Mandarins: The French Academy of Medicine in the Nineteenth and Early Twentieth Centuries.* New York and Oxford: Oxford University Press, 1995

의료 기술과 그 효과에 관한 문헌

Baker, Jeffrey *The Machine in the Nursery: Incubator Technology and the Origins of Newborn Intensive Care.* Baltimore: Johns Hopkins University Press, 1996

Bynum, W.F., and Roy Porter, eds. *Medicine and the Five Senses.* Cambridge: Cambridge University Press, 1993

Carlsson, Sten. 'A Glance at the History of Nuclear Medicine.' *Acta Oncologica* 34 (1995), 1095-1102

Davis, Audrey B. *Medicine and Its Technology: An Introduction to the History of Medical Instrumentation.* Westport, Conn: Greenwood Press, 1981

—— 'Life Insurance and the Physical Examination: A Chapter in the Rise of American Medical Technology.' *Bulletin of the History of Medicine* 55(1981), 392-406

Howell, Joel D. *Technology and American Medical Practice, 1880-1930: An Anthology of Sources.* New York: Garland, 1988

—— *Technology in the Hospital: Transforming Patient Care in the Early Twentieth Century.* Baltimore: Johns Hopkins University, 1995

Jahn, Anthony, and Andrew Blitzer. 'A Short History of Laryngoscopy.' *Logopedics Phonetics Vocology* 21(1996), 181-185

Kevles, Bettyann. *Naked to the Bone: Medical Imaging in the Twentieth Century.* New Brunswick, N.J.: Rutgers University Press, 1997

Mangione, Salvatore, and Steven J. Peitzman. 'Physical Diagnosis in the 1990s: Art or Artifact.' *Journal of General Internal Medicine* 11(1996), 490-493

Peitman, Steven J. 'Science, Inventors, and the Introduction of the Artifical Kidney in the United States.' *Seminars in Dialysis* 9(1996), 276-281

Postman, Neil. *Technopoly: The Surrender of Culture to Technology.* New york: Knopf, 1992

Reiser, Stanley Joel. *Medicine and the Reign of Technology*. Cambridge and New York: Cambridge University Press, 1979

Rothman, David. *Strangers at the Bedside*. New York: Basic Books, 1991

Snider, Gordon L. 'Historical Perspective on Mechanical Ventilation: From Simple Life Support System to Ethical Dilemma.' *American Review of Respiratory Disease* 140(1989), S2-7

Tenner, Edward. *Why Things Bite Back: Technology and the Revenge of Unintended Consequences*. New York: Knopf, 1996

Warner, Deborah Jean. 'What Is a Scientific Instrument, When Did It Become One, and Why?' *British Journal for the History of Science* 23(1990), 83-93

병원에 관한 문헌

Abel-Smith, Brian. *The Hospitals, 1800-1948: A Study in Social Administration in England and Wales*. London: Heinemann, 1964

Foucault, Michel, et al. *Les machines à guérir: Aux origines de l'hôpital moderne*. Brussels: Mardaga, 1979

Gerstner, Patsy. 'The Temple of Health: A Pictorial History of the Battle Creek Sanitarium.' *Caduceus* 12(1996), 1-99

Hickey, Daniel. *Local Hospitals and Ancien Régime France: Rationalization, Resistance, Renewal, 1530-1789*. Montreal : McGill-Queen's University Press, 1997

Martin, Stephen C., and Joel D. Howell. 'Creating University Hospitals: Rationales and Realities.' *Academic Medicine* 70(1995), 1012-1016

Risse, Guenter B. *Hospital Life in Enlightenment Scotland: Care and Teaching at the Royal Infirmary of Edinburgh*. Cambridge: Cambridge University Press, 1986

—— *Mending Bodies, Saving Souls: A History of Hospitals*. New York: Oxford University Press, 1999

Rosenberg, Charles E. *The Care of Strangers: The Rise of America's Hospital System*. New York: Basic Books, 1987

Stevens, Rosemary. *In Sickness and in Wealth: American Hospitals in the Twentieth Century.* New York: Basic Books, 1989

캐나다 관련 문헌

Adams, Annmarie. *Architecture in the family way: doctors, houses, and women, 1870-1900.* Montreal: McGill-Queen's University Press, 1996

Agnew, G. Harvey. *Canadian Hospitals 1920 to 1970: A Dramatic Half Century.* Toronto: University of Toronto Press, 1974

Aldrick, John E., and Brian C. Lentle. *A New Kind of Ray: The Radiological Sciences in Canada, 1895-1995.* Vancouver: Canadian Association of Radiologists, 1995

Connor, J.T.H. 'Medical Technology in Victorian Canada.' *Canadian Bulletin of Medical History* 3(1986), 97-123

—— 'The Technology of Medicine.' *Canadian Bulletin of Medical History* 6(1989), 67-70.

—— 'The Artificial Kidney in North America: Gordon Murray and the Canadian Connection.' *Biomedical Instrumentation and Technology* 23(1989), 384-387

—— 'Hospital History in Canada and the United States.' *Canadian Bulletin of Medical History* 7(1990), 93-104

—— *Doing Good: The Life of Toronto's General Hospital.* Toronto: University of Toronto Press, 2000

Gagan, David. 'For "Patients of Moderate Means": The Transformation of Ontario's Public General Hospitals, 1880-1950.' *Canadian Historical Review* 70(1989), 151-179

—— *'A Necessity among Us': The Owen Sound General and Marine Hospital, 1891-1985.* Toronto: University of Toronto Press, 1990

Hayter, Charles R.R. 'Making Sense of Shadows: Dr. James Third and the Introduction of X-Rays, 1896 to 1902.' *Canadian Medical Association Journal* 153(1995), 1249-1256

—— 'William H.B. Aikens: Forgotten Pioneer of Canadian Radiotherapy.'

Annals of the Royal College of Physicians and Surgeons of Canada
31(1998), 155-158

Shorter, Edward. *A Century of Radiology in Toronto.* Toronto: Wald and
Emerson, 1996

Segall, Harold N. 'The Introduction of the Stethoscope and Clinical
Auscultation in Canada.' *Journal of the History of Medicine and Allied
Sciences* 22(1967), 414-417

—— *Pioneers of Cardiology in Canada,* 1820-1970. Willowdale, Ont.:
Hounslow Press, 1988

제10장 손이 하는 일: 외과학의 역사

Cooter, Roger. 'Medicine and the Goodness of War.' *Canadian Bulletin of
Medical History* 7(1990), 147-160

—— *Surgery and Society in Peace and War: Orthopaedics and the
Organization of Modern Medicine, 1880-1948.* Houndmills and
Basingstoke: Macmillan and University of Manchester, 1993

Estes, J. Worth. *The Medical Skills of Ancient Egypt.* Canton, Mass.: Science
History Publications U.S.A., 1989

Gelfand, Toby. *Professionalizing Modern Medicine: Paris Surgeons and
Medical Science and Institutions in the Eighteenth Century.* Westport,
Conn.: Greenwood, 1980

Haeger, Knut. *The Illustrated History of Surgery.* New York: Bell, 1988

Haiken, Elizabeth. *Venus Envy: A History of Cosmetic Surgery.* Baltimore:
Johns Hopkins University Press, 1997

Hutchinson, John F. *Champions of Charity: War and the Rise of the Red Cross.*
Boulder, Colo.: Westview Press, 1996

McVaugh, M.R. *Medicine before the Plague: Practitioners and Their Patients in
the Crown of Aragon, 1285-1345.* New York: Cambridge University Press,
1993

Majno, Guido. *The Healing Hand: Man and Wound in the Ancient World.*

Cambridge, Mass.: Harvard University Press, 1975

Milne, John Stewart. *Surgical Instruments in Greek and Roman Times.* Oxford: Clarendon Press, 1907

Pernick, Martin S. *A Calculus of Suffering: Pain, Professionalism, and Anesthesia in Nineteenth-Century America.* New York: Columbia University Press, 1985

Rutkow, Ira M. *Surgery: An Illustrated History.* St Louis: Mosby-Year Book, 1993

Siraisi, Nancy G. *Medieval and Early Renaissance Medicine: An Introduction to Knowledge and Practice.* Chicago: University of Chicago Press, 1990

Wangensteen, Owen Harding, and Sarah D. Wangensteen. *The Rise of Surgery: From Empiric Craft to Scientific Discipline.* Minneapolis: University of Minnesota Press, 1978

캐나다 관련 문헌

Allan, Ted. *The Scalpel, the Sword: The Story of Dr. Norman Bethune.* Boston: Little, Brown, 1952

Begelow, Wilfred G. *Gold Hearts: The Story of Hypothermia and the Pacemaker in Heart Surgery.* Toronto: McClelland and Stewart, 1984

Canadian Dental Association. 'A History of Canadian Dentistry.' *Canadian Dental Association Journal* 18, no. 6(1952)

Cohen, Jack. 'Sir William Hingston.' *Canadian Journal of Surgery* 39(1996), 422-427

Connor, J.T.H 'Listerism Unmasked: Antisepsis and Asepsis in Victorian Anglo-Canada.' *Journal of the History of Medicine and Allied Science* 49(1994), 207-239

Dunlop, Marilyn. *Bill Mustard, Surgical Pioneer.* Canadian Medical Lives Series, no. 2. Toronto: Hannah Institute for the History of Medicine, 1989

Gullett, D.W. *A History of Dentistry in Canada.* Toronto: University of Toronto Press and the Canadian Dental Association, 1971

Howell, William Boyman. *F.J. Shepherd-Surgeon: His Life and Times.* Toronto:

Dent, 1934.

Lewis, Jefferson. *Something Hidden: A Biography of Wilder Penfield.* Toronto
and Garden City, N.Y.: Doubleday, 1981

Lindsay, James. 'Dr. Harold Griffith and the Introduction of Curare.' *Canadian
Medical Association Journal* 144(1991), 588-589

Macbeth, Robert A. 'Canadian Surgery during the French Rigime, 1608-1763.'
Canadian Journal of Surgery 20(1977), 71-82

MacDermot, H.E. *Sir Thomas Roddick: His Work in Medicine and Public Life.*
Toronto: Macmillan, 1938

McPhail, Neil V. 'The History of Vascular Surgery in Canada.' *Canadian
Journal of Surgery* 38(1995), 229-237

Roland, Charles G. 'Bibliography of the History of Anesthesia in Canada:
Preliminary Checklist.' *Canadian Anaesthetist's Society Journal* 15(1968),
202-214

Shephard, David A.E. and Andrée Lévesque, eds. *Norman Bethune: His Times
and His Legacy.* Ottawa: Canadian Public Health Association, 1982

Spaulding, William B. 'Abraham Groves 1847-1935: A Pioneer Surgeon,
Sufficient unto Himself.' *Canadian Bulletin of Medical History* 8(1991),
249-262

제11장 의학사 속의 여성들: 산과학과 부인과학의 역사

산과학과 부인과학 그리고 여성의 역할에 관한 문헌

Apple, Rima. *Women and Health in America: A Historical Handbook.* New
York: Garland, 1990

Arney, William Ray. *Power and the Profession of Obstetrics.* Chicago:
University of Chicago Press, 1982

Borst, Charlotte G. *Catching Babies: The Professionalization of Childbirth,
1870-1920.* Cambridge, Mass.: Harvard University Press, 1995

Cianfranci, Theodore. *A Short History of Obstetrics and Gynecology.*

Springfield: Charles C. Thomas, 1960

Cohen, Estelle. "'What the Women at All Times Would Laugh At": Redefining Equality and Difference, circa 1660-1760.' *Osiris* 12(1997), 121-142

Daly, Mary. *Gyn/ecology: The Metaethics of Radical Feminism*. Boston: Beacon Press, 1978

Duden, Barbara. *The Woman beneath the Skin: A Doctor's Patients in Eighteenth-Century Germany*. Trans. Thomas Dunlap. Cambridge, Mass.: Harvard University Press, 1991

Ehrenreich, Barbara, and Deirdre English. *For Her Own Good: 150 Years of Experts' Advice to Women*. Garden City: Anchor Books, 1989

Enkin, Murray, Marc Keirse, Iain Chalmers, and Eleanor Enkin. *A Guide to Effective Care in Pregnancy and Childbirth*. New York and Oxford: Oxford University Press, 1989

Farley, John. *Gametes and Spores: Ideas about Sexual Reproduction, 1750-1914*. Baltimore: Johns Hopkins University Press, 1982

Gallagher, Catherine, and Thomas Laqueur. *The Making of the Modern Body: Sexuality and Society in the Nineteenth Century*. Berkeley: University of California Press, 1987

Garrison, Fielding H. *An Introduction to the History of Medicine*. 3rd edn. Philadelphia: Saunders, 1922

Himes, Norman Edwin. *Medical History of Contraception*. 1936. Reprint, New York, Shocken Books, 1970

Jordanova, Ludmilla. *Sexual Visions: Images of Gender in Science and Medicine between the Eighteenth and Twentieth Centuries*. New York, London, Toronto, Sydney, and Tokyo: Harvester Wheatsheaf, 1989

Laget, Mireille. *Naissances: L'accouchement avant l'age de la clinique*. Paris: Editions du Seuil, 1982

Laqueur, Thomas Walter. *Making Sex: Body and Gender from the Greeks to Freud*. Cambridge, Mass.: Harvard University Press, 1990

Leavitt, Judith Walzer. *Brought to Bed: Birthing Women and their Physicians in America, 1750 to 1950*. New York: Oxford University Press, 1986

McLaren, Angus. *Birth Control in Nineteenth-Century England*. London:

Croom Helm, 1978

—— *A History of Contraception: From Antiquity to the Present Day.* Oxford,
UK and Cambridge, Mass.: Blackwell, 1990

Martin, Emily, *The Woman in the Body: A Cultural Analysis of Reproduction.*
Boston: Beacon Press, 1987

Merskey, Harold, and Paul Potter. 'The Womb Lay Still in Ancient Egypt.'
British Journal of Psychiatry 154(1989), 751-753

Merskey, Harold, and Susan J. Merskey. 'Hysteria, or Suffocation of the
Mother.' *Canadian Medical Association Journal* 148(1993), 399-405

Oakley, Ann. *The Captured Womb: A History of the Medical Care of Pregnant
Women.* Oxford and New York: Blackwell, 1984

Pinto-Correira, Clara. *The Ovum of Eve: Egg and Sperm and Preformation.*
Chicago: University of Chicago Press, 1997

Rose, June. *Marie Stopes and the Sexual Revolution.* London: Faber, 1992

Schiebinger, Londa. *Nature's Body: Gender in the Making of Modern Science.*
Boston: Beacon Press, 1993

Semmelweis, I.F. *The Etiology, Concept, and Prophylaxis of Childbed Fever.*
Trans. and ed. K. Codell Carter. Madison, Wis.: University of Wilsonsin
Press, 1983

Shephard, David A.E. *John Snow: Anesthetist to a Queen and Epidemiologist to
a Nation: A Biography.* Cornwall, P.E.I.: York Point Publishing, 1995

Shorter, Edward. *A History of Women's Bodies.* New York: Basic Books, 1982

Smith, Susan L. *Sick and Tired of Being Sick and Tired: Black Women's Health
Activism in America, 1890-1950.* Philadelphia: University of Pennsylvania
Press, 1995

Ulrich, Laurel T. *A Midwife's Tale: The Life of Martha Ballard, Based on Her
Diary, 1785-1812.* New York: Knopf, 1990

Wertz, Dorothy C., and Richard W. Wertz. *Lying In: A History of Childbirth in
Ammerica.* London: Macmillan, 1977

Wilson, Adrian, *The Making of Man-Midwifery: Childbirth in England 1660-
1770.* London: University College London Press, 1995

Bonner, Thomas N. *To the Ends of the Earth: Women's Search for Education in Medicine*. Cambridge, Mass.: Harvard University Press, 1992

Hurd Mead, Kate. *A History of Women in Medicine from the Earliest Times to the Beginning of the Nineteenth Century*. Haddam. Conn.: Haddam Press, 1938

Lower, J. *Women Physicians: Career, Status, and Power*. New York and London: Tavistock, 1984

Marland, Hilary. '"Pioneer Work on All Sides": The First Generations of Women Physicians in The Netherlands, 1879-1930.' *Journal of the History of Medicine and Allied Sciences* 50(1995), 441-477

Morantz-Sanchez, Regina Markell. *Sympathy and Science: Women Physicians in American Medicine*. New York: Oxford University Press, 1985

Rose, June. *The Perfect Gentleman: The Remarkable Life of Dr. James Miranda Barry*. London: Hutchinson, 1977

Walsh, Mary Roth. *'Doctors Wanted: No Women Need Apply': Sexual Barriers in the Medical Profession*. New Haven and London: Yale University Press, 1977

캐나다 관련 문헌

Cataudella, Julia. 'When Women came to Queen's' *Canadian Medical Association Journal* 161(1999), 575-576

Collin, Johanne. *Changement d'ordonnance: Mutations professionelles, identité sociale et féminisation de la profession pharmaceutique au Québec, 1940-1980*. Montreal: Boréal, 1995

Dodd, Dianne. 'The Birth Control Movement on Trial, 1936-7.' *Histoire sociale/Social History* 16(1983), 411-428

Dodd, Dianne E., and Deborah Gorham, eds. *Caring and Curing: Historical Perspectives on Women and Healing in Canada*. Ottawa: University of Ottawa Press, 1994

Duffin, Jacalyn. 'The Death of Sarah Lovell and the Constrained Feminism of
   Emily Stowe.' *Canadian Medical Association Journal* 146(1992), 881-888

Fryer, Mary Baecock. *Emily Stowe: Doctor and Suffragist.* Toronto: Dundurn
   Press and the Hannah Institute for the History of Medicine, 1990

Fuhrer, Charlotte. *The Mysteries of Montreal: Memoirs of Midwife*, ed. W. Peter
   Ward. Vancouver: University of British Columbia Press, 1984

Hacker, Carlotta. *The Indomitable Lady Doctors.* Toronto: Clarke Irwin, 1974

Laforce, Hélène. *Histoire de la sage-femme dans la region de Québec.* Quebec:
   Institut québécois de recherche sur la culture, 1985

McLaren, Angus. *Our Own Master Race: Eugenics in Canada, 1885-1945.*
   Toronto: McClelland and Stewart, 1990

McLaren, Angus, and Arlene Tigar McLaren. *The Bedroom and the State: The
   Changing Practices and Politics of Contraception and Abortion in
   Canada, 1880-1997.* 2nd ed. Toronto: Oxford University Press, 1997

McPherson, Kathryn M. *Bedside Matters: The Transformation of Canadian
   Nursing. 1900-1990.* Toronto, New York, and Oxford: Oxford University
   Press, 1996

McPherson, Kathryn, and Meryn Stuart, guest eds. *Canadian Bulletin of
   Medical History.* Special issue on the history of nursing. 11(1994)

Mitchinson, Wendy. *The Nature of Their Bodies: Women and Their Doctors in
   Victorian Canada.* Toronto: University of Toronto Press, 1991

Muzzin, L.J., G.P. Brown, and R.W. Hornosty. 'Consequences of Feminization
   of a Profession: The Case of Canadian Pharmacy.' *Women and Health.* 21,
   no. 2/3(1994), 39-56

Negodaeff-Tomsik, Margaret. *Honour Due: The Story of Dr. Leonora Howard
   King.* Ottawa: Canadian Medical Association, 1999

Skuy, Percy. 'Canadian Pioneers in Family Planning.' *Journal SOGC* 21(1999),
   377-384

Strong-Boag, Veronica. 'Canada's Women Doctors: Feminism Constrained.' In
   A Not Unreasonable Claim, ed. Linda Kealey, 109-29. Toronto: Women's
   Press, 1979

Vandervoort, Julie. *Tell the Driver: A Biography of Elinor F.E. Black, M.D.*

Winnipeg: University of Manitoba Press, 1992

제12장 악령과의 싸움: 정신과학의 역사

Alexander, Franz G., and Sheldon T. Selesnick. *The History of Psychiatry: An Evaluation of Psychiatric Thought and Practice from Prehistoric Times to the Present*. New York: Harper Row, 1966

Ayd, Frank J., and Barry Blackwell, eds. *Discoveries in Biological Psychiatry*. Philadelphia: Lippincott, 1970

Bayer, Ronald, and Robert L. Spitzer. 'Edited Correspondence on the Status of Homosexuality in DSM-III.' *Journal of the History of the Behavioral Sciences* 18(1982), 32-52

Bonduelle, Michel, Toby Gelfand, and Christopher G. Goetz. *Charcot: Constructing Neurology*. New York: Oxford University Press, 1995

Braslow, Joel T. *Mental Ills and Bodily Cures: Psychiatric Treatment in the First Half of the Twentieth Century*. Berkeley: University of California Press, 1997

Bynum, W.F., and Roy Porter, eds. *The Anatomy of Madness: Essays in the History of Psychiatry*. 3 vols. London and New York: Tavistock, 1985-1988

Dols, Michael W. *Majnun: The Madman in Medieval Islamic Society*. Ed. Diana E. Immisch. Oxford: Clarendon, 1992

Dowbiggin, Ian R. *Inheriting Madness: Professionalization and Psychiatric Knowledge in Nineteenth-Century France*. Berkeley, Calif.: University of California Press, 1991

Ellenberger, Henri F. *The Discovery of the Unconscious: The History and Evolution of Dynamic Psychiatry*. New York: Basic Books, 1970

Foucault, Michel. *Madness and Civilization: A History of Insanity in the Age of Reason*. Trans. Richard Howard. New York: Vintage Books, 1973

Freud, Sigmund. *The Origins of Psychoanalysis*. Ed. Marie Bonaparte, Anna Freud, and Ernst Kris. Trans. Eric Mosbacher and James Strachey. New York: Basic Boos, 1954

더 읽을 거리

Gelfand, Toby, and John Kerr, eds. *Freud and the History of Psychoanalysis.* Hillsdale, N.J.: Analytic Press, 1992

Goldstein, Jan. *Console and Classify: The French Psychiatric Profession in the Nineteenth Century.* Cambridge and New York: Cambridge University Press, 1987

Hansen, Bert. 'American Physicians' "Discovery" of Homosexuals, 1880-1900: A New Diagnosis in a Changing Society.' In *Framing Disease: Studies in Cultural History,* ed. Charles E. Rosenberg and Janet Golden, 104-33. New Brunswick, N.J.: Rutgers University Press, 1992

Jackson, Stanley W., *Melancholia and Depression: From Hippocratic Times to Modern Times.* New Haven: Yale University Press, 1986

MacDonald, Michael. *Mystical Bedlam: Madness, Anxiety, and Healing in Seventeenth-Century England.* Cambridge and New York: Cambridge University Press, 1981

Malcolm, Janet. *In the Freud Archives.* New York: Vintage Books, 1985

Micale, Mark S., and Roy Porter, eds. *Discovery of the History of Psychiatry.* Oxford: Oxford University Press, 1994

Pigeaud, Jackie. *Folie et cures de la folie chez les médecins de l'antiquité greco-romaine.* Paris: Belles lettres, 1987

Postel, Jacques, and Claude Quetel. *Nouvelle histoire de la psychiatrie.* 2nd edn. Paris: Dunod, 1994

Pressman, Jack D. *Last Resort: Psychosurgery and the Limits of Medicine.* Cambridge and New York: Cambridge University Press, 1998

Robinson, Paul. *Freud and His Critics.* Berkeley: University of California Press, 1993

Scull, Andrew T. *The Most Solitary of Afflictions: Madness and Society in Britain, 1700-1900.* New Haven and London: Yale University Press, 1993

—— 'Chlorpromazing Is No Penicillin.' *Times Literary Supplement,* 16 May 1997, 8-10

Shorter, Edward. *From the Mind into the Body: The Cultural Origins of Psychosomatic Symptoms.* New York and Toronto: Free Press and Maxwell Macmillan, 1994

—— *A History of Psychiatry: From the Era of the Asylum to the Age of Prozac.* New York: Wiley, 1997

Showalter, Elaine. *Hystories: Hysterical Epidemics and Modern Culture.* New York: Columbia University Press, 1997

Simon, Bennett. *Mind and Madness in Ancient Greece: The Classical Roots of Modern Psychiatry.* Ithaca, N.Y.: Cornell University Press, 1978

Szasz, Thomas Stephen. *The Myth of Mental Illness: Foundations of a Theory of Personal Conduct.* 2nd edn. New York: Harper and Row, 1974

Tomes, Nancy. *A Generous Confidence: Thomas Story Kirkbride and the Art of Asylum Keeping, 1840-1883.* Cambridge and New York; Cambridge University Press, 1984

Whyte, Lancelot Law. *The Unconscious before Freud.* New York: St Martin's Press, 1978

캐나다 관련 문헌

Brown, Thomas E. 'Foucault Plus Twenty: On the Writing of Canadian Psychiatry in the 1980s.' *Canadian Bulletin of Medical History* 2(1985), 23-50

Cellard, André. *Histoire de la folie au Québec de 1600 a 1850: Le désordre.* Montreal: Boreal, 1991

Collins, Anne. *In the Sleep Room: The Story of the CIA Brainwashing Experiments in Canada.* Toronto: Lester and Orpen Dennys, 1988

Dubé, Viateur, and André Paradis. *Essais pour une préhistoire de la psychiatrie au Canada, 1800-1885, suivi d'une anthologie de textes.* Trois-Rivières: Université du Québec à Trois-Rivières, Dep. de philosophie, no. 15, 1977

Edginton, Barry. 'Moral Treatment to Monolith: The Institutional Treatment of the Insane in Manitoba, 1871-1919.' *Canadian Bulletin of Medical History* 5(1988), 167-188

'Half a Century of Stress Research: A Tribute to Hans Selye by His Students and Associates.' *Experientia* 41(1985), 559-578

Hurd, Henry M. *The Institutional Care of the Insane in the United States and*

Canada. 4 vols. Baltimore: Johns Hopkins University Press, 1916-1971

Keating, Peter. *La science du mal: L'institution de la psychiatrie au Québec, 1800-1914.* Montreal: Boréal, 1993

Krasnick, Cheryl. '"In Charge of the Loons": A Portrait of the London Ontario Asylum for the Insane in the Nineteensth Century.' *Ontario History* 74(1982), 138-184

Lowy, F.H., and R.O. Jones. 'The Canadian Certification Examination in Psychiatry. I. Historical Notes.' *Canadian Psychiatric Association Journal* 24 (1979), 275-284

Mitchinson, Wendy. 'Gynecological Operations on Insane Women, London Ontario, 1845-1901.' *Journal of Social History* 15(1982), 467-484

Paradis, André, Hélène Naubert, and Clémence Bélanger. *Recension bibliographique: Les maladies infectieuses (2) transmissibles sexuellement (blennorragie, chancre mou, syphilis) et les maladies nerveuses et mentales dans les périodiques médicaux québécois du XIX siecle.* Trois-Rivières: Centre interuniversitaire d'études québécoises, Université du Québec à Trois-Rivières, 1995

Parkin, Alan. *A History of Psychoanalysis in Canada.* Toronto: Toronto Psychoanalytic Society, 1987

Reaume, Geoffrey. 'Accounts of Abuse of Patients at the Toronto Hospital for the Insane, 1883-1937,' *Canadian Bulletin of Medical History* 14(1997), 65-106

Shortt, S.E.D. *Victorian Lunacy: Richard Maurice Bucke and the Practice of Late Nineteenth-Century Psychiatry.* Cambridge: Cambridge University Press, 1986

Simmons, Harvey G. *Unbalanced: Mental Health Policy in Ontario, 1930-1989.* Toronto: Wall and Thompson, 1990

Weinstein, Harvey. *A Father, a Son and the CIA.* Toronto: Lorimer, 1988

Yanacopoulo, Andrée. *Hans Selye, ou, La cathedrale du stress.* Montreal: Le Jour, 1992

Apple, Rima D. *Mothers and Medicine: A Social History of Infant Feeding, 1890-1950*. Madison, Wis.: University of Wisconsin Press, 1987

Bel Geddes, Joan. *Small World: A History of Baby Care from the Stone Age to the Spock Age*. New York: Macmillan, 1964

Bloom, Lynn Z. *Doctor Spock: Biography of a Conservative Radical.* Indianapolis and New York: Bobbs-Merril, 1972

Caulfield, Ernest. *The Infant Welfare Movement in the Eighteenth Century.* New York: P.B. Hoeber, 1931

Cone, Thomas E. *History of American Pediatrics*. Boston: Little, Brown, 1979

Cooter, Roger, ed. *In the Name of the Child: Health and Welfare, 1880-1940.* London and New York: Routledge, 1992

Craddock, Sally. *Retired Except on Demand: The Life of Dr. Cicely Willams.* Oxford: Green College, 1983

Cunningham, Hugh. *Children and Childhood in Western Society since 1500.* London and New York: Longman, 1995

English, Peter C. 'Not Miniature Men and Women: Abraham Jacobi's Vision of a New Medical Specialty a Century Ago.' In *Children and Health Care: Moral and Social Issues*, ed. Loretta M. Kopelman and John C. Moskop, 247-73. Dordrecht and Boston: Kluwer Academic Publishers, 1989

Fellman, Anita Clair, and Michael Fellman. *Making Sense of Self: Medical Advice Literature in Late Nineteenth-Century America*. Philadelphia: University of Pennsylvania Press, 1981

Fissell, Mary E. *Patients, Power, and the Poor in Eighteenth-Century Bristol.* Cambridge and New York: Cambridge University Press, 1991

Garrison, Fielding H., and Arthur F. Abt. *Abt-Garrison History of Paediatrics, with New Chapters on the History of Paediatrics in Recent Times.* Philadelphia and London: W.B. Saunders, 1965

Gavitt, Philip. *Charity and Children in Renaissance Florence: The Ospedale degli Innocenti, 1410-1536.* Ann Arbor: University of Michigan Press, 1990

Grodin, Michael A., and Leonard H. Glantz, eds. *Children as Research*

Subjects: Science, Ethics, and Law. New York and Oxford: Oxford
University Press, 1994 (esp. 3-25)

Hawes, Joseph M., and N. Ray Hiner, eds. *Children in Historical and
Comparative Perspective: An International Handbook and Research
Guide.* New York: Greenwood Press, 1991

Kamminga, H., and M.W. Weatherall, 'The Making of a Biochemist' [on
Frederick Gowland Hopkins]. *Medical History* 40(1996), 269-292 and 415-
436

Lawrence, Christopher J. 'William Buchan: Medicine Laid Open.' *Medical
History* 19(1975), 20-35

Lederer, Susan E. *Subjected to Science: Human Experimentation in America
before the Second World War.* Baltimore: Johns Hopkins University Press,
1995

Lifton, Robert Jay. *The Nazi Doctors: Medical Killing and the Psychology of
Genocide.* New York: Basic Books, 1986

Markel, Howard. 'Orphanages Revisited: Some Historical Perspectives on
Dependent, Abandoned, and Orphaned Children in America.' *Archives of
Pediatrics and Adolescent Medicine* 149(1995), 609-610

—— 'Academic Pediatrics: The View of New York City a Century Ago.'
Academic Medicine 71(Feb. 1996), 146-151

—— 'Henry Koplik, MD, the Good Samaritan Dispensary of New York City,
and the Description of Koplik's Spots.' *Archives of Pediatrics and
Adolescent Medicine* 150(May 1996), 535-539

Preston, S.H., and Michael R. Haines. *Fatal Years: Child Mortality in Late
Nineteenth-Century America.* Princeton, N.J.: Princeton University Press,
1991

Proctor, Robert. *Racial Hygiene: Medicine under the Nazis.* Cambridge, Mass.:
Harvard University Press, 1988

Rosenberg, Charles E. 'Medical Text and Social Context: Explaining William
Buchan's *Domestic Medicine.' Bulletin of the History of Medicine* 57(1983),
22-42

—— 'Catechisms of Health: The Body in the Pre-Bellum Classroom.' *Bulletin of the History of Medicine* 69(1995), 175-197

Ruhräh, John, ed. *Pediatrics of the Past: An Anthology.* New York: P.B.
  Hoeber, 1925

Sherwood, Joan. *Poverty in Eighteenth-Century Spain: The Women and
  Children of the Inclusa.* Toronto: University of Toronto Press, 1988

Spaulding, Mary, and Penny Welch. *Nurturing Yesterday's Child: A Portrayal
  of the Drake Collection of Paediatric History.* Philadelphia: B.C. Decker,
  1991

Still, George Frederic. *The History of Paediatrics: The Progress of the Study of
  Diseases of Children up to the End of the Eighteenth Century.* London:
  Oxford University Press, 1931

Teysseire, Daniel. *Pédiatrie des lumieres: Maladies et soins des enfants dans
  l'Encyclopédie et le Dictionnaire de Trévoux.* Paris: Vrin, 1982

Weiner, Dora B. *The Citizen-Patient in Revolutionary and Imperial Paris.*
  Baltimore and London: Johns Hopkins University Press, 1993

Williams, Cicely D. *Mother and Child: Delivering the Services.* 2nd edn.
  London and New York: Oxford University Press, 1985

캐나다 관련 문헌

Arnup, Katherine. *Education for Motherhood: Child-Rearing Advice for
  Canadian Mothers.* Toronto: University of Toronto Press, 1994

Baillargeon, Denyse. 'Care of Mothers and Infants between the Wars in
  Montreal: The Visiting Nurses of Metropolitan Life, Les Gouttes de Lait, and
  Assistance Maternelle.' In *Caring and Curing,* ed. Dianne E. Dodd and
  Deborah Gorham, 163-181. Ottawa: University of Ottawa Press, 1994

Brown, Alan. *The Hospital for Sick Children.* Toronto: Hospital for Sick
  Children, 1984

Cahill, Bette L. *Butterbox Babies.* Toronto: Seal, 1992

Corbett, Gail H. *Barnardo Children in Canada.* Peterborough, Ont.:
  Woodland, 1981

Dodd, Dianne E. 'Advice to Parents: The Blue Books, Helen MacMurchy,

M.D., and the Federal Department of Health.' *Canadian Bulletin of Medical History* 8(1991), 203-230

McLaren, Angus. *Our Own Master Race: Eugenics in Canada, 1885-1945.* Toronto: McClelland and Stewart, 1990

Milloy, John Sheridan. *To Kill the Indian in the Child: A History of the Aboriginal School System.* Rev. edn. Winnipeg: University of Manitoba Press, 1998

Parr, Joy. *Labouring Children: British Immigrant Apprentices to Canada, 1869-1924.* Montreal: McGill-Queen's University Press, 1980

Raymond, Jocelyn Motyer. *The Nursery World of Dr Blatz.* Toronto: University of Toronto Press, 1991

Smandych, Russell Charles, Gordon Dodds, and Alvin A.J. Esau, eds. *Dimensions of Childhood: Essays on the History of Children and Youth in Canada.* Winnipeg: Legal Research Institute of the University of Manitoba, 1991

Stuart, Meryn. 'Ideology and Experience: Public Health Nursing and the Ontario Rural Child Welfare Project, 1920-1925.' *Canadian Bulletin of Medical History* 6(1989), 111-131

Sutherland, Neil. *Children in English-Canadian Society: Framing the Twentieth-Century Consensus.* Toronto: University of Toronto Press, 1976

제14장 만능 의사: 가정 의학의 몰락과 재탄생

Ackerman, Evelyn Bernette. 'The Activities of a Country Doctor in New York State: Dr. Elias Cornelius of Somers, 1794-1803.' *Historical Reflections/Réflexions historiques* 9(1982), 181-193

Adams, David P. 'Community and Professionalization: General Practitioners and Ear, Nose, and Throat Specialists in Cincinnati, 1945-1947.' *Bulletin of the History of Medicine* 68(1994), 664-684

Borst, Charlotte G. *Catching Babies: The Professionalization of Childbirth, 1870-1920.* Cambridge, Mass.: Harvard University Press, 1995

Collings, Joseph S. 'General Practice in England Today.' *Lancet* 1 (1950), 555-585

Coulter, Harris L. *Divided Legacy: The Conflict between Homeopathy and the American Medical Association.* Richmond, Calif.: North Atlantic Books, 1973

Cule, John. *A Doctor for All the People: Two Thousand Years of General Practice in Britain.* London: Update Books, 1980

Day, Patricia. 'The State, the NHS, and General Practice.' *Journal of Public Health Policy* 13(1992), 165-179

Doherty, William J., Charles E. Christianson, and Marvin B. Sussman, eds. *Family Medicine: The Maturing of a Discipline.* New York: Haworth Press, 1987

Estes, J. Worth, and David M. Goodman. *The Changing Humours of Portsmouth: The Medical Biography of an American Town, 1623-1983.* Boston: Francis Countway Library of Medicine, 1986

Freidson, Eliot. *Profession of Medicine: A Study of the Sociology of Applied Knowledge.* New York: Harper and Row, 1970

Gelfand, Toby. 'The Decline of the Ordinary Practitioner and the Rise of the Modern Medical Profession.' In *Doctors, Patients, and Society: Power and Authority in Medical Care,* ed. Martin Staum and Donald E. Larsen, 105-129. Waterloo, Ont.: Wilfrid Laurier University Press, 1981

Geyman, John P. 'Family Practice in Evolution: Progress, Problems, and Projections.' *New England Journal of Medicine* 298(1978), 593-601

Gray, Denis Pereira. 'History of the Royal College of General Practitioners: The First Forty Years.' *British Journal of General Practice* 42(1992), 29-35

Haddy, R.I., et al. 'A Comparison of Rural Family Practice in the 1930s and Today.' *Journal of Family Practice* 36(Jan. 1993), 65-69

Haggerty, Robert J. 'The University and Primary Medical Care.' *New England Journal of Medicine* 281(1969), 416-422

Hertzler, Arthur E. *The Horse and Buggy Doctor.* New York and London: Harper, 1938

Hildreth, Martha L. 'Doctors and Families in France, 1880-1930: The Cultural

Reconstruction of Medicine.' In *French Medical Culture in the Nineteenth Century*, ed. Ann La Berge and Mordechai Feingold. Amsterdam, and Atlanta, Ga: Rodopi Press; and *Clio Medica* 25(1994), 189-209

Lawrence, Christopher. *Medicine in the Making of Modern Britain*. London and New York: Routledge, 1994

Leavitt, Judith Walzer. 'Fielding H. Garrison Lecture. "A Worrying Profession": The Domestic Environment of Medical Practice in Mid-Nineteenth-Century America.' *Bulletin of the History of Medicine* 69(1995), 1-29

Léonard, Jacques. *La France médicale: Médecins et malades au XIXe siècle*. Paris: Gallimard, 1978

London, Irvine. *Medical Care and the General Practitioner, 1750-1850*. Oxford: Clarendon Press, 1986

McDonell, Katherine Mandusic. *The Journals of William A. Lindsay: An Ordinary Nineteenth-Century Physician's Surgical Cases*. Indianapolis: Indiana Historical Society, 1989

McWhinney, Ian. 'General Practice as an Academic Discipline: Reflections after a Visit to the United States.' *Lancet* 1(1966), 419-423. See also *Lancet* 1(1967), 91-96

—— 'William Pickles Lecture(1996): The Importance of Being Different.' *British Journal of General Practice* 46(1996), 433-436

Marland, Hilary. *Medicine in Wakefield and Huddersfield, 1780-1870*. Cambridge: Cambridge University Press, 1987

Osborne, Thomas. 'Epidemiology as an Investigative Paradigm: The College of General Practitioners in the 1950s.' *Social Science and Medicine* 38(1994), 317-326

Ramsey, Matthew. *Professional and Popular Medicine in France, 1770-1830: The Social World of Medical Practice*. Cambridge: Cambridge University Press, 1988

Reiser, Stanley J. 'The Coming Resurgence of the Generalist in Medicine: Its Technological and Conceptual Basis.' *Pharos* 58(1995), 8-11

Rothstein, William G. *American Medical Schools and the Practice of Medicine*. New York and Oxford: Oxford University Press, 1987

Stephens, G. Gayle. *Basis of Family Practice*. Tuscon, Ariz.: Winter Publishing, 1982

Stone, M.C. 'James Mackenzie Lecture: The Most Alluring of Occupations.' *Practitioner* 216(1976), 77-89

Truman, Stanley R. *The History of the Founding of the American Academy of General Practice*. St Louis, Mo.: Warren H. Green and American Academy of General Practice, 1969

Weisz, George. 'Medical Directories and Medical Specialization in France, Britain, and the United States.' *Bulletin of the History of Medicine* 71(1997), 23-68

캐나다 관련 문헌

Bernier, Jacques. *La médecine au Québec: Naissance et évolution d'une profession*. Québec: Presses de l'Université Laval, 1989

Campbell, C.M. 'The Maintenance of Competence Programme of the Royal College of Physicians and Surgeons of Canada(MOCOMP).' *Postgraduate Medical Journal* 72, suppl. 1(1996), S41-2

Clute, Kenneth F. *The General Practitioner: A Study of Medical Education and Practice in Ontario and Nova Scotia*. Toronto: University of Toronto Press, 1963

Connor, J.T.H. '"A Sort of Felo-De-Se": Eclecticism, Related Medical Sects, and Their Decline in Victorian Ontario.' *Bulletin of the History of Medicine* 65(1991), 503-527

Curwen, Eliot. *Labrador Odyssey: The Journal and Photographs of Eliot Curwen on the Second Voyage of Wilfred Grenfell, 1893*, ed. Ronald Rompkey. Montreal and Kingston: McGill-Queen's University Press, 1996

Duffin, Jacalyn. *Langstaff: A Nineteenth-Century Medical Life*. Toronto: University of Toronto Press, 1993

Duncan, Allan. *Medicine, Madams, and Mounties: Stories of a Yukon Doctor, 1933-1947*. Vancouver: Raincoast Books, 1989

Geggie, H.J.G. *The Extra Mile: Medicine in Rural Quebec, 1885-1965*, ed.

Norma and Stuart Geggie. Wakefield, Que., 1987

Gidney, R.D., and W.P.J. Millar. 'The Origins of Organized Medicine in Ontario, 1850-1869.' In *Health, Disease, and Medicine: Essays in Canadian History*, ed. Charles G. Roland, 65-95. Toronto: Hannah Institute for the History of Medicine, 1982

—— *Professional Gentleman; The Professions in Nineteenth-Century Ontario*. Toronto: University of Toronto Press, 1994

Groves, Abraham. *All in a Day's Work: Leaves from a Doctor's Casebook*. Toronto: Macmillan, 1934

Hill, Malcolm, R.G. McAuley, W.B. Spaulding, and Margaret Wilson. 'Validity of the Term "Family Doctor": A Limited Study in Hamilton, Ontario.' *Canadian Medical Association Journal* 98(1968), 734-738

Jack, Donald. *Rogues, Rebels, and Geniuses: The Story of Canadian Medicine*. Toronto and Garden City, NY: Doubleday, 1981

Jackson, Mary Percy. *Suitable for the Wilds: Letters from Northern Alberta, 1929-1931*. Ed. Janice Dickin McGinnis. Toronto: University of Toronto Press, 1995

Johnston, William Victor. *Before the Age of Miracles: Memoirs of a Country Doctor*. Toronto: Fitzhenry and Whiteside, 1972

MacLean, Hugh. 'Recollections and Reminiscences: A Pioneer Prairie Doctor.' *Saskatchewan History* 15(1962), 58-66

MacNab, Elizabeth. *A Legal History of the Health Professions in Ontario*. Toronto: Queen's Printer, 1970

McWhinney, Ian R. 'General Practice in Canada.' *International Journal of Health Services* 2(May 1972), 229-237

Norris, John. 'The Country Doctor in British Columbia.' *B. C. Studies* 49(1981-2), 15-39

Roland, Charles G. 'The Diary of a Canadian Country Physician: Jonathan Woolverton(1881-1883).' *Medical History* 14(1971), 168-180

Roland, Charles G., and Bohodar Rubashewsky. 'The Economic Status of the Practice of Dr. Harmaunus Smith in Wentworth County, Ontario, 1826-1867.' *Canadian Bulletin of Medicial History* 5(1988), 29-49

Romano, Terrie. 'Professional Identity and the Nineteenth-Century Otario Medial Profession.' *Historie Sociale/Social History* 23(1995), 77-98

Rusted, Nigel. *Its Devil Deep Down There.* St John's, Nfld: Creative Publishers, 1987

Shephard, David A.E. *The Royal College of Physicians and Surgeons of Canada: The Pursuit of Unity.* Ottawa: RCPSC, 1985

Shortt, S.E.D. '"Before the Age of Miracles": The Rise, Fall, and Rebirth of General Practice in Canada, 1890-1940.' In *Health Disease and Medicine: Essays in Canadian History,* ed. Charles G. Roland, 123-152. Toronto: Hannah Institute for the History of Medicine, 1984

Tolmie, W.F. *The Journals of William Fraser Tolmie: Physician and Fur Trader.* Vancouver: Mitchell Press, 1963

Tunis, Barbara Logan. 'The Medical Profession in Lower Canada: Its Evolution as a Social Group. 1788-1838.' BA thesis, Carleton University, 1979

Urquhart, J.A. 'The Most Northerly Practice in Canada.' 1935. Reprinted *Canadian Medical Association Journal* 147(1992), 1760-1761

Wolfe, Samuel, and Robin F. Badgley. *The Family Doctor: Has He Disappeared? Can We Get Him Back?* Toronto: Macmillan, 1973

Woods, David. *Strength in Study: An Informal History of the College of Family Physicians of Canada.* Toronto: College of Family Physicians of Canada, 1979

제15장 의문의 탐구와 과학: 의학사 방법론

Barry, Jon. 'Problems and Methods in the History of Medicine.' *English Historical Review* 105(1990), 482-483

Benison, Saul. 'Oral History: New Technique in Medical Historiography.' *Ohio State Medical Journal* 68(1972), 770-773

Brandt, A.M. 'Emerging Themes in the History of Medicine.' *Milbank Quarterly* 69(1991), 119-214

Burnham, John C. 'The Past of the Future of Medicine.' *Bulletin of the History of Medicine* 67(1993), 1-27

Church, O.M. 'Historiography in Nursing Research.' *Western Journal of Nursing Research* 9(1987), 275-279

Clarke, Edwin, ed. *Modern Methods in the History of Medicine*. London: Athlone Press, 1971

Connor, J.T.H. 'Bigger than a Bread Box: Medical Buildings as Museum Artifacts.' *Caduceus* 9(1993), 119-130

Cook, H.J. Correspondence. *Journal of the History of Medicine and Allied Sciences* 46(1990), 99

Gelfand, Toby. 'The *Annales* and Medical Historiography: *Bilan et perspective.*' In *Problems and Methods in the History of Medicine*, ed. Roy Porter and Andrew Wear, 15-39. London: Croom Helm, 1987

Grmek, Mirko D. 'Introduction.' In *Histoire de la pensée médicale en occident*, ed. Grmek, 1:7-24. 4 vols. Paris: Seuil, 1995

Hannaway, Caroline. 'Historiographical Trends in the History of Medicine: An Editor's Perspective.' In *New Perspectives in the History of Medicine: First National Conference of the Australian Society of the History of Medicine, 1989*, ed. H. Attwood, R. Gillespie and M. Lewis, 75-84. Melbourne: University of Melbourne, 1990

Jarcho, Saul. 'Some Observations and Opinions on the Present State of American Medical Historiography.' *Journal of the History of Medicine and Allied Sciences* 44(1989), 288-290

—— Correspondence. *Journal of the History of Medicine and Allied Sciences* 45(1990), 99-100

Jordanova, Ludmilla. 'Has the Social History of Medicine Come of Age?' *Historical Journal* 36(1993), 437-449

Joy, Robert J.T. 'Occupying the Visual Cortex: Using Slides to Teach the History of Medicine.' In *Teaching the History of Medicine at a Medical Center*, ed. J.J. Bylebyl, 103-114. Baltimore and London: Johns Hopkins University Press, 1982

King, C.R. 'The Historiography of Medical History: From Great Men to Archaeology.' *Bulletin of the New York Academy of Medicine* 67(1991),

405-426

Laudan, Larry. *Progress and Its Problems: Towards a Theory of Scientific
Growth.* Berkeley: University of Calfornia Press, 1977

Leavitt, Judith. 'Medicine in Context: Review Essay of the History of Medicine.'
American Historical Review 95(1990), 1471-1484

Ludmerer, Kenneth M. 'Writing the History of Hospitals.' *Bulletin of the
History of Medicine* 56(1982), 106-109

Micale, Michael S. 'Paradigm and Ideology in Psychiatric History Writing: The
Case of Psychoanalysis.' *Journal of Nervous and Mental Disease* 184(1996),
146-152

Miller, Genevieve. 'The Fielding H. Garrison Lecture. In Praise of Amateurs:
Medical History in America before Garrison.' *Bulletin of the History of
Medicine* 47(1973), 586-615

Nuland, Sherwin B. 'Doctors and Historians.' *Journal of the History of
Medicine and Allied Sciences* 43(1988), 137-140

Porter, Roy. 'The Patient's View: Doing Medical History from Below.' *Theory
and Society* 14(1985), 175-198

Porter, Roy, and Andrew Wear, eds. *Problems and Methods in the History of
Medicine.* London: Croom Helm, 1987

Prioreschi, P. 'Physicians, Historians, and the History of Medicine.' *Medical
Hypotheses* 38(1992), 97-101

Risse, Guenter B., and John Harley Warner. 'Reconstructing Clinical Activities:
Patient Records in Medical History.' *Social History of Medicine* 5(1992),
183-205

Shortland, Michael. 'Bodies of History: Some Problems and Perspectives.'
History of Science 24(1986), 303-326

Teigen, Philip M. 'An Apology for Commemorative History: An Essay Review.'
Journal of the History of Medicine and Allied Sciences 50(1995), 79-85

Tomes, Nancy. 'Oral History in the History of Medicine.' *Journal of American
History* 78(1991), 607-617

Wilson, Leonard G. 'Medical History without Medicine.' *Journal of the History
of Medicine and Allied Sciences* 35(1980), 5-7

Bernier, Jacques. 'La place de l'histoire de la médecine.' *Health and Canadian Society/Santé et Société Canadienne* 1(1993), 19-49

Crowley, Terry, ed. *Clio's Craft: A Primer of Historical Methods.* Toronto: Copp-Clark Pitman, 1988

Laver, A.B. 'The Historiography of Psychology in Canada.' *Journal of the History of the Behavioral Sciences* 13(1977), 243-251

Mitchinson, Wendy. 'Medical Historiography in English Canada.' *Health and Canadian Society/Santé et Société Canadienne* 1(1993), 205-227

Roland, Charles G. *Harold Nathan Segall: Cardiologist and Historian.* Toronto: Hannah Institute and Dundurn Press, 1995

Shortt, S.E.D. 'Antiquarians and Amateurs: Reflections on the Writing of Medical History in Canada.' In *Medicine in Canadian Society: Historical Perspectives*, ed. Shortt, 1-17. Montreal: McGill-Queen's University Press, 1981

Spaulding, W.B. 'How Can University Presses Publish Canadian Medical History?' *Canadian Bulletin of Medical History* 7(1990), 5-7. See also reactions to this essay in Correspondence, *Canadian Bulletin of Medical History* 7(1990), 121-130

Teigen, Philip M. *Books, Manuscripts, and the History of Medicine: Essays on the Fiftieth Anniversary of the Osler Library.* New York: Science History Publications, 1982

부록 A

1901~2005년 노벨 생리 · 의학상 수상자

1901	에밀 아돌프 폰 베링	혈청 치료 요법, 디프테리아와 파상풍
1902	로널드 로스	아노펠레스 모기와 말라리아
1903	닐스 뤼베르트 핀센	피부 질환 광선 치료법
1904	이반 파블로프	소화 생리학 – 조건 반사
1905	로베르트 코흐	결핵균 발견
1906	카밀로 골지,	신경계 구조
	산티아고 라몬 이 카할	
1907	샤를 라브랑	말라리아 원충
1908	파울 에를리히	면역 기능 – 곁사슬 반응(side chain reaction)
	엘리 메치니코프	면역 기능 – 식균 작용(phagocytosis)
1909	에밀 테오도어 코허	갑상선 생리, 병리, 외과 수술
1910	알브레히트 코셀	세포핵의 생화학; 아미노산
1911	알바르 굴스트란드	눈의 굴절 광학
1912	알렉시 카렐	혈관 문합과 기관 이식
1913	샤를 로베르 리셰	과민증(anaphylaxis), 수동 면역
1914	로베르트 바라니	귀의 전정 기관과 평형
1915~1918 수상자 없음		
1919	쥘 보르데	면역 용해, 항체 보체
1920	샤크 아우구스트 스텐베르 크로그	미세 순환의 조절
1921	수상자 없음	
1922	오토 마이어호프, 아치볼드 힐	근육 생리의 생체 에너지론
1923	프레더릭 밴팅	인슐린(C.H. 베스트와 공동 수상)
	존 제임스 리카드 매클라우드	인슐린(J.B. 컬립과 공동 수상)
1924	빌렘 에인트호벤	심전도
1925	수상자 없음	
1926	요하네스 안드레아스 그리브 피비게르	암의 세균성 원인

1927	율리우스 바그너 야우레크	매독의 말라리아 요법
1928	샤를 장 쥘 앙리 니콜	티푸스 전염에서 이의 역할
1929	크리스티안 에이크만,	비타민(티아민)
	프레더릭 가울랜드 홉킨스	
1930	카를 란트슈타이너	혈액형
1931	오토 하인리히 바르부르크	세포 호흡 효소(시토크롬 a)
1932	에드거 더글러스 에이드리언,	신경 생리
	찰스 스콧 셰링턴	
1933	토머스 헌트 모건	유전에 있어서 염색체
1934	조지 리처즈 마이넛,	악성 빈혈의 간 치료
	윌리엄 머피	
	조지 호이트 휘플	헤모글로빈 대사(간, 철)
1935	한스 슈페만	실험 발생학
1936	헨리 핼릿 데일,	아세틸콜린
	오토 뢰비	
1937	알베르트 센트죄르지	비타민 C 대사
1938	코르네유 장 프랑수아 하이만스	대동맥과 경동맥의 화학 수용체
1939	게르하르트 요하네스 파울 도마크	프론토실(설파제의 원형)
1940~1942	수상자 없음	
1943	칼 페테르 헨리크 담	비타민 K 발견
	에드워드 애들버트 도이지	비타민 K 구조
1944	조지프 얼랭어 얼랜저,	신경 전도
	하버트 스펜서 개서	
1945	언스트 보리스 체인,	페니실린
	알렉산더 플레밍,	
	하워드 월터 플로리	
1946	허먼 조지프 멀러	엑스선 조사에 의한 유전자 돌연변이
1947	칼 퍼디낸드 코리,	촉매에 의한 글리코겐 전환
	거티 테리사 코리,	
	베르나르도 알베르트 우사이	당대사에서 뇌하수체 호르몬
1948	파울 헤르만 뮐러	살충제 DDT
1949	발터 루돌프 헤스	뇌 지도, 신경 생리학적 방법

	앙토니우 카에타누 데 아브레우 프레이레 에가스 모니즈	전뇌엽 백질 절단술과 뇌혈관 조영술
1950	필립 쇼월터 헨치, 에드워드 캘빈 캔들, 타데우시 라이히슈타인	부신피질 호르몬
1951	막스 타일러	황열 바이러스와 백신
1952	셀먼 에이브러햄 왁스먼	스트렙토마이신
1953	핸스 애돌프 크레브스, 프리츠 앨버트 리프만	시트르산 회로 아세틸 조효소 A
1954	존 프랭클린 엔더스, 프레더릭 채프먼 로빈스, 토머스 허클 웰러	소아마비 바이러스 배양
1955	악셀 후고 테오도르 테오렐	산화 효소
1956	앙드레 프레데리크 쿠르낭, 베르너 테오도어 오토 포르스만, 디킨슨 우드러프 리처즈	심도자술, 순환 병리
1957	다니엘 보베	아세틸콜린, 에피네프린, 히스타민
1958	조지 웰스 비들, 에드워드 로리 테이텀	1유전자 1효소 이론
	조슈아 레더버그	박테리아의 유전 특성
1959	아서 콘버그, 세베로 오초아	DNA, RNA 합성
1960	프랭크 맥팔레인 버넷, 피터 브라이언 메더워	면역 관용
1961	게오르크 폰 베케시	와우각 자극의 기전
1962	프랜시스 해리 컴프턴 크릭, 제임스 듀이 왓슨, 모리스 휴 프레더릭 윌킨스	DNA 구조
1963	존 커루 에클스, 앨런 로이드 호지킨, 앤드루 필딩 헉슬리	신경 막 전위
1964	콘라트 에밀 블로흐,	콜레스테롤과 지방산 대사

페오도어 펠릭스 콘라트 리넨

1965	프랑수아 자코브, 앙드레 미셸 루오프, 자크 뤼시앵 모노	유전 조절의 오페론 이론
1966	찰스 브렌턴 허긴스 프랜시스 페이턴 라우스	전립선 암의 호르몬 치료 종양 바이러스
1967	랑나르 아르투르 그라니트, 홀던 케퍼 하틀라인, 조지 월드	망막 생리와 비타민 A
1968	로버트 윌리엄 홀리, 하르 고빈드 코라나, 마셜 워런 니런버그	단백질 합성(RNA)의 유전 암호 체계
1969	막스 델브뤼크, 앨프리드 데이 허시, 샐버도어 에드워드 루리아	바이러스 유전자의 분자 구조(phage)
1970	줄리어스 액설로드, 버나드 카츠, 울프 스테판 폰 오일러	신경 전달 물질, 카테콜아민
1971	얼 윌버 서덜랜드	호르몬 작용(cyclic AMP)
1972	제럴드 모리스 에델먼, 로드니 로버트 포터	항체의 화학 구조
1973	콘라트 차하리아스 로렌츠, 니콜라스 틴버겐 카를 폰 프리슈	비교 행동학: 동물 행동 비교 행동학: 꿀벌의 의사소통
1974	알베르 클로드, 크리스티앙 르네 마리 조제프 드 뒤브, 조지 에밀 펄레이드	세포의 미세 구조
1975	데이비드 볼티모어, 레나토 둘베코, 하워드 마틴 테민	종양 바이러스와 숙주 유전
1976	바루크 새뮤얼 블럼버그 대니얼 칼턴 가이듀섹	오스트레일리아 항원, B형 간염 백신 슬로 바이러스 감염(쿠루)

1977	로제 샤를 루이 기유맹, 앤드루 빅터 샬리	뇌하수체 호르몬
	로절린 서스먼 앨로	뇌하수체 호르몬(방사 면역 측정법)
1978	베르너 아르버	분자 유전학: 숙주-바이러스 상호 작용
	대니얼 네이선스, 해밀턴 오서널 스미스	제한 효소(DNA 분해)
1979	앨런 매클라우드 코맥, 고드프리 뉴볼드 하운스필드	컴퓨터 단층 촬영
1980	바루 베나세라프	HLA 항체(의 유전적 통제)
	장 바티스트 가브리엘 도세, 조지 데이비스 스넬	HLA 항체(의 인식)
1981	데이비드 헌터 허블, 토르스텐 닐스 비셀	시각의 신경 생리
	로저 울컷 스페리	'분절 뇌(split-brain)'의 대뇌반구적 신경 생리
1982	수네 칼 베리스트룀, 벵트 잉에마르 사무엘손, 존 로버트 베인	프로스타글란딘
1983	바버라 매클린톡	염색체 교차, 유전자 치환
1984	닐스 카이 예르네	면역 치료: 항-항체
	게오르게스 잔 프란츠 쾰러, 세사르 밀스테인	면역 기술: 융합 세포종
1985	마이클 스튜어트 브라운, 조지프 레너드 골드스타인	과콜레스테롤혈증과 세포 대사
1986	스탠리 코언, 리타 레비 몬탈치니	세포(표피) 성장 인자
1987	스스무 도네가와	항체 생산 모델
1988	제임스 화이트 블랙	합리적 유도체(히스타민 차단제, 베타 차단제)
	거투르드 엘리언, 조지 히칭스	합리적 유도체(항 DNA 약물)
1989	존 마이클 비숍, 해럴드 엘리엇 바머스	암의 유전적 원인
1990	에드워드 도널 토머스	골수 이식

	조지프 에드워드 머리	콩팥 이식
1991	에르빈 네어,	세포 이온 통로
	베르트 자크만	
1992	에드윈 크레브스,	단백질 인산화
	에드먼드 피셔	
1993	필립 샤프,	진핵생물의 절단 유전자
	리처드 로버츠	
1994	마틴 로드벨,	G-단백질 세포의 신호 전달
	앨프르드 길먼	
1995	에드워드 루이스	초파리 연구
	크리스티안네 뉘슬라인 폴하르트,	
	에리크 비샤우스	
1996	롤프 칭커나겔,	세포 면역 인식
	피터 도어티	
1997	스탠리 프루지너	프리온 가설
1998	로버트 퍼치곳,	심혈관 신호로서의 일산화질소
	루이스 이그내로,	
	페리드 머래드	
1999	귄터 블로벨	세포 내에서 이동과 위치를 결정하는 세포 내 단백질 발견
2000	아르비드 칼손	신경계의 신호 전달 기작 발견
	폴 그린가드	
	에릭 캔들	
2001	릴런드 H. 하트웰	세포 주기를 조절하는 핵심 인자 발견
	R. 티머시 헌트	
	폴 M. 너스	
2002	시드니 브레너	기관의 발생과 예정된 세포 사멸의 유전적 조절 기작 연구
	로버트 호비	
	존 E. 설스턴	
2003	폴 로터버	자기 공명 영상에 관한 연구
	피터 맨스필드	

2004	리처드 액설	후각 수용체와 후각 계통 조직에 관한 발견
	피터 맨스필드	
2005	배리 마셜	헬리코박터 파일로리 소화성 궤양 원인 규명
	J. 로빈 워런	

*이후의 노벨상 수상자와 업적을 살펴보려면 캐롤린스카 연구소(http://info.ki.se/)나 노벨 재단(http://www.nobel.se/)을 방문하라.

부록 B

의학사 자료 및 연구 도구

1. 주요 도서관 발행 의학사 도서 목록

Bibliotheca Osleriana: A Catalogue of Books Illustrating the History of Medicine and Science ... Montreal: McGill-Queen's University Press, 1969

The British Library General Catalogue. London

Catalogue général des livres imprimés de la Bibliothèque Nationale. Paris

Index Catalogue of the Library of the Surgeon General's Office. Washington: 1st series, 1880-95; 2nd series, 1896-1916; 3rd series, 1918-32, 4th series, 1926-55, 5th series, 1959-61

National Library of Canada(5번의 '대표적인 온라인 의학사 사이트' 참조)

The National Union Catalogue. Washington(covers hundreds of U.S. libraries)

Wellcome Institute Library (5번의 '대표적인 온라인 의학사 사이트' 참조)

2. 의학사 관련 출간 도서 목록

(1) 일반

Bibliography of the History of Medicine. Bethesda, Md.: U.S. Public Health Service. Issued by the National Library of Medicine, 1965-97, annually and cumulated every five years

Connor, J.T.H. *The Artifacts and Technology of the Health Sciences: A Bibliographic Guide to Historical Sources.* London, Ont.: University Hospital Medical Museum Monograph, no 1, 1987

Corsia, Pietro, and Paul Weindling. *Information Sources in the History of Science and Medicine.* London: Butterworth Scientific, 1983

Craig, Barbara L. 'A Guide to Historical Records in Hospitals in London, England and Ontario, Canada, c 1800-1950.' [Two parts] *Canadian*

605

Bulletin of Medical History / Bulletin canadien d'histoire de la médecine
8(1991), 263-388, and 9 (1992), 71-142

*Current Work in the History of Medicine: An International bibliography of
Reference*

ISIS Current [also Critical] bibliographies(annual since 1912) and *Isis
Cumulative Bibliography: a Bibliography of the History of Science formed
from ISIS Critical Bibliographies*; available online from 1975

Kelly, Howard A., and Walter L. Burrage. *Dictionary of American Medical
Biography: Lives of Eminent of the United States and Canada, from the
Earliest Times*. New York: Appleton, 1928

Miller, Genevieve. *Bibliography of the History of Medicine of the United States
and Canada, 1939-1960*. 2d edn. Baltimore: Johns Hopkins Press, 1964

Morton, L. T. *A Bibliography of Medical-Biomedical Biography*. Brookfield, Vt:
Scolar Press, 1989

Morton, L. T., and Jeremy M. Norman. *Morton's Medical Bibliography: An
Annotated Check-list of Texts Illustrating the History of Medicine(Garrison
and Morton)*. 5th edn. Aldershot: Scolar Press, 1991

Norman, Haskell F., and Hope Mayo, eds. *One Hundred Books Famous in
Medicine*. New York: Grolier Club, 1995

Pengelly, Eric T., and Daphne M. Pengelly. *A Traveler's Guide to the History of
Biology and Medicine*. Davis, Calif.: Trevor Hill Press, 1986

(2) 캐나다

Connor, J.T.H., and Jennifer J. Connor. 'Medical and Related Museums,
Historic Sites, and Exhibits in Ontario: An Annotated Guide and Review.'
*Canadian Bulletin of Medical History / Bulletin canadien d'histoire de la
médecine* 8(1991), 101-120

Dunn, M. Margaret. *A Directory of Medical Archives in Ontario*. Toronto:
Hannah Institute for the History of Medicine, 1983

Goulet, Denis, and André Paradis. *Trois siècles d'histoire médicale au Québec:
Chronologie des institutions et des pratiques(1639-1939)*. Montréal: VLB
Editeur, 1992

Hunter, Isabel, and Shelagh Wotherspoon. *A Bibliography of Health Care in New-foundland*. St John's: Faculty of Medicine Memorial University, 1986

Mychajlunow, Lorraine, and Sharon Richardson. *Directory of Nursing Archival Resources in Alberta*. Edmonton: University of Alberta Press, 1996

Paradis, André, and Hélène Naubert, with Denis Goulet. *Recension biblio-graphique: Les maladies infectieuses dans les periodiques médicaux québécois du XIXe siècle(I)*. Trois-Rivières: Centre de recherche en études québécoises et Université du Québec à Trois-Rivières, 1988

Roland, Charles G. *Secondary Sources in the History of Canadian Medicine: A Bibliography*. Toronto: Hannah Institute for the History of Medicine, 1984. 2nd Vol. J. Bernier and C.G. Roland, eds. Waterloo: Wilfrid Laurier University Press, 2000

Roland, Charles G., and Paul Potter. *An Annotated Bibliography of Canadian Medical Periodicals*. Toronto: Hannah Institute for the History of Medicine, 1979

3. 서양 의학사의 시대별 주요 연구서

(1) 고대, 이슬람, 유대 의학

Connor, J.T.H. 'An English Language Bibliography of Classical Greek Medicine.' *Canadian Bulletin of Medical History/Bulletin canadien d'histoire de la médecine* 3(1986), 225-246

Estes, J. Worth. *The Medical Skills of Ancient Egypt*. Canton, Mass.: Science History Publications U.S.A., 1989

Fredenwald, Harry. *Jewish Luminaries in Medical Hisory*. 1946. Reprint, New York Ktav Pub. House, 1967

Kottek, S.S., Leibowitz, J.O., and Richler, B. 'A Hebrew Paraphrase of the Hippocratic Oath.' *Medical History* 22(1978), 438-415

Maloney, Gilles. *Cinq cents ans de bibliographie hippocratique, 1473-1982*. St-Jean-Crysostome, Quebec: Editions du Sphinx, 1982

Potter, Paul. *A Short Handbook of Hippocratic Medicine*. Quebec: Sphinx,

1988

—— 'Some Principles of Hippocratic Nosology.' In *La maladie et les maladies dans la Collection Hippocratique: 6e Colloque international hippocratique, 1987*, ed. Paul Potter, Gilles Maloney, and Jacques Desautels, 237-253. Quebec: Sphinx, 1990

Rosner, Fred. *Medicine in the Bible and the Talmud: Selections from Classical Jewish Sources.* Augm. ed. Hoboken, N.J.: KTAV Pub. House; and New York: Yeshiva University Press, 1995

Savage-Smith, Emilie. 'Gleanings from an Arabist's Workshop: Current Trends in the Study of Islamic Science and Medicine.' *Isis* 79(1988), 246-266

Scarborough, J. 'Ancient Medicine: Some Recent Books.' *Clio Medica* 16 (1981), 141-149

Sigerist, Henry E. *A History of Medicine.* Vol. 1, *Primitive and Archaic Medicine.* Vol. 2, *Early Greek, Hindu and Persian Medicine.* New York and Oxford: Oxford University Press, 1951

Smith, Wesley D. 'Notes on Ancient Medical Historiography.' *Bulletin of the History of Medicine* 63(1989), 73-109

Society for Ancient Medicine Newsletters and *Reviews* since 1976 contain bibliographies of recent publications.

(3) 중세, 근대 초기 의학

French, Roger, and Andrew Wear, eds. *The Medical Revolutions of the Seventeenth Century.* Cambridge: Cambridge University Press, 1989

King, Lester S. *The Road to Medical Enlightenment, 1650-1695.* London: MacDonald, 1970

McVaugh, Michael R. *Medicine before the Plague: Practitioners and Their Patients in the Crown of Aragon, 1285-1345.* Cambridge and New York: Cambridge University Press, 1993

McVaugh, Michael R., and Nancy G. Siraisi, eds. *Renaissance Medical Learning: Evolution of a Tradition.* Philadelphia: History of Science Society, *Osiris*, 2nd ser., 6(1990)

Schatzmiller, Joseph. *Jews, Medicine, and Medieval Society.* Berkeley and Los

Angeles: University of California Press, 1994

Siraisi, Nancy G. 'Some Current Trends in the Study of Renaissance Medicine.'
Renaissance Quarterly 37(1984), 585-600

—— *Medieval and Early Renaissance Medicine: An Introduction to
Knowledge and Practice*. Chicago: University of Chicago Press, 1990

Wear, Andrew, R.K. French, and I.M. Lonie, eds. *The Medical Renaissance of
the Sixteenth Century*. Cambridge: Cambridge University Press, 1985

(4) 현대 의학, 18세기 이후

Bynum, W.F. *Science and the Practice of Medicine in the Nineteenth Century*.
Cambridge: Cambridge University Press, 1994

Bynum, W.F., and Roy Porter, eds. *Wiliam Hunter and the Eighteenth-
Century Medical World*. Cambridge: Cambridge University Press, 1985

Cunningham, Andrew, and Roger French, eds. *The Medical Enlightenment of
the Eighteenth Century*. Cambridge: Cambridge University Press, 1990

Fox, Daniel M., Marcia Meldrum, and Ira Rezak, eds. *Nobel Laureates in
Physiology or Medicine: A Biographical Dictionary*. New York: Garland
Publishing, 1990

King, Lester S. *The Medical World of the Eighteenth Century*. Chicago:
University of Chicago Press, 1958

Lessard, Renald. *Health Care in Canada during the Seventeenth and
Eighteenth Centuries*. Hull, Quebec: Canadian Museum of Civilization,
1991

Lindemann, Mary. *Health and Healing in Eighteenth-Century Germany*.
Baltimore: Johns Hopkins University Press, 1996

Shryock, Richard Harrison. *The Development of Modern Medicine: An
Interpretation of the Social and Scientific Factors Involved*. Madison:
University of Wisconsin Press, 1974

(1) 중국 의학

Bates, Don, ed. *Knowledge and Scholarly Medical Traditions.* Cambridge:
Cambridge University Press, 1995, esp. 175-276

Hoizey, Dominique, and Marie-Joseph Hoizey. *A History of Chinese Medicine.*
Trans. Paul Bailey. Vancouver: University of British Columbia Press,
1993[프랑스어 판, Paris: Payot, 1988]

Huard, Pierre, and Ming Wong. *Chinese Medicine.* Trans. Bernard Fielding.
New York: McGraw-Hill, 1968

Minden, Karen. *Bamboo Stone: The Evolution of a Chinese Medical Elite.*
Toronto: University of Toronto Press, 1994

Unschuld, Paul U. 'The Chinese Reception of Indian Medicine in the First
Millennium A.D.' *Bulletin of the History of Medicine* 53(1979), 329-345

—— ed. *Approaches to Traditional Chinese Medical Literature.* Dordrecht,
Boston, and London: Kluwer, 1986

Van Alphen, and Anthony Aris, eds. *Oriental Medicine: An Illustrated Guide to
the Asian Arts of Healing.* Boston: Shambhala, 1996

Wang, Chi-min, and Wu Lien-Teh. *History of Chinese Medicine: Being a
Chronicle of Medical Happenings in China from Ancient Times to the
Present Period.* 2nd edn. Tientsin, China: Tientsin Press, 1932. Reprinted
from Ann Arbor, Mich.: Xerox University Microfilms, 1975

Zimmermann, Francis. 'From Classic Texts to Learned Practice:
Methodological Remarks on the Study of Indian Medicine.' *Social Science
and Medicine* 12(1978), 97-106

(2) 아유르베다, 힌두, 인도 의학

Bates, Dond, ed. *Knowledge and Scholarly Medical Traditions.* Cambridge:
Cambridge University Press, 1995, esp. 277-343

Chattopadhyaya, Debiprasad. *Science and Society in Ancient India.*
Amsterdam: B.R. Gruner B.V., 1978

Chowdhury Amiya Kumar Roy, and K. Ray Chawdhury. *Man, Malady, and*

Medicine: History of Indian Medicine. Calcutta: Das Gupta, 1988

Filliozat, Jean. *La doctrine classique de la médecine indienne: Ses origines et ses parallèles grecs*. Paris: Ecole française d'extrême orient, 1975

Gupta, K.R.L. *Hindu Anatomy, Physiology, Therapeutics, History of Medicine, and Practice of Physic*. Indian Medical Science Series no. 2. Delhi: Sri Satguru Publications, 1986

—— *Madhava Nidana: Ayurvedic System of Pathology*. Indian Medical Science Series no. 7. Delhi: Sri Satguru Publications, 1987

Lambert, Helen. 'The Cultural Logic of Indian Medicine: Prognosis and Etiology in Rajasthani Popular Therapeutics.' *Social Science and Medicine* 34(1992), 1069-1076

Meulenbeld, G. Jan, ed. *Medical Literature from India, Sri Lanka, and Tibet*. Proceedings of the 7th World Sanskrit Conference, Kern Institute, 1987, Leiden and New York: E.J. Brill, 1991

Savnur, H.V. *Ayurvedic Materia Medica: Principles of Pharmacology and Therapeutics*. Delhi: Sri Satguru Publications, 1984

(3) 북아메리카 원주민 의학

Coppermine: Consequence of Contact with the Outside. Videofilm, based on research by Walter J. Vanast. Montreal: National Film Board of Canada, 1992

Herrick, James William. 'Powerful Medicinal Plants in Traditional Iroquois Culture.' *New York State Journal of Medicine* 78(1978), 979-987

Isaacs, Hope L. 'Comparative Perspective on American Indian Medicine Concepts.' *New York State Journal of Medicine* 78(1978), 824-829

Kunitz, Stephen J. *Disease and Social Diversity: The European Impact on the Health of Non-Europeans*. New York: Oxford University Press, 1994

Macdonald, Elizabeth. 'Indian Medicine in New Brunswick.' *Canadian Medical Association Journal* 80(1959), 220-224

'Plants and the Indigenous Peoples of North America: Proceedings of Botany 80 Symposium.' *Canadian Journal of Batany* 59(1981), 2189-2325

Vogel, Virgil J. *American Indian Medicine*. Norman: Oklahoma University

Press, 1970

Waldram, James B., D. Ann Herring, and T. Kue Young. *Aboriginal Health in Canada: Historical, Cultural, and Epidemiological Perspectives*. Toronto: University of Toronto Press, 1995, esp. 97-121

(4) 아프리카 의학

Feierman, Steven, and John M. Jantzen, eds. *The Social Basis of Health and Healing in Africa*. Berkeley: University of California Press, 1992

Fontenot, Wonda L. *Secret Doctors: Ethnomedicine of African Americans*. Westport, Conn.: Bergin & Garvey, 1994

Makinde, M. Akin. *African Philosophy, Culture and Traditional Medicine*. Athens, Ohio: Ohio University Center for International Studies, monograph no. 53, 1988

Yoder, Stanely P., ed *African Health and Healing Systems. Proceedings of a Symposium, 1980*. Los Angeles: University of California at Los Angeles African Studies Center, 1982

(5) 대체 보완 의학

Bynum, W.F., and Roy Porter, eds. *Medical Fringe and Medical Orthodoxy, 1750-1850*. London: Croom Helm, 1987

Cayleff, Susan E. *Wash and Be Healed: The Water-Cure Movement and Women's Health*. Philadelphia: Temple University Press, 1987

Connor, J.T.H. '"A Sort of Felo de Se": Eclecticism, Related Medical Sects, and Their Decline in Victorian Ontario.' *Bulletin of the History of Medicine* 65 (1991), 503-527

Cooter, Roger, ed. *Studies on Alternative Medicine*. Basingstoke and London: Macmillan, 1988

Fuller, Robert C. *Alternative Medicine and American Religious Life*. New York and Oxford: Oxford University Press, 1989

Gevitz, Norman. *The D.O.'s: Osteopathic Medicine in America*. Baltimore: Johns Hopkins University Press, 1982

────── ed. *Other Healers: Unorthodox Medicine in America*. Baltimore and London: Johns Hopkins University Press, 1988

Inglis, Brian. *Fringe Medicine.* London: Faber, 1964

Kaufman, Martin. *Homeopathy in America: The Rise and Fall of a Medical Heresy.* Baltimore: Johns Hopkins University Press, 1971

Martin, Stephen C. "'The Only Truly Scientific Method of Healing": Chiropractic and American Science, 1895-1990.' *Isis* 85(1994), 206-227

Micozzi, Marc S., ed *Fundamentals of Complementary and Alternative Medicine.* New York: Churchill Livingstone, 1996

Risse, Guenter B., Ronald L. Numbers, and Judith Walzer Leavitt, eds. *Medicine without Doctors: Home Health Care in American History.* New York: Science History Publications, 1977

5. 대표적인 온라인 의학사 사이트[*]

American Association for the History of Medicine:
http://www.histmed.org/

American Institute of the History of Pharmacy:
http://www.pharmacy.wisc.edu/aihp/

AMS-Hannah Institute for History of Medicine, Toroto:
http://www.ams-inc.on.ca

Bibliography of Recent Secondary Works in the History of American Medicine and Related Health Fields
http://www.medilib.iupui.edu/hom/biblio.html

Bulletin of the History of Medicine:
http://muse.jhu.edu/journals/bhm

Canada Wide Health and Medical Archives Telephone Information Network
http://www.fis.utoronto.ca/research/ams/chmain/

Canadian Medical Hall of Fame:
http://www.cdnmedhall.org/

Directory of the Medical Humanities:
http://endeavor.med.nyu.edu/lit-med/

Great Canadian Scientists:
http://www.science.ca/

Hannah Chair, History of Medicine, Queen's University, Kingston:
http://meds-ss10.meds. queensu.ca/medicine/histm/

HISTLINE (History of Medicine Online) National Library of Medicine:
http://www.nlm.nih.gov/pubs/factsheets/histline.html

History of Health and Medicine Unit, McMaster University, Hamilton:
http://www-fhs.mcmaster.ca/histmed/

History of Science, Technology and Medicine(WWW Virtual Library):
http://www.asap.unimelb.edu.au/hstm/hstm_ove.html

History of Science Society:
http://depts.washington.deu/hssexec/

Links to Medical Images (New York Academy of Medicine)
:http://www.nyam.org/library/images.html

Literature, Arts, and Medicine Database:
http://endeavor.med.nyu.edu/lit-med/lit-med-db/topview.html

Museum of Health Care:
http://www.museumofhealthcare.ca/

National Archives of Canada, Ottawa:

http://www.archives.ca

National Library of Canada, Ottawa:

http://www.nlc-bnc.ca

National Library of Medicine-History of Medicine Division, Bethesda, MD:

http://www.nlm.nih.gov/hmd/

Nobel Foudation-Electronic Nobel Museum Project:

http://www.nobel.se/

Online Images from the History of Medicine(National Library of Medicine):

http://wwwihm.nlm.nih.gov/

Osler Library, McGill University, Montreal:

http://www.health.library.mcgill.ca/osler/welcome.htm

Social Studies of Medicine, McGill University, Montreal:

http://www.mcgill.ca/ssom/

Wellcome Institute Library, London UK:

http://www.ull.ac.uk/ull/his/welhis.html

* 각 사이트 주소는 변경될 수 있다. 그러나 각 사이트의 영문 이름을 알면 검색 엔진을 이용
해 최신 주소를 알아낼 수 있을 것이다.

이 책을 강의에 사용할 분들을 위한 안내: 각 장의 교육 목표

제1장 책을 시작하며: 의학사 속의 영웅과 악인

이 책의 전체적인 교육 목표는 (1) 역사학(더 나아가 인문학 전반)이 의학의 현재에 대한 우리의 이해를 풍부하게 해줄 수 있는 연구 분야라는 사실을 일깨우는 것, (2) 의학 교육 과정에서 배우는 '정설'들에 대해 회의적 감각을 불어넣어 주는 것이다. 각 장의 교육 목표는 아래와 같다.

제2장 조립된 인체: 해부학의 역사

- 어느 시대에나 해부학이 의학에서 중요한 자리를 차지한 것은 아니라는 것을 이해한다.
- 대부분의 사회에서 사람들은 해부를 양가적 시각으로 바라보았다는 것을 이해한다.
- 해부학적 지식은 먼저 생리학에 적용되었다가 의학에 적용되었다는 것을 이해한다.
- 오늘날에도 모든 질병을 신체적 변화와 연결시켜 해석할 수는 없다는 것을 이해한다.
- 미술과 해부학의 관계를 파악한다.
- 안드레아스 베살리우스의 『파브리카(인체의 구조)』(1543)의 중요성과 영향력의 이유를 파악한다.
- 금지령 속에도 해부를 하기 위해 학생과 교수 들은 묘지 도굴과 살인을 자행했다는 사실을 안다.

제3장 생명에 대한 질문: 생리학의 역사

- 질병에 대한 기능적 설명은 시대와 분화에 따라 다르다는 것을 이해한다.
- '생기론', '기계론', '경험론', '목적론'의 의미를 이해한다.
- 윌리엄 하비가 혈액 순환을 발견하게 된 이유와 그 발견의 중요성을 이해한다.
- 실증주의가 현대 실험 생리학의 방법론에 미친 영향을 이해한다.
- 과학적 발견에 있어서 우연의 역할과 한계를 인식한다.

제4장 질병의 과학: 병리학의 역사

- 병리학이 의학을 과학과 연결시키는 방식을 이해한다.
- 개념으로서의 '질병'과 주관적 고통으로서의 '병고'를 구분할 수 있다는 것을 이해한다.
- 고통받는 자를 어떻게 인지하는가에 따른 2개의 질병 이론——유기체 질병 이론(개인), 비-유기체 질병 이론(인구)을 이해한다.
- 원인을 어떻게 보는가에 따른 2개의 질병 이론——생리학적 질병 이론(환자 내부로부터의 질병), 존재론적 질병 이론(환자의 외부에 있는, 환자로부터 분리된 존재로서의 질병)을 이해한다.
- 18세기 질병 분류학자들은 어떻게 질병을 증상의 군집으로 보았는지 이해한다.
- 질병이 조직 변화에 연결되기까지는 해부학은 병리학에 도움이 되지 않았다는 것을 이해한다.
- 19세기 질병 개념의 변화——환자가 묘사하는 주관적 증상에서 의사가 포착하는 인체 기관의 객관적 변화로——를 이해한다.
- 세균론의 등장과 영향(파스퇴르, 리스터, 코흐)을 이해한다.
- 질병의 '사회적 구성'의 의미를 이해한다.
- 현대 의학 모델이 환원주의적이며, 주관성을 결여하고 있고, 환자의 느낌을 배제한다는 비판을 이해한다.

제5장 해만은 끼치지 마라: 약리학의 역사

- 대부분의 치료법은 경험적 방법으로 발견되었다는 것을 이해한다.
- 치유에 대한 요구(needs)에서 사회적 요인이 매우 중요한 역할을 한다는 것을 이해한다.
- 대부분의 치료법 '발견'은 비과학적인 민간 요법에서 온 것이라는 사실을 이해한다.
- '마법의 탄환'(비타민, 호르몬, 항생제)의 영향과 문제를 이해한다.

제6장 의사 역할에 관하여: 의료 서비스의 역사

- '의사가 되기'의 역사는 의사와 환자의 계약에 관한 이야기라는 것을 이해한다.
- 권력, 권위, 자체 관리는 사회의 기대를 만족시켜 주는 대가로 의사에게 부여된 특권이라는 것을 이해한다.
- 의사에 대한 사회의 기대는 위로받으려는 소망에서 치유에 대한 요구로 바뀌었다는 것을 이해한다.
- 의사들의 특권은 과거 특권을 남용해 온 역사 때문에, 그리고 오늘날 과학과 의학에 대해 일고 있는 회의론에 의해 위협받고 있다는 것을 이해한다.
- 정보의 증가가 지식의 증가를 뜻하는 것은 아님을 이해한다.

제7장 전염병과 민중: 역사 속의 전염병

- 전염병은 인구만이 아니라 삶의 경제적, 사회적, 지적, 정치적 측면에까지 영향을 미친다는 것을 안다.
- 전염병에 대한 인간의 전형적인 반응은 공황과 사회 질서의 붕괴로 나타난다는 것을 안다.
- 천연두는 의학적 방법으로 박멸된 최초의 질병임을 안다.
- 감염성 질병의 유병율은 부와 위생, 영향의 변화와 관련지을 수 있음을 안다.
- '새로운' 질병은 발견되었을 때 그렇게 느껴질 뿐 진짜 새로운 질병은 아주 드물다는 것을 안다.

- 공중 보건에 동원되는 수단들은 그 전에 겪은 전염병 유행의 산물이며 유산임을 안다.
- 전염병의 법적 통제 수단은 질병 전파에 대한 당대의 개념의 영향을 받으며 따라서 사회적 편견을 내포할 수 있음을 안다.
- 공중 보건 정책들이 항상 효과적이었던 것은 아니었으며 어떤 경우에는 오히려 해를 끼쳤음을 안다.
- 세균학적 원인을 알아야만 전염병을 예방할 수 있는 것은 아님을 안다.
- 질병의 '사회적 구성'의 의미를 이해한다(제4장에서도 다루었음).
- 전염병 관리에서 세균론과 항생제의 역할을 이해한다.
- '무고한 희생자'라는 말의 의미를 이해한다.

제8장 혈액이 특별한 이유: 생명액 개념의 변천사

- 혈액은 항상 인류학적, 사회적, 신비적, 지적 측면에서 특별한 지위를 부여받았다는 것을 이해한다.
- 어느 시기에나 혈액은 질병 이론(예를 들어, 고대 그리스의 체액설, 현대의 면역이론과 조직 타입 이론)과 관련이 있었다는 것을 이해한다.
- 수혈은 전쟁 중의 필요 때문에 부각되었다는 것을 이해한다.
- 적혈구는 헤모글로빈을 통해 산소 및 호흡과 연결되었다는 것을 이해한다.
- 유럽 왕가의 혈우병이 서구 정치사에 영향을 미쳤을 가능성이 있다는 것을 이해한다.
- 응고인자 결핍은 단순한 혼합 연구를 통해 확인되었다는 것을 이해한다.
- 수혈의 주요 위험은 혈액형 부적합, 응고, 감염이었으며 오늘날도 그렇다는 것을 안다.
- 노벨상은 혈액학적 연구에 지나칠 만큼 많이 주어졌다는 것을 안다.

제9장 테크놀로지와 질병: 청진기와 신체 진단

- 기술적 혁신, 예를 들어 라에네크의 청진기 발명과 같은 것은 (1) 개념의 변화(해부학적 질병), (2) 이전의 기술(타진), (3) 사회적 요인(프랑스 혁명)에 의

해 결정된다는 것을 안다.
- 위 요소 외에 라에네크의 발명은 그의 해부학적, 병리학적, 임상적 지식과 뛰어난 관찰자, 음악가로서의 재능에서 비롯된 것임을 안다.
- 래넥은 오늘날 우리가 알고 있는 호흡음을 대부분 기술했지만, 심음에 대한 해석은 오늘날과 다르다는 것을 안다.
- 청진과 엑스선의 활용은 급속도로 전파되었다는 것을 안다.
- 테크놀로지는 진단적 통찰력과 객관성을 얻으려고 한다는 것을 안다.
- 테크놀로지는 의사와 환자가 멀어지게 하는 경향이 있다는 것을 안다
- 질병 개념의 변화에서 어떻게 새로운 테크놀로지가 등장하는지를 이해한다.
- 새로운 테크놀로지가 어떻게 질병에 대한 새로운 정의를 가능하게 하여 질병의 개념을 변화시킬 수 있는지를 이해한다.

제10장 손이 하는 일: 외과학의 역사

- 외상 치료를 위한 외과술은 선사 시대에도 존재했다는 것을 안다.
- 어떤 외과술들은 전쟁 중 부상을 치료하기 위해 개발되었다는 것을 안다.
- 두개 개구술과 포경 수술은 고대의 선택적 시술이었다는 것을 안다.
- 고대의 외상 처치술이나 민속 비방 중에는 치료에 도움이 되는 것들이 있다는 것을 안다.
- '바람직한 고름'이 나오게 하고 끓는 기름을 쓰는 방법이 초기 외과술로 쓰였으나 파레의 우연한 발견으로 인식이 바뀌었다는 것을 안다.
- 외과술의 발전에 가장 큰 장애는 통증과 감염이었다는 것을 안다.
- 마취술은 치과 의사들에 의해 활용되다가 외과로 전파되었다는 것을 안다.
- 마취술은 등장한 후 오랜 기간이 지난 1840년대에야 채택되었다는 것을 안다.
- 마취술 도입 후 20년이 지난 시기에 리스터는 외과적 멸균법을 개발했고 이를 세균론으로 설명했다는 것을 안다.
- 멸균법과 마취술의 등장으로 가공할 만한 외과 혁명이 일어났다는 것을 안다.
- 외과 치료는 경제적, 인구학적 요인에 의해 변형된다는 것을 안다.

제11장 의학사 속의 여성들: 산과학과 부인과학의 역사

- 역사는 과거만이 아니라 현재에 대한 것이기도 하다는 것을 이해한다.
- 과거는 다양한 시각에서 해석될 수 있다는 것을 이해한다.
- 캐나다에 산파가 도입된 이유를 이해한다.
- 역사상 대부분의 시기에 출산은 의사 아닌 여성의 영역이었다는 것을 안다.
- 출산하는 여성은 출혈이나 감염으로 죽을 수 있다는 것을 안다.
- 산과용 겸자는 고대에도 사용되었을 수 있으나, 체임벌린 가문의 비방으로 전수되었다는 것을 안다.
- 파레의 족위 회전술은 산모와 아기를 모두 살리기 위한 것이었다는 것을 안다.
- 18세기 해부 도서는 임신 자궁의 정상 해부와 기능을 이해하는 데 기여했다는 것을 안다.
- 의사들은 의료 기구를 통해서 산모들에게 산욕열을 전파할 수 있었지만, 이 개념을 받아들이는 데에는 시간이 걸렸다는 것을 안다.
- 출산에 마취를 사용할 것인가에 대한 논쟁이 있었다는 것을 안다.
- 산아 제한 방법에 대해서도 많은 논쟁이 있었다(지금도 그렇다.)는 것을 안다.
- 현대 생식 의학 기술은 많은 의문을 불러일으킨다는 것을 안다.
- 당초 여성에게 의료직 진입이 허용된 것은 그들이 다른 여성을 돌볼 것이라는 기대 때문이었다는 것을 안다.

제12장 악령과의 싸움: 정신과학의 역사

- 멜랑콜리아, 히스테리아, 마니아 등 정신 질환에 관련된 고대 용어들이 지금도 사용되고 있다는 것을 안다.
- 정신 질환에 대한 설명은 정신과 육체를 개념적으로 분리하는 경우가 적지 않다는 것을 안다.
- 중세의 광인 수용소는 교도소와 비슷했다는 것을 안다.
- 광기의 개념에는 인종, 성, 문화, 도덕성, 계급에 대한 편견이 섞여 있었다는 것을 안다.
- 정신병 환자들은 병에 걸린 것을 비난받아 왔다는 것을 안다.
- 광인을 다루는 인도적 방법의 도입은 18세기 말, 19세기 초의 의식적인 노력이

었다는 것을 안다.
- 샤르코의 히스테리아 연구에는 문제가 있었다는 것이 요즘의 학설임을 안다.
- 생각과 행동의 장애를 신체적 변화에 관련지려는 많은 노력이 이루어졌다는 것을 안다.
- 정신 장애의 신체적 치료는 과거만이 아니라 지금도 유효하다(예를 들어, 전기 충격 요법, 페노티아진, 리튬 등)는 것을 안다.
- 정신 장애의 신체적 치료법 중 어떤 것들은 효과도 없고 비윤리적이라고 생각되고 있다(예를 들어, 전기 충격 요법, 난소 절제술, 인슐린 쇼크 요법, 전두엽 절제술 등)는 것을 안다.
- '비수용화' 운동은 의학적 발견과 재정 부담에 대한 우려, 정신병에 대한 사회적 태도 변화의 결과임을 안다.
- 정신병의 분류는 환자가 느끼는 증상이나 주변 사람들이 관찰한 행동의 분석에 의존하고 있다는 것을 안다.
- 무의식 개념에 대해 프로이트의 이론이 미친 폭넓은 영향을 이해한다.
- 안티 정신 의학 운동의 기원과 끊임없는 동력을 이해한다.

제13장 아동이 없으면 국가도 없다: 소아과학의 역사

- 소아과학의 역사는 아동기와 아동에 대한 사회적 태도와 밀접한 관계를 가지고 있음을 이해한다.
- 18세기 아동 사망률에 대한 자각은 질병 예방에 대한 관심을 고조시켰고 건강과 질병의 사회적 결정 요인을 인식하게 했음을 이해한다.
- 전문 분야로서 소아과학은 아동기 질병에 대한 특유의 정의에 의해 형성되었음을 이해한다. 선천 기형에 대한 외과적 처치; 호르몬, 비타민, 유전학.
- 20세기 선진국과 여타 지역에서 아동 사망률의 저하를 촉진하거나 저해한 요인들을 안다.

제14장 만능 의사: 가정 의학의 몰락과 재탄생

- 19세기 '일반 진료'의 모습과 상황을 이해한다.

- 가정 의학을 새로운 학문으로 볼 수 있는 근거는 무엇이고 가정 의학의 발전을 이끈 힘이 무엇인지 이해한다.
- 가정 의학계의 연구에 대한 도전을 이해한다.
- 가정 의학이 여타 전문 영역의 의료 전달, 수련, 면허, 보수 교육에 미친 영향을 이해한다.

제15장 의문의 탐구와 과학: 의학사 방법론

- 의학사 연구와 저술에 있어서 몇 가지 개념적, 방법론적 문제를 이해한다.
- 의학사 연구와 저술에 있어서 흔히 직면하는 몇 가지 함정과 그것을 피하는 방법을 이해한다.

지독할 정도로 짧게 쓴 의학의 역사

재컬린 더핀의 『의학의 역사』는 고대부터 20세기 말에 이르는 서양 의학의 역사를 해부, 약리, 외과, 산부인과, 정신과 등 각 분야별로 짧게 그러나 깊이 있게 소개하고 있다. '지독할 정도로 짧은 소개(A Scandalously Short Introduction)'라는 부제처럼 정말로 간략한 소개이지만, 놀랍게도 20세기의 연구 성과들까지 한 권의 책 속에 온전하게 담아내고 있다.

이는 저자가 역사적 사실의 연대기나 각 전문 분야의 고유한 발전 논리에 얽매이지 않고 의학사를 이해하는 데 핵심적인 쟁점과 사건, 연구 성과 들을 부각시킨 후 이들의 관계를 입체적으로 조망하고 있기 때문에 가능한 일이다. 예를 들어, 병리학의 역사를 다루고 있는 제4장을 읽다 보면 해부학의 역사를 다룬 제2장이나 생리학의 역사를 다루고 있는 제3장, 의료테크놀로지를 다룬 제9장의 핵심적 주제들이 서로 입체적으로 교차되면서 새로운 의미를 가지고 다가온다.

재컬린 더핀은 혈액학을 전공한 의사인 동시에 역사가, 철학자, 법률가이다. 단순한 의학의 내적 발전사가 아니라 철학, 역사학, 사회학 그리고 의학의 눈으로 바라본 의학사를 서술할 수 있었던 데에는 저자의 이 같은 배경이 작용했을 것이다. 이 책은 그간 출간된 의학사 책 중에도 아주 드물게 의학 외적인 시각과 의학 내적인 시각이 고루 융합되고 유기적으로 직조된 장점을 지니고 있다. 또한 칭송이나 비판 일변도의 경직된 시각을 넘어서서 의학사의 밝은 면과 어두운 면(「책을 시작하며: 의학사 속의 영웅과 악인」은 이 책을 관통하는 일관된 철학이다.)을 균형 있는 시각으로 다루고 있는 점도 돋보인다.

이 책은 저자가 캐나다 퀸스 대학교에서 의학도들을 대상으로 강의하던 내용을 중심으로 엮은 것으로 16주 정도의 1학기 수업에 적합하게 총 15장으로 구성되어 있으며 각 장은 해당 분야에 대한 상세한 참고 문헌과 교육 목표를 제시하고 있다. 의학사를 가르치는 교수나 공부하는 학생들에게 교수-학습을 위한 최적의 길잡이라고 생각한다. 특히 의학사를 연구하는 방법론을 다루는 제15장은 의학사를 본격적으로 연구하지 않더라도 평생 의사로서, 의학 연구자로서 살아가면서 느끼고 경험하는 일상적 주제들을 역사적 통찰력을 가지고 어떻게 다루어야 할지에 대한 길잡이 역할을 할 수 있을 것이다.

또한 이 책은 환자들을 돌보고 전문직 사회를 둘러싼 복잡한 쟁점들을 온몸으로 겪으면서 하루하루를 살아가는 현장의 의사들, 그리고 의학이라는 학문의 성격, 의료 집단의 사회적 위상과 역할, 의사 양성 체계, 의료 윤리 문제, 2000년 의사 파업에서 드러난 의료계와 사회 일반의 갈등과 같은 주제에 관심을 가질 수밖에 없는 일반 독자에게도 훌륭한 지적 탐험이다. 특히 의료 전달 체계의 역사를 다루고 있는 제6장을 비롯하여 각 장의 곳곳에서 우리 의료 체계 및 의료 사회에 대한 성찰과 지적 훈련을 자극하는 역사적 통찰들이 번득이고 있다.

일반 독자로서도 의학의 역사를 읽는다는 것은 의학, 의사, 의사 집단의 정신세계와 잠재적 무의식 세계를 들여다보는 흥미로운 여행이 될 것이다. 역사란 그것을 만들어 온 집단의 정체성과 저변 의식을 형성하는 가장 강력한 힘이며, 그 학문과 집단의 잠재의식을 이해할 수 있는 유력한 통로이기 때문이다.

부록 C의 교육 목표도 이 책이 갖는 큰 미덕 중의 하나이다. 각 장을 읽은 후 해당 교육 목표를 살펴보면 읽은 내용의 핵심적 메시지들이 새록새록 살아오는 것을 발견하게 된다. 흔히 이런 종류의 교양서를 읽다 보면 핵심적 이슈가 무엇인지를 놓치는 경우가 많은데 이 책의 교육 목표는 이런 점을 훌륭히 보완해 주고 있다. 정식 교육 과정에서 의학사를 배우지 않는 일반 독자로서도 저자가 무엇을 전달하려고 했는지를 교육 목표를 통해 확인하는 것은 또 다른 즐거움이 될 것이다.

현재 의학 교육학에 종사하고 있는 역자가 퇴근 후나 휴일을 이용하면서까지 이 책을 번역한 것은 의학에 대한 다(多)학문적 접근을 선호하는 개인적 취향, 그리고 석사 학위 시절 의학사를 전공했던 인연 때문이다. 역사에 미련을 버리지 못하는 남편, 아빠 때문에 함께 보낼 수 있었을 다시없는 시간들을 놓친 아내 승혜와 아들 재원, 딸 정원에게 미안함과 감사를 드린다.

독자들로부터 많은 사랑을 받은 매트 리들리의 『이타적 유전자』에 이어 좋은 책을 번역할 기회를 주신 (주)사이언스북스에도 깊이 감사드린다. 막상 탈고를 하려니 인문학과 사회학, 의학의 세계를 넘나드는 저자의 박식함을 역자가 제대로 감당했는지 두렵다. 번역의 오류는 온전히 역자의 몫임을 밝혀 둔다.

2006년 여름
옮긴이 신좌섭

찾아보기

ㄱ

가바레, L. D. J. 119
가비트, 필리프 455
가우스, C. J. 377
가정 진료 512
간질병 109
갈레노스, 몬디노 판 30, 35, 40, 42, 44~45,
   65, 70~73, 110~112, 145~146, 186, 280,
   445
갈릴레이, 갈릴레오 74, 299
갈바니, 알로이시우스 80
개로드, 아치볼드 에드워드 127
갤러뎃, 토머스 홉킨스 461
갤러리, 프렌드 반데워터 58
건, 데이비드 397
검경 298, 382
게르스도르프, 한스 41
게이슨, 제럴드 125
게츠, 파예 212
결핵 231~235
겸상 세포 발증 267
겸상 적혈구성 빈혈 127
겸상 적혈구증 267
고든, 알렉산더 379
고르햄, 데버러 400
고시오, 바르톨로메오 157
골드버거, 조지프 473
골턴, 프랜시스 470
관상 동맥 우회로 이식술 345
광견병 125
괴테, 요한 볼프강 폰 84, 245
구텐베르크, 요하네스 147
국소 절제술 348~349
귄터, H. 269

그라인스, 게리트 473
그레이브스 병 119
그레페, A. 폰 340
그로브스, 에이브러햄 344
그리싱거, 빌헬름 417
근육성 이영양증 127
기나피 156
기대 요법 143
기먼, 존 513
기억 상실 마취법 377
긴장병 417
길랭바레 증후군 236, 240
길레이, 제임스 154
길리스, 헤럴드 343
길먼, 샌더 60

ㄴ

나병 215~217
나이팅게일, 플로렌스 389~391
낭포성 섬유증 127
내장 하수증 341
네어리, 피터 235
녹스, 로버트 55~56
놀, 막스 299
뉴턴, 아이작 78

ㄷ

다미아누스 321
다발성 경화증 108
다발성 골수종 273
다비엘, 자크 326
다빈치, 레오나르도 40, 42

다운, J. 랭던 127
달랑베르, 장 르 롱 328
달리, 메리 357
더글라스, 토미 C. 194
던, R. J. 270
던롭, 윌리엄 57
데니케르, 피에르 427
데렐, 펠릭스 128
데마레, 장니콜라 코르비사르 287~288
데이비, 험프리 334
데이비스, 로버트슨 11
데카르트, 르네 74~76, 326
도뇨관 382
도마크, 게르하르 157
도미에, 오노레 154
도이지, 에드워드 애들버트 385
독소 충격 증후군 238
돈네, 알프레드 267
동태 기록기 87
두개 개구술 314
뒤낭, 앙리 343
뒤셴, E. 157
드니, 장밥티스트 254
드레이크, 시어도어 448
디드로, 데니스 328
디모크, 수전 391
디오스코리데스 146~148
디킨스, 찰스 285
딕리드, 그랜틀리 377

ㄹ
라리, 드미니크장 331
라마즈, 페르낭 377
라메트, 쥘리앵 오프루아 드 78
라베랑, 샤를 156
라부아지에, 앙투안 로랑 79
라스푸틴 276
라에네크, 르네 테오필 시아신트 231, 284,
    288~296, 308
라우든, 어빈 494, 508

라이너브란트, 베르너 434
라일, J. C. 84
라제스 111~112
라커, 토마스 59
란트슈타이너, 카를 257
랑게, 요하네스 268
램지, 매튜 495
랭스태프, 제임스 마일스 497
러셀, R. J. 425
러시, 벤저민 411
레, 헤시 316
레거, 파울에밀 217
레더러, 수전 483
레만, 하인츠 428
레머리, 니콜라 263
레몽, 에밀 하인리히 뒤 부아 87
레벤후크, 안톤 반 263, 366
레빌, 데이비드 433
렌, 크리스토퍼 254
렘브란트 52
렛섬, 존 코틀리 458
로디크, 토머스 339
로말리스, 가슨 397
로버트슨, O. H. 258
로스, 로널드 242
로스, 조지 311
로스스타인, 윌리엄 501
로어, 리처드 253
로일랑스, 코르넬리우스 451
로저스, 나오미 237
로크, 존 51, 113, 456
로키탄스키, 카를 121
론, 버나드 194
롤런드슨, 토머스 154
롤프, 존 55
롱, 크로퍼드 334
뢰슬린, 오이차리우스 364
뢰펜부르크, 하인리히 폰 449
뢴트겐, 빌헬름 콘라트 300
루세, 프랑수아 363
루소, 장자크 456

루스카, 에른스트 299
루오프, 앙드레 272
루이, P. C. A. 119
루제리오, 트로툴라 디 388
루치, 몬디노 데이 36, 60
루트비히, 카를 프리드리히 빌헬름 85, 87
르네, 피에르 152
르부아이에, 프레데리크 399
르쥔, 제롬 127
리마, 페드루 마누에 알메이다 426
리만, 헨리 460
리비히, 프라이허 폰 84
리스터, 요제프 123
리스터, 조지프 338
리우민, 베스토예프 263
리튬 428~429
릭스, E. L. 269
린네, 칼 폰 114
린드, 제임스 473
림스디크, 얀 반 370

□

마레, 에티엔 쥘 301
마르탱, 생 88
마법의 탄환 155
마이스터, 조제프 124
마이어호프, 오토 269
마장디, 프랑수아 82~85, 155, 159
마즈노, 기도 319
마취 가스 333
마취법 333~337
만성 골수성 백혈병 273
만성 피로 증후군 132
말라리아 241~243
말랜드, 힐러리 493
말로크, 아치볼드 에드워드 339
말린, 알리 마오우 229
매독 212~215
매시, 로버트 275
매컬릭, E. A. 261

매클라우드, J. J. R. 158~159
매킨도, 아치볼드 343
매티올리, 피에트로 148
맥길리브레이, 앨리스 394
맥닐, W. H. 205
맥도웰, 에파림 381
맥머치, 헬렌 396
맥버니, 찰스 340
맥커디, 존 420
맥퀸, 토머스 H. 234
머레이, D. W. 고든 258
머리, 조지프 343
머리, D. W. 고든 345
머스타드, 윌리엄 345
머피, J. B. 342
메더워, 피터 브라이언 93
메두나, 라디슬라스 요제프 폰 424
메르시에, 루이스 세바스티안 51
메르쿠알리스, 히에로니무스 451
메슬린, 에릭 199
메이그스, 찰스 375
메이오, 존 77, 342
메치니코프, 엘리 272
메틀러, 세실리아 18
메틀링거, 바르톨로마이오스 451
멘델, 그레고어 127, 470
모건, 토머스 헌트 275
모건텔러, 헨리 397
모니즈, 에가스 426
모르가니, 지오반니 바티스타 50, 116
모리셔, 프랑수아 371
모스, 로이드 드 444
모스, 새뮤얼 핀리 브리즈 334
모슬레이, 헨리 422
모턴, 윌리엄 토머스 그린 334
몬터규, 메리 워틀리 225
몽데비유, 헨리 데 36
무균법 339
무도병 113
무디, 수산나 222
무명골 절골술 345

뮐러, 요하네스 85
미넛, 조지 268
미드, 제리 468

ㅂ
바겔라디, 파울로 451
바그너야우레크, 율리우스 423
바너드, 크리스티안 네트링 344
바르부르크 269
바시, S. S. 폰 301
바이스, 버나드 지그프리트 49
발진 티푸스 218~219, 222
발한제 153
방광 질루 382
배리, 제임스 미랜다 390~392
백쇼, 엘리자베스 396
밴팅, 프레데릭 G. 158, 186
버나도, 토머스 481
버넛, 프랭크 맥팔레인 273
버컨, 윌리엄 460
버크, 모리스 415
버크, 윌리엄 55~56
버키트, 데니스 P. 149
베니비에니, 안토니오 50, 116
베드슨, 헨리 229
베르, 파울 266
베르그만, 에른스트 폰 339
베르나르, 클로드 63, 85~86, 92, 159
베르톨트, 아돌프 385
베르트하임, 에른스트 382
베링, 에밀 아돌프 폰 273
베버리지, 윌리엄 헨리 192
베살리우스, 안드레아스 42~46, 48, 60, 116
베순, 노먼 186
베스트, 찰스 158, 258
베어, 에른스트 폴 367
베어드, 퍼트리샤 386
베이커, 그레이스 419
베일리, 매슈 117
벨, 존 53

벨, 찰스 83
변통제 153
보너, 토커스 391
보네, 테오필 50, 116
보몬트, 윌리엄 88
보비앙, 피에르드 295
보스트, 샬럿 503
보어, 닐스 264
보어, 오게 264
보어, 크리스티안 264
보이틀러, 어니스트 271
보카치오, 조반니 208
보터렐, 에드문드 해리 345
복강경 담낭 절제술 350
본체론적 질병 이론 104
본태성 혈소판 증가증 273
뷜러, 프리드리히 83
부아뱅, 빅투아르 369
분더리히, 카를 301
분만 훈련법 377
브라운, 앨런 476
브라이트 신장염 119
브랜트, 앨런 161, 235
브뤼넬, 쥘 157~158
브르토노, 피에르 461
브리스테드, 헨리 317~318
브린클리 시술 185
브린클리, J. R. 185
블라츠, 윌리엄 477
블랙, 엘리너 394
블랙, 제임스 164
블랙웰, 엘리자베스 391
블런델, 제임스 256
블레일록, 앨프리드 342
블로일러, 폴 유진 417
블루멘바흐, F. 85
비걸로, 윌프레드 345
비걸로, 헨리 336
비고, 조반니 데 324
비니, 루치오 425
비샤, 프랑수아 샤비에르 82

비스마르크, 오토 폰 191~192
BCG 백신 232
비에르네커, 마그달레나 341
비제바노, 구이도 데 36
비조제로, 졸리오 274
비티, 엘리자베스 394
빅스, 메리 276
빌로트, 테오도르 340
빌맹, J. A. 231

ㅅ
사라쟁, 미셸 148
사스, 토머스 432
사하제 153
산게네시오, 지아코모 디 252
산과용 겸자 369
산아 제한법 396
산욕열 378
산토리오 74
색스, 올리버 132
샐터, 로버트 345
생리학적 질병 이론 104
생어, 마거릿 395
생프랑시, 시어도어 355, 358, 361
샤르코, 장마르틴 122, 417
샤켈, 만프레드 424
상플랭, 사뮈엘드 150
서머스, 프랭크 194
성 안토니우스 열병 374
세갱 301
세례 요한 406
세르베투스, 미카엘 72
세이빈, 앨버트 브루스 236, 467
센트죄르지, 폰 너지러폴트 알베르트 474
셀리에, 한스 421
셔우드, 존 455
셰델, 하르트만 211
셰퍼드, F. J. 339
셸링, 프리드리히 폰 84~85, 91
소독법 337~339

소라누스 360, 364, 445
소바주, 프랑수아 보이시에 드 114
소아마비 235~237
소작술 320
손태그, 수전 130, 231
솔크, 조나스 236, 467
쇼, 조지 버나드 125, 126, 171
쇼보, 장밥티스트 301
쇼터, 에드워드 387~388
쇼트, 휴 397
숄리아크, 기 드 209, 322
수렴제 153
수혈 252~261
쉬에빙거, 론다 59
슈탈, 게오르크 78, 91
스노, 존 219, 376
스멜리, 윌리엄 370, 447
스미스, 에드윈 316~317
스미스, J. C. 121
스미스쇼트, 엘리자베스 394
스컬, 앤드루 433
스쿨테투스, 요하네스 326
스탈링, E. H. 90
스턴, 존 373~374
스테피언, 바넷 397
스토, 에밀리 393
스토굴렌, 오거스타 393
스톱스, 마리 395
스트로마이어, 카스파르 326
스트롱보애그, 베로니카 400
스틸러, 캘빈 345
스팔란차니, 라차로 79
스폭, 맥클레인 460, 477, 479
시나, 이븐 449
시드넘, 토머스 51, 113~114
시라즐, 토머스 344
시몽드, P. L. 208
시보, 바티스타 252
신경 과민 412
신경성 식욕부진 268
신경증 412, 414

신선동결혈장 278
신장 고정술 342
신장 이식 343
심기증 406
심스, 매리언 382
심실 세동 305
심전도계 302
심프슨, 제임스 영 337, 374

ㅇ
아너슨, 소 150
아레테우스 110, 445
아르넙, 캐서린 475
아르테미스 359
아리스토텔레스 29, 32, 445
아리안 173
아리에스, 필리프 443
아셀리, 가스파레 49
아스클레피오스 248, 362
아우엔브루거, 레오폴트 117, 287
아이티우스 388
아인슈타인, 알베르트 281
아임, 조르주 274
아지마, 하산 435
아커크네히트, E. C. 159
아프가, 버지니아 378, 468
아프로디테 359
악성 빈혈 268
안면 신경 마비(벨 마비) 83
알캅톤뇨증 127
암스트롱, 데이비드 60
압박대 325~326
앙드랄, 가브리엘 267
앙드리, 니콜라스 461
애덤스, 데이비드 503
애디슨 병 119
애디스, 토머스 271
애벗, 길버트 336
애벗, 마우데 128
애슈하임, 셀마어 386

애플, 리마 475
앤더슨, 엘리자베스 가렛 391
앨런, E. 385
앰뷸런스 331
얀센, 자카리아스 299
어니, 레이 355
언더우드, 마이클 452, 457
얼빙, 알프 S. 270
에(스)티엔느, 샤를 49
에라시스트라토스 30
에롤라, 주디 166
에를리히, 파울 156
에베르, 루이 148
에베르스, 게오르게 316
에스키롤, 장에티엔도미니크 412
에이버리, 메리 엘런 468
에이버리, 오스발트 90
에이즈 238~240
에이크만, 크리스티안 473~474
에이트킨, 존 363
에인트호벤, 빌렘 302
에프론, 존 60
엘리스, 헨리 해블록 437
엘리언, 거트루드 164
엠브덴, 구스타이 269
예르네, 닐스 273
예르생, 알레상드르 에밀 존 208
오리바시우스 445
오슬러, 윌리엄 13, 128, 186
오포리누스, 요하네스 45
와이너, 도라 455
왁스먼, 셀먼 에이브러햄 232
완하제 153
왓슨, 제임스 94
요겐슨, 크리스틴 383
우두 225, 228
운동 기록 장치 301
운동 치료 345
워너, 존 할리 155
워렌, 존 콜린스 336
워크만, 조지프 415

웰스, 호러스 334
웰치, W. H. 341
위더링, 윌리엄 153, 186
윈트로브, 맥스웰 270
윌리엄스, 세실리 484
윌슨, 에이드리언 367
윌슨, 제임스 56
유기체 질병 이론(개체 질병 이론) 104
유노 359
유문 협착증 347
유스타키오, 바르톨롬메오 49
융, 카를 419
은철사 382
이뇨제 153
이슈타르 359
이스코, 스티븐 95
이시스 359
이중맹검법 160
이타르, 장마르크 가스파르 461
인두 225
인플루엔자 235~236
일리치, 이반 161
임호테프 316
잉그럼, 버넌 M. 267
잉글리시, 피터 464

ㅈ
자궁 길로틴 382
자궁 세포진 검사 382
자네, 피에르 418
자베츠, 에르네스트 167~168
자연 분만법 377
자크, 루이스 258
재코비, 매리 퍼트넘 391
잭슨, 찰스 334
전기 충격 요법 425
전두엽 절제술 426
전산화 축성 단층 촬영술 300
전신 마취법 377
정신 분열증 417

정신병 414
제너, 에드워드 125, 186, 225
제멜바이스, 이그나즈 230, 337, 379~380
제왕 절개술 361~363, 380
제이코비, 에이브러햄 441
조르다노바, 루드밀라 371
조발성 치매 417
조울증 417
조지, 데이비드 로이드 192
족위 회전술 364~366
존덱, 베른하르트 386
존스, 어니스트 420
존스턴, W. 빅터 489, 504~505
주산기 의학 378
주세, 앨빈 345
주토프, 카를 32
지중해빈혈 267
진성 적혈구 증가증 273
질경 283, 298

ㅊ
차운, 브루스 468
찰머스, 이언 387
채드윅, 에드윈 218
척수회백질염 236
천연두 223, 225, 227~228, 230
청진기 291, 295, 297~298
청진법 373
체를레티, 우고 425
체온계 301
체인, 에른스트 158
체임벌린, 피터 369
체임벌린, 휴 369
체조프, 예브게니 194
최면제 153
최토제 153

ㅋ
카, 에밀리 502

카니프, 윌리엄 339, 344
카렐, 알렉시스 342
카르티에, 자크 150
카바나, 테렌스 48
카산드라 406
카셀, 제이 235
카스웰, 로버트 54
카슨, 폴 270
카심, 아부 알 322
카우프만, A. R. 395
카이사르, 율리우스 362
카터, K. C. 248
카피, 지아코모 베렌가리오 다 40
카힐, 베트 482
칼디콧, 헬렌 194
칼뱅, 장 72
칼카르, 스테판 반 45
캐도건, 윌리엄 459
캐머런, 유언 434~435
캐먼, G. P. 297
캐슬, W. B. 269
커닝엄, 앤드루 45~46
커티스, 톰 239
컨, 월버트 345
컬런, 윌리엄 114
컬립, J. B. 컬립 158
케르가라데크, 장 레주모드 290, 373
케어스, 마크 383
케탐 37~39
켄드루, 존 265
켄들, E. C. 159
켈리, 하워드 383~384
켈수스 326, 445
코람, 토머스 458
코로코프, 세르게이 301
코르포스키, 힐러리 239
코맥, 엘런 300
코스마스 321
코크런, 아치 L. 160, 387
코허, 테오도르 342
코흐, 로버트 123, 231

콜레라 218~220
콜롬보, 레알도 44
콜링스, 조지프 512
콩트, 오귀스트 80~81
콰시오르코르 484
퀼리커, R. A. 폰 86
쿠르낭, 프레데리크 300
쿠싱, 하비 342
크라프트에빙, 리처드 폰 437
크래플린, 에밀 417
크레버, 저스티스 호러스 261
크뤼베이에, 장 54, 117
크리스마스, 에릭 277
크릭, 프랜시스 94
크릴 342
클라인, 멜라니 419
클라크, 찰스 커크 420
클렌드닝, 로건 122
클로람페니콜 167~168
클루트, 케네스 514
클림트, 구스타프 379
키지, 켄 431

E
타글리아코치, 가스파레 328
타우레 359
타우시그, 헬렌 342
타진법 287, 297
탈리도마이드 162~163
터스키기 실험 187
테너, 에드워드 308
테리악 145
테이삭스 병 127
테일러, 재커리 137
토머스, 에드워드 도널 261
토프츠, 메리 389
투키디데스 205~208, 238, 243
툴프 52
튜크, 윌리엄 411
트레베스, 프레더릭 340

티모니, 에마누엘 225
티세이르, 다니엘 455
틸, J. 261

ㅍ
파, 윌리엄 218
파과병 417
파동편모충증 156
파라켈수스 151
파레, 앙브루아즈 324~325
파브리키우스, 히에로니무스 49
파스퇴르, 루이 79, 123, 125, 465
파우스트, 베른하르트 459
파울리츠키, H. F. 373
파커, 윌러드 341
파커, 재닛 229
파킨슨, 존 341
파파니콜라우, 조르제 382
팔로피우스, 가브리엘 49
팔머, 도로시어 395
퍼거슨, R. G. 232
퍼루츠, 맥스 265
페노티아진 427~429
페라리우스, 옴니보누스 451
페르넬, 장 23, 51
페리클레스 205
페스트 39, 207~208
페이지, L. E. M. 425
페인만, 잭 397
펜필드, 와일더 345, 435
편집증 417
포경 318
포드, 제럴드 루돌프 236
포스트먼, 닐 308
포터, 프란시스 254
폴링, 라이너스 92
폴즈, 마리안느피에레테 264
폴커스, K. A. 269
푸코, 미셸 303
풍크, 에르츠 474

풍크, 오토 264
프라카스토로 214
프라카스토로, 지롤라모 152
프래피어, 아르망 232
프로바제키, 리케차 221
프로이트, 안나 419
프로이트, 지그문트 418~420, 427, 439
프로인트, 빌헬름 알렉산더 381
프리드리히, 요아네스 417
프리스틀리, 조제프 79, 264
프리슨, 헨리 386
프티, J. L. 326
플레밍, 알렉산더 157~158
플로리, 하워드 W. 158
플로지스톤 78
플뢰리, 토니 로버트 410
플루타르코스 173
피넬 412
피르호, 루돌프 87, 121, 271
피시바인, 모리스 192
피오리, 아돌프 297
피지크, 필립 싱 333
피프스, 새뮤얼 254
필데스, 루크 174~177, 187, 197, 200~201
필라리노, 야코브 225
핍스, 제임스 226

ㅎ
하비, 윌리엄 49, 73~74, 253
하운스필드, 고드프리 300
하윌, 조엘 308
하토르 359
하트소커, 니콜라스 366, 368
한센, 게르하르 헨리크 217
할러, 알브레히트 폰 79
할스테드, 윌리엄 186
항생제 162
해리스, 월터 452
핼펀, 시드니 477
허친슨, 앤 369

허친슨, 존 343
허턴 154
헌터, 윌리엄 370
헌터, 존 226
헤로 321
헤로필로스 30
헤릭, 리처드 343
헤릭, 존 343
헤스, 루돌프 434
헤어, 윌리엄 55~56
헤즐러, 아서 494
헤커, J. F. C 207
헨치, P. S. 159
헬름홀츠, 헤르만 폰 340
혈류 측정용 유량계 87
혈우병 278
혈청 요법 272
호가스, 윌리엄 52, 409
호르니, 카렌 419
호메로스 106, 319, 450
호지킨 병 119~120
호지킨, 토머스 120
호페자일러, 펠릭스 264
호헨하임, 데오프라투스 봄바스투스 폰(파
　라켈수스) 151
홀, 보터렐 58
홀, 엠멧 194
홀스테드, 윌리엄 341, 350
홈스, 올리버 웬들 135, 379
홉킨스, 프레더릭 가울랜드 474
황체 자극 호르몬 386
후크, 로버트 299
휘플, 조지 호이트 474
휴슨, 윌리엄 268
흑사병 111, 207~212
히칭스, 조지 164
히틀러, 아돌프 471
히포크라테스 15, 97, 103, 108~109,
　111~112, 115, 188, 286, 289, 360, 397,
　446, 505
힉스, 존 브랙스턴 384

힐, 맬컴 511
힐데가르트 133, 449
힐덴, 파브리 폰 326
힐드레트, 마르타 509
힝클리, 로버트 336

의학의 역사

1판 1쇄 펴냄 2006년 6월 30일
1판 13쇄 펴냄 2023년 8월 31일

지은이 재컬린 더핀
옮긴이 신좌섭
펴낸이 박상준
펴낸곳 (주)사이언스북스

출판등록 1997. 3. 24. (제16-1444호)
(06027) 서울특별시 강남구 도산대로1길 62
대표전화 515-2000, 팩시밀리 515-2007
편집부 517-4263, 팩시밀리 514-2329
www.sciencebooks.co.kr

한국어판 ⓒ(주)사이언스북스, 2006. Printed in Seoul, Korea.

ISBN 978-89-8371-174-8 03510